Aptidão aeróbia

Desempenho esportivo, saúde e nutrição

Manole

Aptidão aeróbia

Desempenho esportivo, saúde e nutrição

Rômulo Bertuzzi
Patricia Chakur Brum
Christiano Robles Rodrigues Alves
Adriano Eduardo Lima-Silva
Organizadores

Manole

Editor gestor: Sônia Midori Fujiyoshi
Editora responsável: Ana Maria da Silva Hosaka
Produção editorial: Marília Courbassier Paris
Projeto gráfico: Departamento Editorial da Editora Manole
Diagramação: Anna Yue
Ilustrações: Deborah Takaishi, Mary Yamazaki Yorado, Rafael Zemantauskas, Ricardo Yoshiaki
Capa: Thereza Almeida

Dados Internacionais de Catalogação na Publicação (CIP)
(Câmara Brasileira do Livro, SP, Brasil)

Aptidão aeróbia: desempenho esportivo, saúde e nutrição / Rômulo Bertuzzi organizadores ... [et al.]. – Barueri, SP: Manole, 2017.

Outros organizadores: Patricia Chakur Brum, Christiano Robles Rodrigues Alves, Adriano Eduardo Lima-Silva.

Bibliografia
ISBN: 978-85-204-5035-2

1. Aptidão física 2. Atletas - Nutrição 3. Educação física 4. Exercício
I. Bertuzzi, Rômulo. II. Brum, Patricia Chakur. III. Alves, Christiano Robles Rodrigues. IV. Lima-Silva, Adriano Eduardo.

17-02127 CDD-613.71

Índices para catálogo sistemático:
1. Aptidão aeróbica : Educação física 613.71.

1ª edição – 2017

Editora Manole Ltda.
Av. Ceci, 672 – Tamboré
06460-120 – Barueri – SP – Brasil
Tel.: (11) 4196-6000 – Fax: (11) 4196-6021
www.manole.com.br | info@manole.com.br

Impresso no Brasil
Printed in Brazil

Sumário

PARTE 3 Saúde

PARTE 4 Aspectos nutricionais

Sobre os organizadores

Rômulo Bertuzzi
Graduado em Educação Física pela Universidade Ibirapuera (Unib). Mestre e doutor em Biodinâmica do Movimento Humano pela Escola de Educação Física e Esporte da Universidade de São Paulo (Eefe-USP). Pós-doutorado pela mesma universidade e pela Faculdade de Medicina da USP (FM-USP). Professor livre-docente e líder do Grupo de Estudos em Desempenho Aeróbio (Geade) da Eefe-USP.

Adriano Eduardo Lima-Silva
Bacharel e licenciado em Educação Física pela Universidade Ibirapuera (Unib). Mestre em Ciências do Movimento Humano pelo Centro de Ciências da Saúde e do Esporte da Universidade do Estado de Santa Catarina (Cefid-Udesc). Doutor em Biodinâmica do Movimento Humano pela Escola de Educação Física e Esporte da Universidade São Paulo (Eefe-USP). Pós-doutorado pelo Instituto de Esporte, Exercício e Vida Ativa da Universidade Victoria (Iseal-VU), Austrália. Professor adjunto IV do Centro Acadêmico de Vitória, da Universidade Federal de Pernambuco (CAV-UFPE).

Christiano Robles Rodrigues Alves
Bacharel em Educação Física pela Escola de Educação Física e Esporte da Universidade de São Paulo (Eefe-USP). Doutorando e pesquisador do Laboratório de Fisiologia Celular e Molecular do Exercício da Eefe-USP. Intercâmbio no Departamento de Circulação e Imagem Médica da Universidade Norueguesa de

Ciência e Tecnologia (NTNU), Noruega. Atualmente realiza intercâmbio no Joslin Diabetes Center, da Escola de Medicina de Harvard, Estados Unidos.

Patricia Chakur Brum

Doutora em Educação Física pela Universidade de São Paulo (USP). Pós-doutorado em Fisiologia Celular e Molecular na Universidade Stanford, Estados Unidos, e em Fisiologia do Exercício na Universidade Norueguesa de Ciência e Tecnologia (NTNU), Noruega. Estágio sabático e professora convidada na NTNU. É professora associada da Escola de Educação Física e Esporte da Universidade de São Paulo (Eefe-USP). Tem experiência na área de fisiologia do exercício, com ênfase nas adaptações cardiovasculares e músculo-esqueléticas ao treinamento físico na saúde e em doenças crônico-degenerativas.

Sobre os autores

Adriano Eduardo Lima-Silva

Bacharel e licenciado em Educação Física pela Universidade Ibirapuera (Unib). Mestre em Ciências do Movimento Humano pelo Centro de Ciências da Saúde e do Esporte da Universidade do Estado de Santa Catarina (Cefid-Udesc). Doutor em Biodinâmica do Movimento Humano pela Escola de Educação Física e Esporte da Universidade São Paulo (Eefe-USP). Pós-doutorado pelo Instituto de Esporte, Exercício e Vida Ativa da Universidade Victoria (Iseal-VU), Austrália. Professor adjunto IV do Centro Acadêmico de Vitória, da Universidade Federal de Pernambuco (CAV-UFPE).

Andrea Somolanji Vanzelli

Graduada em Educação Física, especialista em Treinamento Físico Personalizado pelas Faculdades Metropolitanas Unidas (UniFMU), mestre em Educação Física pela Escola de Educação Física e Esporte da Universidade de São Paulo (Eefe-USP) e doutora em Ciências pela Faculdade de Medicina da USP (FM-USP). Professora titular da Universidade Paulista (Unip) nas disciplinas de Fisiologia do Exercício e Treinamento Físico Aplicado a Populações Especiais.

Andréia Cristiane Carrenho Queiroz

Licenciada e bacharel em Educação Física pelo Centro Universitário Fieo (Unifieo). Especialista em Bases Metabólicas e Fisiológicas Aplicadas a Atividade Física e Nutrição pelo Instituto de Ciências Biomédicas da Universidade de São Paulo (ICB-USP) e em Docência do Ensino Superior pela Universidade Gama Filho (UGF). Mestre e doutora em Ciências pela Escola de Educação Física e Esporte da Universidade de São

Paulo (Eefe-USP), com período sanduíche na Universidade de Milão, Itália. Docente da Universidade Federal de Juiz de Fora (UFJF).

Arthur Fernandes Gáspari

Bacharel e licenciado em Educação Física pela Faculdade de Educação Física da Universidade Estadual de Campinas (FEF-Unicamp). Intercâmbio na Academia Internacional de Educação Física, Dinamarca. Mestre em Educação Física pelo Laboratório de Fisiologia do Exercício (Fisex) da FEF-Unicamp. Doutorando em Educação Física pela mesma instituição em coorientação com o Grupo de Estudos em Desempenho Aeróbio da Universidade de São Paulo (Gedae-USP).

Benedito Pereira

Licenciado pleno em Educação Física pela Escola de Educação Física e Esporte da Universidade de São Paulo (Eefe-USP). Mestre em Ciências, na área de bioquímica, pelo Instituto de Química da USP e doutor em Fisiologia Humana pelo Instituto de Biologia da Universidade Estadual de Campinas (Unicamp). Docente da Eefe-USP. Atua nas áreas de bioenergética e exercício físico, principalmente sobre temas que envolvem estresse oxidativo e metabolismo mitocondrial no exercício físico de longa duração.

Bruno Gualano

Graduado e doutor pela Escola de Educação Física e Esporte da Universidade de São Paulo (Eefe-USP). Pós-doutorado em Ciências pela Faculdade de Medicina da USP (FM-USP). É pesquisador do Laboratório de Avaliação e Condicionamento em Reumatologia do Hospital das Clínicas da Faculdade de Medicina da USP (HCFM-USP) e professor associado da USP, onde coordena o Grupo de Pesquisa em Fisiologia Aplicada em Nutrição, Exercício e Genética. Atua também como professor visitante na Universidade Nottingham Trent, Reino Unido, e no Instituto de Tecnologia Waikato, Nova Zelândia. Tem como linhas de pesquisa os efeitos terapêuticos do exercício físico e a nutrição aplicada ao exercício.

Bruno Rodrigues

Graduado em Educação Física pela Universidade Estadual de Londrina (UEL) e doutor em Ciências pela Faculdade de Medicina da Universidade de São Paulo (FM-USP). Pós-doutorado em Cardiologia pelo Instituto do Coração do Hospital das Clínicas da Faculdade de Medicina da USP (Incor-HCFM-USP). É professor do Departamento de Estudos da Atividade Física Adaptada da Faculdade de Educação Física da Universidade Estadual de Campinas (FEF-Unicamp).

Carlos Rafaell Correia-Oliveira

Licenciado pleno em Educação Física pelo Centro de Educação da Universidade Federal de Alagoas (Cedu-Ufal). Mestre em Nutrição Humana pela Faculdade de Nutrição da Ufal (Fanut-Ufal). Doutorando em Ciências pela Escola de Educação Física e Esporte da Universidade de São Paulo (Eefe-USP), com período sanduíche no Instituto de Esporte, Exercício e Vida Ativa da Universidade Victoria (Iseal-VU), Austrália.

Christiano Robles Rodrigues Alves

Bacharel em Educação Física pela Escola de Educação Física e Esporte da Universidade de São Paulo (Eefe-USP). Doutorando e pesquisador do Laboratório de Fisiologia Celular e Molecular do Exercício da Eefe-USP. Intercâmbio no Departamento de Circulação e Imagem Médica da Universidade Norueguesa de Ciência e Tecnologia (NTNU), Noruega. Atualmente realiza intercâmbio no Joslin Diabetes Center, da Escola de Medicina de Harvard, Estados Unidos.

Claudia Lucia de Moraes Forjaz

Licenciada em Educação Física pela Escola de Educação Física e Esporte da Universidade de São Paulo (Eefe-USP). Especialista em Condicionamento Físico Aplicado à Prevenção Cardiológica Primária e Secundária. Doutora em Educação Física pela Eefe-USP e livre-docente em Fisiopatologia e Exercício pela mesma instituição. Pós-doutorado na área de Epidemiologia Genética na Universidade do Porto, Portugal. Docente e pesquisadora da Eefe-USP, onde coordena o Laboratório de Hemodinâmica da Atividade Motora (Laham) e o projeto de extensão "Exercício e coração". Presidente da comissão de pós-graduação da Eefe-USP e vice-presidente da Sociedade Brasileira de Hipertensão.

Cláudia Regina Cavaglieri

Graduada em Farmácia Bioquímica pela Pontifícia Universidade Católica de Campinas (PUC-Campinas) e mestre em Ciências Biológicas (Fisiologia) pela Universidade Estadual de Campinas (Unicamp). Doutora em Fisiologia Humana pela Universidade de São Paulo (USP), com estágio na Universidade de Oxford, Reino Unido. Pós-doutorado em Fisiologia Humana pela USP, com estágio na Universidade de Southampton, Reino Unido. Bolsista produtividade do CNPq (nível 2) na área de Educação Física. Docente da Faculdade de Educação Física da Unicamp e credenciada no programa de pós-graduação em Educação Física e

Gerontologia da Faculdade de Ciências Médicas da Unicamp. Atua nas áreas de fisiologia do exercício, envelhecimento, atividade física e saúde.

Claudio Alexandre Gobatto

Licenciado em Educação Física pela Universidade Estadual Paulista (Unesp) de Rio Claro. Especialista em Desenvolvimento Humano e Motricidade pela mesma instituição. Mestre e doutor em Fisiologia pelo Instituto de Biologia da Universidade Estadual de Campinas (IB-Unicamp). Pós-doutorado pelo Departamento de Genética da Universidade de Wisconsin, Estados Unidos. Professor titular da Faculdade de Ciências Aplicadas (FCA) da Unicamp, no curso de Ciências do Esporte.

Daniele Gabriel Costa

Bacharel em Educação Física pela Universidade Federal do Rio de Janeiro (UFRJ). Mestre e doutora em Ciências Biológicas (Farmacologia e Química Medicinal) na área de desenvolvimento de fármacos pela UFRJ. Estágio de pós-doutorado pela Escola de Educação Física e Esporte da Universidade de São Paulo (Eefe-USP).

Denise de Oliveira Alonso

Graduada e mestre em Educação Física pela Escola de Educação Física e Esporte da Universidade de São Paulo (Eefe-USP). Professora da Escola de Saúde da Universidade Municipal de São Caetano do Sul (USCS).

Eduardo Rondon

Graduado em Educação Física pela Faculdade de Educação Física de Santo André. Mestre em Biodinâmica do Movimento Humano pela Escola de Educação Física e Esporte da Universidade de São Paulo (Eefe-USP). Professor de Educação Física da Unidade de Reabilitação Cardiovascular e Fisiologia do Exercício do Instituto do Coração do Hospital das Clínicas da Faculdade de Medicina da USP (Incor-HCFM--USP). Supervisor do Programa de Aprimoramento Pessoal em Condicionamento Físico Aplicado à Prevenção Cardiológica Primária e Secundária do Incor-HCFM--USP e Fundação do Desenvolvimento Administrativo (Fundap).

Fabiano Tomazini

Bacharel em Educação Física pelo Centro de Ciências Biológicas e da Saúde (CCBS) da Universidade Presbiteriana Mackenzie. Especialista em Treinamento Desportivo pela Escola Paulista de Medicina da Universidade Federal de São Paulo (EPM-

-Unifesp). Mestrando pelo programa de pós-graduação em Nutrição, Atividade Física e Plasticidade Fenotípica pela Universidade Federal de Pernambuco (UFPE). Treinador de atletismo nível I credenciado pela Confederação Brasileira de Atletismo e pela Associação Internacional de Federações de Atletismo (CBAt/Iaaf).

Fernando Roberto de Oliveira

Graduado em Educação Física pela Universidade de Santo Amaro (Unisa), pós--graduado em Ciências do Esporte pela Universidade Federal do Rio Grande do Sul (UFRGS), mestre em Biociências da Atividade Física pela Universidade Federal do Rio de Janeiro (UFRJ) e doutor em Atividade Física e Esporte pela Universidade do País Basco, Espanha. Professor da Universidade Federal de Lavras (Ufla) e diretor do Laboratório de Estudos do Movimento Humano do Departamento de Educação Física da universidade, além de membro do Grupo de Estudos em Desempenho Aeróbio da Universidade de São Paulo (Gedae-USP).

Filipe Antonio de Barros Sousa

Licenciado pleno em Educação Física pela Universidade Federal da Paraíba (UFPB). Mestre em Educação Física pela Faculdade de Educação Física da Universidade Estadual de Campinas (Unicamp). Doutorando no programa de pós-graduação em Ciências da Nutrição e do Esporte e Metabolismo pela Faculdade de Ciências Aplicadas (FCA) da Unicamp.

Fúlvia de Barros Manchado-Gobatto

Bacharel em Educação Física pela Universidade Estadual Paulista (Unesp) de Rio Claro. Mestre e doutora em Ciências da Motricidade pela mesma instituição. Pós--doutorado pelo Departamento de Genética da Universidade de Wisconsin, Estados Unidos. Professora associada da Faculdade de Ciências Aplicadas (FCA) da Universidade Estadual de Campinas (Unicamp), no curso de Ciências do Esporte.

Gabriel Cardial Tobias

Bacharel em Educação Física pela Escola de Educação Física e Esporte da Universidade de São Paulo (Eefe-USP). Mestrando em Ciências pelo Laboratório de Fisiologia Celular e Molecular do Exercício da mesma instituição.

Gustavo Gomes de Araujo

Graduado em Educação Fisica pela Universidade Metodista de Piracicaba (Unimep). Doutor em Ciências da Motricidade pela Universidade Estadual Paulista (Unesp).

Docente da Universidade Federal de Alagoas (Ufal) no curso de Educação Física e professor do Programa de Pós-Graduação em Nutrição (PPGNUT).

Ivan Gustavo Masselli dos Reis

Bacharel em Educação Física pela Universidade Estadual Paulista (Unesp) de Rio Claro. Mestre em Ciências da Motricidade pela mesma instituição. Doutor em Educação Física pela Faculdade de Educação Física da Universidade Estadual de Campinas (FEF-Unicamp). Pós-doutorando no programa de pós-graduação em Ciências da Nutrição e do Esporte e Metabolismo da Faculdade de Ciências Aplicadas (FCA) da Unicamp.

Ivani Credidio Trombetta

Graduada e mestre em Educação Física pela Escola de Educação Física e Esporte da Universidade de São Paulo (Eefe-USP). Doutora em Ciências pela Faculdade de Medicina da USP (FM-USP). Pós-doutorado pela Mayo Clinic College of Medicine, Estados Unidos. É docente do programa de pós-graduação em Medicina da Universidade Nove de Julho (Uninove) e profissional de educação física da Unidade de Reabilitação Cardiovascular e Fisiologia do Exercício do Instituto do Coração do Hospital das Clínicas da FM-USP (Incor-HCFM-USP).

Kátia de Angelis

Graduada em Educação Física pelo Instituto Porto Alegre e em Ciências Biológicas pela Universidade Federal do Rio Grande do Sul (UFRGS). Mestre e doutora em Fisiologia pela mesma instituição. Pós-doutorado em Fisiologia Cardiovascular e do Exercício pelo Instituto do Coração do Hospital das Clínicas da Faculdade de Medicina da Universidade de São Paulo (FM-USP) e pela Universidade Estadual Wright, Estados Unidos. Professora titular e orientadora dos programas de pós-graduação em Ciências da Reabilitação e em Medicina da Universidade Nove de Julho (Uninove).

Kleiner Nemezio

Licenciatura plena em Educação Física pela Universidade Federal de Alagoas (Ufal). Mestre em Nutrição Humana pela Faculdade de Nutrição da Universidade Federal de Alagoas (Fanut-Ufal). Doutorando em Ciências pela Escola de Educação Física e Esporte da Universidade de São Paulo (Eefe-USP).

Larissa Ferreira dos Santos
Graduada em Educação Física e Desportos pela Universidade Federal de Juiz de Fora (UFJF). Especialista em Condicionamento Físico Aplicado à Prevenção Cardiológica Primária e Secundária pelo Instituto do Coração do Hospital das Clínicas da Faculdade de Medicina da Universidade de São Paulo (Incor-HCFM--USP). Mestre em Ciências pela Escola de Educação Física e Esporte da Universidade de São Paulo (Eefe-USP). Doutoranda em Ciências/Cardiologia pela FM-USP.

Leandro Camati Felippe
Licenciado em Educação Física pelo Centro de Educação Física e Esporte da Universidade Estadual de Londrina (Cefe-UEL). Mestre em Nutrição pela Faculdade de Nutrição da Universidade Federal de Alagoas (Fanut-Ufal). Doutorando em Nutrição pelo Centro de Ciência da Saúde da Universidade Federal de Pernambuco (CCS-UFPE).

Leandro Campos de Brito
Licenciado em Educação Física pela Universidade Paulista (Unip). Especialista em Exercício Físico Aplicado na Reabilitação Cardíaca e Grupos Especiais pela Universidade Gama Filho (UGF). Mestre pela Escola de Educação Física e Esporte da Universidade de São Paulo (Eefe-USP) e doutorando em Ciências pela mesma instituição.

Leonardo Alves Pasqua
Bacharel em Educação Física pela Escola de Educação Física e Esporte da Universidade de São Paulo (Eefe-USP). Mestre em Educação Física pela mesma instituição, com o tema de genética e exercício. Doutorando em Educação Física pela Eefe-USP na área de exercício e poluição atmosférica.

Marcelo Papoti
Licenciado pleno em Educação Física pela Universidade Estadual Paulista Júlio de Mesquita Filho (Unesp). Mestre e doutor em Ciências da Motricidade pela mesma instituição. Professor livre-docente da Escola de Educação Física e Esporte de Ribeirão Preto da Universidade de São Paulo (USP).

Marco Antonio Garcia Martins
Graduado em Engenharia Agronômica pela Universidade Estadual Paulista Júlio de Mesquita Filho (Unesp) de Botucatu e mestre em Biociências pela mesma instituição.

Doutor em Ciências pela Faculdade de Medicina da Universidade de São Paulo (FM-USP). Técnico (nível superior) do Laboratório de Poluição Atmosférica Experimental da FM-USP e pesquisador associado do Departamento de Saúde Ambiental da Escola de Saúde Pública da Universidade Harvard (EER-Harvard), Estados Unidos.

Marcos Duarte

Bacharel em Física pelo Instituto de Física da Universidade de São Paulo (USP). Mestre e doutor em Tecnologia Nuclear pelo Instituto de Pesquisas Energéticas e Nucleares da USP. Pós-doutorado em Biomecânica e Controle Motor pela Universidade Estadual da Pensilvânia, Estados Unidos.

Marcos David da Silva Cavalcante

Licenciado em Educação Física pela Universidade Federal de Alagoas (Ufal). Mestre em Nutrição Humana pela Universidade Federal de Alagoas (Ufal). Doutorando em Educação Física pela Escola de Educação Física e Esporte da Universidade de São Paulo (Eefe-USP).

Maria Cláudia Irigoyen

Graduada em Medicina pela Pontifícia Universidade Católica do Rio Grande do Sul (PUC-RS) e em Ciências Naturais pela Universidade Federal do Rio Grande do Sul (UFRGS). Mestre em Fisiologia pela UFRGS e doutora pelo Instituto de Biociências da Universidade de São Paulo (USP). Livre-docente pelo Departamento de Cardiopneumologia da Faculdade de Medicina da USP (FM-USP). Médica assistente da unidade de hipertensão do Instituto do Coração do Hospital das Clínicas da FM-USP (Incor-HCFM-USP). Coordenadora do Laboratório de Hipertensão Experimental do Incor. Orientadora dos programas de pós-graduação em Cardiologia e em Fisiopatologia Experimental da FM-USP.

Maria Urbana Pinto Brandão Rondon

Graduada, mestre e doutora em Educação Física pela Escola de Educação Física e Esporte da Universidade de São Paulo (Eefe-USP). Docente na mesma instituição.

Mayara Vieira Damasceno

Bacharel em Educação Física pela Universidade Federal de Alagoas (Ufal). Doutora em Educação Física pela Escola de Educação Física e Esporte da Universidade de São Paulo (Eefe-USP).

Mônica Valeria Marquezini

Graduada em Ciências Biológicas (modalidade médica) pela Universidade Metodista de Piracicaba (Unimep), mestre em Biologia Molecular pela Escola Paulista de Medicina da Universidade Federal de São Paulo (EPM-Unifesp) e doutora em Ciências (Biologia Molecular) pela mesma instituição. Pesquisadora nas áreas de epigenética e de biologia celular e molecular. Atuou como docente no ensino superior e na pós-graduação de níveis *stricto* e *lato sensu* e como coordenadora de pós-graduação *lato sensu* e de projetos nacionais e internacionais. É pesquisadora da Fundação Pró-Sangue Hemocentro de São Paulo e comissionada no Laboratório de Poluição Atmosférica Experimental (LPAE) do Departamento de Patologia da Faculdade de Medicina da Universidade de São Paulo (FM-USP).

Nathalie Alves da Paixão

Bacharel e licenciada em Educação Física pela Escola de Educação Física e Esporte da Universidade de São Paulo (Eefe-USP). Mestranda e pesquisadora do Laboratório de Fisiologia Celular e Molecular do Exercício da Eefe-USP.

Nilo Massaru Okuno

Licenciado em Educação Física pelo Centro de Educação Física e Esporte da Universidade Estadual de Londrina (Cefe-UEL). Mestre em Educação Física pela mesma instituição. Doutor em Ciências pela Escola de Educação Física e Esporte da Universidade de São Paulo (Eefe-USP). Docente do Departamento de Educação Física da Universidade Estadual de Ponta Grossa (UEPG).

Patricia Chakur Brum

Doutora em Educação Física pela Universidade de São Paulo (USP). Pós-doutorado em Fisiologia Celular e Molecular na Universidade Stanford, Estados Unidos, e em Fisiologia do Exercício na Universidade Norueguesa de Ciência e Tecnologia (NTNU), Noruega. Estágio sabático e professora convidada na NTNU. É professora associada da Escola de Educação Física e Esporte da Universidade de São Paulo (Eefe-USP). Tem experiência na área de fisiologia do exercício, com ênfase nas adaptações cardiovasculares e músculo-esqueléticas ao treinamento físico na saúde e em doenças crônico-degenerativas.

Patrícia Guimarães Couto

Professora de Educação Física na Universidade Federal de Lavras (Ufla). Mestre em Nutrição Humana pela Universidade Federal de Alagoas (Ufal) e doutoranda do programa de pós-graduação em Educação Física e Esporte, na área de biodinâmica do movimento humano, da Universidade de São Paulo (USP).

Rafael Azevedo

Bacharel em Esporte pela Escola de Educação Física e Esporte da Universidade de São Paulo (Eefe-USP). Mestrando pela mesma instituição. Membro do Grupo de Estudos em Desempenho Aeróbio da USP (Gedae-USP).

Ralmony de Alcantara Santos

Licenciatura Plena em Educação Física pelo Instituto Batista de Ensino Superior de Alagoas (Ibesa). Especialista em Fisiologia do Exercício Aplicada ao Desempenho e a Saúde pela Faculdade Integrada Tiradentes (FITs) de Alagoas. Mestre em Nutrição pela Universidade Federal de Alagoas (Ufal). Doutorando em Ciências na Universidade Federal de São Paulo (Unifesp).

Ramon Cruz

Graduado em Educação Física pela Universidade Federal de Lavras (Ufla). Especialista em Aspectos Biodinâmicos do Movimento Humano e mestre em Exercício e Esporte pela Universidade Federal de Juiz de Fora (UFJF). Doutorando em Ciências pela Universidade de São Paulo (USP). Membro da comissão técnica dos Centros Regionais de Iniciação ao Atletismo (Cria) Lavras e Juiz de Fora.

Reginaldo Kisho Fukuchi

Bacharel em Fisioterapia pela Universidade Católica Dom Bosco (UCDB). Especialista em Fisioterapia Esportiva pelo Centro de Traumatologia do Esporte (Cete) da Universidade Federal de São Paulo (Unifesp). Mestre em Educação Física pela Escola de Educação Física e Esporte da Universidade de São Paulo (Eefe-USP). Doutorado em Cinesiologia pela Universidade de Calgary, Canadá. Docente do curso de Engenharia Biomédica da Universidade Federal do ABC (UFABC).

Renata Gonçalves Silva

Licenciada plena em Educação Física pela Universidade Ibirapuera (Unib). Especializada em Fisiologia do Exercício pela Escola Paulista de Medicina da Universidade Federal de São Paulo (EPM-Unifesp). Mestre em Educação Física pela Escola de Educação Física e Esporte da Universidade de São Paulo (Eefe-USP). Doutoranda em Educação Física e Esporte, na área de Estudos Biodinâmicos da Educação Física e Esporte, pela Eefe-USP. Membro do Grupo de Estudos em Desempenho Aeróbio da USP (Gedae-USP).

Rogério Carvalho da Silva

Bacharel e licenciado pleno em Educação Física pela UniSant'Anna. Especialista em Treinamento Desportivo pela Universidade Gama Filho (UGF). Mestre em Educação Física pela Escola de Educação Física e Esporte da Universidade de São Paulo (Eefe-USP). Atuou como professor de natação nas academias Runner e Competition, além de treinador de corrida e triatlo na Upfit Assessoria Esportiva. É diretor e *head coach* na Endurance Sports Coaching Brasil.

Rômulo Bertuzzi

Graduado em Educação Física pela Universidade Ibirapuera (Unib). Mestre e doutor em Biodinâmica do Movimento Humano pela Escola de Educação Física e Esporte da Universidade de São Paulo (Eefe-USP). Pós-doutorado pela mesma universidade e pela Faculdade de Medicina da USP (FM-USP). Professor livre-docente e líder do Grupo de Estudos em Desempenho Aeróbio (Geade) da Eefe-USP.

Salomão Bueno

Licenciado pleno em Educação Física pela Universidade Presbiteriana Mackenzie. Mestre em Ciências, na área de estudos do esporte, pela Escola de Educação Física e Esporte da Universidade de São Paulo (Eefe-USP).

Sara Kely Learsi da Silva Santos Alves

Graduada em Educação física pela Universidade Federal de Alagoas (Ufal). Mestre em Nutrição (Ufal). Doutoranda em Nutrição na Universidade Federal de Pernambuco (UFPE).

Sara Rodrigues

Bacharel e licenciada em Educação Física pela Faculdade de Educação Física da Universidade Estadual de Campinas (FEF-Unicamp). Especialista em Atividade Física para Grupos Especiais pela Universidade do Grande Rio (Unigranrio). Mestranda em Ciências, na área de Fisiopatologia Experimental, pela Faculdade de Medicina da Universidade de São Paulo (FM-USP).

Telma Fátima da Cunha

Bacharel em Esporte e mestre e doutora em Ciências pela Escola de Educação Física e Esporte da Universidade de São Paulo (Eefe-USP).

Thaysa Ghiarone

Bacharel em Fisioterapia pela Universidade Estadual de Ciências da Saúde de Alagoas (Uncisal). Pós-Graduada em Fisioterapia em Terapia Intensiva e Suporte Ventilatório pela Universidade Castelo Branco (UCB). Mestre em Nutrição pela Universidade Federal de Alagoas (Ufal). Doutoranda em Nutrição pela Universidade Federal de Pernambuco (UFPE).

Thays de Ataide e Silva

Graduada em Nutrição pela Universidade Federal de Alagoas (Ufal). Especialista em Nutrição Clínica pela Faculdade de Tecnologia Internacional. Mestre em Nutrição pela Ufal. Doutora em Nutrição pela Universidade Federal de Pernambuco (UFPE) com período sanduíche na School of Biomedical and Health Sciences (SBHS) e no Institute of Sport, Exercise and Active Living (Iseal) da Victoria University, Melbourne, Austrália. Atuou como pesquisadora de Pós-Doutorado Júnior do CNPq na UFPE.

Tiago Peçanha

Graduado em Educação Física pela Faculdade de Educação Física e Desportos da Universidade Federal de Juiz de Fora (UFJF). Mestre em Aspectos Biodinâmicos do Movimento Humano pela mesma instituição. Doutorando em Ciências pela Escola de Educação Física e Esporte da Universidade de São Paulo (Eefe-USP). Intercâmbio no Instituto de Pesquisa para Ciências do Esporte e Exercício da Universidade Liverpool John Moores (LJMU), Reino Unido. Atua no Laboratório de Hemodinâmica da Atividade Motora da Eefe-USP.

Valmor Tricoli

Graduado em Educação Física pela Escola de Educação Física e Esporte da Universidade de São Paulo (Eefe-USP). Especialista em Fisiologia do Exercício pela Universidade Federal de São Paulo (Unifesp) e em Treinamento Esportivo pela Pontifícia Universidade Católica de Minas Gerais (PUC-MG). Mestre em Educação Física pela Eefe-USP e doutor em Ciência do Exercício pela Universidade Brigham Young, Estados Unidos. Pós-doutorado pela Universidade Edith Cowan, Austrália. Professor do Departamento de Esporte da Eefe-USP.

Victor José Bastos da Silva

Bacharel em Educação Física pela Universidade Federal de Alagoas (Ufal). Especialista em Fisiologia, Avaliação Física e Atividade Física para Grupos Especiais pela Faculdade Mogiana do Estado de São Paulo (FMG). Mestre em Nutrição pela Ufal.

Victor Souza

Licenciado em Educação Física pela Universidade Federal de Alagoas (Ufal). Especialista em Bases Fisiológicas e Metodológicas do Treinamento Desportivo pela Universidade Federal de São Paulo (Unifesp). Especialista em Futebol pela Universidade Federal de Viçosa (UFV). Mestre em Nutrição pela Ufal. Doutorando em Nutrição pela Universidade Federal de Pernambuco com período sanduíche no Institute of Sport, Exercise and Active Living na Victoria University, Austrália.

Prefácio

Pesquisadores e profissionais, a quem se destina o livro Aptidão Aeróbia: desempenho esportivo, saúde e nutrição, se veem diante do desafio de acompanhar a estonteante proliferação de novos conhecimentos. Em 2016, somente na base Web of Science da Thomson Reuters Scientific encontram-se mais de 1.500 publicações sobre o tema aptidão e exercício aeróbio. Crescendo 15% ao ano, ao longo de 30 anos, a quantidade acumulada de informações em relação ao primeiro ano de carreira, será cerca de 500 vezes maior. Nesse cenário, não há como manter uma atividade atualizada na carreira, se continuarmos nos baseando em conhecimentos e práticas adquiridos em nossa formação inicial.

Este livro pode ser lido como uma coletânea de capítulos que traduzem o estado de arte do conhecimento no tema. Quem optar por essa abordagem será agraciado com textos instigantes, que estimulam a busca de maior aprofundamento, para o qual encontrará suporte em referências bibliográficas relevantes.

Porém, o livro como um todo vai além. Contém uma rica narrativa, uma linha de pensamento coerente, raramente encontrada em obra escrita a várias mãos. Mérito dos organizadores e autores com larga experiência em pesquisa científica que dialogam a teoria com a prática. Permite incorporar uma linha de raciocínio científico e de atuação profissional perene, que dá significado e facilita a incorporação de novos conhecimentos.

O livro inicia examinando os pressupostos teóricos e científicos dos construtos aptidão e exercício aeróbio. Revela como eles foram construídos e modificados, ora fruto de mero acúmulo de conhecimentos, ora sofrendo verdadeiras revoluções, no sentido consagrado por Thomaz Kuhn. Aprendemos que a ciência não é linear. Além disso, permite visualizar como a ampliação das fronteiras do conhecimento e avanço tecnológico alargaram o escopo do tema. São capítulos muito úteis para facilitar a leitura subsequente.

Prossegue o livro com uma deliciosa incursão sobre as relações da aptidão aeróbia com o treinamento e desempenho esportivo. Temas amplamente tratados em livros-textos de treinamento desportivo são revisitados, brindando o leitor com uma abordagem contemporânea. Aqui, notará como os conhecimentos teóricos examinados na primeira parte do livro formam um arcabouço para o raciocínio científico na prática.

Em sua terceira parte, o livro traz uma releitura de um tema recorrente: de que exercícios aeróbios são fundamentais para a promoção da saúde, prevenção e tratamento de doenças. Essas associações reconhecidas desde os primórdios da civilização tiveram seus mecanismos elucidados com maior intensidade a partir do final do século XX. Conhecimentos científicos produzidos até os dias atuais são apresentados de forma precisa e competente. Os autores revelam aqui a relevância de uma abordagem multidisciplinar – aliás, adotada em toda obra – relacionando conhecimentos oriundos de diversas disciplinas, tais como a Epidemiologia, a Fisiologia, a Biologia Molecular, para mencionar apenas algumas.

A ideia de que "somos o que comemos" atribuída a Hipócrates é explorada na quarta e última parte do livro. Coerente com o conjunto da obra, não espere aqui o leitor um receituário do que se deve ou não se deve fazer. Para além disso, os autores se debruçam em elucidar os princípios que regem, sobretudo como a manipulação de dietas ou a utilização de suplementos podem afetar o desempenho no exercício aeróbio.

Trata-se, enfim, de obra que merece ser lida e relida, da primeira à última página.

Eduardo Kokubun
Professor titular do Departamento de
Educação Física do Instituto de
Biociência de Rio Claro, Unesp

Apresentação

Desde o início do século XX uma série de estudos foram conduzidos demonstrando a importância da aptidão aeróbia para o desempenho esportivo e para a promoção da saúde. Ao considerarmos que o conhecimento especializado é crucial para a intervenção profissional apropriada, o objetivo central desta obra foi providenciar ao leitor uma sólida base científica referente aos temas centrais envolvendo a aptidão aeróbia. O livro *Aptidão aeróbia: desempenho esportivo, saúde e nutrição* reúne temas tradicionais e contemporâneos que envolvem essa temática. Entre os temas tradicionais abordados destacam-se o consumo máximo de oxigênio (VO_2max), os limiares metabólicos e a mecânica da corrida. Entre os temas contemporâneos destacam-se os efeitos do treinamento aeróbio sobre pacientes portadores de câncer, insuficiência cardíaca e diabete melito.

Acreditamos que essa abordagem multidisciplinar acerca da aptidão aeróbia reflete a própria diversidade do conhecimento que tem sido sistematicamente produzido na ciência do esporte e do exercício físico. Assim, os capítulos foram organizados em partes de acordo com a afinidade temática, a saber: Parte 1 – Fatores determinantes, Parte 2 – Desempenho esportivo, Parte 3 – Saúde, Parte 4 – Aspectos nutricionais. A Parte 1 é composta por capítulos que abordam os principais fatores determinantes do rendimento atlético em esportes de *endurance*, ao passo que a Parte 2 apresenta os elementos fundamentais que devem ser incorporados ao treinamento físico dos esportes de *endurance*. A Parte 3 é constituída por capítulos que apresentam os efeitos do treinamento predominantemente aeróbio sobre diversas patologias, enquanto a Parte 4 é composta por capítulos que descrevem a relação entre as abordagens nutricionais e o desempenho nos esportes de *endurance*.

A realização desta obra somente foi possível graças aos esforços empenhados por diversos professores e pesquisadores brasileiros com notória especialização e que atuam nas mais variadas universidades do nosso país. São profissionais que não medem esforços para se dedicarem à pesquisa e ao ensino das áreas em que atuam. Eles também demonstraram generosidade ao concordarem com o destino dos recursos financeiros arrecadados com a venda desse livro, os quais irão para um projeto social que utiliza o esporte como ferramenta de inclusão social. O referido projeto chama-se CRIA (Centro Regional de Atletismo) e está lotado na Universidade Federal de Lavras, sob a responsabilidade do Prof. Dr. Fernando Roberto de Oliveira. Esperamos com essa atitude estarmos contribuindo para uma sociedade melhor.

Rômulo Bertuzzi
Patricia Chakur Brum
Christiano Robles Rodrigues Alves
Adriano Eduardo Lima-Silva

PARTE 1

Fatores determinantes

1 Aptidão aeróbia: passado, presente e futuro

Rômulo Bertuzzi
Ramon Cruz
Adriano Eduardo Lima-Silva

INTRODUÇÃO

Os seres humanos têm a capacidade de utilizar a energia química contida em compostos orgânicos por meio de uma série de reações bioquímicas que dependem da presença do oxigênio. Essa característica tem sido considerada uma das adaptações evolutivas mais importantes da nossa espécie. Isso permitiu que o homem se deslocasse por longas distâncias de forma ininterrupta. Inclusive, acredita-se que a manutenção desse hábito seja o principal fator responsável pelo sucesso dos atletas de provas de longa duração. De forma similar, muitas evidências científicas indicaram que a redução da sua prática na sociedade industrializada pode ter contribuído para o aumento da incidência das doenças crônico-degenerativas. Nesse sentido, a compreensão dos fatores limitantes, das formas de diagnóstico e da prescrição do treinamento físico relacionados à aptidão aeróbia pode ser considerada importante tanto para maximização do desempenho esportivo como para a manutenção da saúde.

Algumas evidências arqueológicas sugerem que a caça de persistência tenha sido uma das principais formas de obtenção de alimentos dos nossos ancestrais que viveram há cerca de 1,9 milhões de anos[3]. Essa caça era realizada em ambientes quentes (39 a 42 °C) e áridos do continente africano[8]. Esse tipo de caça consistia em perseguir um animal de médio porte (por exemplo, os antílopes da raça kudu) mediante a corrida ininterrupta e com intensidade moderada. Como os processos termorregulatórios desses animais eram expressivamente inferiores aos dos primeiros hominídeos, nossos ancestrais conseguiam persegui-los até que eles atingissem valores críticos de temperatura corporal e, consequentemente, entrassem em fadiga irreversível[2]. Isso tornava o sacrifício dos animais relativamente mais seguro e eficaz[4]. Ao se considerar que o processamento e o armazenamento dos alimentos inexistiam naquela época, provavelmente, nossos ancestrais africanos percorriam dezenas de quilômetros semanalmente em busca de alimento, no intuito de garantirem a sobrevivência da nossa espécie. Interessantemente, também sabe-se que os melhores corredores do mundo das provas de longas distâncias são oriundos do continente africano. Ao considerar que o treinamento contínuo[13] e a exposição ao calor[10] são variáveis capazes de maximizar a aptidão aeróbia, é atraente hipotetizar que a exposição crônica às elevadas temperaturas e a necessidade de percorrer longas distâncias tenham sido estímulos ambientais fundamentais para o aprimoramento do rendimento esportivo dos corredores do continente africano. De fato, embora controvérsias possam ser detectadas na literatura especializada, achados prévios indicaram que a variação no DNA mitocondrial está associada ao sucesso de atletas quenianos nas provas predominantemente aeróbias[12]. Isso sugere que adaptações genéticas possam ter ocorrido desde o surgimento dos primeiros hominídeos, resultando na soberania dos corredores do continente africano nas provas de longas distâncias. Nesse sentido, a interação entre o ambiente e os ajustes em níveis moleculares parece ser um dos temas emergentes dos estudos, que no futuro utilizarão abordagens oriundas da genômica e da biologia molecular.

Realmente, os temas acerca dos fatores genéticos e ambientais que determinam o desempenho esportivo sempre mexem com o imaginário dos atletas, dos treinadores e dos cientistas do esporte. Como os corredores africanos têm dominado as provas internacionais de fundo por muitos anos, tem-se especulado que os atletas oriundos desse continente são geneticamente favorecidos para esse tipo de atividade[5]. Assim, é comum ouvir nas rodas de bate-papo de atletas as possíveis causas genéticas do excepcional desempenho de alguns corredores etíopes, tais como Haile Gebrselassie e Kenenisa Bekele, além do queniano Paul Tergat. Curiosamente, quando assistimos esses grandes nomes das corridas de fundo competindo e alcançando grandes feitos, temos por hábito achar que tudo isso é fruto de muita dedicação, das características socioculturais das suas respectivas etnias e de uma boa dose de talento.

Portanto, desconsideramos que, assim como todos os demais seres vivos, eles fazem parte de um processo evolutivo que ocorre na ordem de milhares de anos, em que a seleção natural e a reprodução sexuada permitem a sobrevivência do mais apto. Assim, algumas dúvidas surgem: será que o excelente desempenho desses corredores também não sofre influência desse processo evolutivo? Será que os menos aptos ficaram para trás ao longo da formação desses atletas? Evidentemente, não é tão fácil responder a essas questões, mas algumas evidências científicas sugerem que talvez isso tenha acontecido. A principal teoria acerca da evolução da nossa espécie sugere que todos nós viemos da África. Ela está baseada na datação dos vestígios arqueológicos deixados pelos nossos ancestrais mais distantes. Acredita-se que as diferenças morfológicas que se podem observar entre os povos são frutos das adaptações que o nosso organismo sofreu ao longo dos anos em virtude do ambiente que se encontrava.

A genética é uma das subdisciplinas da biologia que estudam a forma como se transmitem as características hereditárias de geração para geração. As informações a serem transmitidas estão contidas nos genes que se localizam no DNA, dentro dos núcleos das nossas células. Os genes são biologicamente herdados por meio dos alelos que nos são transferidos de nossos pais. A codificação dessas informações dará origem às proteínas que influenciam, em grande parte, a estrutura final do organismo. Por exemplo, tem-se sugerido que a genética possa influenciar aproximadamente 45% da proporção dos tipos de fibras musculares e 27% da resposta da frequência cardíaca ao treinamento físico[6].

O primeiro relato científico de mutação genética capaz de favorecer o desempenho esportivo em humanos foi o do esquiador *cross-country* Eero Mäntyranta, na década de 1960, na Finlândia. Apesar de não ter sido muito adepto do treinamento físico planejado, Mäntyranta conquistou ao longo de sua carreira cinco medalhas de ouro (três em jogos Olímpicos e duas em mundiais), quatro medalhas de prata (duas em jogos Olímpicos e duas em mundiais) e três medalhas de bronze (duas em jogos Olímpicos e uma em mundiais). Entretanto, as suas glórias foram questionadas por causa da acusação de *doping*, haja vista que ele era capaz de produzir cerca 25 a 50% mais hemoglobinas que um sujeito normal[1]. Contudo, demonstrou-se posteriormente que os demais membros da família Mäntyranta também possuíam uma mutação genética natural nos receptores de eritropoetina (EPO-R) que resultava em uma produção elevada de hemoglobina e, consequentemente, no transporte de O_2[1]. Isso indica que mutações genéticas podem, de fato, influenciar positivamente o rendimento esportivo. Como os genes artificialmente sintetizados podem ser introduzidos diretamente no DNA humano com a finalidade de terapia gênica[14], tem-se especulado sobre a possibilidade de *doping* genético no ambiente esportivo. Inclusive, em 2004 a agência mundial *antidoping* (Wada) se manifestou contra as práticas não terapêuticas com uso de genes, elementos genéticos e/ou células, que têm a capacidade de melhorar o desempenho. De qualquer maneira, é provável que ainda não seja possível realizar o *doping* genético por causa dos sérios efeitos colaterais das técnicas atualmente disponíveis, tais como o desenvolvimento de câncer, a reação autoimune severa e a reação do vírus carreador do gene artificialmente sintetizado[14]. Portanto, o *doping* genético poderia proporcionar mais riscos do que benefícios aos atletas que pretendem fazer uso dessa técnica para se favorecerem em seus respectivos esportes.

De qualquer maneira, a análise isolada de apenas um gene ou de apenas uma mutação pode ser considerada uma das limitações desses estudos, haja vista que o desempenho aeróbio tem sido considerado multifatorial. Assim, seria importante uma análise que fosse capaz de levar em consideração a maioria dos genes que estão relacionados com o desempenho esportivo. Foi nesse sentido que Williams e Folland[17] calcularam a probabilidade de um indivíduo possuir um perfil genético perfeito com base nos polimorfismos de 23 genes que estão associados à aptidão aeróbia. Esses pesquisadores queriam saber qual era a probabilidade de um atleta possuir todas as características genéticas necessárias para se tornar um campeão internacional. Curiosamente, eles chegaram à conclusão de que existe uma probabilidade de apenas 0,0005% de um indivíduo ser dotado de uma combinação poligênica que o favoreça nas provas de fundo.

Essa baixíssima probabilidade de encontrar algum indivíduo com um perfil poligênico perfeito tem levado alguns pesquisadores a sugerirem que outros fatores além da genética talvez possam explicar a diferença de desempenho entre os atletas[9,17]. Em outras palavras, esses achados poderiam indicar que talvez não seja possível transpor os conhecimentos atuais dos estudos com genética para a aplicação do dia a dia dos profissionais atuantes, dada a raridade desse fenômeno. Por outro lado, se considerarmos que o alto rendimento esportivo também é um fenômeno raro, os achados desses estudos talvez corroborem, e não refutem, a importância da influência genética no esporte. Poucos atletas foram capazes de correr uma maratona oficial abaixo do tempo de 2 h e 4 min, assim, se relativizarmos a quantidade de atletas que foram capazes de correr uma maratona oficial abaixo de 2 h e 4 min pelo número de humanos que vivem e já viveram em nosso planeta, talvez cheguemos a um número tão baixo quanto o da probabilidade de se obter um perfil poligênico perfeito. Portanto, embora não se possa ainda transpor diretamente o conhecimento fornecido pelas análises genéticas atuais, possivelmente os profissionais de Educação Física e do Esporte se usufruirão dessa área em um futuro não muito distante.

Embora esses estudos comparativos apresentem informações indiretas acerca da genética, infelizmente eles não conseguem isolar plenamente as influências do meio ambiente e do estilo de vida adotado pelos atletas. Consequentemente, surgem outras questões, entre elas: a) os achados desses estudos são resultantes do processo evolutivo de milhares de anos ou das condições ambientais e sociais que esses atletas estavam expostos?; b) por que esses atletas eram oriundos, principalmente, dos países que se localizam ao leste africano?; c) por que os atletas de outras regiões da África não têm o mesmo destaque?; d) há algum processo de seleção natural durante a formação dos atletas?

Em uma entrevista concedida ao site do jornal CNN, Haile Gebrselassie declarou que se deslocava cerca de 10 km diariamente para ir à escola. Como era uma criança impaciente, ele preferia fazer esse trajeto correndo, ao invés de caminhar. Se realizarmos uma conta rápida, considerando que Haile era um bom aluno e não faltava as aulas, chegaremos à conclusão de que ele tinha um volume semanal de aproximadamente 50 km, desde a idade escolar. Ele declarou ainda que essa base obtida na infância e os treinos duros realizados ao longo da sua carreira eram o principal segredo do seu sucesso. Na tentativa de responder a essas questões, dois estudos interessantes foram conduzidos com atletas etíopes[11] e quenianos[7]. A maior parte dos corredores que compôs as amostras participava de provas entre 800 m e maratona e possuíam expressão internacional. Inclusive esses estudos contaram com a participação de campeões mundiais e olímpicos. Além disso, a determinação da etnia, com base nos idiomas falados pelos avós dos atletas, é uma outra característica que merece ser destacada nesses estudos. Alguns trabalhos anteriores verificaram as diferenças fisiológicas entre os atletas de diferentes continentes com base na cor da pele dos corredores[15,16]. Entretanto, mais de setenta línguas são faladas somente na Etiópia[11]. Isso significa que, embora os corredores possuíssem a cor de pele igual nesses estudos, eles poderiam pertencer a diferentes grupos étnicos e, portanto, com características genéticas distintas. Os principais resultados obtidos no estudo com os corredores etíopes estão presentes na Tabela 1.1[11]. Esses dados demonstram claramente que outros fatores, além dos genéticos, podem influenciar o desempenho dos atletas. Por exemplo, as regiões de Arsi e Shewa estão localizadas no grande vale do Rift, as quais podem atingir até 4.000 m de altitude (Figura 1.1). Inclusive, na margem oriental desse vale encontra-se também a maior montanha africana, o Kilimanjaro com 5.895 m. Portanto, tendo em vista que 80% da população dessas regiões vivem por volta de 2.000 m de altitude, é possível presumir que os atletas etíopes tenham sofrido adaptações hematológicas crônicas que podem favorecê-los em tarefas predominantemente aeróbias. De forma similar, o elevado volume semanal de caminhada e corrida que esses atletas tinham de sustentar para deslocar-se até a escola também pode ter contribuído para o sucesso deles.

Os resultados do estudo realizado com os corredores quenianos foram muito similares aos dados dos corredores etíopes. Onywera et al.[7] detectaram que esses atletas também percorriam longas distâncias para irem à escola, utilizavam principalmente a corrida e a caminhada como meio de transporte e pertenciam às regiões próximas ao vale Rift. Curiosamente, os atletas que conseguiram atingir o nível internacional possuíam o fator econômico como principal agente motivacional para o engajamento no treinamento físico (Figura 1.2). Dessa forma, acredita-se que uma boa parte desses atletas visualiza a corrida como uma oportunidade de ascensão econômica e social, haja vista que cerca de 50% da população do Quênia vive abaixo da linha da pobreza[7]. Em outras palavras, os achados dos trabalhos de Scott et al.[11] e Onywera et al.[7] indicam que talvez não seja possível excluir plenamente as influências sociais e geográficas que os corredores sofreram ao longo das suas vidas.

CONSIDERAÇÕES FINAIS

Apesar de haver indícios de que alguns parâmetros do metabolismo aeróbio sejam determinados por fatores genéticos, também existe a possibilidade de

Tabela 1.1 Características demográficas de corredores etíopes especialistas em provas de 10 km e maratona.

	Corredores de 10 km	Maratonistas
Local de nascimento	24% em Arsi 33% em outros locais	38% em Shewa 35% em Arsi
Origem do idioma falado	52% Cushitic 41% Semitic	75% Cushitic 13% Semitic
Distância percorrida diariamente para ir à escola	58% menos que 5 km 40% entre 5 e 20 km	21% menos que 5 km 73% entre 5 e 20 km
Tipo de transporte utilizado diariamente para ir à escola	69% caminhavam 31% corriam	29% caminhavam 68% corriam

Nota: Os dados com menor frequência foram omitidos no intuito de facilitar a compreensão.
Fonte: adaptada de Scott et al.[11].

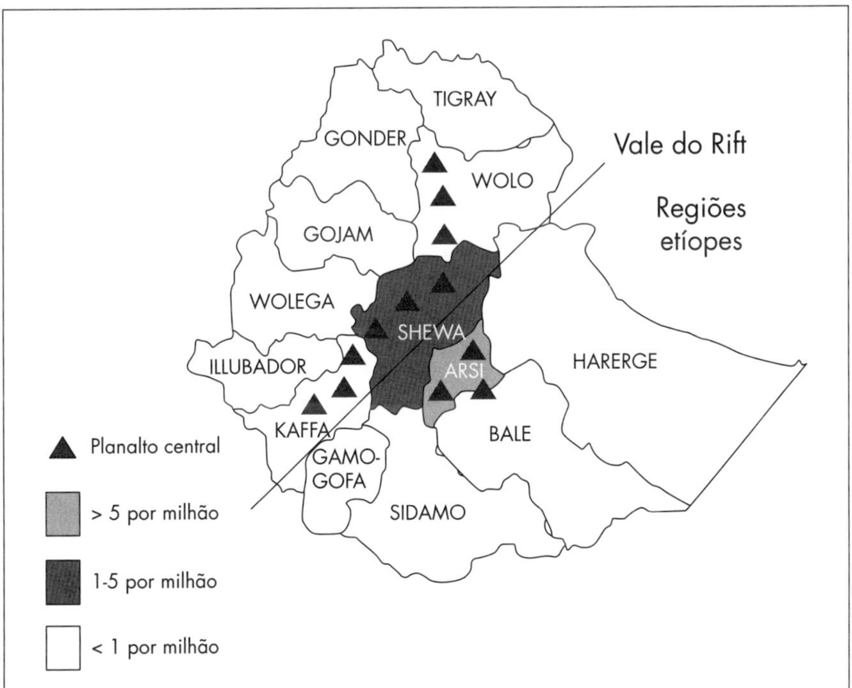

Figura 1.1 Regiões da Etiópia. As províncias de Shewa e Arsi estão localizadas nas partes altas do Vale do Rift e podem chegar até 4.000 m acima do nível do mar. As regiões sombreadas produzem um número elevado de atletas, enquanto as regiões sem sombreamento mostram o contrário. As regiões do Planalto Central estão representadas por triângulos.
Fonte: adaptada de Scott et al.[11].

fatores sociais e do meio ambiente influenciarem tanto o desempenho nas provas de longa duração como as variáveis fisiológicas relacionadas à saúde. Portanto, o conhecimento de como esses fatores se relacionam com a aptidão aeróbia torna-se fundamental para o aprimoramento da intervenção profissional, assim como para a ampliação do conhecimento científico nessa área. Nesse sentido, este livro apresenta as principais informações de temas que envolvem as relações entre a aptidão aeróbia, o desempenho esportivo e a saúde.

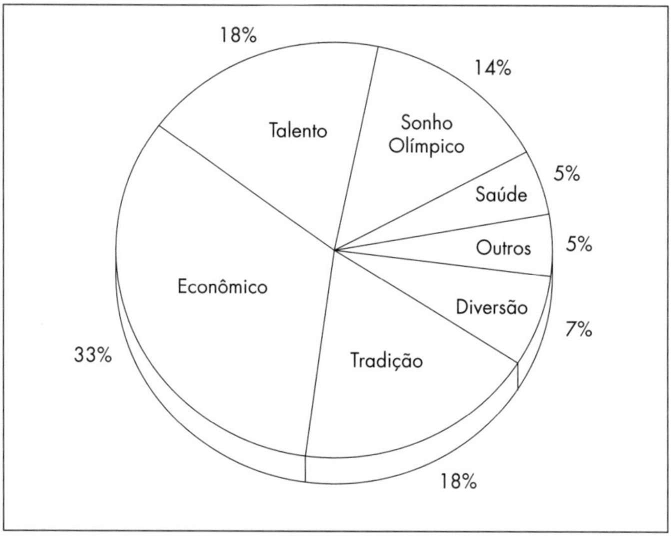

Figura 1.2 Fatores motivacionais que levam os corredores quenianos com desempenho internacionalmente reconhecido a participarem de competições.
Fonte: adaptada de Onywera et al.[7].

REFERÊNCIAS BIBLIOGRÁFICAS

1. Booth FW, Tseng BS, Flück M, Carson JA. Molecular and cellular adaptation of muscle in response to physical training. Acta Physiol Scand. 1998;162:343-50.
2. Bramble DM, Lieberman DE. Endurance running and the evolution of Homo. Nature. 2004;432:345-52.
3. Lieberman DE, Bramble DM, Raichlen DA, Shea JJ. Brains, brawn, and the evolution of human endurance running capabilities. In: Grine FE. The first humans: origin and early evolution of the genus Homo. Springer Science; 2009.

4. Lieberman DE, Bramble DM, Raichlen DA, Shea JJ. The evolution of endurance running and the tyranny of ethnography: a reply to Pickering and Bunn (2007). J Hum Evol. 2007;53:434-7.
5. Lucia A, Oliván J, Bravo J, Gonzalez-Freire M, Foster C. The key to top-level endurance running performance: a unique example. Br J Sports Med. 2008;42(3):172-4.
6. Macarthur DG, North KN. Genes and human elite athletic performance. Hum Genet. 2005;116(5):331-9.
7. Onywera VO, Scott RA, Boit MK, Pitsiladis YP. Demographic characteristics of elite Kenyan endurance runners. J Sports Sci. 2006;24(4):415-22.
8. Pickering TR, Bunn HT. The endurance running hypothesis and hunting and scavenging in savanna-woodlands. J Hum Evol. 2007;53:434-8.
9. Ruiz JR, Gómez-Gallego F, Santiago C, González-Freire M, Verde Z, Foster C, Lucia A. Is there an optimum endurance polygenic profile? J Physiol. 2009;1527-34.
10. Saunders PU, Pyne DB, Telford RD, Hawley JA. Factors affecting running economy in trained distance runners. Sports Med. 2004;34(7):465-85.
11. Scott RA, Georgiades E, Wilson RH, Goodwin WH, Wolde B, Pitsiladis YP. Demographic characteristics of elite Ethiopian endurance runners. Med Sci Sports Exerc. 2003;35(10):1727-32.
12. Scott RA, Fuku N, Onywera VO, Boit M, Wilson RH, Tanaka M, H Goodwin W, Pitsiladis YP. Mitochondrial haplogroups associated with elite Kenyan athlete status. Med Sci Sports Exerc. 2009;41(1):123-8.
13. Seiler KS, Kjerland GØ. Quantifying training intensity distribution in elite endurance athletes: is there evidence for an "optimal" distribution? Scand J Med Sci Sports. 2006;16(1):49-56.
14. Sharp NCC. The human genome and sport, including epigenetics, gene doping, and athleticogenomics. Endocrinol Metab Clin North Am. 2010;39:201-15.
15. Weston AR, Karamizrak O, Smith A, Noakes TD, Myburgh KH. African runners exhibit greater fatigue resistance, lower lactate accumulation, and higher oxidative enzyme activity. J Appl Physiol. 1999;86(3):915-23.
16. Weston AR, Mbambo Z, Myburgh KH. Running economy of African and Caucasian distance runners. Med Sci Sports Exerc. 2000;32(6):1130-4.
17. Williams AG, Folland JP. Similarity of polygenic profiles limits the potential for elite human physical performance. J Physiol. 2008;586(1):113-21.

2 Genética e aptidão aeróbia

Leonardo Alves Pasqua
Salomão Bueno

INTRODUÇÃO

Desde a proposta da teoria evolutiva feita pelo pesquisador inglês Charles Darwin, tem sido amplamente aceito que as espécies estão em constante evolução para se adaptarem ao meio ambiente, o que ficou conhecido como seleção natural. Nesse sentido, os indivíduos de uma espécie que estão mais bem adaptados ao seu ambiente são "selecionados" e transmitem suas características a seus descendentes. Mais tarde, com os trabalhos do monge tcheco Gregor Mendel, foi descoberto que tais características são transmitidas por meio do componente genético, o qual determina as características fenotípicas (físicas, morfológicas e fisiológicas) dos indivíduos. Mais recentemente, a molécula de DNA foi descoberta e intensamente explorada. Atualmente, sabe-se que no DNA existem diversas regiões com funções específicas e, entre essas regiões, as mais conhecidas e investigadas são os genes. Os genes são fragmentos do DNA capazes de produzir um produto biologicamente ativo, em geral uma proteína. Assim, dada a importância dos genes nos mais diversos sistemas do organismo, como na construção e reparação de tecidos e em reações catalisadas por enzimas, eles são extensamente pesquisados como possíveis atuantes em patologias, hábitos de vida e, mais recentemente, no rendimento físico-esportivo[4]. Nas Ciências do Esporte, a análise genética busca basicamente as fontes de diferença entre os indivíduos para que isso seja utilizado como ferramenta na detecção daqueles capazes de se destacarem em diferentes tarefas. Para tanto, as bases de variação genética entre os indivíduos são pesquisadas principalmente nos polimorfismos genéticos. Polimorfismos genéticos são alterações na sequência de bases do DNA que ocorrem com frequência superior a 1% na população geral, os quais são grandes responsáveis pela pequena diferença genética entre os indivíduos da espécie humana (aproximadamente 0,1%). Sendo assim, a maioria dos estudos da área tem buscado polimorfismos capazes de alterar a expressão de proteínas envolvidas em processos biológicos importantes para o rendimento físico, entre os quais é possível citar o gene da enzima conversora de angiotensina (ECA)[29] e o gene ACTN3[14], os quais têm ganhado considerável destaque por diversos pesquisadores.

A maioria dos estudos tem comparado a frequência dos diferentes genótipos de cada polimorfismo entre populações de atletas de diferentes modalidades (velocistas e fundistas), níveis (nacional, internacional e olímpico) e não atletas, com o intuito de observar quais são os genótipos mais frequentes entre atletas, o que poderia sugerir algum benefício de determinado genótipo para cada tipo de modalidade. Portanto, a seguir são apresentadas a evolução dos estudos que investigaram a influência da genética no rendimento físico e uma visão do quadro atual de conhecimento dos polimorfismos candidatos a influenciar o desempenho esportivo, em particular de longa duração com alta demanda metabólica aeróbia, com destaque para os mais bem compreendidos até o presente momento.

GENÉTICA E RENDIMENTO FÍSICO

Há muitos anos o componente genético tem sido apontado como um dos fatores determinantes do desempenho esportivo[3]. Contudo, a análise exploratória dos fatores hereditários associados às capacidades físicas em humanos ocorreu há relativamente pouco tempo e tem sido conduzida principalmente pela análise de determinados polimorfismos de DNA. Nesse contexto, o grupo do professor Claude Bouchard foi o pioneiro no tema e obteve seus primeiros resultados nesse campo na década de 1980. Uma das primeiras publicações dessa área utilizou 24 jovens sedentários para verificar as respostas do $\dot{V}O_2$máx e da capacidade aeróbia máxima após 20 semanas de treinamento aeróbio.[11] Em média, houve aumento de 33% no consumo máximo de oxigênio ($\dot{V}O_2$máx) e 51% na tolerância ao esforço intenso. Contudo, foi destacada a grande variabilidade dessas respostas (5 a 88% de melhora no $\dot{V}O_2$máx e 16 a 97% de melhora na tolerância ao esforço intenso) apesar de todos os indivíduos terem sido submetidos ao mesmo protocolo de treinamento e partirem do estado sedentário. Essa foi então uma das primeiras sugestões de que a genética poderia influenciar a resposta de componentes da aptidão aeróbia ao treinamento físico. Após o estudo de Lortie et al.[11], esse mesmo grupo de pesquisadores iniciou uma série de investigações realizando a comparação de gêmeos monozigóticos em atividades que envolviam diferentes capacidades físicas. No geral, os autores procuravam observar se havia menor variação entre gêmeos em relação aos indivíduos sem laços familiares. Em resumo, tais estudos mostraram influência da genética no $\dot{V}O_2$máx, frequência cardíaca máxima (FCmáx), na atividade enzimática oxidativa, assim como em respostas ao treinamento. Juntamente aos dados de Lortie et al.[11], os estudos com gêmeos proporcionaram os primeiros dados científicos que demonstravam a relação da genética com diferentes características associadas ao desempenho físico. A partir do início desse século, o completo sequenciamento do genoma humano foi um importante passo para possibilitar a exploração mais detalhada do material genético. Nesse sentido, a influência da genética sobre o desempenho físico tem sido estudada de forma mais exploratória e estratificada, sendo possível selecionar regiões específicas de interesse. Tendo em vista a análise de causalidade entre DNA e rendimento físico, é interessante estudar as fontes de variação no genótipo capazes de causar diferenças fenotípicas relevantes para diferentes atividades.

POLIMORFISMOS DE DNA: A FONTE DE VARIAÇÃO

Alguns bilhões de pares de bases nitrogenadas compõem todo o genoma humano, contidos na molécula de DNA. Em meio a essa extensa molécula, existem aproximadamente 25 mil genes, que são fragmentos responsáveis pela expressão de produtos biologicamente ativos, geralmente proteínas. Sabe-se que todos os indivíduos possuem os mesmos genes e que a sequência genômica completa é cerca de 99,9% idêntica entre todos os representantes da espécie[6]. Portanto, a vasta diversidade fenotípica observada entre os seres humanos é explicada por apenas 0,1% de toda a sequência de seu material hereditário. Curiosamente, é exatamente essa pequena parcela a porção de maior interesse para a ciência, uma vez que ela deve ser a responsável por singularidades relacionadas a características como susceptibilidade a patologias, adaptação a ambientes distintos e predisposição ao alcance do alto rendimento físico, levando ao sucesso esportivo[6].

Entre as fontes de variação no DNA humano, os polimorfismos são as mais recorrentes e compreendidas até o momento. Por isso, são também as mais utilizadas para compreender os mecanismos envolvidos na interação genótipo *versus* fenótipo relevantes para o esporte. Por definição, polimorfismos são alterações na sequência de bases do DNA que ocorrem com frequência superior a 1% na população geral. Essas variações podem ocorrer de diversas formas, sendo que a mais frequente ocorre com a troca de um único par de bases, denominada SNP (do inglês *single nucleotidepolymorphism*). Os SNP podem ou não resultar em alterações na cadeia polipeptídica (por exemplo, nas proteínas), por causa da característica degenerada do código genético humano (isto é, a codificação de um mesmo aminoácido a partir de códons com pares de bases diferentes) e dependendo da posição de ocorrência da alteração. Existem ainda outros tipos de polimorfismos, como os de inserção/deleção e de variação de número de cópias.

Em conjunto, as pesquisas envolvendo a associação de fatores genéticos com o desempenho esportivo têm avançado consideravelmente na busca de possíveis polimorfismos envolvidos em funções importantes para o rendimento físico, e o número de estudos tem crescido consideravelmente. Esses estudos têm sido publicados com diferentes metodologias para investigar quais são e por meio de quais mecanismos os polimorfismos de DNA podem afetar as capacidades físicas. Comumente, encontra-se o termo "polimorfismos candidatos" para indicar aqueles capazes de alterar a estrutura do polipeptídeo codificado ou seu padrão de expressão, gerando alguma alteração fenotípica relevante para tarefas físicas[22]. Dessa maneira, é importante estabelecer um *link* fisiológico entre o polimorfismo, sua influência na expressão do polipeptídeo e as consequências de tal influência sobre processos importantes para o rendimento físico (Figura 2.1).

Entre os desenhos experimentais encontrados nos estudos relativos ao esporte, o mais abrangente é utilizado em estudos denominados *Genome Wide*

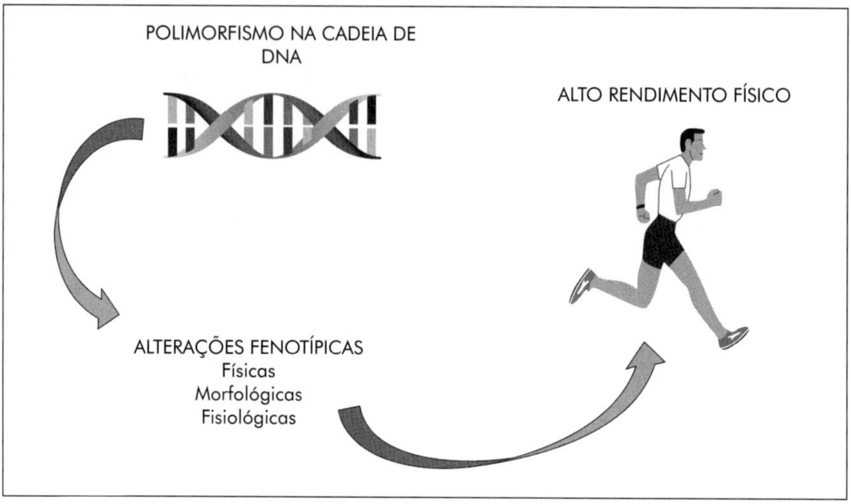

Figura 2.1 Relação entre um polimorfismo genético, alterações fenotípicas e consequências no rendimento físico.

Association Studies, tendo como um de seus principais objetivos apontar novos candidatos a serem mais bem estudados. Esse tipo de estudo geralmente realiza um escaneamento em todo o DNA genômico na busca de associação com determinado parâmetro ou com respostas a um tipo de treinamento. Por exemplo, Bouchard et al.[4] aplicaram 20 semanas de treinamento aeróbio em 473 indivíduos adultos sedentários e realizaram um escaneamento no DNA, baseado em 324.611 SNP nos 22 cromossomos autossomos (não sexuais). Ao final da análise, foi detectado que 39 SNP estavam significativamente associados às respostas do $\dot{V}O_2$máx mediante o treinamento. Posteriormente, esses SNP foram selecionados para uma análise multivariada, que resultou em um modelo final com 21 SNP, que explicava 48,6% das variações na resposta do $\dot{V}O_2$máx ao treinamento.

Outra abordagem mais recente e que merece considerável destaque é o *genotype score*, um modelo desenvolvido por Williams e Folland[25] e que atribui uma pontuação a cada um dos genótipos dos polimorfismos analisados, compara a pontuação total dos participantes, que podem ser separados pelo nível de desempenho (atleta *versus* não atleta) ou pela demanda da modalidade (resistência *versus* força). Esse tipo de análise tem sido favoravelmente destacada, uma vez que une diferentes polimorfismos na tentativa de determinar um perfil poligênico ideal para o rendimento, ao invés de investigar apenas a pequena influência de um único gene. Por último, a maior parte dos estudos com essa temática tem investigado a associação de um único polimorfismo com o desempenho físico ou características associadas. O primeiro desses estudos observou que o genótipo II do polimorfismo I/D do gene da ECA (associado à menor atividade da ECA) era representado em maior frequência entre escaladores comparados a não atletas[29], e que indivíduos II respondiam melhor ao treinamento. Esses foram os primeiros dados pontuais que sugeriam a relação de um polimorfismo de DNA com o desempenho físico. Porém, esse tipo de estudo tem sido alvo de críticas de que a análise de um único polimorfismo não é capaz de encontrar alterações significantes em características fenotípicas. Contudo, seus resultados produzem um conhecimento vertical, aumentando o entendimento acerca dos mecanismos pelos quais a alteração na expressão de um gene pode influenciar características importantes para o rendimento físico.

ASSOCIAÇÃO ENTRE OS POLIMORFISMOS GENÉTICOS E A APTIDÃO AERÓBIA

Especificamente em relação à aptidão aeróbia, grande parte dos estudos com genética procurou analisar a frequência de um ou mais polimorfismos entre atletas de provas de longa duração. Além disso, alguns estudos têm buscado associar os polimorfismos a parâmetros fisiológicos associados ao desempenho nesse tipo de prova, como o $\dot{V}O_2$máx, limiares metabólicos e FCmáx. Outra forma de investigação da relação entre a genética e o desempenho foi a determinação de um perfil poligênico ideal para atletas desse tipo de prova, com a subsequente avaliação por meio de um *genotype score*, citado anteriormente.

Em relação aos estudos de frequência, geralmente é feita uma comparação de determinado alelo ou genótipo em coortes distintas, como atletas de *endurance*, atletas de força e potência e indivíduos não atletas. Por exemplo, Eynon et al.[7] analisaram a frequência de um polimorfismo no gene NRF2, o qual é responsável pela codificação de um fator de transcrição que atua na regulação e biogênese mitocondrial, entre 295 atletas e não atletas israelenses. Entre os atletas fundistas, foi encontrada maior frequência do alelo G (6%) e do genótipo AG (12%) tanto em relação aos velocistas (1 e 2%, respectivamente) quanto aos não atletas (1 e 2%, respectivamente). Esses resultados sugerem que o alelo G possa ser benéfico ao alcance do alto nível de desempenho em tarefas de longa duração, o qual é dependente de processos mitocondriais para a transferência de energia para o trabalho muscular. De forma geral, os estudos de frequência indicam alelos possivelmente favoráveis ao alcance do alto rendimento físico. Assim, fornecem dados para que seja possível procurar mecanismos responsáveis pelas associações encontradas, assim como a inclusão de mais polimorfismos na determinação de perfis poligênicos orientados para determinadas atividades.

Tendo em vista a importância de determinadas variáveis fisiológicas da aptidão aeróbia para o desempenho em tarefas de longa duração, alguns estudos investigaram como determinados polimorfismos genéticos poderiam influenciar tais variáveis. Por exemplo, He et al.[10] observaram que um polimorfismo (A2962G) no gene que codifica o PPARGC1A, um coativador de genes envolvidos em processos da fosforilação oxidativa, processo final da via metabólica aeróbia, resultava em maiores valores de $\dot{V}O_2máx$ para os portadores do alelo G ($58,2 \pm 4,3$ $mL.kg^{-1}.min^{-1}$) em comparação aos homozigotos para o alelo A (genótipo AA) ($56,3 \pm 3,9$ $mL.kg^{-1}.min^{-1}$). Esse tipo de estudo traz avanços, principalmente no sentido de descrever os mecanismos envolvidos na influência de determinado polimorfismo sobre o rendimento físico, por meio de parâmetros tradicionalmente associados.

É importante também destacar os estudos que traçaram perfis poligênicos direcionados a atletas de esportes predominantemente aeróbios. Atribuindo maiores pontuações aos genótipos considerados ideais para o desempenho em tarefas de longa duração, Ruiz et al.[19] compararam a pontuação obtida com a soma de sete polimorfismos entre 46 atletas de *endurance* de elite e 123 indivíduos não atletas espanhóis. Ao fazer uma correção para a escala 0-100, a pontuação média entre os atletas (70,22) foi significativamente maior em comparação aos não atletas (62,43). Além disso, foi visto que a probabilidade de um indivíduo na população espanhola apresentar o genótipo ideal para os sete polimorfismos era de 0,07%, sendo que nenhum dos indivíduos analisados apresentou esse perfil poligênico. Esse tipo de estudo mostra que a análise poligênica pode ser um meio eficaz para a seleção de atletas futuramente. Contudo, é necessária cautela, visto que o alcance de um escore realmente alto ocorre em uma frequência consideravelmente reduzida. A Tabela 2.1 mostra os polimorfismos genéticos investigados por Ruiz et al.[19], relacionando-os com suas respectivas influências em características fenotípicas.

Tabela 2.1 Polimorfismos candidatos a influenciar o desempenho de *endurance* e sua relação com o fenótipo.

Gene	Polimorfismo	Genótipo favorável	Consequência fenotípica
ECA	I/D	II	Função cardiovascular e muscular esquelética
ACTN3	R577X	XX	Força muscular e metabolismo energético
AMPD1	Q12X	QQ	Regulação da glicólise muscular em exercícios intensos
CKMM	1170bp/985+185bp	985 + 185/985 + 185	Tamponamento e tolerância ao dano muscular
HFE	H63D	HD/HH	Capacidade de armazenamento de íons de ferro
GDF-8	K153R	KK	Força muscular
PPARGC1A	G482S	G/G	Biogênese mitocondrial e conversão do tipo de fibra muscular

Fonte: adaptada de Ruiz et al.[19].

Como demostrado na Tabela 2.1, os polimorfismos podem gerar alterações nas mais distintas funções, as quais podem estar relacionadas a processos importantes para o rendimento físico. Como citado anteriormente, os genes da ECA e ACTN3 estão presentes em um maior número de estudos na temática de genética e esporte. Nesse sentido, esses dois genes serão explorados mais detalhadamente nos tópicos que seguem, com o objetivo de expor maiores especificidades sobre seu papel em processos importantes para a aptidão aeróbia e o desempenho esportivo.

POLIMORFISMO DA ECA E APTIDÃO AERÓBIA

As pesquisas iniciais associando polimorfismos genéticos e modalidades esportivas destacaram o polimorfismo do gene da ECA como sendo um importante fator genético. O primeiro estudo que apresentou essa associação foi realizado por Montgomery et al.[14], no qual foram apresentados os resultados de dois trabalhos. No primeiro estudo, os autores demonstraram que, após um período de dez semanas de treinamento, os indivíduos com o genótipo

II apresentaram um aumento significativo na quantidade de flexões de cotovelo (79,4 ± 25,2 repetições) em comparação com os genótipos I/D (24,7 ± 8,8 repetições) e DD (7,1 ± 14,9 repetições). No segundo estudo, os autores demonstraram que, em escaladores de alta montanha, a frequência do alelo I era de 65%, ao passo que o alelo D era de 35%, sugerindo uma relação entre a presença do alelo I e o desempenho em uma modalidade altamente dependente do metabolismo aeróbio. De forma conjunta, os resultados desses dois estudos possibilitaram sugerir o genótipo da ECA como um fator genético importante quando associado ao desempenho em tarefas físico-desportivas aeróbias.

A partir desses trabalhos iniciais, outros estudos foram realizados buscando identificar mais evidências da relação entre os genótipos da ECA e modalidades esportivas aeróbias. Por exemplo, Myerson et al.[16] analisaram 91 corredores fundistas da seleção britânica e constataram que quanto maior a distância da prova disputada, a frequência do genótipo II se sobressaía em relação ao genótipo DD, sendo que, para os corredores das distâncias acima de 5.000 m, a frequência do genótipo II chegou a ser mais de duas vezes a do genótipo DD (34 atletas, II = 41% e DD 18%). Similarmente, Scanavini et al.[20] também observaram uma maior frequência do genótipo II entre atletas de provas de longa duração da seleção olímpica italiana.

Em linhas gerais, é possível constatar que o genótipo II do gene da ECA apresenta uma maior frequência em atletas de modalidades predominantemente aeróbias[16,20,29]. Dessa forma, com objetivo de melhor compreender essa relação entre o genótipo II, seus efeitos na fisiologia do organismo e, subsequentemente, a vantagem em modalidades predominantemente aeróbias, foram realizadas pesquisas que analisavam fatores associando os genótipos da ECA com preditores da aptidão aeróbia. Acredita-se que indivíduos II estariam mais predispostos ao sucesso em modalidades predominantemente aeróbias[29], possivelmente por causa de uma menor resistência arteriovenosa[28], facilidade na vasodilatação periférica[27] e maior quantidade de fibras do tipo Ia[30] comparados aos indivíduos DD. Consequentemente, essas características poderiam alterar também as variáveis fisiológicas determinantes da aptidão aeróbia nesses indivíduos. As bases científicas das evidências supracitadas são provenientes de estudos como de Hagberg et al.[9], no qual constataram que mulheres com o genótipo II apresentavam valores de $\dot{V}O_2$máx (33,4 ± 7,6 $mL.kg^{-1}.min^{-1}$) significativamente maiores comparadas às que apresentavam o genótipo DD (27,1 ± 5,8 $mL.kg^{-1}.min^{-1}$) ($p < 0,05$). Tais resultados permitem sugerir que as voluntárias com o genótipo II apresentariam uma menor resistência periférica por causa dos baixos níveis circulantes e sistêmicos de ECA e de uma maior ação da bradicinina, o que contribuiria para valores mais elevados de $\dot{V}O_2$máx.

Coletivamente, a partir dos resultados apresentados pode-se compreender que há uma forte tendência dos indivíduos com o genótipo II em se destacarem em modalidades predominantemente aeróbias[1,5]. Dessa forma, apesar de o sucesso em modalidades esportivas ser amplamente depende de fatores ambientais[21], parece haver uma significante influência desse genótipo em variáveis importantes para o desempenho aeróbio[23,26]. Dessa forma, compreender que a associação do componente genético e estímulo ideais de treinamento e estratégias nutricionais podem ser de extrema importância para o sucesso em modalidades predominantemente aeróbias.

POLIMORFISMO NO GENE ACTN3 E APTIDÃO AERÓBIA

Entre os polimorfismos descritos como candidatos a influenciar o rendimento físico, o polimorfismo R577X do gene ACTN3 é, possivelmente, um dos mais investigados. Esse gene codifica a alfa-actinina-3, uma proteína presente nas fibras tipo II do tecido muscular esquelético (Figura 2.2). A alfa-actinina-3 possui a função essencial de ancoragem dos filamentos de actina, auxiliando na transmissão de força entre os sarcômeros adjacentes, além de apresentar

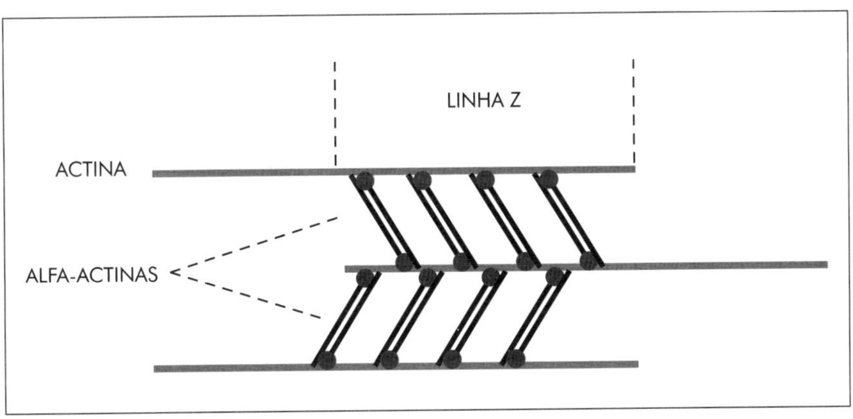

Figura 2.2 Localização das alfa-actininas no músculo esquelético.

importantes parceiros de ligação, podendo influenciar diferentes vias no tecido muscular, como a determinação dos tipos de fibra e a atividade de enzimas envolvidas em processos metabólicos[13].

Dessa maneira, um polimorfismo capaz de alterar a expressão da alfa-actinina-3 possivelmente resultaria em alterações estruturais e regulatórias das fibras musculares do tipo II. De fato, North et al.[18] identificaram um polimorfismo no gene ACTN3, responsável pela expressão da alfa-actinina-3, o qual ocorre por meio da troca de nucleotídeo C→T na posição 1.747 do éxon 16 do gene ACTN3 e resulta em uma conversão do códon para o aminoácido arginina (R) para um códon de parada prematuro (X) no resíduo 577 (R577X), o que acarreta na forma não funcional da alfa-actinina-3 quando o alelo X é expresso, resultando na ausência dessa proteína no tecido muscular de indivíduos com o genótipo XX (Figura 2.3). Em média, aproximadamente 18% da população mundial apresentam o genótipo XX, sendo essa porcentagem modificada de acordo com a etnia da população analisada[2]. Logicamente, por causa da alta representação, sabe-se que o genótipo XX não resulta em quadro patológico ou qualquer alteração fenotípica marcante. Apesar disso, existem evidências de que os diferentes genótipos desse polimorfismo podem influenciar a função muscular.

Possivelmente, o primeiro estudo a observar uma relação entre o polimorfismo no gene ACTN3 e a função muscular foi conduzido por Yang et al.[29].

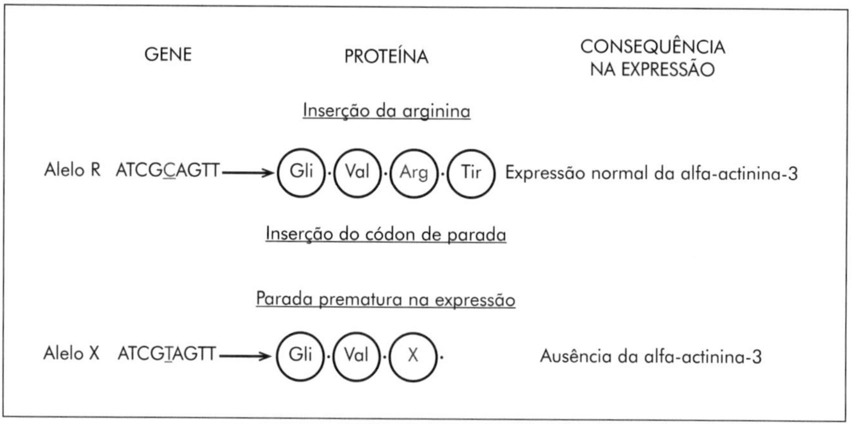

Figura 2.3 Representação esquemática do polimorfismo R577X do gene ACTN3 na sequência de bases do DNA, alteração na cadeia polipeptídica e alteração na expressão da proteína.

Naquela ocasião, foram genotipados 301 atletas de diferentes modalidades e 436 não atletas. Foi encontrado que o alelo R era representado com maior frequência entre atletas de força e potência em relação a atletas de *endurance* e não atletas. Por outro lado, o alelo X foi representado com maior frequência em atletas de *endurance*. No quadro atual de conhecimento, a relação do alelo R com o desempenho de força e potência está muito bem esclarecida e tem sido reproduzida com considerável uniformidade em diferentes populações. Por sua vez, a relação do alelo X com o desempenho de *endurance* apresenta também evidências significativas, porém, trazendo alguns dados controversos. Estudos de frequência, semelhantes aos de Yang et al.[29], têm demonstrado maior representação do alelo X entre atletas de provas de longa duração. Por exemplo, Niemi e Majamaa[17] corroboraram a associação entre o alelo X e o desempenho de *endurance* comparando 52 fundistas e 89 velocistas finlandeses, entre os quais o genótipo XX foi mais frequente nos fundistas de elite em comparação aos demais atletas. Além disso, Eynon et al.[8] observaram que atletas de *endurance* possuíam uma chance 1,88 vezes maior de apresentar o genótipo XX comparados aos atletas de força e potência. Com isso, é possível sugerir que o alelo X seja favorável para o alcance de um alto rendimento esportivo em provas de longa duração.

Tendo em vista a alta demanda do metabolismo aeróbio nesse tipo de prova, algumas evidências científicas indicaram uma possível associação do alelo X com variáveis fisiológicas relacionadas a essa via energética. Por exemplo, Moran et al.[15] não verificaram influência dos genótipos do gene ACTN3 sobre $\dot{V}O_2$máx em 992 adolescentes gregos. Todavia, é importante ressaltar que nesse estudo o $\dot{V}O_2$máx foi avaliado por meio de um teste de campo, sem a mensuração direta das trocas gasosas durante o exercício, o que compromete a sensibilidade dos resultados. Por outro lado, um estudo conduzido por Pasqua et al. (dados não publicados) observou que indivíduos com o genótipo XX apresentavam 3,6 e 2,6 vezes mais chances de atingirem o limiar ventilatório e o ponto de compensação respiratória em maiores velocidades, respectivamente, comparados aos que possuíam o genótipo RR.

Do ponto de vista molecular, alguns achados sugerem fortemente que o alelo X possa ser favorável em algumas características importantes para o desempenho em provas de longa duração. Primeiramente, Macarthur et al.[12] publicaram os resultados encontrados em camundongos nocaute para o gene ACTN3 que, assim como indivíduos com o genótipo XX, apresentam completa ausência da alfa-actinina-3. Foi observado que, em comparação aos camundongos normais, os camundongos nocaute apresentavam maior atividade de enzimas oxidativas (como citrato sintase e succinato desidrogenase), menor atividade de enzimas glicolíticas (como lactato desidrogenase e glicogênio fosforilase) e diminuição da utilização do glicogênio muscular durante a corrida. Em conjunto, tais alterações metabólicas permitiram aos camundongos nocaute percorrerem uma distância 33% maior de corrida até a exaustão. Em humanos, Vincent et al.[27] encontraram maior porcentagem de fibras tipo I em indivíduos com o genótipo XX, o que teoricamente representa uma vantagem em atividades de longa duração.

Em síntese, até o presente momento, o alelo X parece conferir alguma vantagem para o desempenho de *endurance* por meio dos resultados encontrados nos estudos de frequência. Os mecanismos pelos quais essa vantagem pode ocorrer parecem bem explicados em modelo animal[11], mas ainda precisam de mais confirmações em humanos. Apenas Vincent et al.[24] e Pasqua et al. (dados não publicados) encontraram resultados da influência positiva do genótipo XX do gene ACTN3 sobre variáveis morfofisiológicas importantes para o desempenho de *endurance*.

CONSIDERAÇÕES FINAIS

Há considerável tempo foi constatado o papel do componente genético na aquisição de importantes características fenotípicas para a adaptação dos seres vivos. Semelhantemente, muitos estudos têm demonstrado o papel dos genes na determinação de indivíduos com características benéficas para o rendimento físico. Particularmente à aptidão aeróbia, tem sido observado que diversos polimorfismos de DNA são capazes de gerar alterações positivas no sentido de favorecer, por exemplo, a função metabólica, muscular e a capacidade de tolerar esforços prolongados. Contudo, é preciso cautela na utilização de análises genéticas para a avaliação de atletas, uma vez que a maioria dos achados ainda precisa de confirmações mais concretas. Características ainda pouco estudadas quanto ao componente genético (como o comportamento) são também importantes para o desempenho físico e, por último, estudos recentes têm demonstrado que fatores ambientais são capazes de alterar a expressão gênica – que recebeu o nome de epigenética –, o que deve ser levado em conta para evitar possíveis erros advindos de uma análise genética precoce.

REFERÊNCIAS BIBLIOGRÁFICAS

1. Almeida JA, Boullosa DA, Pardono E, et al. The influence of ACE genotype on cardiovascular fitness of moderately active young men. Arq Bras Cardiol. 2012;98(4):315-20.
2. Berman Y, North KN. A gene for speed: the emerging role of alpha-actinin-3 in muscle metabolism. Physiol. 2010;25:250-9.
3. Bouchard C, Leon AS, Rao DC, et al. The Heritage family study: aims, design, and measurement protocol. Med Sci Sports Exerc. 1995;27(5):721-9.
4. Bouchard C, Ssarzynski MA, Rice TK, et al. Genomic predictors of the maximal O2 uptake response to standardized exercise training programs. J Appl Physiol. 2011;110:1160-70.
5. Bueno S, Pasqua LA, Ferreira-Santos VG, et al. Relação entre o polimorfismo da ECA e aptidão aeróbia. Acta Bras Mov Hum. 2013;3(2):43-57.
6. Dolgin E. Reestructuring human variation. Scientist. 2008;22(8):55.
7. Eynon N, Alves AJ, Sagiv M, et al. Interaction between SNPs in the NRF2 gene and elite endurance performance. Physiol Genomics. 2010;41(1):78-81.
8. Eynon N, Ruiz JR, Femia P, et al. The ACTN3 R577X polymorphism across three groups of elite male European athletes. PLoS One. 2012;7(8). [E-pub]
9. Hagberg JM, McCole SD, Brown MD, et al. ACE insertion/deletion polymorphism and submaximal exercise hemodynamics in postmenopausal women. J Appl Physiol. 1998;92:1083-8.
10. He Z, Hu Y, Feng L, et al. Is there an association between PPARGC1A genotypes and endurance capacity in Chinese men? Scand J Med Sci Sports. 2008;18:195-204.
11. Lortie G, Simoneau JA, Hamel P, et al. Responses of maximal aerobic power and capacity to aerobic training. Int J Sports Med. 1984;5(5):232-6.
12. Macarthur DG, Seto JT, Raftery JM, et al. Loss of ACTN3 gene function alters mouse muscle metabolism and shows evidence of positive selection in humans. Nat Genet. 2007;39:1261-5.
13. Mills M, Tang N, Weinberger R, et al. Differential expression of the actin-binding proteins, alpha-actinin-2 and -3, in different species: implications for the evolution of functional redundancy. Hum Mol Genet, 2001;10(13):1335-46.
14. Montgomery H, Marshall R, Hemingway H, et al. Human gene for physical performance. Nature. 1998;393.

15. Moran CN, Yang N, Bailey ME, et al. Association analysis of the ACTN3 R577X polymorphism and complex quantitative body composition and performance phenotypes in adolescent Greeks. Eur J Hum Genet. 2007;15:88-93.
16. Myerson S, Hemingway H, Budget R, et al. Human angiotensin enzyme gene and endurance performance. J Appl Physiol. 1999;87:1313-6.
17. Niemi AK, Majamaa K. Mitochondrial DNA and ACTN3 genotypes in Finnish elite endurance and sprint athletes. Eur J Hum Genet. 2005;13:965-9.
18. North KN, Yang N, Wattanasirichaigoon D, et al. A common nonsense mutation results in alpha-actinin-3 deficiency in the general population. Nat Genet. 1999;21(4):353-4.
19. Ruiz JR, Gómez-Gallego F, Santiago C, et al. Is there an optimum endurance polygenic profile? J Physiol. 2009;587(7):1527-34.
20. Scanavini D, Bernardi F, Castoldi E, et al. Increased frequency of the homozygous II ACE genotype in Italian Olympic endurance athletes. Eur J Hum Genet. 2002:10:576-7.
21. Tucker R, Collins M. What makes champions? A review of the relative contribution of genes and training to sporting success. Br J Sports Med. 2012;46(8):555-561.
22. Van Dam S. Gene Friends: an online co-expression analysis toll to identify novel gene targets for aging and complex diseases. BMC Genomics. 2012;6(13):535.
23. Vaughan D1, Huber-Abel FA, Graber F, et al. The angiotensin converting enzyme insertion/deletion polymorphism alters the response of muscle energy supply lines to exercise. Eur J Appl Physiol. 2013;113(7):1719-29.
24. Vincent B, De Bock K, Ramaekers M, et al. ACTN3 (R577X) genotype is associated with fiber type distribution. Physiol Genomics. 2007;32:58-63.
25. Williams AG, Folland JP. Similarity of polygenic profiles limits the potential for elite human physical performance. J Physiol. 2008;113-121.
26. Williams AG, Rayson MP, Jubb M, et al. ACE gene and muscle performance. Nature. 2000;403:614.
27. Woods DR, Humphries SE, Montgoomery HE. The ACE I/D polymorphism and human physical performance. Trends Endocrinol Metab. 2000;11:416-20.
28. Woods DR, Sanders J, Jones A, et al. The serum angiotensin-converting enzyme and angiotensin II response to altered posture and exercise and influence of ACE genotype. Eur J Appl Physiol. 2003;91:2-3.
29. Yang N, Macarthur DG, Gulbin JP, et al. ACTN3 genotype is associated with human elite athletic performance. Am J Hum Genet. 2003;73(3):627-631.

30. Zhang T, Tanaka H, Shono N, et al. The I allele of the angiotensin-converting enzyme gene is associated with an increased percentage of slow-twitch type I fibers in human skeletal muscle. Clin Genet. 2003;62:139-144.

3 Sistema nervoso e aptidão aeróbia

Rafael Azevedo

INTRODUÇÃO

Entre os fatores que influenciam a aptidão aeróbia, destaca-se, recentemente na literatura, o papel do sistema nervoso central (SNC)[17,20]. Acredita-se que a relação de exercício e SNC possa ser considerada uma via de duas mãos, onde ambos se comunicam e possuem efeitos um sobre o outro[16]. Os efeitos que o exercício pode produzir no SNC são vastos, por exemplo, melhoras nos quadros clínicos de diversas patologias autoimunes do próprio SNC[21]. Quando tratamos da influência que o SNC possui no exercício, os resultados não são tão claros. Um recente exemplo na literatura é a mudança de foco nas pesquisas sobre aptidão aeróbia nos últimos anos, considerando que os primeiros estudos sobre desempenho aeróbio presumiam que os fatores limitantes baseavam-se em outros sistemas fisiológicos[13]. Durante muito tempo assumiu-se que a impossibilidade de continuar um determinado exercício estava relacionada à capacidade metabólica. Contudo, foi demonstrado que, em certas situações, a queda do rendimento atlético não poderia ser explicada apenas pelas mudanças metabólicas. Por exemplo, experimentos conduzidos com pequenos grupos musculares demostraram que o término da atividade não se justifica mediante as alterações metabólicas locais, sugerindo que outros mecanismos poderiam ser responsáveis pela fadiga muscular aguda[13].

Em relação à aptidão aeróbia, o comando central é definido de diferentes formas na literatura científica, podendo ser referente à queda na porcentagem máxima de ativação voluntária ou modificações neurobiológicas e controle motor[19]. Nesse contexto, para investigar a participação do SNC no exercício é necessário dividi-lo em regiões, podendo ser periférico ou central (Figura 3.1). A região periférica se limita a alterações no nível muscular, principalmente na junção neuromuscular. No que diz respeito à região central, são as estruturas acima da junção neuromuscular, podendo subdividir-se em região espinhal ou supraespinhal[10,19]. De forma geral, a região espinhal se caracteriza pela transmissão de sinais, ou seja, a ligação entre área cortical e músculo. Por sua vez, a área supraespinhal está associada à emissão do estímulo, oriundo do córtex motor[10]. Dessa forma, é sabido que o decréscimo de ativação central interfere na produção de força e, por consequência, na aptidão aeróbia. Contudo, a causa desse efeito pode ser tanto espinhal como supraespinhal[10,19].

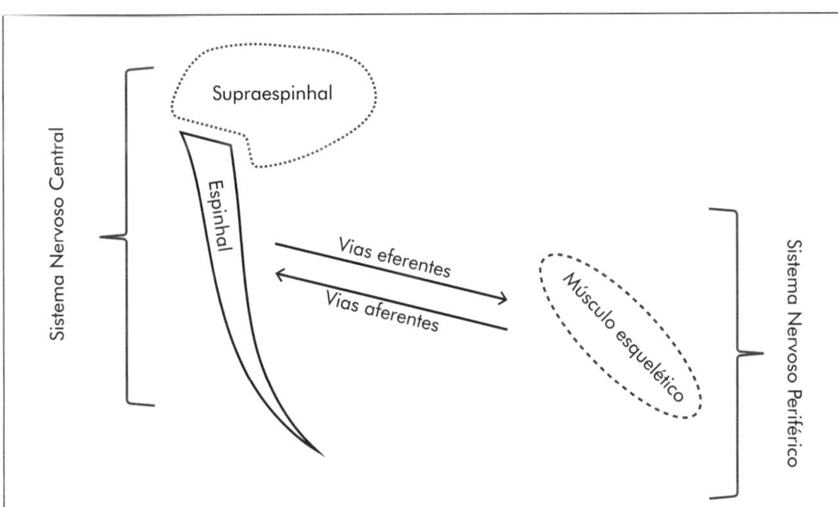

Figura 3.1 Esquema didático das divisões e interligação dos sistemas nervosos.

Inclusive, podem ocorrer inibições de sinais aferentes e "desfacilitação" de certos grupos musculares no nível espinhal ou redução na emissão de estímulos nervosos oriundos da região supra espinhal[19]. A causa para diminuição de estímulos supraespinhais é ampla, bem como seus efeitos, sendo que o conjunto de fatores que levam a essa queda pode ser intitulado como fadiga mental. Esse termo foi introduzido em 1904, após um estudo demostrar uma diminuída capacidade de realizar repetidas contrações musculares seguido de um esforço mental[18]. Por meio desse trabalho, iniciaram-se diferentes formas de abordagem sobre alterações supraespinhais durante o exercício de longa duração e seus efeitos no desempenho atlético. Em suma, a principal diferença nas abordagens foi a divisão entre efeitos periféricos e centrais do SNC e qual dessas regiões explicaria a queda no rendimento esportivo.

Nesse contexto, é relevante destacar que a aptidão aeróbia e o SNC sofrem interferências tanto de alterações periféricas como centrais. Porém, nenhum desses componentes sozinho pode explicar a queda de rendimento ou o final da atividade. A ligação entre músculo e cérebro deve existir para entender o processo. Para que o desempenho esportivo seja analisado, faz-se necessário levar em consideração diferentes níveis de alterações no organismo[14]. Como exemplificado na Figura 3.2, o nível menos complexo do sistema seria alterações celulares e musculares durante o exercício. A junção de várias células constituem um músculo ou regiões corticais, fazendo outro nível de investigação. Por último, viria o desempenho esportivo por si mesmo, levando em consideração o gesto motor e fatores intervenientes da tarefa, como adversário e técnica. O SNC interfere em cada nível dessa análise, mesmo que seu papel não seja mais importante que as alterações musculares, alguns aspectos são relevantes para o desempenho atlético.

REGIÃO ESPINHAL E APTIDÃO AERÓBIA

A região espinhal do SNC atua como meio de comunicação, informando o córtex da situação periférica e levando os comandos centrais para os músculos. Sinais aferentes relevantes no SNC são, basicamente, oriundos do sistema circulatório, ventilatório e da musculatura envolvida na atividade, resultando assim em alterações supraespinhais na ativação motora central[1]. Ao começo da atividade física, as reações químicas e mecânicas oriundas das contrações musculares ativam receptores moleculares localizados nas regiões terminais de fibras nervosas mielinizadas (grupo III) e não mielinizadas (grupo IV) den-

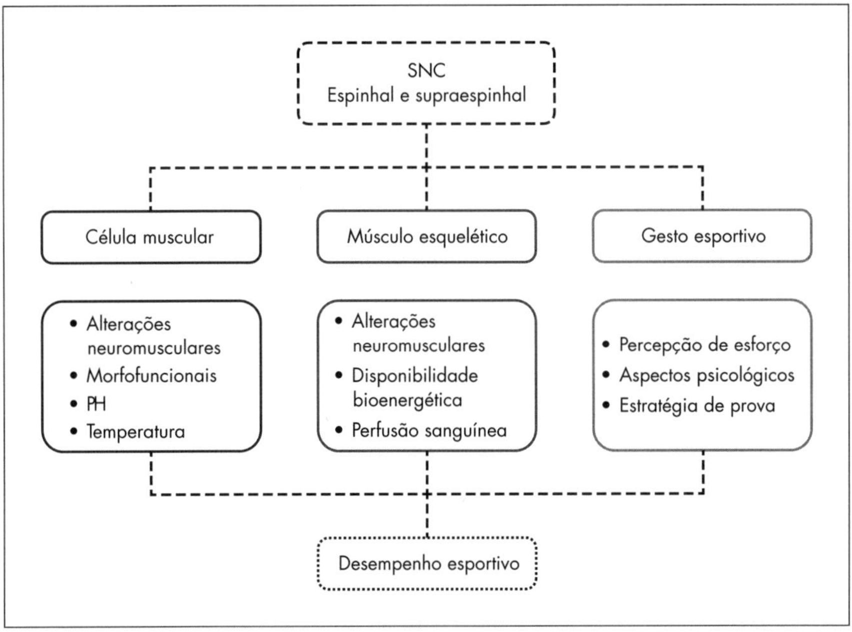

Figura 3.2 Modelo representativo das diferentes formas de alterações no organismo e análise de desempenho.

tro do músculo[1,2]. Todavia, embora saibamos que os impulsos nervosos seguem a estrutura do chifre dorso lombar da espinha dorsal até o SNC, ainda não é totalmente conhecida a sua ligação estrutural com partes cerebrais importantes para o exercício. Como dito anteriormente, os sistemas envolvidos no exercício físico estão constantemente emitindo sinais para o SNC, o qual possui uma função reguladora para manter a homeostase ou cessar a atividade caso interprete que o esforço não seja vantajoso ou seguro para o organismo. As regulações no sistema circulatório e ventilatório, durante o exercício, são baseadas em dois mecanismos, a saber: 1) mecanismo de antecipação, em que há regulação do comando central; e 2) mecanismo de reflexo, em que as alterações são de acordo com a demanda muscular. Os sinais aferentes têm grande relevância no segundo mecanismo, pois inervações espinhais possuem ligação direta com estruturas corticais relevantes para manutenção desses sistemas, como núcleo do trato solitário e a medula ventrolateral. Possivelmente, os estímulos espinhais oriundos desses sistemas enviam informações contínuas sobre a real situação do aporte sanguíneo e oferta de oxigênio local, avisando possíveis erros do mecanismo de antecipação. Foi visto que o bloqueio, via anestesia, dos sinais aferentes resulta em redução de oxigênio arterial, perfusão e fluxo sanguíneo comprometido na musculatura em atividade. Todos os efeitos em conjunto acrescentam negativamente no desenvolvimento da fadiga periférica e na queda no desempenho esportivo[2]. Sendo assim, os sinais aferentes de forma contínua apresentam grande relevância para manter a perfusão sanguínea e a oferta de oxigênio durante a atividade física.

As vias aferentes, na região espinhal, também influenciam mecanismos de ação na região supraespinhal. Apesar de haver certa ligação anatômica entre as projeções dos nervos III e IV e áreas corticais, o caminho exato para influenciar a ativação motora central é desconhecido[2]. Em suma, os sinais aferentes promovem estímulo inibitório na região central, o qual limitaria a contração muscular. Em exercícios de contração isométrica máxima, tal interferência pode ser observada, pois a contração e a emissão de estímulos oriundos do córtex motor apenas foram restabelecidas quando o aporte sanguíneo muscular e a frequência de disparos nas vias aferentes foram restaurados. No caso de exercícios de alta intensidade e envolvendo o corpo todo, como testes contrarrelógio em bicicletas, foi visto que o bloqueio das vias aferentes resultou em maior produção de potência no início da prova[1]. O possível mecanismo dessa alteração é a ação diminuída dos mecanismos inibitórios que tais vias promovem na ativação motora, gerando assim maior "tolerância" à fadiga muscular. Contudo, a interrupção da troca de informações entre região periférica e central pode ter sérias ocorrências na homeostase do organismo[1]. Existe, no comando central, um limite tolerável nas alterações metabólicas e químicas durante o exercício; quando tais alterações chegam nesse nível, ocorre um efeito inibitório e resultam na diminuição da intensidade ou no término da atividade. Algumas intervenções podem diminuir esse limite tolerável, como no caso de altas temperaturas, hipoglicemia, fadiga mental e hipóxia[1]. Em certas ocasiões, por exemplo, nas retas finais de provas de longa distância, mesmo com os sinais aferentes promovendo o efeito inibitório, o SNC ignora, por um breve período, tais sinais e continua o exercício.

ALTERAÇÕES NA REGIÃO SUPRAESPINHAL

A influência que a região supraespinhal promove na aptidão aeróbia e no exercício está associada a diversos mecanismos. Como dito anteriormente, mudanças nas ações motoras estão relacionadas à queda no desempenho e devem ser segmentadas por diferentes níveis de atuação. De forma similar à fadiga periférica, há também a fadiga mental, a qual se desenvolve na região supraespinhal. Considerando os seus efeitos deletérios ao rendimento esportivo, a seguir serão apresentadas as principais hipóteses para essa relação causal entre fadiga mental e aptidão aeróbia.

Fadiga Mental

A fadiga mental é um tópico relativamente recente na literatura e muito se tem pesquisado tratando o assunto como doença crônica[22]. A sua definição é ampla, podendo ser considerada como sensação de cansaço ou exaustão associada à aversão em continuar a tarefa em análise[12] ou fenômeno integrado de mudanças no humor, processamento de informações e comportamento[6]. Tal estado pode ser encontrado em pilotos de avião ou profissões que demandam grande foco de atenção por período prolongado. Além disso, sua manifestação de forma crônica por pelo menos seis meses é um dos indícios clínicos para diagnóstico de estado doentio e tem grande prevalência em países de alto desenvolvimento, como o Japão[22]. Teorias também explicam a fadiga mental por meio de mudanças na atividade de neurotransmissores[18], pois é sabido que o exercício de longa duração promove a ativação de diferentes mecanismos neurais que podem liberar neurotransmissores responsáveis por sensações de fadiga, tais como sono, letargia e perda da motivação. Contudo, as alterações na região supraespinhal devem ser vistas como uma integração de sistemas, os quais levam a um resultado em comum, a um estado psicofisiológico de fadiga mental.

Neurotransmissores

Os neurotransmissores podem ser considerados parte fundamental da comunicação eletroquímica no SNC. O seu funcionamento é um complexo sistema na transmissão de informações de axônio para axônio. O efeito dessa comunicação é visto pelo comportamento humano em que maior ou menor concentração de certo transmissor resulta no vasto leque de sensações que são provocadas por infinitos motivos. Por essa razão, um neurotransmissor em particular ganhou destaque nas pesquisas sobre SNC e aptidão aeróbia, a serotonina[18]. Foi observado que, durante a atividade física com longa duração, a síntese e o metabolismo de monoaminas, como a serotonina e dopamina, elevavam-se em várias áreas do cérebro[18]. Os principais efeitos da serotonina, derivada do L-Triptofano, estão relacionados ao controle do humor, emoções, sono e apetite, regulando assim o comportamento e as funções fisiológicas. A relação com exercício e serotonina ficou conhecida como hipótese da serotonina[18], fazendo com que as atividades serotonérgicas resultassem em menor recrutamento da unidade motora. Contudo, é evidente que apenas um neurotransmissor não seria capaz de causar tantos efeitos deletérios, assim é proposto que o ponto-chave seria a razão entre serotonina e dopamina no sistema, bem como maior liberação de neurotransmissores inibitórios e menor disponibilidade de glicose para o cérebro. Essa outra catecolamina, a dopamina, é responsável pelos efeitos contrários, por exemplo, aumento na motivação e disposição durante a tarefa. Sendo assim, caso a razão entre esses neurotransmissores estiver alta, prevalecerá os sintomas de sensação subjetiva de cansaço, alteração na percepção de esforço e baixa tolerância à dor e ao desconforto. Agrupando todos esses efeitos, o desempenho esportivo pode ser facilmente comprometido.

A relação direta entre exercício de longa duração e serotonina se dá pelas alterações na concentração de diferentes compostos químicos na circulação. É sabido que a albumina se liga facilmente ao percursor da serotonina (L--Triptofano) e, em condições basais, essa ligação impossibilita a síntese desse neurotransmissor. A albumina, porém, também tem grande afinidade com os ácidos graxos livres na corrente sanguínea. Em exercícios de longa duração, há um aumento na concentração de ácidos-graxos na circulação, liberando o L-Triptofano e resultando em maior síntese de serotonina no cérebro[9]. Acreditava-se que a disponibilidade desse percursor da serotonina fosse o único fator limitante da sua produção, todavia a entrada desse componente no cérebro também é dificultada pela barreira hematoencefálica (BHE). A BHE é um conjunto de células endoteliais que estão presentes nos capilares do encéfalo formando uma espécie de membrana contra substâncias circulantes na corrente sanguínea, garantindo um ambiente estável para o funcionamento do cérebro. Há certas situações em que a permeabilidade da BHE fica comprometida, por exemplo, infecções, febre e hipertermia[18]. Exatamente pela última situação, altas temperaturas, é que surge outro agravante para o SNC e aptidão aeróbia. Em relação à hipertermia, sabe-se que as estruturas centrais que monitoram a temperatura corporal podem sofrer os efeitos deletérios da serotonina e temperatura elevada. Termorreceptores localizados na estrutura anterior do hipotálamo são um dos responsáveis por manter a temperatura corporal e que são afetadas por ações da serotonina e outras monoaminas. Tal ligação resulta em alta temperatura corporal, principalmente em estado de fadiga mental[18]. Contudo, esse efeito é mais evidente quando a temperatura ambiente está elevada. Outros sistemas, além da regulação da temperatura e atividade serotonínica, também resultam na queda de rendimento, como é o caso da concentração de amônia (NH_3) na área cortical. Em exercícios de longa duração, a produção de amônia é elevada por causa do metabolismo de aminoácidos. Uma vez na circulação, esse composto químico passa facilmente através da BHE e surte efeitos notórios no SNC. Alterações no fluxo sanguíneo cerebral, metabolismo energético, transmissão sináptica e vários neurotransmissores podem sofrer com a concentração de amônia[18].

ATIVIDADE ELÉTRICA CEREBRAL

Outro parâmetro para investigar as alterações cerebrais, com a fadiga mental, é a análise dos estímulos elétricos no cérebro. Diversas técnicas vêm sendo utilizadas para esse propósito. De forma geral, a literatura científica foca nas alterações das ondas eletroencefálicas e as associam com mudanças no comportamento e ativação/inibição de certa região cortical. O estado de fadiga mental apresenta diversas manifestações e mudanças na atividade elétrica de regiões muito relacionadas com o desempenho esportivo. Estruturas neuroanatômicas na região do córtex frontal são muito utilizadas para a geração e a adequação da resposta motora no contexto esportivo, contudo tal região também é muito sensível às manifestações e aos efeitos da fadiga mental. Entretanto, a causa de sua manifestação é muito relativa quanto à interpretação da tarefa, por exemplo, a relação entre custo e benefício[6]. O comportamento baseia-se na análise de ter "benefícios" e evitar dor e punição; no caso do exercício, seja cognitivo ou físico, é a análise subconsciente entre custos e vantagens de preservar/gastar energia. Quando determinada tarefa é interpretada por alto custo energético e baixa recompensa, a sensação de fadiga irá se sobrepor à motivação e logo ocorrerá o término da tarefa[6]. O julgamento de quanto determinada recompensa é válida baseia-se em três fatores, a saber: 1) ter experiência prévia com a sensação de prazer; 2) ter motivação para conquistá-la e 3) conseguir ligar a sensação de prazer com as ações de conquista[6]. No caso do desempenho esportivo, se determinada tarefa aeróbia for avaliada com grande benefício e baixo custo energético, passando pelas bases citadas anteriormente, só ocorrerá o término caso essa relação se inverta ou a integridade física fique comprometida.

Nesse contexto, a mensuração de custo e benefício ocorre em nível subconsciente e por estruturas corticais, mais especificamente, na região pré-frontal do córtex. A Figura 3.3 apresenta o modelo teórico proposto por Boksem et al.[5]. A região do córtex orbitofrontal (OFC), insula e amidala basolateral (BLA) são responsáveis por avaliar as potenciais recompensas/custos de determinada ação e mandam essas informações para o córtex pré-frontal (PFC) e córtex cingulato anterior (ACC). Além disso, a insula envia informações a respeito das reservas bioenergéticas disponíveis. Por sua vez, essas estruturas avaliam o comportamento para obter a melhor recompensa com o menor custo. A ação é executada por meio de projeções no núcleo acumbos (NAc) e, após o resultado, os *feedbacks* são enviados para o PFC e ACC, também ocorrem trocas de informações com as estruturas de área tegmental ventral (VTA) e partes frontais (BFB). Caso o comportamento que foi escolhido tenha obtido sucesso na tarefa, maior estimulação entre tais ligações serão feitas para que isso ocorra de novo. Nesse sentido, muito tem-se estudado acerca das alterações que a fadiga mental pode causar nesse sistema e resultar em interferências na resposta motora. Em protocolos laboratoriais para induzir

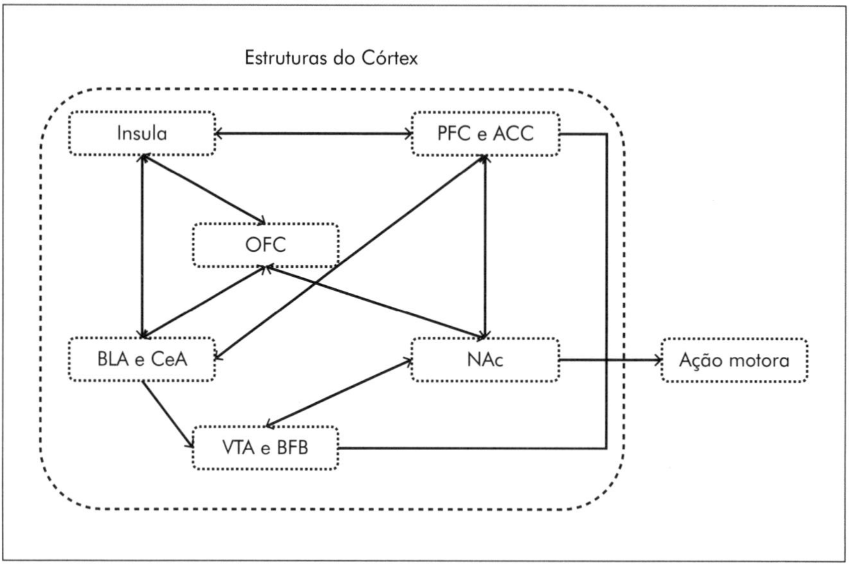

Figura 3.3 Modelo teórico proposto para o controle de comportamento e ações.
Fonte: adaptada de Boksem et al.[6].

o estado de fadiga mental, os quais demandam atenção, memória e tomada de decisão, ocorrem alterações em estruturas na região do córtex pré-frontal e mudança de estado psicológico[22]. As alterações encontradas no ACC e na porção média e inferior do giro frontal estão ligadas às alterações semelhantes à fadiga mental crônica, com aumento das ondas betas, as quais estão relacionadas à sensação de sono, tédio e estresse mental[22,23]. Também há mudanças no sistema de neurofacilitação, cujo sistema está ligado às atividades cerebrais focadas no desempenho do teste em questão. O desempenho será regulado por meio de dois sistemas neurais: de facilitação e inibitório. Uma tarefa de alta demanda vai ativar ambos, fazendo com que o sistema de facilitação aumente o desempenho, recrutando maior área para a tarefa. Porém, se a tarefa for longa e intensa o bastante, o sistema inibitório será ativado, para preservar a integridade física, fazendo com que o indivíduo sinta sensação de fadiga[23].

Além dos efeitos em cada componente do sistema, a fadiga mental também promove alterações relevantes nas ações motoras. Como dito anteriormente, quando a tarefa é demasiadamente longa e com altas demandas cognitivas, ocorre um efeito de proteção da homeostase e queda no rendimento. Tarefas psicofísicas feitas em laboratórios, envolvendo o foco de atenção, memória e tomada de decisão, mostram que os efeitos deletérios da fadiga mental se sobrepõem no comportamento, mesmo com grande estímulo de recompensa[5]. Após certo período nesses testes, o número de erros e tempo de resposta aumentam no decorrer da tarefa. No caso de aumento do benefício proposto, há certa mudança de comportamento em uma tentativa de monitorar as ações como no início do teste, porém, os resultados nessas variáveis não se alteram e o desempenho continua a cair[5]. Contudo, os efeitos podem variar de acordo com a tarefa envolvida, sendo que diferentes áreas do córtex serão recrutadas[5].

No que se refere à aptidão aeróbia e alterações eletroencefálicas, muito do desempenho esportivo pode ser investigado por meio do sistema de custo-benefício descrito anteriormente. Estratégias de prova, recrutamento muscular, sensações de esforço e produção de potência são fatores que estão diretamente ligados às atividades aeróbias de longa duração e controlados pelo córtex. Caso o sistema esteja desregulado previamente ou durante a tarefa, seja pela fadiga mental ou por causas externas, as respostas motoras e, consequentemente, o desempenho esportivo podem estar comprometidos. Também há outro ponto em que o sistema erre para mais e todos os efeitos negativos são descartados pela alta motivação e benefício.

SISTEMA NERVOSO AUTÔNOMO

Assim como todo o organismo, o sistema nervoso autônomo (SNA) também é sensível às alterações na área do córtex pré-frontal. O sistema cardiovascular é controlado por diferentes áreas corticais e pelo SNA, esse último sendo composto por dois tipos de nervos e mecanismos de ação, a saber: inervação simpática e parassimpática. A diferença morfofuncional desses dois tipos de inervação basicamente resume-se à distribuição de neurônios pós-ganglionares, utilização de diferentes neurotransmissores dessas regiões e seus efeitos no organismo. Em síntese, os efeitos simpáticos se relacionam com a "preparação do organismo para ações", como no aumento da frequência cardíaca, vasoconstrição e diminuição na motilidade gastrintestinal. Já o parassimpático possui os efeitos contrários, sendo conhecido como "preparação do organismo para descansar". Os meios que o SNA utiliza para regular o organismo, em especial o sistema cardiovascular, é muito complexo e até certo ponto desconhecido em sua plenitude. Acredita-se que o SNA se baseia nos sinais enviados pelos barorreceptores sobre a pressão arterial para o SNC, que, por sua vez, ativa a inervação simpática ou parassimpática, regulando os batimentos cardíacos e tônus vasomotor[3]. É relevante ressaltar que tal regulação acontece a cada batimento, e a variabilidade da frequência cardíaca (VFC) é resultado de como o organismo é capaz de adequar-se às exigências do ambiente externo. Além disso, a VFC é uma boa mensuração sobre o estado de treinamento do atleta, adequação da carga de treino e identificação de estado de *overtraining*[3]. Contudo, é sabido que algumas intervenções oriundas do ambiente externo, dos estados hormonal e de humor podem deturpar todo o sistema[3]. No caso da aptidão aeróbia e SNC, foi visto que a fadiga mental também pode influenciar a VFC.

Acredita-se que a ligação entre a fadiga mental e o SNA ocorre por meio do ACC, pois a literatura sobre esse tópico mostra erros do SNA em adequar o organismo quando o SNC está deturpado. A estrutura do ACC mostra-se com fundamental importância na adequação de comportamento, e pacientes com trauma nessa região apresentam falhas em respostas motoras espontâneas, compulsivas e emocionais[9]. Tarefas que demandam foco de atenção e tomada de decisão, causando altas exigências no ACC, requerem elevada ativação simpática como forma de regulação interna do organismo[22]. Tal modulação pode estar ligada a duas causas: motivação ou esforço mental[22,23]. O esforço mental tem papel fundamental na modulação da VFC e sua ligação ao ACC quando investigado em pacientes com trauma nessa região. Em testes cognitivos e motores simples, os pacientes apresentam pior modulação da VFC em comparação aos indivíduos sem traumas, mesmo que o resultado final não apresentou diferenças entre os grupos[9]. Tal evidência mostra que alterações no ACC, seja morfológica ou funcional, dificultam a regulação interna do organismo para atender às demandas externas, como o exercício. Levando em consideração a influência negativa da fadiga mental na VFC, a aptidão aeróbia pode também ser comprometida, haja vista que a regulação do sistema cardiovascular é altamente dependente do SNA para funcionar em nível ótimo.

DESEMPENHO AERÓBIO

Para analisarmos o resultado esportivo, devem-se levar em consideração as alterações funcionais do SNC, pois o gesto motor é a integração de vários sistemas, entre eles o estado de humor e psicológico[17,24]. Como citado anteriormente, o resultado da aptidão aeróbia deve ser analisado por meio de diferentes níveis que compõem o organismo. Os componentes que influenciam o desempenho são diversos, como alterações no ambiente e presença de adversários. Contudo, no que diz respeito ao SNC, há grande foco no estado psicológico e de humor. Em atividades de longa duração, envolvendo a aptidão aeróbia, além das mudanças químicas e fisiológicas, parâmetros psicológicos também sofrem variações e são determinantes na tarefa[19].

Acerca dos componentes psicológicos na aptidão aeróbia, a percepção subjetiva de esforço (PSE) tem ganhado notória atenção. Acredita-se que essa variável é o produto da integração dos sistemas central e periférico durante a atividade, sendo uma das formas mais simples de mensurar a interação entre efeitos periféricos e centrais. Tal variável pode ser definida como a percepção consciente do esforço para sustentar uma determinada tarefa. Algumas evidências na literatura mostraram que o comando no córtex motor é diretamente relacionado à PSE, chegando a influenciar o término voluntário do exercício[17]. Quando os sinais internos, como dor muscular ou manutenção da homeostase, tornam-se tão intensos que o indivíduos não seja mais capaz de tolerar ou a noção de custo fique maior que o benefício, o desempenho esportivo será comprometido, e a PSE dá bons indicativos desse processo[13]. Nesse sentido, é possível investigar o término da tarefa por meio da PSE e sua taxa de incremento, em que a rápida elevação está relacionada com a exaustão do indivíduo[8]. Em estudos recentes envolvendo SNC e exercício aeróbio, sugeriu-se que há diferentes estratégias para modular a PSE durante o exercício. Sabe-se que o estado psicológico pré-exercício tem papel fundamental na PSE, pois caso o estado de fadiga mental seja instalado, a percepção de esforço para a mesma tarefa sofrerá os efeitos deletérios e, a atividade, muito provavelmente, terminará antes[17]. Não obstante, o estado psicológico também interfere na potência produzida em tarefas aeróbias, muito provavelmente por meio de sua ligação com a PSE aumentada durante a atividade[7]. Visto que tal variável exerce papel fundamental durante o exercício, diferentes estratégias foram propostas para alterar sua modulação e fazer com que o desempenho aeróbio fosse melhorado. Foi proposto que o atleta deveria melhorar não apenas o estado de treinamento fisiológico, mas também psicológico. Sugere-se que estratégias psicológicas possam melhorar o desempenho aeróbio, tais como automotivação, treinamento com fadiga mental e foco de atenção[4,15]. As estratégias adotadas têm como base a mudança de foco na percepção, com a finalidade de "mascarar" os sinais internos de fadiga e poder correr, pedalar ou nadar um pouco mais longe ou mais rápido. Em estudos com estratégia de prova e foco de atenção, foi mostrado que a utilização de música e bochecho de carboidrato são eficazes para melhorar a distribuição de potência no início da prova[15]. Em linhas gerais, o foco de atenção baseia-se na relação entre sinais internos e externos do organismo. Logo no início da prova, em virtude do baixo desenvolvimento da fadiga periférica e central, o foco de atenção pode ser facilmente modulado por meio de uso de diferente estratégias, como música e carboidrato. Quando o organismo detecta alterações importantes e crescente ameaça da homeostase, os sinais internos "prendem" mais o foco de atenção. Nesse sentido, estudos mostraram que determinantes do desempenho aeróbio, como a economia de movimento, são suscetíveis às intervenções no foco de atenção[4]. Sendo assim, maneiras de modular a PSE e, por consequência, a atenção nos sinais internos podem contribuir na melhoria do desempenho aeróbio.

CONSIDERAÇÕES FINAIS

Em suma, a ligação entre SNC e aptidão aeróbia apresenta-se extremamente complexa e multifatorial. Para entender cada processo, seja espinhal ou supraespinhal, que o exercício causa no SNC, deve-se ter uma abordagem criteriosa quanto ao nível de análise. Tem-se proposto que as vias aferentes oriundas da musculatura envolvida no exercício exercem papel fundamental no desempenho atlético. Os mecanismos nos quais tais vias se baseiam estão relacionados na antecipação do organismo para determinada tarefa e alterações químicas e mecânicas no músculo. As informações oriundas da periferia, da musculatura, chegam até o SNC, e correções são feitas para o sistema de antecipação, como a continuidade do exercício ou seu término. Na região supraespinhal, os efeitos entre exercício e SNC são diversos e, por muitas vezes, ainda não muito bem esclarecidos. De forma geral, alguns dos efeitos descritos neste capítulo levam ao fenômeno da fadiga mental, o qual pode ser entendido por um decréscimo na capacidade de o processamento cortical produzir respostas motoras adequadas para manter o desempenho esportivo no nível ótimo. Os mecanismo apoiam-se em diversos níveis de análise, podendo ser o acúmulo de neurotransmissores (relação serotonina/dopamina alterada), a atividade elétrica exacerbada (alta exigência nas regiões do córtex frontal), o SNA desregulado (falha na regulação interna em relação ao meio externo) e as alterações no perfil de humor (foco de atenção e PSE alterados). Sendo assim, por meio dos mecanismos apresentados, fica evidente que o SNC e o exercício são de fato uma via de duas mãos. Contudo, os caminhos dessa via ainda apresentam pontos desconhecidos e mais pesquisas são necessárias.

REFERÊNCIAS BIBLIOGRÁFICAS

1. Amann M. Central and peripheral fatigue: interactions during cycling exercise in humans. Med Sci Sports Exerc. 2011;43(11):2039-45.
2. Amann M. Significance of Group III and IV muscle afferents for the endurance exercising human. Clin Exp Pharmacol Physiol. 2012;39(9):831-5.
3. Aubert AE, Seps B, Beckers F. Heart rate variability in athletes. Sports Med. 2003;33(12):889-919.
4. Blanchfield AW, Hardy J, De Morree HM, Staiano W, Marcora SM. Talking yourself out of exhaustion: the effects of self-talk on endurance performance. Med Sci Sports Exerc. 2014;46(5):998-1007.
5. Boksem M, Meijman TF, Lorist MM. Mental fatigue, motivation and action monitoring. Biol Psychol. 2006;72:123-32.
6. Boksem M, Tops M. Mental fatigue: costs and benefits. Brain Res Rev. 2008;59:125-39.
7. Brownsberger J, Edwards A, Cottell D. Impact of mental fatigue on self-paced exercise. Int J Sports Med. 2013;34(12):1029-36.

8. Coquart JB, Eston RG, Noakes TD, Tourny-Chollet C, L'hermette M, Lemaître F, et al. Estimated time limit: a brief review of a perceptually based scale. Sports Med. 2012;42(10):845-55.
9. Critchley HD, Mathias CJ, Josephs O, O'Doherty J, Zanini S, Dewar BK, et al. Human cingulate córtex and autonomic control: converging neuroimaging and clinical evidence. Brain. 2003;126:2139-52.
10. Gendevia SC. Spinal and supraspinal factors in human muscle fatigue. Physiol Rev. 2001;81(4).
11. Hill AV. The physiological basis of athletic records. Lancet. 1925;5:481-6.
12. Hockey GRJ. Compensatory control in the regulation of human performance under stress and high workload: a cognitive-energical framework. Biol Psychol. 1997;45(1-3):73-93.
13. Kayser B. Exercise starts and ends in the brain. Eur J Appl Physiol. 2003;90:411-9.
14. Knicker AJ, Renshaw I, Oldham ARH, Cairns SP. Interactive processes link the multiple symptons of fatigue in sports competition. Sports Med. 2011;41(4):307-28.
15. Lima-Silva AE, Silva-Cavalcante MD, Pires FO, Bertuzzi R, Oliveira RS, Bishop D. Listening to music in the first, but not the last 1.5 km of a 5-km running trail alters pacing strategy and improves performance. Int J Sports Med. 2012;33:813-8.
16. Loprinzi PD, Herod SM, Cardinal BJ, Noakes TD. Physical activity and the brain: a review on this dynamics, bi-directional relationship. Brain Res. 2013;1539:95-104.
17. Marcora SM, Staiano W, Manning V. Mental fatigue impairs physical performance in humans. J Appl Physiol. 2009;106:857-64.
18. Meeusen R, Watson P, Hasegawa H, Roelands B, Piacentini MF. Central fatigue: the serotonina hypotesis and beyond. Sports Med. 2006;36(10):881-909.
19. Millet GY. Can neuromuscular fatigue explain running strategies and performance in ultra-marathon? Sports Med. 2011;41(6):489-506.
20. Noakes T, St Clair Gibson A, Lambert EV. From catastrophe to complexity: a novel model of integrative central neural regulation of effort and fatigue during exercise in humans. Br J Sports Med. 2004;38(4):511-4.
21. Speelmann AD, Van de Warrenburg BP, Van Nimwegen M, Petzinger GM, Munneke M, Bloem BR. How might physical activity benefit patients with Parkinson disease? Nat Rev Neurol. 2011;7(9):528-34.
22. Tanaka M, Ishii A, Watanabe Y. Neural effects of mental fatigue caused by continuous attention load: a magnetoencephalography study. Brain Res. 2014;1561:60-6.

23. Tanaka M, Ishii A, Watanabe Y. Neural effects of mental fatigue on physical fatigue: a magnetoencephalography study. Brain Res. 2014;1542:49-55.
24. Terry P. The efficacy of mood state profiling with elite performers: a review and synthesis. Sport Psychologist. 1995;9:309-24.

4 Modelos teóricos da fadiga no exercício aeróbio

Rômulo Bertuzzi
Adriano Eduardo Lima-Silva

INTRODUÇÃO

A compreensão dos mecanismos determinantes do sucesso nos esportes predominantemente aeróbios tem sido objeto de estudo desde o início do século passado[16,23]. Entre os diversos modelos teóricos que têm sido propostos para elucidar essa questão, cabe destacar o "modelo cardiovascular-anaeróbio da fadiga" e o "modelo do governador central". Tradicionalmente, a capacidade máxima de funcionamento do sistema cardiorrespiratório e do metabolismo energético muscular foi considerado o principal fator limitante desses esportes[16,23]. Assim, a limitação metabólica iniciada no âmbito extracelular por causa da oferta inadequada de O_2 imposta pelo sistema cardiorrespiratório foi inicialmente denominada de "limitação central"[1,25,40]. Mais recentemente, essa relação do sistema cardiorrespiratório e o metabolismo energético muscular com o desempenho esportivo tem sido renomeada por Spurway et al.[38] como "modelo cardiovascular-anaeróbio da fadiga".

O modelo cardiovascular-anaeróbio da fadiga foi inicialmente proposto por Hill e Lupton[16] e, posteriormente, ampliado e revisado por inúmeros pesquisadores[5,37,42]. Basicamente, ele assume que nos estágios finais de um teste incremental máximo a demanda metabólica imposta pelo exercício físico não pode ser plenamente atendida pelo metabolismo aeróbio[16]. Dessa forma, a energia química necessária para a realização do trabalho mecânico antes da exaustão seria complementada pelo metabolismo anaeróbio, o que seria evidenciado pelo menor aumento no consumo de oxigênio ($\dot{V}O_2$) ao final do teste. Isso resultaria no surgimento do platô do consumo máximo de oxigênio ($\dot{V}O_2$máx) e no aumento da acidose intracelular. Foi proposto que a acidose intracelular seria capaz de inibir a atividade da enzima fosfofrutoquinase que, consequentemente, reduziria o fluxo do substrato energético na via glicolítica, resultando em uma menor ressíntese de ATP[2,3]. A Figura 4.1 apresenta um esquema didático do modelo cardiovascular-anaeróbio da fadiga.

Com base no modelo cardiovascular-anaeróbio da fadiga, muitas equações preditivas do desempenho assumiram que os eventos fisiológicos relacio-

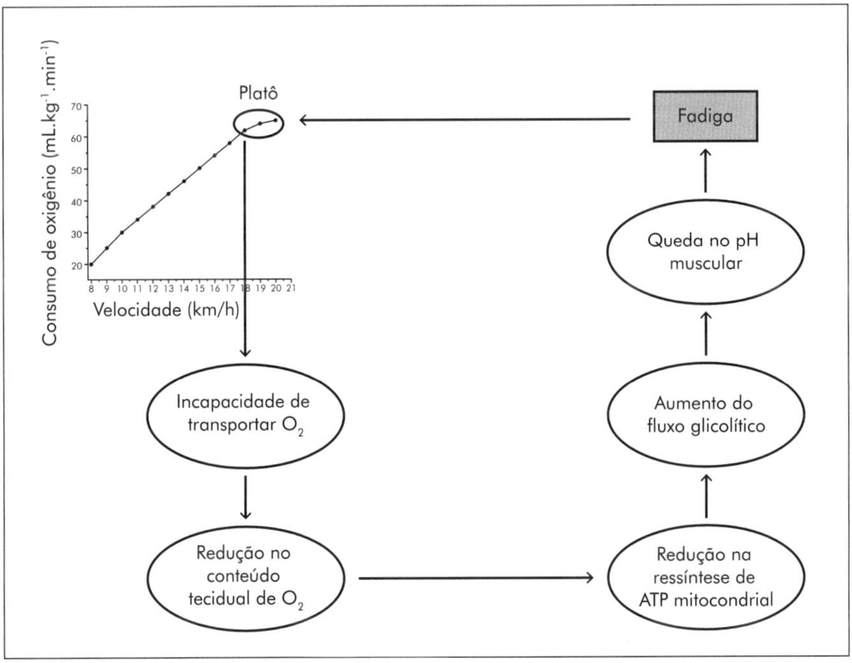

Figura 4.1 Esquema didático do modelo cardiovascular-anaeróbio da fadiga.

nados com o metabolismo aeróbio e glicolítico são os principais responsáveis pelo sucesso nos esportes de longa duração. A equação 1, a seguir, apresenta um dos principais modelos preditivos do desempenho em provas de longa duração[17]. Em síntese, ele está baseado em achados que sugerem que o desempenho em provas de corrida com diversas distâncias esteja associado com o $\dot{V}O_2$máx[9,35,37] e a capacidade de tolerar um alto %$\dot{V}O_2$máx com baixas concentrações de lactato sanguíneo[10]. Em outras palavras, assumiu-se ao longo dos anos que os atletas com elevados valores de $\dot{V}O_2$máx capazes de sustentarem um alto percentual do $\dot{V}O_2$máx com uma baixa concentração sanguínea de lactato seriam capazes de gerar uma elevada potência metabólica com pouco acúmulo de metabólitos associados a fadiga aguda[10,35,37].

$$\text{Desempenho} = \dot{V}O_2\text{máx} \times \text{limiar de lactato} \times \text{eficiência metabólica} \quad \text{(Eq. 1)}$$

MODELOS CONTEMPORÂNEOS

Algumas críticas importantes têm sido feitas em relação a esse modelo teórico tradicional da fadiga nos exercícios predominantemente aeróbios. Desde o final do século passado, um grupo de pesquisadores sul-africanos tem refutado com veemência o modelo cardiovascular-anaeróbio da fadiga[28,41]. Atualmente, eles têm sugerido que os eventos intracelulares não sejam, diretamente, os principais responsáveis pelo término do exercício[27]. Para tanto, tem-se argumentado que em algumas situações o exercício físico é interrompido sem que haja mudanças significativas no metabolismo celular. Alternativamente, esses pesquisadores têm proposto que um sistema complexo e centralmente regulado pelo sistema nervoso central (SNC) seria capaz de interromper o exercício físico antes que ocorra falência da homeostase[31]. Esse modelo assume a existência de uma hierarquia em que o SNC é alimentado por *feedbacks* internos e externos, no intuito de interromper o exercício antes que alguma mudança fisiológica irreversível aconteça no organismo[31].

Para tanto, o "paradoxo do lactato" foi inicialmente utilizado como um dos principais exemplos dessa condição[26]. Durante o exercício realizado em elevadas altitudes, é possível observar que os indivíduos entram em exaustão com uma baixa concentração de lactato sanguíneo. Consequentemente, isso levaria a um paradoxo, haja vista que a concentração de lactato sanguíneo, a qual esteve tradicionalmente relacionada com a liberação de íons H^+ e a fadiga muscular, é baixa nessas condições[26]. Adicionalmente, achados prévios demonstraram que as concentrações de glicogênio e ATP musculares não são substancialmente reduzidas no momento da fadiga[27], sugerindo que outros eventos fisiológicos que não são contemplados pelo modelo cardiovascular--anaeróbio poderiam ser os principais responsáveis pela fadiga.

Embora esses argumentos sejam relevantes para o aprimoramento da temática abordada, é necessário fazer um breve destaque acerca de outros eventos bioquímicos relacionados com a fadiga muscular. Como citado anteriormente, a produção do lactato está relacionada à liberação dos íons H^+ e à diminuição do pH intramuscular[8], os quais seriam agentes depressores da contração muscular[3]. As alterações no pH resultantes do acúmulo de H^+ teriam participação não apenas na ressíntese de ATP, mas também na inibição da liberação de Ca^+, no aumento do Ca^+ livre, na inibição do motoneurônio, no tempo de transição do estado de ligação das pontes cruzadas de forte para fraca e na inibição das enzimas associadas à glicogenólise e à glicólise[14]. Portanto, o pH intracelular diminui de forma progressiva com o aumento da duração do exercício intenso, seguido, supostamente, pela redução da capacidade de gerar tensão. Além disso, também é importante destacar que a elevação do P_i resultante da hidrólise da ATP e da CP parece ter a capacidade de inibir a reabsorção do Ca^+ que, consequentemente, influenciaria no ambiente intracelular[13]. Eventos neurais periféricos também poderiam estar associados à fadiga durante os esportes predominantemente aeróbios sem o aumento do lactato sanguíneo, tais como a incapacidade da superfície do sarcolema propagar o potencial de ação. A provável causa desse fenômeno seria o acúmulo extracelular de potássio e/ou a redução do sódio[14]. O acúmulo extracelular de potássio pode ser decorrente do aumento da produção intracelular de amônia, a qual tem capacidade de alterar a permeabilidade da membrana celular[18]. Evidências apontam ainda para a dificuldade da propagação do estímulo pelos túbulos T, que consequentemente manteria inalterado a região central da célula[24]. A possível explicação para esse mecanismo é desconhecida, mas existe a hipótese da mudança iônica do ambiente dos sistemas de túbulos T, tornando desfavorável a propagação do estímulo para o retículo sarcoplasmático[24]. Como pode ser observado, a maior parte das críticas acerca do modelo cardiovascular-anaeróbio da fadiga tem desconsiderado outros aspectos bioquímicos relacionados com as mudanças do pH e com o sistema nervoso periférico. De qualquer maneira, a partir do momento em que esse número elevado de críticas do modelo cardiovascular-anaeróbio da fadiga foi apresentado, ainda que desconsiderando vários aspectos anteriormente citados, naturalmente a comunidade científica aguardou a proposição de um novo modelo teórico que explicasse a fadiga. Assim, Noakes et al. sentiram a necessidade de apresentarem, o mais breve possível, uma hipótese alternativa para explicar diversos eventos relacionados com a fadiga. Dessa forma, surge em 1988 aquilo considerado como o embrião do modelo "governador central". O nascimento do modelo do governador central ocorre após uma série de discussões acerca dos fenômenos relacionados com o surgimento do platô do $\dot{V}O_2$. No final da década de 1980, Noakes[28] sugeriu que dois fatores intramusculares, não relacionados ao metabolismo energético, seriam os verdadeiros responsáveis pela fadiga em todos eventos de corrida, sendo estes: 1) a atividade enzimática da miosina ATPase, 2) a sensibilidade do cálcio no músculo esquelético. Curiosamente, ele ainda afirmou categoricamente ao final do referido artigo:

> "[...] However, it is clear that, in the future, greater attention will need to be paid to other factors determining muscle contractility, in particular to intracelular calcium transport and myofibrillar ATPase activity."[28]

Dessa forma, a gênese do modelo do governador central localiza-se na tentativa de elucidar o surgimento do platô do $\dot{V}O_2$ em um teste progressivo até a exaustão. Em síntese, ele sugeriu que a fadiga seria de ordem periférica e sem a participação do sistema cardiorrespiratório. Curiosamente, naquela ocasião ele também desconsiderou a participação do SNC. Inclusive, anos mais tarde, Noakes et al.[30] advogaram a favor do que ele chamou de "*muscle power factors*" para explicar o desempenho em provas predominantemente aeróbias. Com isso ele ganhou a adesão de pesquisadores escandinavos que já militavam a favor da limitação dos exercícios predominantemente aeróbios a partir do músculo esquelético[33,34]. Todavia, essa argumentação teórica foi refutada por Basset e Howley[1] ao destacarem que: a) o estado forte de ligação entre actina e miosina não pode ocorrer sem uma quantidade adequada de ATP ressintetizada via metabolismo oxidativo; b) nenhuma evidência científica acerca da limitação do desempenho mediante a sensibilidade do cálcio no músculo esquelético foi apresentada; c) como essa visão não era suportada por uma base científica sólida, ela apenas aumentava os paradoxos e os dilemas sem uma solução naquela ocasião.

Alguns anos mais tarde, Noakes[29] não manteve a hipótese que sugeria que a limitação do exercício aeróbio ocorresse a partir de eventos celulares que não são dependentes do metabolismo energético. Naquela ocasião, ele publicou uma revisão de literatura em que adotou uma nova premissa, a qual sugeria que em situações que levassem a oferta inadequada de O_2 induzida pelo exercício, o miocárdio seria o primeiro tecido muscular a sofrer as consequências dessa condição. Em outras palavras, para Noakes[29], a manutenção do débito cardíaco máximo por muito tempo poderia afetar a oferta de oxigênio para o miocárdio. Dessa forma, ele sugeriu que quimiorreceptores localizados no miocárdio enviariam sinais inibitórios ao SNC antes de a capacidade máxima do coração ser alcançada, e reduziriam os comandos eferentes para o músculo esquelético, em uma tentativa de evitar a resposta isquêmica do miocárdio. Inclusive, ele sugeriu que a presença do platô do $\dot{V}O_2$máx poderia ser simplesmente decorrente de um maior tempo de ação desses quimiorreceptores. Porém, em um estudo experimental conduzido por Brink-Elfegou et al.[6], foi observado um aumento do duplo produto em diferentes situações nas quais o $\dot{V}O_2$máx foi atingido, indicando que o coração foi capaz de aumentar o trabalho realizado mesmo quando o funcionamento do sistema cardiovascular foi induzido ao máximo. Além disso, outros estudos têm demonstrado que o débito cardíaco não estabiliza durante testes progressivos em sujeitos bem treinados[36,44]. Dessa forma, Brink-Elfegoun et al.[6] sugeriram que a fadiga deveria ser discutida em outros termos que não a inibição do exercício via SNC, como sugeria naquela ocasião por Noakes[29]. Após um ano, Noakes et al.[31] publicaram uma nova revisão de literatura e incluíram o sistema respiratório no modelo teórico. Talvez essa tenha sido a primeira vez em que o termo "governador" foi usado por esses autores. Segundo Noakes et al.[31] e Noakes[27], o termo "governador" foi originalmente proposto por Hill et al.[16], porém, para indicar a fadiga a partir do sistema cardiovascular. Paradoxalmente, Noakes et al.[31] assumiram a importância do sistema cardiorrespiratório na fadiga, porém, a partir de outra perspectiva. De acordo com esses autores, as informações aferentes oriundas tanto do coração como do sistema respiratório seriam processadas no SNC, o qual reduziria a ativação neural aferente dos músculos exercitados, no intuito de interromper o exercício antes que a "anaerobiose cardíaca" fosse desenvolvida. Em outras palavras, esses autores assumiram que o SNC agiria de uma maneira protetora reduzindo a ativação das unidades motoras para preservar o tecido muscular cardíaco. É importante notar que até aquele momento não havia estudos que fossem desenvolvidos para testar essas hipóteses. Essas afirmações foram realizadas com base na interpretação de achados de outros estudos, que não foram conduzidos para esse fim. Nesse sentido, Brink-Elfegoun et al.[7] conduziram um outro trabalho para testar essas hipóteses. Eles observaram que a atividade eletromiográfica aumentava na exaustão, indicando que não houve uma redução no recrutamento das unidades motoras ao término do exercício. Curiosamente, o próprio Noakes colaborou em um outro estudo prévio que objetivou investigar os fatores neuromusculares determinantes do desempenho atlético, em que foi observado um aumento da EMG ao final de um teste de corrida contrarrelógio de 5 km[33]. Isso corrobora os achados prévios que sugerem que a atividade eletromiográfica seja aumentada na exaustão[15]. Além disso, Brink-Elfegoun et al.[7] também não observaram alterações eletrocardiográfica que poderia sugerir a isquemia do miocárdio. Esses achados indicam que não existe uma diminuição no recrutamento das unidades motoras e, portanto, o SNC não interrompe o exercício para preservar a integridade do miocárdio.

Cerca de quatro anos mais tarde, Noakes et al.[32] e Lambert et al.[19] publicaram duas novas revisões de literatura e assumiram que os eventos celulares também teriam participação no processo de fadiga, porém, novamente, a partir de uma nova perspectiva. Nessa proposta reformulada, o modelo do governador central tornou-se substancialmente mais amplo. Foi sugerido que as informações aferentes oriundas de diversos sistemas fisiológicos e do metabolismo celular seriam processadas no SNC, o qual reduziria a ativação neural eferente dos músculos exercitados. Foi proposto que a diminuição das unidades motoras recrutadas não ocorria para evitar "anaerobiose cardíaca", mas para manter a homeostase de todo o organismo durante o exercício. Além disso, o SNC atuaria de uma forma protetora, interrompendo o exercício antes que uma falência catastrófica de origem metabólica ou termorregulatória pudesse ocorrer[32]. Supostamente, isso evitaria sérios danos aos órgãos e até mesmo a morte[32]. Nesse contexto, a PSE assume um papel importante na regulação da intensidade do exercício, pois pressupõe-se que os atletas comparam a PSE momento-momento com um referencial previamente estabelecido (ou *template*) de uma desejável RPE para aquele instante levando em consideração a distância total a ser percorrida[39]. Assim, revelam-se três novos pressupostos teóricos da versão reformulada do modelo do governador central, a saber: 1) a intensidade do esforço físico é estabelecida de acordo com o ponto final do exercício; 2) a existência de uma reserva metabólica que não é acessada durante o exercício; 3) a existência de uma hierarquia nos eventos fisiológicos, na qual o SNC estabelece o momento de interrupção do exercício para proteger o organismo. A existência desses novos pressupostos teóricos do modelo do governador central só foi possível graças à incorporação do modelo da teleoantecipação (*teleo* = fim), o qual foi originalmente proposto por Ulmer[43], em 1996. Segundo Ulmer[43], sinais aferentes de origem fisiológica e biomecânica seriam reconhecidos e processados em um centro regulatório localizado no SNC. Esse centro regulatório emitiria os sinais eferentes (recrutamento das unidades motoras), levando em consideração uma reserva fisiológica, a taxa metabólica imposta durante o exercício e o tempo necessário para completar a tarefa analisada. De acordo com Ulmer[43], esses ajustes seriam realizados com o intuito de otimizar o custo metabólico e o desempenho físico. Dessa maneira, uma parcela significativa da teoria que constitui hoje o modelo do governador central foi assimilada do modelo da teleoantecipação de Ulmer[43]. Nesse sentido, como um dos novos componentes apresentados em 2005 sugeria que a intensidade do esforço físico era ajustada de acordo com o ponto final do exercício, os estudos tiveram de substituir os testes considerados como exercício do aberto (sem um final conhecido, por exemplo, os testes progressivos até a exaustão e os testes de cargas constantes até a exaustão) pelos testes considerados como exercício fechado (com um final conhecido, por exemplo, testes contrarrelógio). Isso ocorreu porque não é possível identificar o ponto final nos dois primeiros tipos de exercício, ao passo que no segundo tipo é possível fixar a distância a ser percorrida, o tempo de duração da tarefa ou o trabalho total a ser realizado. Em linhas gerais, sugeriu-se que a variação observada na velocidade/potência do exercício refletia os ajustes realizados por um sistema complexo, integrativo e de origem no SNC que teria por objeto preservar a integridade do organismo, evitar o surgimento prematuro da fadiga e maximizar o desempenho esportivo.

Todavia, não é de fácil realização a comparação entre os mecanismos associados com a fadiga estabelecidos a partir de exercícios de cargas-constantes ou testes progressivos com os mecanismos associados com a fadiga a partir de exercícios contrarrelógio. Isso ocorre, sobretudo, porque esses tipos de exercícios possuem diferentes graus de liberdade em termos de controle da intensidade do esforço. Os dois primeiros tipos de exercício têm apenas 2 graus de liberdade (manter ou parar o exercício), ao passo que o terceiro tipo possui 4 graus de liberdade (manter, aumentar, diminuir ou parar exercício). Assim, em virtude do maior número de possibilidades para realizar a tomada de decisão, parece plausível pressupor que o SNC terá maior influência no desempenho no terceiro tipo de exercício. Em contrapartida, não é possível assegurar que durante o terceiro tipo de exercício o sujeito se esforçou ao máximo, haja vista que ele tem a liberdade para escolher a intensidade do esforço desejada. Isso significa que nem sempre a fadiga é atingida nos testes contrarrelógio, como pode ser observado em distâncias que resultam em uma estratégia de prova em formato de "U". Assim, testes contrarrelógio que não resultam em um estratégia positiva parecem ser inapropriados para o estudo da fadiga. Portanto, não é possível fazer inferências sobre os mecanismos da fadiga utilizando esse tipo de exercício, incluindo a sugestão de que o SNC seja o principal responsável pelo término da tarefa analisada. Além disso, como os testes contrarrelógio têm sido recentemente utilizados para estudar a fadiga sem que ela necessariamente ocorra, uma redefinição dos termos "fadiga" e "exaustão" tem sido estabelecida. Todavia, essa discussão não proporciona informação relevante para a observação do fenômeno, além de retirar o foco da atenção sobre os mecanismos que o término do exercício. Como mencionado anteriormente, o modelo do governador central propõe que os ajustes que são realizados pelo SNC no intuito de preservar a integridade do organismo, evitar o surgimento prematuro da fadiga e maximizar o desempenho esportivo. O objetivo maior seria evitar sérios danos aos órgãos e até mesmo a morte[32]. Contudo, parece que o SNC não tem a capacidade de estabelecer com precisão a intensidade ideal do exercício para evitar que os fenômenos citados anteriormente sejam desencadeados. Por exemplo, estudos prévios têm demonstrado que a indução de uma saída mais rápida durante uma prova é capaz de maximizar o desempenho dos atletas[4]. De forma similar, achados prévios demonstraram que o desempenho durante uma corrida de 5 km foi maximizado quando os participantes escutaram música no início da prova[20]. Além disso, existem ainda outros fatos que reforçam a incapacidade de o SNC determinar com precisão a intensidade ideal antes que a homeostase seja perdida e o desempenho ou a integridade do organismo sejam comprometidos. Por exemplo, atletas profissionais, ou em algumas competições oficiais, frequentemente contratam outros atletas para desenvolverem o papel de "coelho", ditando o ritmo de corrida que deve ser empregado durante a prova. Também vale citar um episódio interessante que ocorreu em 2012, no *Payton Jordan Cardinal Invitation*, tradicional campeonato de atletismo organizado pela Universidade de Stanford. Durante a prova de 5 km, o atleta sudanês Lopez Lomong errou a contagem das voltas e, pensando que restava apenas uma volta, iniciou o *sprint* final faltando 800 m para o fim da corrida. Após completar a volta, quando já estava diminuindo a velocidade, ouviu avisos que faltava mais uma volta. Então Lomong acelerou novamente e não apenas ganhou a corrida, mas também estabeleceu o melhor tempo do ano nos 5 km (13m11s63). De acordo com o modelo do governador central, o atleta não deveria ter conseguido acelerar novamente, haja vista que ele teria calculado a intensidade máxima para a penúltima volta (ponto final da tarefa), já que pensava ser o final da prova.

A partir do momento em que essas evidências demonstraram que é possível adotar intensidades mais elevadas que aquelas estabelecidas espontaneamente pelo SNC, sem que ocorra danos irreversíveis ao organismo, novos elementos foram incorporados ao modelo do governador central. Atualmente, parece que esse modelo tende a se tornar ainda mais amplo. Embora alguns aspectos psicológicos tenham sido brevemente mencionados em um dos seus trabalhos[32], em 2012 Noakes chamou a atenção para a possível participação de fatores psicológicos na fadiga. Ele publicou um artigo intitulado "*Fatigue is a brain-derived emotion that regulates the exercise behavior to ensure the protection of whole body homeostasis*"[27]. Neste mais recente artigo de revisão, o autor sugere que as mudanças na função muscular sejam caracterizadas por uma diminuição da velocidade de contração e que a fadiga seja principalmente uma emoção, a qual é utilizada pelo cérebro para regular a intensidade do esforço[27]. Notoriamente, o modelo do governador central entra agora em uma nova fase, na qual aspectos psicológicos são destacados. Assim, termos como "sensação", "afeto", "motivação" e "emoção" tornaram-se recorrentes.

Todavia, é importante destacar que a influência de aspectos psicológicos sobre a fadiga foi disseminada mais recentemente pelos trabalhos do professor Samuele Marcora, por meio da proposição do modelo psicobiológico da fadiga[11,12,22]. Por exemplo, Marcora e Staiano (2010) analisaram a capacidade de os indivíduos gerarem a máxima potência mecânica durante 5 segundos, imediatamente após um teste de carga constante até a exaustão na intensidade de 80% do $\dot{V}O_2$máx. Eles observaram que nessa condição de fadiga aguda os indivíduos eram capazes de gerar uma potência cerca de aproximadamente três vezes maior que a potência gerada no $\dot{V}O_2$máx. Dessa maneira, os autores sugeriram que os aspectos psicológicos relacionados com a motivação poderiam ser os responsáveis pelo término do exercício.

CONSIDERAÇÕES FINAIS

Pode-se observar que os principais modelos que tentam explicar o desenvolvimento da fadiga durante o exercício predominantemente aeróbio possuem diversas limitações. Ao que parece, há uma tendência de transição entre os extremos, pois aqueles que criticaram que o modelo cardiovascular-anaeróbio da fadiga foi estruturado "sem o cérebro", hoje, tentam propor um modelo do governador central "sem as pernas, os pulmões e o coração". A Figura 4.2 apresenta um resumo das principais mudanças que ocorreram nas ideias de seu propositor desde 1988. Essas alterações podem ser consideradas substan-

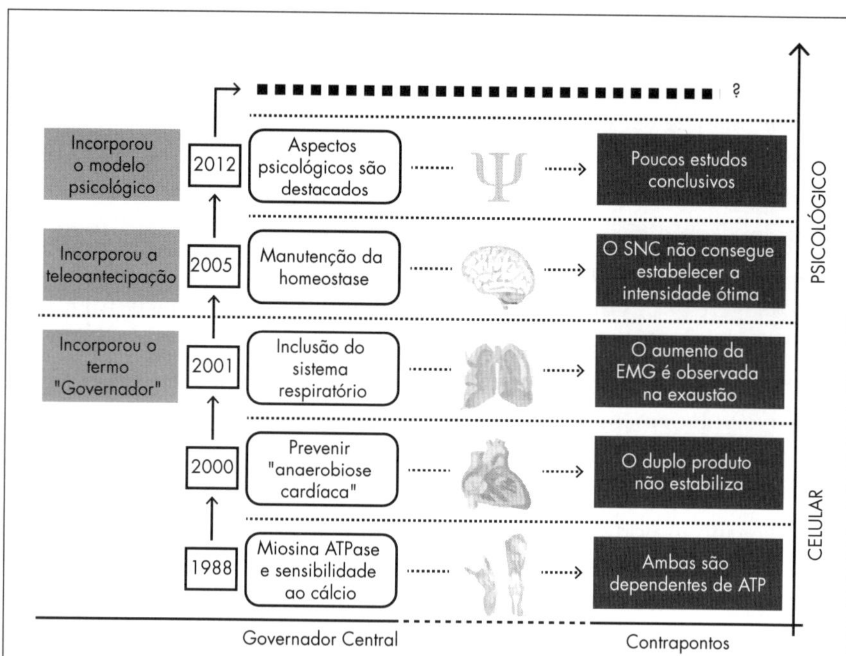

Figura 4.2 Principais mudanças que ocorreram no modelo governador central ao longo dos anos (1988-2013). Os retângulos sem preenchimento apresentam as principais proposições do modelo do governador central em seus respectivos anos, ao passo que os retângulos pretos apresentaram os principais contrapontos que o refutam.

ciais em virtude do curto período e por causa da descaracterização da sua proposta inicial, a qual sugeria que a atividade enzimática da miosina ATPase e a sensibilidade do cálcio no músculo esquelético eram os principais fatores limitantes da aptidão aeróbia. Além disso, o modelo incorporou conceitos que não eram originalmente previstos por ele, tais como a ideia de "governador", que foi originalmente proposto por Hill et al.[16], a teleoantecipação de Ulmer[43] e, mais recentemente, o modelo psicobiológico de Marcora[21]. Assim, o espectro de conceitos que envolvem o modelo do governador central é realmente amplo, pois oscilaram desde eventos celulares até os aspectos psicológicos. Se, por um lado, isso facilita a sua consolidação por parte dos proponentes e limita a sua refutação por parte dos opositores, por outro lado, esse mesmo espectro ampliado dificulta a sua plena compreensão, torna imprevisível a sua projeção para o futuro e reduz substancialmente a credibilidade do modelo.

REFERÊNCIAS BIBLIOGRÁFICAS

1. Basset DR Jr, Howley ET. Maximal oxygen uptake: "classical" versus "contemporary" viewpoints. Med Sci Sports Exerc. 1997;29(5):591-603.
2. Basset DR Jr, Howley ET. Limiting factors for maximum oxygen uptake and determinants of endurance performance. Med Sci Sports Exerc. 2000;32(1):70-84.
3. Bergh U, Ekblom B, Astrand PO. Maximal oxygen uptake "classical" versus "contemporary" viewpoints. Med Sci Sports Exerc. 2000;32(1)85-8.
4. Bishop D, Bonetti D, Dawson B. The influence of pacing strategy on VO2 and supramaximal kayak performance. Med Sci Sports Exerc. 2002;34(6):1041-47.
5. Blaber AP, et al. Cardiopulmonary physiology and responses of ultramarathon athletes to prolonged exercise. Can J Appl Physiol. 2004;29(5):544-63.
6. Brink-Elfegoun T, et al. Maximal oxygen uptake is not limited by a central nervous system governor. J Appl Physiol. 2007;102(2):781-86.
7. Brink-Elfegoun T, et al. Neuromuscular and circulatory adaptation during combined arm and leg exercise with different maximal workloads. Eur J Appl Physiol. 2007;101(5):603-11.
8. Brooks GA. Current concepts in lactate exchange. Med Sci Sports Exerc. 1991;23(8):895-906.
9. Conley DL, Krahenbuhl GS. Running economy and distance running performance of highly trained athletes. Med Sci Sports Exerc. 1980;12(5):357-60.
10. Costill DL. Metabolic responses during distance running. J Appl Physiol. 1970;28(3):251-255.

11. De Morree HM, Klein C, Marcora SM. Perception of effort reflects central motor command during movement execution. Psychophysiology. 2012;49(9):1242-53.
12. De Morree HM, Klein C, Marcora SM. The face of effort: frowning muscle activity reflects effort during a physical task. Biol Psychol. 2010;85(3):377-82.
13. Favero TG. Sarcoplasmic reticulum Ca^{2+} release and muscle fatigue. J Appl Physiol. 1999;87(2):471-83.
14. Fitts RH. Cellular mechanisms of muscle fatigue. Physiological Rev. 1994;74(1):49-94.
15. Green HJ, Patla AE. Maximal aerobic power: neuromuscular and metabolic considerations. Med Sci Sports Exerc. 1992;24(1):38-46.
16. Hill AV, Lupton H. Muscular exercise, lactic acid, and the supply and utilization of oxygen. Q J Med. 1923;16:135-171.
17. Jacobs RA, et al. Determinants of time trial performance and maximal incremental exercise in highly trained endurance athletes. J Appl Physiol. 2011;111(5):1422-30.
18. Kirkendall DT. Mechanisms of peripheral fatigue. Med Sci Sports Exerc. 1990;22(4)444-49.
19. Lambert EV, St Clair Gibson A, Noakes TD. Complex systems model of fatigue: integrative homoeostatic control of peripheral physiological systems during exercise in humans. Br J Sports Med. 2005;39(1):52-62.
20. Lima-Silva AE, et al. Listening to music in the first, but not the last 1.5 km of a 5-km running trial alters pacing strategy and improves performance. Int J Sports Med. 2012;33(10):813-8.
21. Marcora SM. Do we really need a central governor to explain brain regulation of exercise performance? Eur J Appl Physiol. 2008;104(5):929-931.
22. Marcora SM, Staiano W. The limit to exercise tolerance in humans: mind over muscle? Eur J of Appl Physiol. 2010;109(4):763-770.
23. Margarida R, Edwards HT, Dill DB. The possible mechanisms of contracting and paying the oxygen debt and the role of the lactic acid in muscular contraction. Am J Physiol. 1933;106:689-712.
24. Metzger JM, Fitts, RH. Role of intracellular pH in muscle fatigue. J Appl Physiol. 1987;62(4):1392-97.
25. Noakes TD. 1996 J.B. Wolffe Memorial Lecture. Challenging beliefs: ex Africa semper aliquid novi. Med and Sci Sports Exerc. 1997;29(5):571-90.
26. Noakes TD. Evidence that reduced skeletal muscle recruitment explains the lactate paradox during exercise at high altitude. J Appl Physiol. 2009;106(2):737-38.

27. Noakes TD. Fatigue is a brain-derived emotion that regulates the exercise behavior to ensure the protection of whole body homeostasis. Front Physiol. 2012;3:1-13.
28. Noakes TD. Implications of exercise testing for prediction of athletic performance: a contemporary perspective. Med Sci Sports Exerc. 1988;20(4):319-30.
29. Noakes TD. Physiological models to understand exercise fatigue and the adaptations that predict or enhance athletic performance. Scand J Med Sci Sports. 2000;10(3):123-45.
30. Noakes TD, Myburgh KH, Schall R. Peak treadmill running velocity during the VO2max test predicts running performance. J Sports Sci. 1990;8(1):35-45.
31. Noakes TD, Peltonen JE, Rusko HK. Evidence that a central governor regulates exercise performance during acute hypoxia and hyperoxia. J Exp Biol. 2001;204(Pt 18):3225-34.
32. Noakes TD, St Clair Gibson A, Lambert EV. From catastrophe to complexity: a novel model of integrative central neural regulation of effort and fatigue during exercise in humans: summary and conclusions. Br J Sports Med. 2005;39(2):120-24.
33. Nummela AT, et al. Neuromuscular factors determining 5 km running performance and running economy in well-trained athletes. Eur J Appl Physiol. 2006;97(1):1-8.
34. Paavolainen L, et al. Neuromuscular characteristics and fatigue during 10 km running. Int J Sports Med. 1999;20(8):516-21.
35. Robinson S, Edwards HT, Dill DB. New records in human power. Science. 1937;85(2208):409-10.
36. Rowland T. Endurance athletes' stroke volume response to progressive exercise: a critical review. Sports Med. 2009;39(8):687-95.
37. Saltin B, Astrand PO. Maximal oxygen uptake in athletes. J Appl Physiol. 1967;23(3):353-58.
38. Spurway NC, Ekblom B, Noakes TD, et al. What limits VO2max? A symposium held at the Bases Conference (sept. 6, 2010). J Sports Sci. 2012;30(6):517-31.
39. St Clair Gibson A, et al. The role of information processing between the brain and peripheral physiological systems in pacing and perception of effort. Sports Med. 2006;36(8):705-22.
40. Sutton JR. Limitations to maximal oxygen uptake. Sports Med. 1992;13(2):127-33.

41. Swart J, et al. Perceptual cues in the regulation of exercise performance – physical sensations of exercise and awareness of effort interact as separate cues. Br J Sports Med. 2012;46(1):42-8.
42. Taylor HL, Buskirk E, Henschel A. Maximal oxygen intake as an objective measure of cardio-respiratory performance. J Appl Physiol. 1955;8(1):73-80.
43. Ulmer HV. Concept of an extracellular regulation of muscular metabolic rate during heavy exercise in humans by psychophysiological feedback. Experientia. 1996;52(5):416-20.
44. Wang E, et al. Stroke volume does not plateau in female endurance athletes. Int J Sports Med. 2012;33(9):734-9.

5 Mitocôndria e exercício físico

Benedito Pereira

INTRODUÇÃO

O principal objetivo deste texto é demonstrar que a capacidade oxidativa mitocondrial e as variáveis relacionadas são um importante fator a ser considerado na caracterização e definição da resistência para exercícios físicos de longa duração[31]. Resistência é a capacidade de sustentar determinada intensidade de esforço ($km.h^{-1}$; $m.s^{-1}$) pelo maior tempo possível sem que esse valor de intensidade sofra grandes modificações negativas. Por exemplo, duas horas de maratona são realizadas por grandes atletas na intensidade próxima a 5,5 $m.s^{-1}$.

Para manter essa intensidade de esforço físico por longo tempo, processos oxidativos intramitocondriais de produção de trifosfato de adenosina (ATP) são fundamentais. A energia para a síntese dessa molécula é obtida por meio de poder redutor (NADH e FADH) derivado principalmente de carboidratos (glicose) e lipídios (ácidos graxos). Potência metabólica mitocondrial ($mLO_2.min^{-1}$) relaciona-se com a produção de ATP na unidade de tempo, enquanto que eficiência mitocondrial (razão P/O) diz respeito à efetividade do processo de produção de ATP, levando-se em conta a quantidade de energia desperdiçada na forma de calor durante esse processo (P/O = ATP produzido por átomo de oxigênio reduzido pelo sistema de transporte de elétrons).

A capacidade mitocondrial de síntese de ATP diz respeito à possibilidade de sua disponibilização total para a célula, como no caso do palmitato que, quando é totalmente oxidado, pode resultar na produção de 108 mols de ATP, comparado com a glicose que resulta na quantidade total de 36 a 38 mols de ATP. A potência metabólica e a eficiência bioenergética são maiores para a glicose comparado com o palmitato, razão pela qual é o substrato preferencial em atividades físicas intensas e prolongadas, principalmente quando o percentual do consumo máximo de O_2 (VO_2máx) é superior a 75% do máximo.

A importância dessas variáveis para a resistência pode ser justificada pelos efeitos do envelhecimento e com indivíduos portadores de doenças em que a funcionalidade mitocondrial encontra-se comprometida. Os pacientes geralmente reportam falta de energia, cansaço físico e mental e necessidade de maior tempo de recuperação comparados com indivíduos normais. Os pacientes também enfatizam que o cansaço não é corrigido pelo repouso[19].

Existem muitas evidências de perda de funcionalidade mitocondrial com o envelhecimento[16,21,38]. Além disso, a baixa eficiência durante o exercício físico por causa do envelhecimento é creditada ao declínio progressivo da funcionalidade mitocondrial com a idade[13]. Foi descrito que a capacidade oxidativa muscular tanto de jovens como de indivíduos mais velhos é independente da disponibilidade de O_2 e que a queda na capacidade oxidativa com a idade está diretamente relacionada ao reduzido conteúdo tecidual de mitocôndrias ou perda de funcionalidade[29].

Um mimético do exercício físico prolongado que pode ser usado para reduzir esses efeitos é o resveratrol[44]. Essa substância ("3,5,4-trihydroxystilbene") é encontrada em uvas utilizadas na produção do vinho tinto. Um de seus efeitos importantes para a resistência é a sua estimulação da enzima adenosina monofosfato quinase (AMPK), considerada um sensor bioenergético celular[4,7,32]. Existem, inclusive, alguns estudos que mostraram haver estimulação da capacidade aeróbia apenas pelo seu consumo sem a realização do exercício físico. Ou seja, o resveratrol mimetiza o efeito do treinamento físico-esportivo (TFE) em atividades físicas prolongadas. Além disso, o resveratrol age como mimético do exercício físico na prevenção da perda de massa muscular em ratos por causa da falta de gravidade[33]. Estudos recentes mostraram que o resveratrol protege a sensibilidade muscular para insulina por elevar a funcionalidade de complexos proteicos mitocondriais e defesa antioxidante[48].

Um novo índice para a saúde foi sugerido com base na capacidade oxidativa mitocondrial, sendo denominado como "índice bioenergético da saúde" (*health bioenergertic index*). Segundo os seus proponentes[9], indivíduos saudáveis possuem altos valores para a capacidade bioenergética oxidativa (altos índices de fosforilação oxidativa e baixo desperdício por meio de vazamento de prótons). Baixos valores de bioenergética oxidativa implicam menor consumo de O_2 por mitocôndrias para a formação de ATP e maior consumo voltado para a produção de espécies reativas de O_2 (ERO) [(superóxido [$O_2^{\cdot-}$], peróxido de hidrogênio [H_2O_2] e radical hidroxil [$^{\cdot}OH$], entre outras)]. Mitocôndrias de indivíduos com baixos índices para essa variável mantêm algum valor de funcionalidade, mas, por acumular defeitos funcionais, passam por reparo ou são eliminadas por mitofagia.

Mitocôndrias com altos valores de defeitos são menos eficientes e mais suscetíveis à lesão oxidativa por ERO, com a persistência dessa condição, propiciando a ocorrência de danos no DNA mitocondrial. No coração, foi demonstrado que, com o aumento do trabalho dentro de limites fisiológicos, as mitocôndrias possuem grande capacidade oxidativa, que é depletada em condições severas de estresse, incluindo pressão elevada ou isquemia. Foi demonstrado que, em condições de estresse oxidativo (maior produção de ERO comparado com defesas antioxidantes), a capacidade oxidativa celular encontra-se reduzida[9]. As mitocôndrias são importantes para a resistência porque são o centro de produção bioenergética celular[40]. Além disso, são responsáveis por utilizar 95% do O_2 consumido por mamíferos. Em humanos, aproximadamente 25% desse valor corresponde ao desperdício bioenergético por meio do vazamento de prótons que ocorre pela membrana mitocondrial interna (MMI). Esse valor pode chegar a mais de 30% no tecido muscular de ratos e em torno de 20% no animal íntegro, sendo que esses valores podem se modificar em função de alguns fatores, como filogenia, massa corporal e exercício físico. Dessa forma, estimou-se que em torno de 75 a 80% do O_2 consumido no repouso seja o limite de produção de ATP em organismos aeróbios[22,27].

Em função disso, foi proposto recentemente que as mitocôndrias funcionam como uma unidade de processamento central da fosforilação oxidativa que determina e regula a homeostasia metabólica de animais superiores.

De fato, mensurações *in vivo* e *in vitro* demonstraram que a fosforilação oxidativa opera em repouso com menos de 1% de sua potência máxima, mas que pode chegar a mais de cem vezes esse valor em grandes exigências físicas em tecidos musculares de humanos[47]. Portanto, pode-se hipotetizar que a produção de ATP por processos oxidativos e a sua eficiência sejam determinantes bioenergéticos do desempenho em atividades físicas prolongadas.

FOSFORILAÇÃO OXIDATIVA E DESPERDÍCIO DE ENERGIA

O movimento de íons através de membranas celulares propiciado pelo gradiente existente entre os espaços intra e extracelulares ou pelo sistema de transporte de elétrons presentes ao redor da MMI é responsável pela existência em sistemas biológicos de bioeletricidade[30]. Na verdade, mitocôndrias são as organelas mais carregadas negativamente da célula. Doses elevadas de ácido ascórbico, por exemplo, produzem efeitos ergogênicos por aumentar o movimento de elétrons nas mitocôndrias[30]. Para equilibrar esse alto potencial negativo propiciado pelo fluxo de elétrons na MMI, prótons são transportados para o espaço intermembranar, gerando a força próton motriz (Dp) utilizada na síntese de ATP.

De fato, a produção de ATP por mitocôndrias depende de processos elétricos (DΨ) e químicos (DpH) ao redor da MMI. Os estudos realizados por Peter Mitchell (1920-1992) nos anos de 1960 e 1970 levaram à essas conclusões, que foram sintetizadas na famosa hipótese quimiosmótica da produção oxidativa de ATP. A equação 1 (Eq. 1) representa a ideia central desses estudos[25].

$$\Delta p = \Delta \Psi \text{-} 59DpH\ (mV). \text{ (Eq. 1)}$$

Em que: Δp = força próton motriz; ΔΨ = componente elétrico; DpH = componente químico (diferença de pH entre a parte externa e interna da MMI). O transporte de elétrons pela cadeia respiratória libera energia suficiente para criar um Δp maior que -220 mV, sendo que mais de 80% são creditados ao ΔΨ. Os limites fisiológicos para Δp encontram-se situados entre -180 mV e -80 mV.

Modificações súbitas no Dp da ordem de apenas 10 a 18% fora dessa magnitude resulta em grande queda (90%) na síntese de ATP, com a produção de ERO acompanhando essa tendência[3]. O valor ideal para a síntese de ATP, segundo os mesmos autores, encontra-se entre -136 mV e -139 mV. Em outros estudos, os autores sugeriram valores de -120 mV. Os dados diferentes apresentados por esses estudos é consequência de as mitocôndrias não serem totalmente homogêneas quanto ao valor dessa variável[50]. Essa condição é favorecida porque os valores de DΨ e do gradiente de prótons (DpH) ao redor da MMI não são estáticos. Alguns autores consideram que, em condições normais, o valor do Dp flutua entre -108 mV e -139 mV.

No caso do Dp, a variação pode chegar a 100 mV. Esse comportamento foi creditado ao comportamento flutuante de DΨ (*flickering*)[11]. A estabilidade do DΨ é crítica para a funcionalidade mitocondrial, porque somente pequenas variações no seu valor entre -160 mV e -220 mV são toleradas por mitocôndrias isoladas. Essa pequena variação preserva os valores de energia necessários para a síntese de ATP, mas influencia dramaticamente a produção de ERO intramitocondriais.

Em mitocôndrias, o Δp dificilmente ultrapassa -240 mV porque, neste valor, a velocidade de bombeamento de prótons (íons H^+) pelos complexos I (NADH desidrogenase), III (citocromo C redutase) e IV (citocromo C oxidase) e o seu vazamento através da MMI praticamente se igualam[25]. Em altos valore de Δp e na ausência de utilização de ATP, o vazamento basal de H^+ converte energia do sistema de transporte de elétrons em calor, representando uma forma de desperdício de energia. Com o aumento na permeabilidade de MMI aos íons H^+, a mesma quantidade de elétrons transportada gera menor Dp, resultando em queda na produção de ATP. Como consequência, grande parte da energia do DpH decorrente do aumento no fluxo de elétrons na cadeia respiratória é dissipada na forma de calor, com possibilidades de redução na formação de EROs.

De fato, em valores de ΔΨ acima de -140 mV, a formação de ERO aumenta exponencialmente nos complexos I, II e III, mas não no IV[24]. Isso significa que o estado estável de formação de ERO será elevado na ausência de utilização de ATP. Por exemplo, foi descrito que em altos valores de DΨ, mesmo um pequeno aumento no seu valor resulta em grande estimulação na produção mitocondrial de H_2O_2. Ao contrário, um pequeno decréscimo no DΨ (10 mV), denominado "desacoplamento suave", é capaz de inibir a produção de H_2O_2 em torno de 70%. O maior desacoplamento eleva o consumo de O_2, mas reduz Dp por diminuir o valor de DΨ que, subsequentemente, reduz a formação de ERO. Portanto, de acordo com a teoria quimiosmótica, em condições de repouso, ΔΨ e formação de ERO podem alcançar valores desfavoráveis para a célula. Pode-se dizer, dessa forma, que, como o exercício físico utiliza ATP durante a sua realização, essa é uma maneira efetiva de diminuir os valores de $\Delta\Psi$ e, de maneira concomitante, a produção intramitocondrial de ERO.

O complexo proteico F_1F_0-ATP sintase (EC 3.6.1.34) é responsável pela síntese de ATP mitocondrial. A F_1F_0-ATP sintase encontra-se saturada e com máxima atividade no valor aproximado de -120 mV. Portanto, não há necessidade de valores acima de -140 mV para a máxima síntese de ATP[25]. Quando a unidade F_1 é isolada do complexo, na ausência de Dp, apresenta atividade voltada para hidrólise de ATP, por isso é denominada F_1-ATPase. Ou seja, apenas a porção proteica F_0 está relacionada com síntese de ATP. O valor do Dp em que a F_1F_0-ATP sintase reverte a sua função para ATPase foi denominado "Dp reverso" (Erev-ATPase). Quando o Dp é mais negativo do que o Erev-ATPase (acima de -120 mV) e da translocase de adenina, ATP é produzido na matriz mitocondrial e seu sistema de transporte para o citoplasma funcionar em sentido direto, transportando ADP para dentro e ATP para fora da matriz mitocondrial. Por outro lado, quando o Dp é menos negativo (abaixo de -120 mV), ATP é hidrolisado e o sistema de transporte assume atividade reversa: do citoplasma para a matriz. Portanto, o ATP utilizado no processo pode ser obtido da matriz mitocondrial ou do citoplasma[10].

Apesar de a atividade reversa da F_1F_0-ATP sintase contribuir para a manutenção do Dp em valores ótimos de funcionalidade mitocondrial, a sua persistência em manter essa atividade pode consumir grande quantidade de ATP e promover déficit bioenergético celular. Embora não sejam encontrados dados sobre esses aspectos da funcionalidade mitocondrial aplicados ao exercício físico prolongado, pode-se dizer que essa situação é favorecida quando a demanda por ATP encontra-se elevada. Por exemplo, o conceito de "energia disponível" ou "disponibilidade de ATP" foi proposto como fator responsável pela célula mudar da apoptose para a necrose. Ativação máxima de poros mitocondriais (mPTP) nesta condição pode promover inchaço e ruptura da sua membrana externa, com consequente estímulo para a autofagia, apoptose e necrose da célula[5,6]. Ou seja, o aumento na demanda por ATP em combinação com condições que envolvem o seu consumo pela mitocôndria pode ser fatal para a célula[10].

Foi demonstrado que a Na^+K^+-ATPase, enzima importante na condução do impulso nervoso, utiliza preferencialmente ATP derivado da via glicolítica, com participação efetiva de lançadeiras de fosfocreatina nesse processo[20]. Estudos recentes demonstraram que o exercício físico extenuante em temperaturas ambientais elevadas diminui a afinidade de mitocôndrias por O_2 no cérebro e no tecido muscular[28,39]. Portanto, quando as necessidades bioenergéticas específicas do organismo encontram-se elevadas, como no caso da contração muscular durante o exercício físico intenso de longa duração, ocorre aumento acentuado no fluxo intracelular de ATP do citoplasma para mitocôndrias, com utilização concomitante de substratos destinados à sua regeneração[18]. Nesse contexto, pode ocorrer déficit em ATP tanto para a contração muscular quanto para a condução de impulsos nervosos.

Em mitocôndrias, a atividade da F_1-ATPase é naturalmente regulada pelo seu inibidor, a proteína IF_1. Foi comprovado que a ligação dessa proteína à F_1F_0-ATP sintase depende do valor do pH[34]. Quando a célula é privada de O_2 (como no caso de grandes altitudes, no exercício físico de força e na contração muscular intensa desenvolvida no exercício físico de curta duração) a glicólise torna-se a principal fonte de ATP para a célula. Como consequência, o pH intracelular torna-se ácido, sendo transmitido para a matriz mitocondrial, com a possibilidade de ativação paralela da F_1-ATPase. Existem relatos atuais de presença de IF_1 em mitocôndrias hepáticas e em tecidos tumorais, mas não para as fibras musculares[34]. Esses dados podem explicar o porquê de mitocôndrias de fígado de ratos em condições hipóxicas demonstrarem aumento em 15% na razão P/O comparado com a situação de normóxia[8].

A proteína IF_1 foi descoberta em 1963, sendo encontrada principalmente em mitocôndrias cardíacas. Por exemplo, durante a isquemia do miocárdio, 90% do total de ATP pode ser hidrolisado ineficientemente, sendo que esse valor pode ser reduzido para menos de 50% em virtude da inibição da F_1-ATPase. A expressão acima do normal de IF_1 pode proteger contra injúrias da isquemia cardíaca. A substância BMS-199264 foi desenvolvida como inibidor sintético da F_1F_0-ATP sintase para sua função reversa. Estudos demonstraram proteção do miocárdio por essa substância por causa de problemas da isquemia e reperfusão, sem afetar a síntese de ATP[11].

Além do pH, outro fator que interfere na ligação da IF_1 à subunidade F_1 da ATP sintase é o valor do DΨ mitocondrial. De fato, em condições em que ocorre queda na velocidade de consumo de O_2 mitocondrial ou no fluxo de elétrons pela cadeia respiratória (como acontece no repouso ou em situações em que o aporte bioenergético é derivado de catabolismo celular não oxidativo, como na isquemia e reperfusão de órgãos transplantados, na grande altitude e contração muscular intensa), a queda concomitante no Dp (fica menos negativo) promove ligação ativa dessa proteína à ATP sintase.

CAPACIDADE E FUNCIONALIDADE OXIDATIVA MITOCONDRIAL

Em condições basais de atividade metabólica oxidativa, as mitocôndrias encontram-se no "estado redox 4", enquanto na condição de grande exigência física, como no caso do exercício físico intenso, as mitocôndrias encontram-se no estado redox 3. Estudos demonstraram que modificações na demanda bioenergética celular promovem oscilações entre os estados 4 e 3, resultando em grande interferência na disponibilidade de substratos ou na síntese de ATP[47]. Os estados mitocondriais 1, 2 e 5 não fazem parte dos objetivos deste trabalho.

Modificações nessa variável têm implicações para a produção intracelular de ERO. De fato, a produção de ERO por mitocôndrias é dependente da sua atividade respiratória, porque mitocôndrias muito ativas não produzem praticamente nenhuma ERO. Esta condição contrasta com mitocôndrias em estado quiescente, que possui baixa velocidade de respiração, alto Dp, com maior velocidade na produção de ERO, mesmo consumindo pouco O_2. Portanto, para a formação de ERO intracelular, Dp elevado é considerado o fator mais importante comparativamente ao consumo de O_2[45].

Em favor dessa proposta, sabe-se que a hipóxia pode reduzir a velocidade de transporte de elétron mitocondrial e o seu Dp (fica menos negativo), com aumento paralelo da produção intracelular de ERO[42]. Como a hipóxia diminui a oferta de O_2 para o metabolismo celular, é esperado que a produção de ERO esteja menor nessa condição. Contudo, o que se nota é o oposto. Isso significa que, embora o alto Dp mitocondrial possa favorecer a síntese de ATP, valores altos dessa variável podem resultar em maior produção de ERO, com a possibilidade de ocorrência de estresse oxidativo. Portanto, o balanço existente entre produção de ATP e ERO é crucial, uma vez que essa condição possibilita que ambos sejam produzidos dentro de valores compatíveis com a funcionalidade celular, significando que aspectos qualitativos bioenergéticos devem ser priorizados no TFE de resistência, ao invés de somente quantitativos, como eficiência em equilíbrio com a supercompensação de substratos.

Outra hipótese contrária a essa foi denominada "espécies reativas de O_2 otimizadas por balanço redox". Nesse caso, acredita-se que o valor redutivo do meio ambiente celular é mais significativo na determinação da formação de ERO do que os valores de Dp, sendo produzidas em valores mínimos no estado redox intermediário (estado 3,6) e em grandes valores nos dois extremos (estados 4 e 3), mas por mecanismos particulares[2,15]. Segundo essas duas propostas, instabilidade tanto no Dp e no potencial redox mitocondriais por causa das modificações nas necessidades bioenergéticas celulares podem ter implicações para a formação intracelular de ERO.

Em condições em que se nota grande produção de ERO, como no caso da isquemia tecidual seguida de reperfusão, o aumento súbito na sua produção pode alcançar valores capazes de abrir canais ou poros da MMI, que resulta em colapso simultâneo do seu Dp e formação adicional de ERO pelo sistema de transporte de elétron. O sítio formador de ERO na MMI, nessa condição, não é totalmente conhecido. Esse fenômeno foi denominado "formação de ERO induzida por ERO"[50]. Segundo os pesquisadores, esse fenômeno modifica de certa forma o dogma de que a produção mitocondrial de ERO aumenta somente quando o Dp se eleva (torna-se mais negativo). Os pesquisadores demonstraram em apoio à sua proposta que mitocôndrias são capazes de produzir grande quantidade de ERO mesmo quando o Dp é anulado após a abertura desses poros mitocondriais. Ou seja, as ERO podem ser produzidas por mitocôndrias mesmo quando o seu estado redox encontra-se oxidado (menos negativo).

Na verdade, análises realizadas com a formação de ERO associada com indução desses poros demonstraram a sua produção por mitocôndrias em duas fases distintas: na fase inicial, o estímulo produtor de ERO funciona como gatilho que, por causa da queda no Dp pela indução de poros, resulta na fase seguinte, com produção paralela de ERO. A queda no Dp ocorre em virtude do aumento na condutância de prótons pela MMI. Foi demonstrado que a produção mitocondrial de ERO é elevada simultaneamente à indução de queda no Dp por esses poros. Esse poro foi denominado "poro mitocondrial com permeabilidade transicional" (mPTP = *mitochondrial permeability transtion pore*)[49,50].

O mPTP se relaciona com mudanças na permeabilidade da MMI, favorecendo não somente a passagem de prótons, mas também de outros íons e solutos com tamanho acima de 1,5 kDA através da membrana. Um problema relacionado com a abertura desse poro é a indução de colapso no Dp quando se encontra aberto. Em condições em que a matriz mitocondrial encontra-se com grande quantidade de Ca^{2+} e na presença de fosfato, alta produção de ERO e baixa quantidade de ATP, poros mPTP são induzidos na MMI.

Mitocôndrias possuem grande capacidade de consumir Ca^{2+} quando a sua concentração citoplasmática encontra-se grandemente elevada, como no caso da contração muscular sustentada por longo tempo. Por exemplo, em células isoladas submetidas à estimulação intensa, o aumento na concentração citoplasmática de Ca^{2+} resulta em aumento simultâneo de sua concentração intramitocondrial. Cogita-se que mudanças na concentração plasmática de Ca^{2+} podem afetar as propriedades físicas da cromatina com possibilidades de facilitação da transcrição, por expor regiões do DNA a esse processo. O Ca^{2+} captado em excesso dessa forma pode resultar em transformações patológicas, levando mitocôndrias a desenvolver apoptose, necrose e morte celular. Na verdade, a perda abrupta da barreira exercida pela MMI seguida de captação de Ca^{2+} ou de produção excessiva de ERO abre poros mPTP, que são capazes, inclusive, de favorecer a captação de moléculas extremamente grandes como é o caso da desoxiglicose. A liberação de citocromo C nesse estado de permeabilidade mitocondrial aumentada inicia processos que culminam com apoptose, necrose e morte celular. Por outro lado, a abertura de poro mPTP resulta em grande liberação de Ca^{2+} tanto sequestrado ou de sua quantidade intrínseca.

Quando o poro se encontra aberto, ocorre desacoplamento mitocondrial e a ATP sintase trabalha de forma reversa, hidrolisando ATP ou o consumindo da glicólise, por causa de seu transporte por translocadores de adenina. Quando o sistema de transporte de adenina encontra-se danificado e a MMI apresenta-se com $D\Psi$ anormal, a atividade hidrolítica da ATP sintase (atividade reversa) produz corrente elétrica que é transmitida da subunidade F_1 para a F_0, sendo utilizada para recuperar o Dp.

O poro mPTP pode se abrir de maneira transiente ou permanente. A abertura transiente ocasiona diferentes consequências, como a perda do potencial de MMI, desacoplamento da fosforilação oxidativo, queda na quantidade de ATP e liberação de solutos da matriz mitocondrial. A abertura transiente do mPTP ocasiona variações temporárias no Dp em resposta a certos sinais intracelulares não relacionados com morte celular. Quando o mPTP se fecha, a produção de ATP é restaurada. Mesmo assim, a abertura transitória desse poro pode impactar negativamente funções diversas da célula, desde a contração muscular até a secreção salivar. Por exemplo, a abertura por breve tempo ocasiona despolarização mitocondrial e uma rápida produção de ERO[26].

Por outro lado, modificações no potencial redox mitocondrial em virtude dos processos transitórios de despolarização (menos negativo) e hiperpolarização (mais negativo) da MMI podem exercer efeitos significativos na sua eficiência e proliferação mitocondrial em decorrência do exercício físico de longa duração. Por exemplo, estudos recentes demonstraram em ratos que a indução química de queda na eficiência mitocondrial com dinitrofenol resulta em aumento na quantidade de mitocôndrias teciduais como compensação por causa da queda em sua funcionalidade[41]. Isso significa que devem existir *feedbacks* entre as propriedades elétricas da célula e de suas organelas e o nível de expressão de suas proteínas, que é conhecido como acoplamento elétrico-transcripcional[36].

A abertura duradoura, por outro lado, promove despolarização membranar permanente seguida de desestruturação das cristas mitocondriais, inchaço, liberação de citocromo C e fatores apoptogênicos[46]. Com a dissipação do Dp, a produção de ATP cessa e a maior quantidade de ADP disponível abre canais de K^+ do sarcolema, hiperpolarizando a membrana celular, tornando-a menos excitável[35]. Uma vez que o poro mPTP é modulado por alterações na voltagem da membrana mitocondrial, qualquer agente ou fator que modifique essa variável, causando despolarização da MMI, resultará em sua ativação. Além disso, moléculas de diversos tipos podem adentrar as mitocôndrias através desses poros e aumentar a pressão osmótica com consequente inchaço dessas organelas. Estudos realizados com fadiga e exercício físico relataram ocorrência de inchaço mitocondrial nesta condição.

CAPACIDADE OXIDATIVA E VOLUME MITOCONDRIAL

Em condições normais de repouso, mitocôndrias possuem baixos valores de DΨ (120 a 140 mV), mas que podem ser aumentados (hiperpolarizados) por vários tipos de efetores (altas concentrações de glicose, por exemplo). O mecanismo da hiperpolarização mitocondrial com consequente aumento no desperdício bioenergético pode explicar o porquê de dietas de supercompensação praticadas com o intuito de elevar as concentrações intracelulares de glicogênio não poderem ser realizadas muito antes da competição esportiva.

Independentemente de outros mecanismos não discutidos neste texto, pode-se pressupor que: 1) a formação de ERO na mitocôndria aumenta com a elevação de DΨ, começando em -140 mV; 2) a velocidade de síntese de ATP dependente de DΨ é máxima em -120 mV, sendo que essa velocidade de síntese de ATP permanecerá constante mesmo quando o potencial da membrana de mitocôndrias estiver acima de -120 mV; 3) a inibição alostérica da citocromo C oxidase (complexo IV) por ATP previne o aumento de DΨ acima de -120 mV; 4) quando a célula não utiliza ATP em meio a grande oferta de poder redutor (NADH e FADH) ou em condições de anaerobiose, ocorre ativação reversa da F_1F_0-ATP sintase; 5) a hiperpolarização mitocondrial ativa proteínas desacopladoras (UCP) de MMI. Nesse caso, o excesso de energia não utilizado na síntese de ATP é desperdiçado como calor.

Durante o exercício físico, ocorre aumento na utilização de ATP e da concentração intracelular de ADP. Para atender a demanda por ATP durante o exercício físico, ocorre aumento paralelo da atividade da F_1F_0-ATP sintase, resultando em redução dos valores de DΨ. Portanto, nessa condição, os valores de DΨ devem ser aumentados para prevenir que caiam abaixo dos valores de repouso e comprometam a síntese de ATP. Os fatores responsáveis por esses efeitos são a inibição da atividade reversa da F_1F_0-ATP sintase e o menor efeito inibidor da citocromo C oxidase por ATP[25].

A ativação desses mecanismos depende do volume tecidual de mitocôndrias. Por exemplo, para manter a taxa metabólica basal com menos mitocôndrias no tecido, é necessário que ocorra elevação na atividade de suas unidades individuais. Nessa condição, constata-se redução na magnitude da capacidade oxidativa mitocondrial, porque poucas mitocôndrias consomem O_2 mais intensamente em músculos de sedentários comparativamente à maior quantidade de mitocôndrias presentes em músculos de indivíduos treinados[12]. De fato, foi verificado que o fluxo de O_2 por ATP produzido encontra-se duplicado em músculos de sedentários comparados com indivíduos ativos[13]. Nesse estudo, foi demonstrado que a capacidade funcional dos sistemas de transporte de elétrons encontrava-se normal, mas o conteúdo desses sistemas e a máxima produção de ATP apresentavam-se 60% abaixo do valor obtido de mitocôndrias de músculos ativos[13].

Isso significa que o menor volume mitocondrial do tecido muscular de sedentários trabalha com potência metabólica elevada para atender às necessidades bioenergéticas do organismo; resultando, como consequência, maior desperdício bioenergético comparativamente ao tecido com maior volume mitocondrial. Portanto, mitocôndrias teciduais de sedentários encontram-se significativamente mais desacopladas *in vivo*, confirmando a presença de ineficiência mitocondrial com manutenção de estabilidade no metabolismo celular, tanto em altas quanto em baixas exigências bioenergéticas[13].

É possível, portanto, que na condição de sedentarismo associado ao exercício físico intenso, que a reduzida quantidade de mitocôndrias do tecido muscular aproxime-se grandemente do estado 3 mitocondrial, com a possibilidade de que a fadiga resultante seja provocada por déficit de ATP por causa da elevada ativação de processos glicolíticos, com aumento concomitante na atividade reversa da F_1F_0-ATP sintase e da atividade da citocromo C oxidase. Como consequência, altos valores de consumo de substratos são favorecidos. Portanto, mitocôndrias de sedentários em exercício físico intenso prolongado trabalham em situação de despolarização acentuada, com a possibilidade de que o DΨ encontre-se abaixo do valor ideal para a produção de ATP em meio ao grande desperdício bioenergético. Nessa condição, é possível que problemas relacionados com ativação de poros mPTP discutidos previamente estejam potencializados no tecido muscular de indivíduos sedentários submetidos ao esforço físico intenso.

As afirmações anteriores nos levam a sugerir que a principal modificação decorrente do TFE de resistência com possibilidade de redução na magnitude das variações nos valores da capacidade oxidativa celular relacionam-se com aumento no número de mitocôndrias teciduais. Com relação à eficiência bioenergética mitocondrial, por motivos desconhecidos, a razão P/O permanece igual ou diminuída após o TFE. Inclusive, levando-se em conta o organismo como um todo, nenhuma diferença significativa parece existir nesta variável entre atletas de alto nível e indivíduos sedentários[13].

Como indivíduos treinados em exercícios de longa duração possuem a mesma eficiência bioenergética mitocondrial que a de indivíduos sedentários, o principal efeito positivo do maior número de mitocôndrias teciduais na proteção da capacidade oxidativa comparado com sedentários decorre do seu efeito redutor na potência metabólica durante o exercício físico e da atividade da cadeia respiratória, sem diminuir a oferta de ATP e o desempenho. Ou seja, mitocôndrias individuais trabalham menos intensamente com a mesma eficiência na produção de ATP quando o seu número encontra-se aumentado[1].

De certa forma, por razões bioenergéticas e termodinâmicas, pode-se dizer que o menor fluxo de elétrons pela cadeia respiratória em maior número pode favorecer a eficiência bioenergética[14]. Ou seja, é possível que o TFE de resistência induza no músculo esquelético não somente mudanças quantitativas mitocondriais, mas também mudanças na sua qualidade funcional. Essa possibilidade foi parcialmente demonstrada recentemente[23].

Em conjunto, os mecanismos relacionados ao desperdício bioenergético preservam o potencial redox mitocondrial e favorecem a síntese de ATP de acordo com a demanda bioenergética imposta ao organismo, resultando em menor déficit bioenergético celular e de problemas paralelos como no caso da indução sustentada de poros mPTP. Estudos demonstraram que essa estratégia evolutiva fez com que somente em torno de 0,15% do total de O_2 consumido pelo organismo no repouso seja utilizado para a formação de ERO[37]. Mais recentemente, estudos apontam grande variabilidade nestes valores, que podem ser da ordem de 0,25 a 11%, dependendo da espécie animal estudada e da sua frequência respiratória[50]. Estudos realizados por Speakman demonstraram que o desacoplamento mitocondrial moderado relaciona-se com longevidade de organismos, estando, inclusive, relacionado com metabolismo mitocondrial[43].

CONSIDERAÇÕES FINAIS

Mitocôndrias são consideradas a "casa de força" da célula, porque disponibilizam grandes quantidades de energia de substratos para a síntese de ATP, comparado com a via glicolítica. O processo envolve o aproveitamento de poder redutor derivado de NADH e FADH produzidos por vias metabólicas específicas. O poder redutor tem seus elétrons transferidos para o O_2 através do sistema de transporte de elétrons mitocondrial. Esse sistema de obtenção bioenergética é predominante no repouso e no exercício físico de longa duração. A produção de ATP, nessas condições, depende do balanço existente entre a oferta de poder redutor e a sua conversão em ATP. Em outras palavras, depende da eficiência do processo.

De acordo com preceitos bioenergéticos caracterizados como paradoxo do ATP, não é possível aumentar a sua produção em paralelo a maior oferta de poder redutor ou de sua eficiência. Isso ocorre porque mecanismos intrínsecos mitocondriais (desacoplamento mitocondrial, por exemplo) e fisiológicos (modificações na oferta de O_2 e na temperatura corporal, por exemplo) responsáveis por promover oscilações no potencial redox e de MMI dessa organela favorecem paralelamente o maior ou menor desperdício de energia, com o resultado líquido representando a eficiência ótima e não máxima para essa variável. Ou seja, tanto na condição de repouso ou de aumento na duração ou na intensidade do esforço físico, mecanismos intrínsecos são ativados que diminuem a oferta de ATP pela fosforilação oxidativa. Essas considerações bioenergéticas são fundamentais para a caracterização e conceituação da fadiga pelo esforço físico intenso de longa duração.

REFERÊNCIAS BIBLIOGRÁFICAS

1. Aledo JC. Metabolic pathways: does the actual Gibbs free-energy change affect the flux rate? Biochem Mol Biol Educ. 2001;29(4):142-3.
2. Aon MA, Cortassa S, O'rourke B. Redox-optimized ROS balance: a unifying hypothesis. Biochim Biophys Acta. 2010;1797(6-7):865-77.
3. Bagkos G, Koufopoulos K, Piperi C. A new model for mitochondrial membrane potential production and storage. Med Hypotheses. 2014;83(2):175-81.
4. Bennett AF. The evolution of activity capacity. J Exp Biol. 1991;160:1-23.
5. Bernardi, P. Mitochondrial transport of cations: channels, exchangers, and permeability transition. Physiol Rev. 1999;79(4):1127-55.
6. Bernardi P, Scorrano L, Colonna R, Petronilli V, Di LF. Mitochondria and cell death. Mechanistic aspects and methodological issues. Eur J Biochem. 1999;264(3):687-701.
7. Billat V, Petot H, Karp JR, Sarre G, Morton RH, Mille-Hamard L. The sustainability of VO(2max): effect of decreasing the workload. Eur J Appl Physiol. 2013;113(2):385-94.
8. Cerretelli P, Marzorati M, Marconi C. Muscle bioenergetics and metabolic control at altitude. High Alt Med Biol. 2009;10(2):165-74.
9. Chacko BK, Kramer PA, Ravi S, Benavides GA, Mitchell T, Dranka BP, et al. The bioenergetic health index: a new concept in mitochondrial translational research. Clin Sci (Lond). 2014;127(6):367-73.
10. Chinopoulos C. Mitochondrial consumption of cytosolic ATP: not so fast. Febs Lett. 2011;585(9):1255-9.
11. Chinopoulos C, Adam-Vizi, V. Mitochondria as ATP consumers in cellular pathology. Biochim Biophys Acta. 2010;1802(1):221-7.
12. Conley KE, Amara CE, Bajpeyi S, Costford SR, Murray K, Jubrias SA, et al. Higher mitochondrial respiration and uncoupling with reduced electron transport chain content in vivo in muscle of sedentary versus active subjects. J Clin Endocrinol Metab. 2013;98(1):129-36.
13. Conley KE, Jubrias SA, Cress ME, Esselman P. Exercise efficiency is reduced by mitochondrial uncoupling in the elderly. Wiley Online Library. 2012:1-10. DOI. 10.1113/expphysiol.2012.067314.

14. Constable SH, Favier RJ, McLane JA, Fell RD, Chen M, Holloszy JO. Energy metabolism in contracting rat skeletal muscle: adaptation to exercise training. Am J Physiol. 1987;253(2 Pt 1):C316-22.
15. Cortassa S, O'rourke B, Aon MA. Redox-optimized ROS balance and the relationship between mitochondrial respiration and ROS. Biochim Biophys Acta. 2014;1837(2):287-95.
16. Desler C, Hansen TL, Frederiksen JB, Marcker ML, Singh KK, Juel Rasmussen L. Is there a link between mitochondrial reserve respiratory capacity and aging? J Aging Res. 2012;2012:192503.
17. Dzeja PP, Terzic A. Phosphotransfer networks and cellular energetics. J Exp Biol. 2003;206(Pt 12):2039-47.
18. Filler K, Lyon D, Bennett J, McCain N, Elswick R, Lukkahatai N, Saligan LN. Association of mitochondrial dysfunction and fatigue: a review of the literature. BBA Clin. 2014;1:12-23.
19. Gabr RE, El-Sharkawy AM, Schär M, Weiss RG, Bottomley PA. High-energy phosphate transfer in human muscle: diffusion of phosphocreatine. Am J Physiol Cell Physiol. 2011;301(1):C234-41.
20. Gomez LA, Hagen TM. Age-related decline in mitochondrial bioenergetics: does supercomplex destabilization determine lower oxidative capacity and higher superoxide production? Semin Cell Dev Biol. 2012;23(7):758-67.
21. Hoppeler H, Weibel ER. Limits for oxygen and substrate transport in mammals. J Exp Biol. 1998;201(Pt 8):1051-64.
22. Jacobs RA, Rasmussen P, Siebenmann C, Díaz V, Gassmann M, Pesta D, et al. Determinants of time trial performance and maximal incremental exercise in highly trained endurance athletes. J Appl Physiol. 2011;111(5):1422-30.
23. Kadenbach B. Intrinsic and extrinsic uncoupling of oxidative phosphorylation. Biochim Biophys Acta. 2003;1604(2):77-94.
24. Kadenbach B, Ramzan R, Wen L, Vogt S. New extension of the Mitchell Theory for oxidative phosphorylation in mitochondria of living organisms. Biochim Biophys Acta. 2010;1800(3):205-12.
25. Kinnally KW, Peixoto PM, Ryu SY, Dejean LM. Is mPTP the gatekeeper for necrosis, apoptosis, or both? Biochim Biophys Acta. 2011;1813(4):616-22.
26. Krustrup P, Ferguson RA, Kjær M, Bangsbo J. ATP and heat production in human skeletal muscle during dynamic exercise: higher efficiency of anaerobic than aerobic ATP resynthesis. J Physiol. 2003;549(Pt 1):255-69.

27. Larsen FJ, Schiffer TA, Sahlin K, Ekblom B, Weitzberg E, Lundberg JO. Mitochondrial oxygen affinity predicts basal metabolic rate in humans. Faseb J. 2011;25(8):2843-52.
28. Layec G, Haseler LJ, Richardson RS. Reduced muscle oxidative capacity is independent of O2 availability in elderly people. Age (Dordr). 2013;35(4):1183-92.
29. Levin M. Molecular bioelectricity in developmental biology: new tools and recent discoveries: control of cell behavior and pattern formation by transmembrane potential gradients. Bioessays. 2012;34(3):205-17.
30. Lieberman DE, Bramble DM. The evolution of marathon running: capabilities in humans. Sports Med. 2007;37(4-5):288-90.
31. Markovic G, Vucetic V, Nevill AM. Scaling behaviour of VO2 in athletes and untrained individuals. Ann Hum Biol. 2007;34(3):315-28.
32. Momken I, Stevens L, Bergouignan A, Desplanches D, Rudwill F, Chery I, et al. Resveratrol prevents the wasting disorders of mechanical unloading by acting as a physical exercise mimetic in the rat. Faseb J. 2011;25(10):3646-60.
33. Nakamura J, Fujikawa M, Yoshida M. IF1, a natural inhibitor of mitochondrial ATP synthase, is not essential for the normal growth and breeding of mice. Biosci Rep. 2013;33(5).
34. Nickel A, Kohlhaas M, Maack C. Mitochondrial reactive oxygen species production and elimination. J Mol Cell Cardiol. 2014;73:26-33.
35. Noble D. Biophysics and systems biology. Philos Trans A Math Phys Eng Sci. 2010;368(1914):1125-39.
36. Peternelj TT, Coombes JS. Antioxidant supplementation during exercise training: beneficial or detrimental? Sports Med. 2011 Oct.
37. Peterson CM, Johannsen DL, Ravussin E. Skeletal muscle mitochondria and aging: a review. J Aging Res. 2012;2012:194821.
38. Rasmussen P, Nybo L, Volianitis S, Moller K, Secher NH, Gjedde A. Cerebral oxygenation is reduced during hyperthermic exercise in humans. Acta Physiol. 2010;199(1):63-70.
39. Sansbury BE, Jones SP, Riggs DW, Darley-Usmar VM, Hill BG. Bioenergetic function in cardiovascular cells: the importance of the reserve capacity and its biological regulation. Chem Biol Interact. 2011;191(1-3):288-95.
40. Schlagowski AI, Singh F, Charles Al, Gali Ramamoorthy T, Favret F, Piquard F, et al. Mitochondrial uncoupling reduces exercise capacity despite several skeletal muscle metabolic adaptations. J Appl Physiol. 2014;116(4):364-75.

41. Solaini G, Baracca A, Lenaz G, Sgarbi G. Hypoxia and mitochondrial oxidative metabolism. Biochim Biophys Acta. 2010;1797(6-7):1171-7.
42. Speakman JR, Talbot DA, Selman C, Snart S, McLaren JS, Redman P, et al. Uncoupled and surviving: individual mice with high metabolism have greater mitochondrial uncoupling and live longer. Aging Cell. 2004;3(3):87-95.
43. Ungvari Z, Sonntag WE, De Cabo R, Baur JA, Csiszar A. Mitochondrial protection by resveratrol. Exerc Sport Sci Rev. 2011;39(3):128-32.
44. Van Voorhies WA. Live fast–live long? A commentary on a recent paper by Speakman et al. Aging Cell. 2004;3(5):327-30.
45. Vianello A, Casolo V, Petrussa E, Peresson C, Patui S, Bertolini A, et al. The mitochondrial permeability transition pore (PTP) – an example of multiple molecular exaptation? Biochim Biophys Acta. 2012;1817(11):2072-86.
46. Wilson DF. Regulation of cellular metabolism: programming and maintaining metabolic homeostasis. J Appl Physiol. 2013;115(11):1583-8.
47. Zheng J, Chen LL, Zhang HH, Hu X, Kong W, Hu D. Resveratrol improves insulin resistance of catch-up growth by increasing mitochondrial complexes and antioxidant function in skeletal muscle. Metabolism. 2012;61(7):954-65.
48. Zorov DB, Juhaszova M, Sollott SJ. Mitochondrial ROS-induced ROS release: an update and review. Biochim Biophys Acta. 2006;1757(5-6):509-17.
49. Zorov DB, Juhaszova M, Sollott SJ. Mitochondrial reactive oxygen species (ROS) and ROS-induced ROS release. Physiol Rev. 2014;94(3):909-50.

6 Consumo máximo de oxigênio

Rômulo Bertuzzi
Adriano Eduardo Lima-Silva

INTRODUÇÃO

Tradicionalmente, o consumo máximo de oxigênio ($\dot{V}O_2$máx) tem sido descrito como uma das principais variáveis determinantes do desempenho em esportes predominantemente aeróbios[11,32]. Ele é definido como a maior taxa de captação, transporte e utilização do oxigênio atmosférico durante um exercício exaustivo[2]. Um dos primeiros estudos a reportar o $\dot{V}O_2$máx de sujeitos fisicamente ativos foi conduzido por Hill e Lupton (1923), no qual foi descrito que o $\dot{V}O_2$ atingia valores elevados próximos da exaustão (em torno de 4 $L.min^{-1}$), podendo indicar que a capacidade máxima de realizar trabalho foi atingida. Cerca de 14 anos mais tarde, Robinson, Edwards e Dill[24] reportaram os valores $\dot{V}O_2$máx de sujeitos altamente treinados, incluindo o detentor do recorde mundial da corrida de 3,2 km durante 30 anos, o atleta Donald R. Lash. Esses autores observaram que Donald R. Lash alcançou o $\dot{V}O_2$máx de 5,35 $L.min^{-1}$ correndo a 21,6 $km.h^{-1}$. Esse achado levou esses autores a reforçarem a hipótese de que altos valores do $\dot{V}O_2$máx poderiam estar associados com o desempenho em provas predominantemente aeróbias. Ao final da década de 1960, Saltin e Astrand[26] publicaram os valores de $\dot{V}O_2$máx de atletas de várias modalidades esportivas da seleção sueca. Eles detectaram que os esquiadores *cross-country* eram os atletas que possuíam os valores mais elevados do $\dot{V}O_2$máx e que nenhum dos atletas da seleção sueca tinha o $\dot{V}O_2$máx abaixo de 81 $mL \cdot kg^{1} \cdot min^{-1}$.

Investigações publicadas posteriormente demonstraram que, de fato, atletas altamente treinados possuíam elevados valores de $\dot{V}O_2$máx. Por exemplo, ao recrutarem 12 corredores fundistas que estavam entre os 20 primeiros atletas do ranking norte-americano na prova de 10 km, Conley e Krahenbuhl[4] observaram o valor médio do $\dot{V}O_2$máx de 71,7 $mL \cdot kg^{1} \cdot min^{-1}$. Por sua vez, Costill, Thomason e Roberts[5] observaram que corredores especialistas em provas de 16 km com o desempenho nessa distância entre 48,9 e 49,0 minutos possuíam valores de $\dot{V}O_2$máx entre 81,6 e 78,4 $mL \cdot kg^{-1} \cdot min^{-1}$, respectivamente. Dessa forma, esses achados reforçaram a ideia de que um elevado $\dot{V}O_2$máx parece ser um pré-requisito para que os atletas tenham sucesso em competições de longa duração.

Outros estudos também reportaram que o $\dot{V}O_2$máx é um dos principais fatores determinantes do desempenho em testes contrarrelógio. Em um estudo conduzido com um grande número de universitários do sexo masculino e feminino, Ramsbottom, Nute e Williams[22] detectaram fortes correlações entre o $\dot{V}O_2$máx e o desempenho de homens ($r = -0{,}85$; $p < 0{,}01$) e mulheres ($r = -0{,}80$; $p < 0{,}01$) em uma corrida de 5 km. Ao utilizarem um modelo de regressão múltipla, McLaughlin et al.[15] detectaram que o $\dot{V}O_2$máx era uma das principais variáveis associadas com o desempenho durante um teste de 16 km, explicando 90,2% da variação total do desempenho. Além de demonstrar que a elevada capacidade de captar e utilizar o O_2 atmosférico é fundamental para o sucesso em corridas de longa duração, esses achados também indicam que a elevada capacidade preditiva do $\dot{V}O_2$máx é independente do sexo dos atletas.

Acredita-se que a sua capacidade de predizer o desempenho esportivo deva-se a sua relação com os sistemas respiratório, cardiovascular e muscular. Durante o teste progressivo até a exaustão, o aumento do $\dot{V}O_2$ ocorre em virtude da elevação do débito cardíaco e da diferença artério-venosa de oxigênio[25]. Assim, indivíduos com maiores valores dessas variáveis, provavelmente, também possuem maiores valores de $\dot{V}O_2$máx. Hill e Lupton[11] sugeriram que o

$\dot{V}O_2$máx poderia ser limitado pela rápida passagem do sangue nos pulmões, ou pela incapacidade de o coração aumentar sua contratilidade. Essa hipótese foi revisada e complementada no início deste século por Basset e Howley[1], que sugeriram como fatores limitantes do $\dot{V}O_2$máx os seguintes mecanismos: a capacidade de difusão pulmonar, o débito cardíaco máximo, a capacidade de o sangue transportar o oxigênio, a diferença artério-venosa de oxigênio. Os três primeiros têm sido citados como fatores centrais e o quarto, como fator periférico. A seguir, serão apresentadas as principais informações acerca desses fatores limitantes do $\dot{V}O_2$máx.

FATORES LIMITANTES DO $\dot{V}O_{2MÁX}$

Acredita-se que o débito cardíaco máximo poderia ser um dos principais fatores limitantes do $\dot{V}O_2$máx[25]. Por sua vez, os altos valores do débito cardíaco máximo observados em sujeitos treinados em relação aos sedentários da mesma idade são decorrentes do volume máximo de ejeção, pois a variação da frequência cardíaca é pequena nessas condições[1,25,27]. Uma das prováveis causas dessas variações são as diferentes adaptações morfológicas no coração que induzem ao aumento da pré-carga[3]. Em um trabalho realizado por Wernstedt et al.[34], foi observada uma relação das adaptações do volume e da espessura do ventrículo esquerdo com o $\dot{V}O_2$máx. Para atender a tal propósito, os autores avaliaram sujeitos do gênero masculino e feminino que realizavam treinamento predominantemente aeróbio, de força e grupo controle. Foi notado que os sujeitos do grupo de treinamento aeróbio do sexo masculino possuíam valores superiores de $\dot{V}O_2$máx e de volume do ventrículo esquerdo em relação aos demais grupos, especialmente quando corrigido pela massa corporal total. Possivelmente, o aumento do volume do ventrículo esquerdo e a redução da resistência do pericárdio permitiriam uma maior contratilidade em períodos de aumento rápido do volume de ejeção, elevando, assim, a fração de ejeção[35].

Entre os demais fatores centrais citados anteriormente, tem-se apontado que a capacidade de difusão pulmonar é a menos relevante em sujeitos saudáveis quando se exercitam próximos do nível do mar[25], pois, durante o esforço máximo, a saturação arterial de O_2 mantém-se em torno de 95%[31]. Entretanto, em condições especiais, por exemplo, nas ascensões em montanhas com 3.000 m acima do nível do mar ou em atletas de elite com débito cardíaco máximo elevado, a difusão pulmonar parece aumentar sua participação na limitação do $\dot{V}O_2$máx[33]. Nesses casos, a pressão do oxigênio nos alvéolos e a saturação desse gás na mioglobina poderiam limitar o $\dot{V}O_2$máx[16]. Tem-se demonstrado que indivíduos com um elevado volume expiratório forçado possuem uma menor redução na pressão arterial de oxigênio durante o exercício máximo, corroborando a relação entre a pressão alveolar e a difusão do oxigênio na membrana alvéolo-capilar[16]. Além disso, acredita-se que, durante o exercício intenso com a participação de uma grande massa muscular, a saturação de oxigênio possa atingir valores abaixo de 95%[16]. Supostamente, isso reduziria a oferta de oxigênio para a mitocôndria, reduzindo a disponibilidade de ATP para os processos biológicos ativos.

O redirecionamento do fluxo sanguíneo para os grupos musculares menos recrutados nos exercícios físicos exaustivos parece ser mais um fator central capaz de limitar o $\dot{V}O_2$máx[7]. Tem-se demonstrado que a dessaturação de oxigênio nos músculos intercostais é similar ao observado nos músculos dos membros inferiores durante o exercício intenso[16]. Harms et al.[10] sugeriram que durante o exercício físico ocorra um aumento do fluxo sanguíneo de até 25% do valor total para os músculos em exercício quando há uma facilitação artificial do trabalho dos músculos respiratórios. Ao realizar experimentos em condições de hiperóxia, Richardson et al.[23] evidenciaram ainda a importância do transporte de O_2 e do seu gradiente de difusão entre o sangue e a célula, como fatores que limitam o $\dot{V}O_2$máx. Esse redirecionamento é regulado por múltiplos mecanismos, mas a atividade metabólica desses tecidos apresenta-se como fator preponderante[9]. Do ponto de vista operacional, ao considerar que os parâmetros fisiológicos mensurados durante a exaustão dependem da capacidade de os indivíduos tolerarem o desconforto promovido pela fadiga, a caracterização do $\dot{V}O_2$máx torna-se fundamental para o diagnóstico da potência aeróbia máxima. Diversas variáveis fisiológicas são utilizadas para a identificação do $\dot{V}O_2$máx, porém, a estabilização do consumo do oxigênio ao final do teste progressivo até a exaustão é a principal. Essa estabilização do $\dot{V}O_2$ foi inicialmente descrita por Taylor, Buskirk e Henschel[32], quando atribuíram a existência de um comportamento denominado "platô" (Figura 6.1), que se referia a um aumento inferior a 2,1 cc kg^{-1} min^{-1} na captação de O_2 com o incremento da intensidade. Esses autores observaram que o $\dot{V}O_2$ não aumentava nos estágios finais dos testes ergométricos, sugerindo que a potência aeróbia máxima havia sido atingida.

Para que haja um aumento da velocidade de corrida mediante a um pequeno aumento no $\dot{V}O_2$, ao final do teste, é necessário que uma outra fonte energética aumente a sua participação. Acredita-se que, nos estágios finais de teste

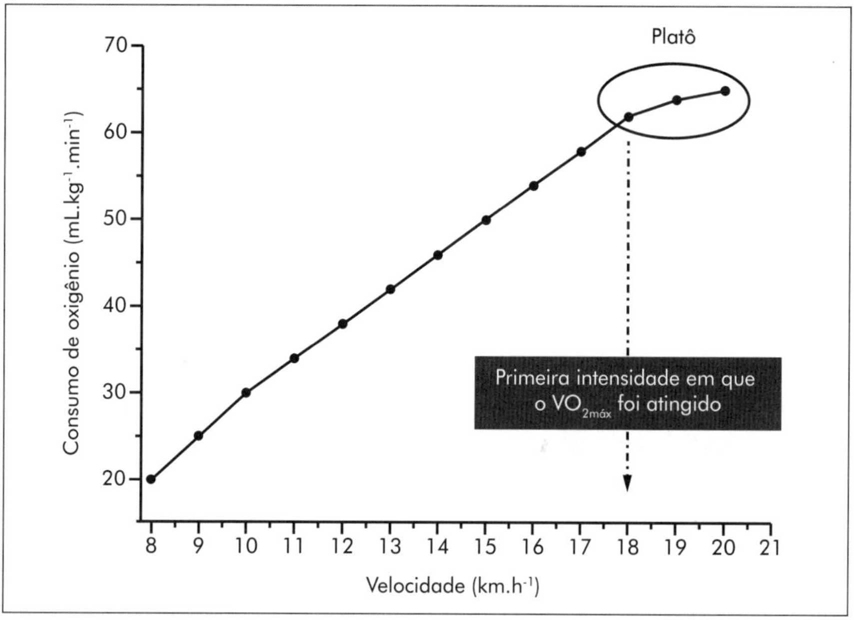

Figura 6.1 Resposta do consumo de oxigênio em função da intensidade de esforço durante um teste progressivo máximo.

incremental, a demanda metabólica imposta pelo exercício físico não pode ser plenamente atendida pelo metabolismo aeróbio[1]. Assim, a energia química necessária para a realização do trabalho mecânico nos últimos estágios seria complementada pelo metabolismo anaeróbio, o que resultaria em um menor aumento no $\dot{V}O_2$ ao final do teste. De fato, achados recentes demonstraram uma forte associação entre a capacidade anaeróbia e a existência do platô[8].

Dessa forma, a maioria das evidências transcorre sobre os processos extracelulares que induzem a anaerobiose, resultando no surgimento do platô do $\dot{V}O_2$máx. No entanto, geralmente em testes ergoespirométricos realizados em esteira, cerca de 50% dos sujeitos apresentam o platô[13]. Isso evidencia a possibilidade de outros eventos estarem associados ao término do exercício, além do aumento da participação do sistema glicolítico. Wagner[33] sugeriu que esse comportamento possa ser decorrente da baixa capacidade de tolerar o desconforto promovido pela fadiga, principalmente quando a população analisada é formada por sujeitos sedentários. Além disso, em alguns casos, os avaliados podem interromper o teste progressivo no momento que atingem a menor intensidade correspondente ao $\dot{V}O_2$máx (Figura 6.1)[1]. Por consequência, a utilização isolada do platô na identificação do $\dot{V}O_2$máx poderia ser insuficiente. Assim, o $\dot{V}O_2$máx tem sido determinado quando dois ou mais dos seguintes critérios são obtidos: um aumento no $\dot{V}O_2$ menor que 2,1 mL·kg^{-1}·min^{-1} entre dois estágios consecutivos, a razão de troca respiratória maior que 1,1, a concentração de lactato sanguíneo pico igual ou maior que 8,0 mmol·l^{-1}, uma diferença de ± 10 bpm da frequência cardíaca predita pela idade (220-idade)[12].

Não obstante, Noakes[17,19] tem criticado veementemente as possíveis limitações metodológicas dos estudos que associaram a presença do platô com a diminuição da oferta de O_2 aos músculos exercitados. Por exemplo, na estruturação do trabalho anteriormente citado de Taylor, Buskirk e Henschel[32], os autores utilizaram análise de gases durante o período de um minuto após um minuto e 45 segundos do início do exercício. De fato, alguns estudos têm demonstrado que o tempo de análise do $\dot{V}O_2$ interfere na identificação do platô[13]. Além disso, Noakes[18] sugeriu que dois fatores intramusculares fossem responsáveis pela interrupção em todos os eventos de corrida, sendo esses: a atividade enzimática da miosina ATPase e a sensibilidade do cálcio no músculo esquelético. Esses eventos fisiológicos intramusculares, que induzem a fadiga independentemente da oferta de O_2, são comumente denominados como "limitação periférica". De maneira alternativa, Noakes et al.[20] sugeriram que a PVE fosse o melhor preditor do desempenho em provas predominantemente aeróbias. Esses autores observaram que o nível de correlação entre a PVE e o tempo necessário para percorrerem diferentes distâncias (10 a 90 km) era mais forte (r = -0,88 e -0,94) que o nível de associação observado entre $\dot{V}O_2$máx e o desempenho nessas diferentes distâncias de corrida (r = -0,55 e -0,86). De fato, estudos publicados posteriormente corroboraram a hipótese de que a PVE seja um excelente preditor do desempenho na corrida em diferentes distâncias, incluindo sujeitos fisicamente ativos[30], corredores recreacionais[14] e triatletas moderadamente treinados[28]. Os fatores que determinam a PVE não são completamente conhecidos, mas parece que além da potência aeróbia, a economia de corrida (EC), as características neuromusculares e o metabolismo anaeróbio são os principais[21,28]. Por exemplo, Paavolainen, Nummela e Rusko[21] observaram que a PVE estava associada com o desempenho no *maximal anaerobic running test* e com a concentração de lactato de pico mensurada nesse teste. Além disso, outros estudos demonstraram que a melhora do PVE, após um programa de treinamento de força, foi acompanhada pela melhora da força dinâmica máxima (1RM) e da EC[29]. Dessa maneira, atletas energeticamente mais econômicos e capazes de gerar maior potência muscular poderiam atingir velocidades mais elevadas ao final do teste progressivo até a exaustão. Todavia, McLaughlin et al.[15] chamaram a atenção para o fato de a PVE ser uma variável mecânica e, portanto, as variáveis fisiológicas e neuromusculares determinantes da PVE poderiam ser as mesmas do desempenho nas provas predominantemente aeróbias, incluindo o $\dot{V}O_2$máx. Isso poderia indicar uma relação casual e não de casualidade entre a PVE e o desempenho.

De qualquer maneira, independentemente dos processos que induzem ao surgimento do fenômeno do platô, que caracteriza o $\dot{V}O_2$máx, o maior valor do $\dot{V}O_2$ obtido em testes máximos até a exaustão ($\dot{V}O_2$pico) também pode ser utilizado como marcador da potência aeróbia[6]. Essa conclusão foi obtida com base em um experimento realizado com 71 sujeitos que foram avaliados com protocolo do tipo "rampa" aplicado em cicloergômetro. Ao analisar a regressão linear do $\dot{V}O_2$ com a carga, os resultados gerados pelos sujeitos que apresentaram o comportamento característico do $\dot{V}O_2$pico não foi estatisticamente diferente daqueles que apresentaram o platô característico do $\dot{V}O_2$máx (a diferença média foi de apenas $0{,}017 \pm 0{,}15$ L min^{-1}). Todavia, é importante notar que o estado de treinamento dos atletas participantes dos estudos citados anteriormente possuía uma considerável variação. Por exemplo, na investigação conduzida por Ramsbottom, Nute e Williams[22], o coeficiente de variação do tempo necessário para completar o teste contrarrelógio de 5 km foi 11,5% e 13% para os homens e as mulheres, respectivamente.

CONSIDERAÇÕES FINAIS

Diversos achados científicos descritos na literatura indicaram que o $\dot{V}O_2$máx parece ser um bom preditor do desempenho em grupos heterogêneos em termos de rendimento atlético. Contudo, ele talvez não seja o melhor preditor do rendimento atlético em grupos com atletas homogêneos em termos de performance. Por exemplo, Conley e Krahenbuhl[4] observaram que, em um grupo de corredores de alto nível com coeficiente de variação de apenas 3,4% na competição de 10 km, o nível de associação entre $\dot{V}O_2$máx e o desempenho nessa prova não era estatisticamente significante. Portanto, parece que a capacidade do $\dot{V}O_2$máx em predizer o desempenho nos esportes predominantemente aeróbios é limitada. Dessa forma, outras variáveis submáximas relacionadas à aptidão aeróbia poderiam ser fundamentais para o sucesso dos atletas fundistas.

REFERÊNCIAS BIBLIOGRÁFICAS

1. Basset DR Jr, Howley ET. Maximal oxygen uptake: "classical" versus "contemporary" viewpoints. Med Sci Sports Exerc. 1997;29(5):591-603.
2. Basset DR Jr, Howley ET. Limiting factors for maximum oxygen uptake and determinants of endurance performance. Med Sci Sports Exerc. 2000;32(1):70-84.
3. Bergh U, Ekblom B, Astrand PO. Maximal oxygen uptake "classical" versus "contemporary" viewpoints. Med Sci Sports Exerc. 2000;32(1):85-8.
4. Conley DL, Krahenbuhl GS. Running economy and distance running performance of highly trained athletes. Med Sci Sports Exerc. 1980;12(5):357-60.
5. Costill DL, Thomason H, Roberts E. Fractional utilization of the aerobic capacity during distance running. Med Sci Sports Exerc. 1973;5(4):248-52.
6. Day JR, et al. The maximally attainable VO2 during exercise in humans: the peak vs. maximum issue. J Appl Physiol. 2003;95(5):1901-7.
7. Delp MD, Laughlin MH. Regulation of skeletal muscle perfusion during exercise. Acta Physiol Scand. 1998;162(3):411-9.
8. Gordon D, et al. Incidence of the plateau at V˙O2max is dependent on the anaerobic capacity. Int J Sports Med. 2011;32(1):1-6.
9. Harms CA. Effect of skeletal muscle demand on cardiovascular function. Med Sci Sports Exerc. 2000;32(1):94-9.
10. Harms CA, et al. Respiratory muscle work compromises leg blood flow during maximal exercise. J Appl Physiol. 1997;82(5):1573-83.
11. Hill AV, Lupton H. Muscular exercise, lactic acid, and the supply and utilization of oxygen. Q J Med. 1923;16:135-71.
12. Howley ET, Basset DT, Welch HG. Criteria for maximal oxygen uptake: review and commentary. Med Sci Sports Exerc. 1995;27(9):1292-301.
13. Lima-Silva AE, et al. Identificação do platô do consumo de oxigênio com diferentes tempos de análise. Rev Bras Ciênc Mov. 2006;14:7-14.
14. Machado FA, et al. Incremental test design, peak 'aerobic' running speed and endurance performance in runners. J Sci Med Sport. 2013;16(6):577-82.
15. McLaughlin JE, et al. Test of the classic model for predicting endurance running performance. Med Sci Sports Exerc. 2010;42(5):991-7.
16. Nielsen HB. Arterial desaturation during exercise in man: implication for O2 uptake and work capacity. Scand J Med Sci Sports. 2003;13(6):339-58.

17. Noakes TD. 1996 J.B. Wolffe memorial lecture. Challenging beliefs: ex Africa semper aliquid novi. Med Sci Sports Exerc. 1997;29(5):571-90.
18. Noakes TD. Implications of exercise testing for prediction of athletic performance: a contemporary perspective. Med Sci Sports Exerc. 1988;20(4):319-30.
19. Noakes TD. Maximal oxygen uptake: "classical" versus "contemporary" viewpoints: a rebuttal. Med Sci Sports Exerc. 1998;30(9):1381-98.
20. Noakes TD, Myburgh KH, Schall R. Peak treadmill running velocity during the VO2 max test predicts running performance. J Sports Sci. 1990;8(1):35-45.
21. Paavolainen L, Nummela A, Rusko H. Muscle power factors and VO2max as determinants of horizontal and uphill running performance. Scand J Med Sci Sports. 2000;10(5):286-91.
22. Ramsbottom R, Nute MG, Williams C. Determinants of five kilometer running performance in active men and women. Br J Sports Med. 1987;21(2):9-13.
23. Richardson RS, et al. Evidence of O2 supply-dependent VO2max in the exercise-trained human quadriceps. J Appl Physiol. 1999;86(3):1048-53.
24. Robinson S, Edwards HT, Dill DB. New records in human power. Science. 1937;85(2208):409-10.
25. Saltin B. Oxygen uptake and cardiac output during maximal treadmill and bicycle exercise. Mal Cardiovasc. 1969;1(10):393-9.
26. Saltin B, Astrand PO. Maximal oxygen uptake in athletes. J Appl Physiol. 1967;23(3):353-8.
27. Saltin B, Strange S. Maximal oxygen uptake: "old" and "new" arguments for a cardiovascular limitation. Med Sci Sports Exerc. 1992;24(1):30-7.
28. Slattery KM, et al. Physiological determinants of three-kilometer running performance in experienced triathletes. J Strength Cond Res. 2006;20(1):47-52.
29. Storen O, et al. Maximal strength training improves running economy in distance runners. Med Sci Sports Exerc. 2008;40(6):1087-92.
30. Stratton E, et al. Treadmill velocity best predicts 5000-m run performance. Int J Sports Med. 2009;30(1):40-5.
31. Sutton JR. Limitations to maximal oxygen uptake. Sports Med. 1992;13(2):127-33.
32. Taylor HL, Buskirk E, Henschel A. Maximal oxygen intake as an objective measure of cardio-respiratory performance. J Appl Physiol. 1955;8(1):73-80.
33. Wagner PD. New ideas on limitations to VO2max. Exerc Sports Sci Rev. 2000;28(1):10-4.

34. Wernstedt P, et al. Adaptation of cardiac morphology and function to endurance and strength training. A comparative study using MR imaging and echocardiography in males and females. Scand J Med Sci Sports. 2002;12(1):17-25.
35. Zhou, et al. Stroke volume does not plateau during graded exercise in elite male distance runners. Med Sci Sports Exerc. 2001;33(11):1849-54.

7 Limiares metabólicos

Rômulo Bertuzzi
Renata Gonçalves Silva
Adriano Eduardo Lima-Silva

INTRODUÇÃO

Como apresentado no capítulo anterior, embora o $\dot{V}O_2$máx tenha sido o primeiro índice fisiológico relacionado com o desempenho em esportes predominantemente aeróbios, parece que ele não é capaz de detectar algumas mudanças que ocorrem mediante o treinamento físico[6] e pode não ser o melhor preditor do desempenho em grupos homogêneos de atletas em termos de aptidão física[4,13]. Além disso, para a mensuração do $\dot{V}O_2$máx é necessário que o indivíduo atinja a exaustão, o que pode depender da sua motivação ou, no caso de populações especiais (p. ex.: cardiopatas), pode ocorrer efeitos indesejáveis induzidos pela fadiga[15]. Dessa forma, outros índices fisiológicos submáximos mensurados durante um teste progressivo, tais como os limiares metabólicos, foram propostos ao longo dos anos[17,20]. Acredita-se que, além de serem bons preditores do desempenho[22], os limiares metabólicos são capazes de refletir as adaptações promovidas pelos treinos de longa duração[6,8,12].

Estudos prévios têm demonstrado que os limiares metabólicos estavam associados com o desempenho em atividades predominantemente aeróbias. Yoshida[25] observou que os limiares metabólicos, os quais foram determinados a partir de diferentes concentrações de lactato sanguíneo, estavam associados com o desempenho no teste de corrida de 12 minutos. Por sua vez, Tanaka e Matsuura[21] demonstraram que o limiar metabólico determinado a partir do aumento sistemático das concentrações sanguíneas de lactato sobre os valores de repouso era o melhor preditor do desempenho de maratonistas bem treinados (o tempo médio dos atletas na maratona foi de 2 h 37 min e 21 s). Mais recentemente, Rabadán et al.[14] demonstraram que o segundo limiar metabólico era um dos principais parâmetros fisiológicos que diferenciava os corredores fundistas de elite dos corredores meio-fundistas de elite. Dessa forma, os limiares metabólicos têm sido amplamente utilizados para avaliação e diagnóstico da condição física de atletas fundistas.

LIMIARES METABÓLICOS E TREINAMENTO FÍSICO

Acredita-se que os limiares metabólicos também possam ser utilizados para a prescrição do treinamento físico. Yoshida, Suda e Takeuchi[26] analisaram o impacto de 8 semanas de treinamento contínuo realizado na intensidade do limiar metabólico determinado a partir da concentração sanguínea de 4 $mmol \cdot L^{-1}$ de lactato. Esses pesquisadores observaram que o grupo de sujeitos que foram submetidos ao treinamento apresentou uma melhora estatisticamente significante de 4% na economia de movimento, 37% nesse limiar metabólico e 14% no $\dot{V}O_2$máx. Em linhas gerais, tem sido proposto que esse tipo de treinamento pode maximizar a capacidade oxidativa da mitocôndria, o que atrasaria a necessidade de ressintetizar as moléculas de ATP pelo metabolismo anaeróbio lático[26]. Adicionalmente, acredita-se que os limiares metabólicos sejam capazes de delimitarem três fases do esforço físico que possuem características metabólicas distintas[17]. A Tabela 7.1 apresenta um modelo teórico acerca das intensidades, das demandas cardiovascular, metabólica e do tipo de treinamento que caracterizam essas fases do esforço físico.

Skinner e McLellan[17] propuseram que, durante a fase I, o oxigênio é extraído pelos tecidos, sobretudo pelo músculo esquelético, resultando em uma menor fração expirada de oxigênio (F_EO_2). De forma similar, o CO_2 é produzido pela oxidação dos substratos energéticos estimulando o centro respiratório localizado no SNC, o qual aumenta de forma linear a ventilação minuto

Tabela 7.1 Modelo teórico acerca das intensidades, das demandas cardiovascular, metabólica e do tipo de treinamento que caracterizam as fases do esforço físico delimitadas pelos limiares metabólicos

	Fase I	Fase II	Fase III
Intensidade máxima (%$\dot{V}O_2$máx)	50 a 60	70 a 90	100
Frequência cardíaca (bpm)	130 a 150	160 a 180	190 a 220
Demanda metabólica	• Recrutamento preferencial de fibras do tipo I • Maior oxidação de lipídeo • Lactato sanguíneo 1,6 a 2,0 mmol·L^{-1}	• Recrutamento de fibras dos tipos I e IIa • Maior oxidação de carboidrato • Lactato sanguíneo 3,5 a 4,0 mmol·L^{-1}	• Recrutamento de fibras dos tipos I, IIa e IIb • Maior oxidação de glicogênio muscular • Lactato sanguíneo 8,0 a 12,0 mmol·L^{-1}
Tipo de treinamento	• Regenerativo • Contínuo com longa duração e baixa intensidade	• Contínuo com curta duração e alta intensidade • Intervalado com moderada intensidade	• Intervalado com alta intensidade

$\dot{V}O_2$máx = consumo máximo de oxigênio.
Fonte: adaptado de Skinner e Maclellan[17]; Faude, Kindermann e Meyer[8], Meyer et al.[12].

(V_E) com o intuito de eliminar o CO_2 para o ambiente. Isso resulta em um aumento contínuo na fração expirada de CO_2 (F_ECO_2). Como a demanda energética é quase que exclusivamente atendida pelo metabolismo oxidativo nessa intensidade[2], também observa-se pouca produção de lactato durante a fase I.

A fase II se inicia a partir de um pequeno aumento na produção do lactato sanguíneo de aproximadamente 2,0 mmol·L^{-1}, podendo atingir valores entre 3,5 e 4,0 mmol·L^{-1} ao fim dessa fase. Isso deve ocorrer em virtude do metabolismo oxidativo não atender plenamente à demanda energética imposta durante o exercício[20]. Dessa forma, há um pequeno aumento da contribuição do metabolismo anaeróbio, resultando na formação do lactato. O lactato tem os seus íons H^+ tamponados pelo sistema de bicarbonato sanguíneo com a participação da enzima anidrase carbônica[15]. Essa reação resulta na formação de ácido carbônico, que se dissocia em H_2O e CO_2[12], levando à produção "não metabólica" de CO_2. A denominação "não metabólica" ou "excesso de CO_2"

é empregada para indicar a existência de uma fonte secundária de produção de CO_2 que não está diretamente relacionada com a oxidação dos substratos energéticos (p. ex.: tamponamento via bicarbonato sanguíneo). Por sua vez, essa nova fonte produtora de CO_2 resultará em uma série de ajustes no organismo, haja vista que esse gás é capaz de estimular o controle respiratório por meio dos corpos carotídeos[12]. Inicialmente, o sistema de controle respiratório tende a compensar esse aumento estimulando a V_E com o objetivo de eliminar o CO_2 para o ambiente[15]. Isso é evidenciado pela primeira quebra da linearidade na relação entre a V_E e a intensidade do exercício físico. Como esse aumento na V_E não ocorre prioritariamente para aumentar a ressíntese da ATP via metabolismo aeróbio, observa-se que no início da fase II existe um aumento desproporcional da V_E em relação ao VO_2 (ou equivalente ventilatório de oxigênio = V_E/VO_2), bem como uma elevação da F_EO_2. Em outras palavras, o aumento desproporcional da V_E, ocasionado pela elevação do CO_2, faz com que uma parte do oxigênio que chega aos alvéolos seja devolvida ao ambiente, haja vista que ele não será utilizado para a ressíntese da ATP.

Por sua vez, a fase III é caracterizada pelo aumento exponencial das concentrações sanguíneas de lactato, iniciando com valores a partir de 3,5 e 4,0 $mmol \cdot l^{-1}$ podendo atingir concentrações entre 8,0 e 12,0 $mmol \cdot L^{-1}$ ao fim dessa fase. Isso resulta no aumento exacerbado da produção de CO_2 via tamponamento de bicarbonato sanguíneo e, consequentemente, no segundo ponto de quebra da linearidade na relação entre a V_E e a intensidade do exercício físico. Essa resposta da V_E é considerada uma tentativa de o organismo preservar o sistema de tamponamento sanguíneo, haja vista que a produção de lactato é maior que a sua capacidade de tamponar os íons H^+, oriundos da formação desse metabólito[15]. Todavia, embora a V_E aumente consideravelmente, a capacidade de o organismo eliminar o CO_2 não é proporcional ao aumento da V_E. Isso gera uma redução na F_ECO_2, bem como um aumento superior da V_E em relação ao volume de CO_2 (ou equivalente ventilatório de dióxido de carbono = V_E/VCO_2). Como esse aumento desproporcional da V_E ocorre no intuito de eliminar o excesso de CO_2, e não necessariamente para aumentar a ressíntese da ATP via metabolismo oxidativo, também se observa na fase III um aumento na F_EO_2.

MÉTODOS DE IDENTIFICAÇÃO E TERMINOLOGIAS

Historicamente, muitos métodos de identificação e terminologias foram propostos para caracterizar os limiares metabólicos que delimitam essas fases do esforço físico. É possível localizar cerca de 25 diferentes conceitos dos limiares metabólicos determinados somente pela análise do lactato[8]. Além disso, também é possível encontrar na literatura científica um número elevado de propostas de métodos que empregaram a análise das trocas gasosas[23], da frequência cardíaca[5], da variabilidade da frequência cardíaca[11], da potência externa[1], com ajustes matemáticos[16] e mensuração da PSE[6]. Em relação a terminologias e métodos de identificação mais tradicionais[12,20], cabe destacar:

- Limiar aeróbio: refere-se à intensidade do exercício em que se observa um acúmulo de 2 $mmol \cdot L^{-1}$ de lactato sanguíneo. Muitas vezes, ele é utilizado como sinônimo do limiar de lactato ou limiar ventilatório.
- Limiar de lactato: refere-se à intensidade do exercício onde em que se observa um substancial aumento nas concentrações sanguíneas de lactato. Frequentemente, ele é detectado pelo aumento de 1 $mmol \cdot L^{-1}$ nas concentrações de lactato acima dos valores de repouso.
- Limiar ventilatório: refere-se a intensidade do exercício físico em que se observa o primeiro aumento não linear da V_E. Todavia, como eventualmente a determinação de um ponto claro de quebra de linearidade da V_E pode ser difícil de ser observado, outras variáveis fisiológicas derivadas das trocas gasosas têm sido utilizadas de forma adicional para identificar o limiar ventilatório. Entre as principais variáveis, cabe destacar: quebra da linearidade do V_E/VO_2 sem concomitante aumento no V_E/VCO_2, primeiro aumento na F_EO_2 e primeiro aumento desproporcional da razão de trocas respiratórias.
- Limiar anaeróbio: é caracterizado pela intensidade do exercício em que o $\dot{V}O_2$ não é capaz do atender a toda a demanda energética imposta pela tarefa analisada. Como apresentado a seguir, essa terminologia foi utilizada para representar os limiares que delimitam tanto o início da fase II quanto da III. Atualmente, existe um consenso que esse limiar representa exclusivamente o início da terceira fase do esforço físico. Muitas vezes, ele é utilizado como sinônimo do máximo estado estável de lactato, ponto de acúmulo de lactato sanguíneo e ponto de compensação respiratório.

- Máximo estado estável de lactato: refere-se à máxima intensidade do exercício em que se observa a estabilização das concentrações sanguíneas de lactato. Por sua vez, a estabilização das concentrações sanguíneas de lactato é determinada pelo acúmulo menor que 1 $mmol{\cdot}L^{-1}$ entre o 20 e 30° minuto de exercício de carga constante. Esse ponto representaria o máximo de equilíbrio entre a produção e a remoção do lactato muscular. Ele é considerado pela maior parte da comunidade científica como o método padrão-ouro para a determinação do limiar anaeróbio.
- Ponto de acúmulo do lactato sanguíneo (em inglês: *onset of blood lactate accumulation* ou OBLA): é representado pela intensidade do exercício físico em que se observa o acúmulo de lactato sanguíneo entre 3,5 e 4,0 $mmol{\cdot}L^{-1}$. O valor fixo de 3,5 $mmol{\cdot}L^{-1}$ de lactato sanguíneo é utilizado preferencialmente em protocolos que possuem estágios com duração de 3 minutos, ao passo que o valor fixo de 4,0 $mmol{\cdot}L^{-1}$ de lactato sanguíneo é utilizado preferencialmente em protocolos que possuem estágios com duração de 5 minutos.
- Ponto de compensação respiratório (PCR): refere-se à intensidade do exercício físico em que se observa o segundo aumento não linear da V_E. Todavia, como eventualmente um segundo ponto claro de quebra de linearidade da V_E pode ser difícil de ser determinado, outras variáveis fisiológicas derivadas das trocas gasosas têm sido utilizadas de forma adicional para identificar o PCR. Entre as principais variáveis, cabe destacar: aumento sistemático do V_E/VCO_2, queda na F_ECO_2 e segundo aumento desproporcional da RER.

Não obstante, esse número elevado de terminologias e métodos de identificação pode produzir equívocos conceituais, sobretudo porque, em alguns casos, a mesma terminologia foi proposta por diferentes pesquisadores para descrever as diferentes zonas de transição das fases do esforço físico. Por exemplo, as terminologias "limiar aeróbio" e "limiar anaeróbio" talvez tenham sido aquelas que se tornaram as mais populares em nosso país. Elas foram propostas por Kindermann, Simon e Keul[10] quando sugeriram as suas identificações a partir das concentrações sanguíneas de lactato de 2 e 4 $mmol{\cdot}L^{-1}$, respectivamente. Entretanto, no início da década de 1960, Wasserman e McIlroy[23] utilizaram a terminologia "limiar anaeróbio" para descrever uma intensidade do esforço próxima à concentração de 2 $mmol{\cdot}L^{-1}$ lactato sanguíneo. Em outras palavras, a mesma terminologia foi utilizada ao longo dos anos para representar os inícios das fases II ou III. Nesse sentido, Ribeiro[15] reuniu as principais terminologias encontradas na literatura e chamou a atenção para as possíveis interpretações equivocadas às quais a sobreposição dessas terminologias pode levar (Figura 7.1).

Essa similaridade na utilização do termo "limiar anaeróbio" como marcador do início da fase II ou da fase III se deve ao fato das diferentes interpretações que foram dadas ao acúmulo de lactato sanguíneo durante o exercício. Alguns autores assumiram que uma pequena elevação nas concentrações sanguíneas poderia representar a anaerobiose[23], enquanto que para outros o lactato deveria aumentar expressivamente para representar a anaerobiose[9]. Em outras palavras, pode-se observar que a utilização da palavra "anaeróbio" assumia uma relação entre a produção de lactato e a anaerobiose[14] e que os

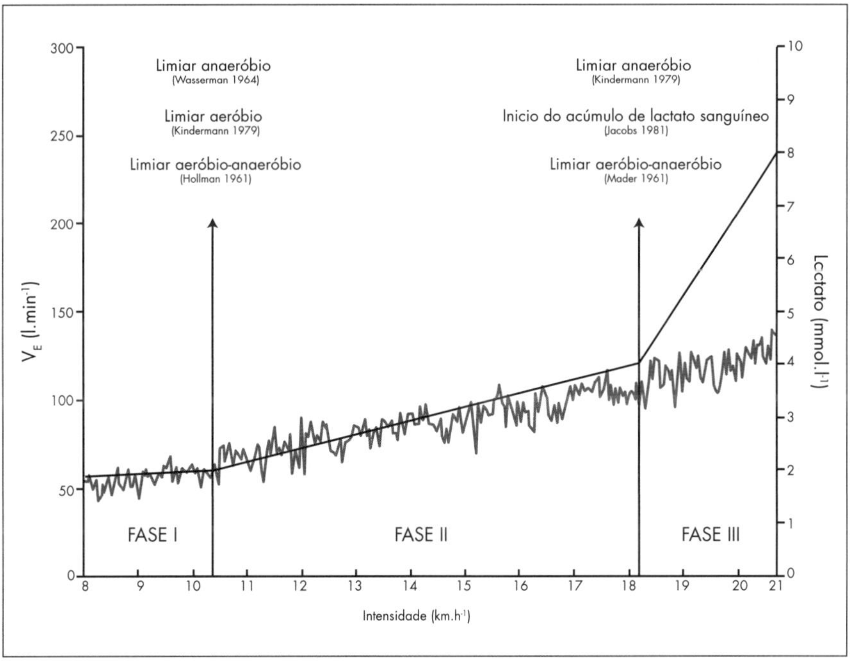

Figura 7.1 Respostas fisiológicas e terminologias empregadas na caracterização dos limiares metabólicos que delimitam as fases do esforço físico. A resposta da ventilação minuto (V_E) em virtude da progressão da intensidade do exercício está representada pela linha cinza, ao passo que as concentrações sanguíneas de lactato estão representadas pela linha preta. Fonte: adaptada de Ribeiro[15].

pesquisadores adotaram o termo "limiar anaeróbio" a partir das suas mudanças no organismo. Durante muito tempo, a produção do lactato muscular foi considerada um produto final da degradação parcial do glicogênio muscular, em razão da baixa disponibilidade do oxigênio mitocondrial[3]. Entretanto, essa relação causal tem sido reformulada. Por exemplo, algumas evidências indicaram que, ao induzir a redução de aproximadamente 22% do consumo de oxigênio das fibras musculares estimuladas eletricamente, as concentrações de lactato são mantidas semelhantes à situação controle[19]. Adicionalmente, Stainsby[18] demonstrou que, em alguns estudos realizados com animais, foram observados aumentos da produção do lactato sem a alteração da pressão de O_2 no fluxo sanguíneo muscular.

Nesse sentido, independentemente da fase do esforço físico que ele delimita, a terminologia "limiar anaeróbio" poderia sugerir uma interpretação inapropriada acerca do perfil metabólico do exercício realizado acima desse índice fisiológico[9,15]. Embora muitos cientistas do esporte e treinadores saibam que acima do "limiar anaeróbio" ainda existe a predominância do metabolismo aeróbio, não é raro encontrarmos profissionais que possuem uma visão contrária a essa. Isso se deve, sobretudo, ao fato de existirem poucos estudos que estimaram o perfil do metabolismo energético ao longo de um teste progressivo até a exaustão. Dessa forma, recentemente, nós conduzimos um estudo que estimou as contrições dos metabolismos anaeróbio lático e aeróbio durante um teste progressivo até a exaustão[2]. Os principais resultados desse estudo estão presentes na Figura 7.2. Como se pode observar, houve a predominância do metabolismo aeróbio durante todo o teste. Isso sugere que a transição dos metabolismos ocorre de uma forma lenta e que a predominância do metabolismo anaeróbio deve ocorrer apenas em intensidades acima do $\dot{V}O_2$máx. Isso corrobora prévias proposições de que talvez não exista um "limiar" que demarque claramente o início da transição do metabolismo aeróbio para o metabolismo anaeróbio lático[15].

CONSIDERAÇÕES FINAIS

Acredita-se que os limiares metabólicos sejam capazes de refletir as adaptações promovidas pelos treinos de longa duração, além de serem bons preditores do desempenho[6,8,12]. Adicionalmente, embora eles tenham sido propostos a partir de uma possível relação causal entre o metabolismo energético e o sistema cardiorrespiratório, alguns estudos têm reportado que as intensidades

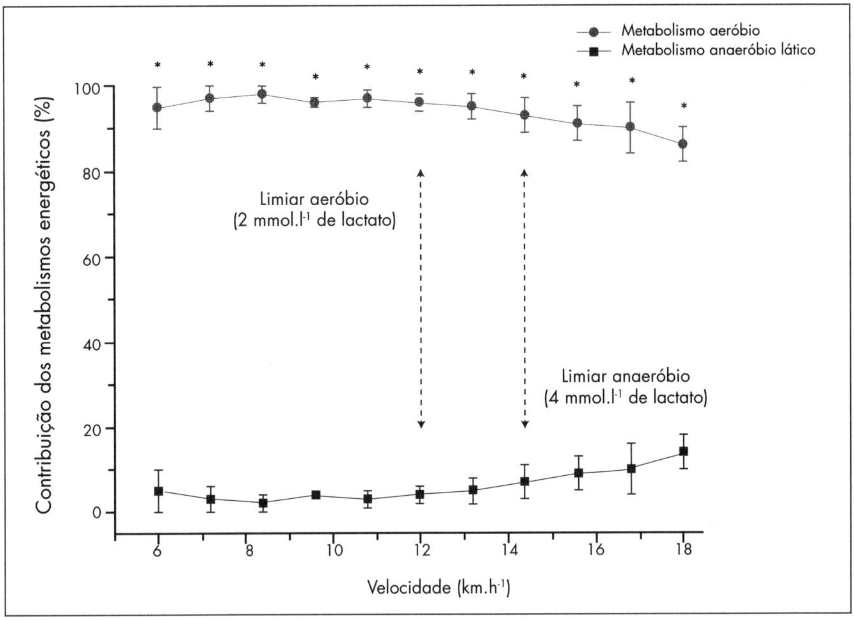

Figura 7.2 Estimativa das contribuições dos sistemas energéticos durante um teste progressivo até a exaustão.
Fonte: adaptado de Bertuzzi et al.[2].
Os limiares "aeróbio" e "anaeróbio" foram determinados de acordo com Kindermann et al.[10] que propuseram as concentrações de lactato sanguíneo de 2 e 4 mmol·l^{-1}, respectivamente.
* = estatisticamente maior que a contribuição do metabolismo anaeróbio lático ($P < 0,05$).

do esforço podem ser diferentes quando os limiares são identificados pelas concentrações sanguíneas de lactato ou pelas trocas gasosas[12,15]. Essa possível dissociação pode ocorre porque muitas variáveis fisiológicas, tais como o aumento da temperatura corporal e do potássio extracelular, podem estimular a resposta da V_E durante o exercício físico[12,20].

Consequentemente, a relação entre a V_E e as concentrações sanguíneas de lactato pode ser afetada por outras variáveis intervenientes. Dessa forma, existe uma tendência de os limiares metabólicos determinados pelas trocas gasosas superestimarem a intensidade do exercício quando comparados com os limiares metabólicos determinados pelas concentrações sanguíneas de lactato[12]. Do ponto de vista prático, isso indica que, embora existam relatos na literatura que indiquem que ambas as formas de identificação dos limiares metabólicos estão relacionadas com o desempenho em esportes predominantemente aeróbios[11], esses métodos de identificação dos limiares metabólicos não deveriam ser utilizados de forma intercambiável.

REFERÊNCIAS BIBLIOGRÁFICAS

1. Bergstrom HC. An examination of neuromuscular and metabolic fatigue thresholds. Physiological Measurement. 2013;34(10):1253-67.
2. Bertuzzi R, et al. Energy system contributions during incremental exercise test. J Sports Sci Med. 2013;12(3):454-60.
3. Brooks GA. Current concepts in lactate exchange. Med Sci Sports Exerc. 1991;23(8):895-906.
4. Conley DL, Krahenbuhl GS. Running economy and distance running performance of highly trained athletes. Med Sci Sports Exerc. 1980;12(5):357-60.
5. De-Oliveira FR, Matsushigue KA, Gagliardi JFL, Vazquez FJ, Kiss MADM. Estimativa da velocidade de concentração de lactato de 3,5 mmol x L^{-1} a partir de variáveis submáximas em esteira rolante. Rev Pau Educ Fis. 1994;8(2):28-35.
6. Edwards AM, Clark N, Macfadyen AM. Lactate and ventilatory thresholds reflect the training status of professional soccer players where maximum aerobic power is unchanged. J Sports Sci Med. 2003;2:23-9.
7. Fabre N, et al. A novel approach for lactate threshold assessment based on rating of perceived exertion. Int J Sports Physiol Perform. 2013;8(3):263-70.
8. Faude O, Kindermann W, Meyer T. Lactate threshold concepts. How valid are they? Sports Med. 2009;36(9):469-90.
9. Hopker JG, Jobson SA, Pandit JJ. Controversies in the physiological basis of the 'anaerobic threshold' and their implications for clinical cardiopulmonary exercise testing. Anaesthesia. 2011;66(2):111-23.
10. Kindermann W, Simon G, Keul J. The significance of the aerobic-anaerobic transition for the determination of work load intensities during endurance training. Eur J Appl Physiol Occup Physiol. 1979;42(1):25-34.
11. Lima JRP, Kiss MAPDM. Limiar de variabilidade da frequência cardíaca. Rev Bras Ativ Fís Saúde. 1999;4(1):29-38.
12. Meyer T, et al. A conceptual framework for performance diagnosis and training prescription from submaximal gas exchange parameters – theory and application. Int J Sports Med. 2005;26(Suppl 1):S38-S48.
13. Noakes TD, Myburgh KH, Schall R. Peak treadmill running velocity during the VO2 max test predicts running performance. J Sports Sci. 1990;8(1):35-45.

14. Rabadán M, et al. Physiological determinants of speciality of elite middle- and long-distance runners. J Sports Sci. 2011;29(9):975-82.
15. Ribeiro JP. Metabolic and ventilatory thresholds during exercise. Physiological methodological aspects. Arq Bras Cardiol. 1995;64(2):171-81.
16. Santos-Concejero J, et al. Influence of regression model and initial intensity of an incremental test on the relationship between the lactate threshold estimated by the maximal-deviation method and running performance. J Sports Sci. 2014;32(9):853-59.
17. Skinner JS, McLellan TM. The transition from aerobic to anaerobic metabolism. Res Q Exerc Sport. 1980;51(1):234-48.
18. Stainsby WN. Biochemical and physiological bases for lactate production. Med Sci Sports Exerc. 1986;18(3):341-43.
19. Stainsby WN, Brooks GA. Control of lactic acid metabolism in contracting muscles and during exercise. Exerc Sports Sci Rev. 1990;18:29-63.
20. Svedahl K, Macintosh BR. Anaerobic threshold: the concept and methods of measurement. Can J Appl Physiol. 2003;28(2):299-323.
21. Tanaka K, Matsuura Y. Marathon performance, anaerobic threshold, and onset of blood lactate accumulation. J Appl Physiol. 1984;57(3):640-43.
22. Veicsteinas A, Feroldi P, Dotti A. Ventilatory response during incremental exercise tests in weight lifters and endurance cyclists. Eur J Applied Physiol Occup Physiol. 1985;53(4):322-29.
23. Wasserman K, McIlroy MB. Detecting the threshold of anaerobic metabolism in cardiac patients during exercise. Am J Cardiol. 1964;14:844-52.
24. Wasserman K, Van Kessel AL, Burton GG. Interaction of physiological mechanisms during exercise. J Appl Physiol. 1967;22(1):71-85.
25. Yoshida T. Blood lactate parameters related to aerobic capacity and endurance performance. Eur J Appl Physiol Occup Physiol. 1987;56(1):7-11.
26. Yoshida T, Suda Y, Takeuchi, N. Endurance training regimen based upon arterial blood lactate: effects on anaerobic threshold. Eur J Appl Physiol Occup Physiol. 1982;49(2):223-30.

8 Economia de movimento

Rômulo Bertuzzi
Adriano Eduardo Lima-Silva

INTRODUÇÃO

A capacidade de se exercitar por longos períodos de tempo é dependente, sobretudo, da transferência da energia química contida nos substratos energético em energia mecânica durante a contração muscular. Dessa forma, indivíduos energeticamente econômicos podem possuir alguma vantagem sobre os seus adversários. Do ponto de vista conceitual, a economia de movimento (EM) tem sido definida como o estado estável do consumo de oxigênio ($\dot{V}O_2$) requerido para uma dada velocidade submáxima em testes frequentemente realizados em esteira rolante ou bicicletas ergométricas[8,22]. Acredita-se que sujeitos bem treinados sejam capazes de consumir menos O_2 durante o exercício físico[21]. Esse menor consumo de O_2 representa uma menor demanda energética durante a prática esportiva, a qual permite aos atletas bem sucedidos manter uma intensidade mais elevada durante uma prova ou se exercitar por mais tempo na mesma velocidade[3,9]. Achados prévios sugerem que a

EM seja um dos principais parâmetros determinantes do sucesso nos esportes predominantemente aeróbios[6,7]. Inclusive, tem-se demonstrado que uma EM superior é capaz de compensar os valores inferiores do consumo máximo de oxigênio ($\dot{V}O_2$máx) e, consequentemente, maximizar o desempenho esportivo dos atletas[8]. A Tabela 8.1 apresenta um exemplo típico dessa condição. Como pode ser observado, embora o atleta B tenha um maior $\dot{V}O_2$máx, o seu desempenho na corrida de 16 km é substancialmente inferior ao do atleta A. Por outro lado, o atleta A possui uma maior EM em uma elevada intensidade. Isso indica que o atleta A consegue sustentar o mesmo percentual da potência aeróbia máxima (% $\dot{V}O_2$máx) que o atleta B, porém com um menor custo energético. Esse efeito poupador parece ser especialmente importante, haja vista que os corredores frequentemente alcançam as maiores velocidades ao final das corridas de fundo[13], requerendo, assim, uma elevada demanda energética nessa fase decisiva da prova.

Tabela 8.1 Valores individuais de $\dot{V}O_2$máx e economia de corrida de dois atletas com diferentes desempenhos na corrida de 16 km.

Atleta	Idade (anos)	$\dot{V}O_2$máx ($mL \cdot kg^{-1} \cdot min^{-1}$)	EC ($mL \cdot kg^{-1} \cdot min^{-1}$)	Desempenho na corrida de 10 milhas (min)
A	34	68,9	58,8	53,8
B	36	70,1	60,5	55,0

$\dot{V}O_2$máx = consumo máximo de oxigênio; EC = economia de corrida (mensurada na velocidade de 17,7 $km \cdot h^{-1}$).
Fonte: adaptado de Costill, Thomason e Roberts[7].

Não obstante, tem-se proposto que a EM também pode explicar por que corredores africanos possuem desempenhos superiores aos corredores caucasianos, sobretudo quando estes dois grupos de atletas apresentam valores similares de $\dot{V}O_2$máx. A Tabela 8.2 apresenta os valores de EM de alguns atletas de diferentes países ou continentes. Por exemplo, Weston, Mbambo e Myburgh[25] demonstraram que, em um teste realizado a 16,1 $km \cdot h^{-1}$, os corredores africanos foram 5% energeticamente mais econômicos que os caucasianos. Além disso, quando os dois grupos correram durante seis minutos nas suas respectivas velocidades médias dos 10 km, os primeiros conseguiram se exercitar utilizando um maior percentual do seu $\dot{V}O_2$máx (92,2 *versus* 86,0%), mas com um similar acúmulo de lactato quando comparados aos segundos sujeitos. Esses achados indicam que os corredores africanos são capazes de sustentarem intensidades mais elevadas com um mesmo acúmulo de metabólicos associados à fadiga, quando comparados com corredores caucasianos.

Tabela 8.2 Variáveis morfológicas e fisiológicas de corredores de elite de diferentes países/continentes.

Origem	Estatura (cm)	MCT (kg)	Economia de corrida ($mL \cdot kg^{-1} \cdot min^{-1}$)
Cáucaso[a]	178,3 ± 5,3	64,9 ± 5,3	49,9 ± 2,4 a 16,0 $km \cdot h^{-1}$
Espanha[b]	172,0 ± 6,0	60,5 ± 7,8	59,7 ± 3,1 a 17,0 $km \cdot h^{-1}$
África (geral)[a]	172,4 ± 5,3	61,4 ± 7,0	47,4 ± 3,2 a 16,0 $km \cdot h^{-1}$
África do Sul[c]	172,0 ± 6,0	59,6 ± 7,4	55,5 ± 3,8 a 16,1 $km \cdot h^{-1}$
Eritreia[b]	174,0 ± 8,0	57,2 ± 3,3	52,5 ± 6,4 a 17,0 $km \cdot h^{-1}$
Eritreia[d] (Tadesse Zerisenay*)	163,0	54	52,94 a 17,0 $km \cdot h^{-1}$

Estudos: [a] Weston, Mbambo e Myburgh[25]; [b] Lucia et al.[14]; [c] Kohn, Essén-Gustafsson e Myburgh[11]; [d] Lucia et al.[15].
*Ex-recordista mundial e vencedor da meia-maratona do Rio de Janeiro de 2008.
MCT = massa corporal total.

Em virtude dessa relevância da EM para o rendimento atlético, diversos estudos foram conduzidos no intuito de compreender os principais fatores determinantes da EM. Em síntese, essas investigações procuraram identificar as variáveis que explicavam as diferentes EM entre os atletas. Nesse sentido, a seguir serão apresentados os principais fatores determinantes da economia de movimento que foram reportados na literatura científica.

FATORES DETERMINANTES DA ECONOMIA DE MOVIMENTO

Em estudos prévios, tem-se reportado uma variação de aproximadamente 25% na EM de corredores que compõem grupos homogêneos em termos de $\dot{V}O_2$máx[20]. As causas dessas diferenças ainda não são totalmente compreendidas, mas diversos parâmetros foram descritos na literatura científica como determinantes da EM[21]. Entre as principais variáveis fisiológicas, cabe destacar a temperatura central do corpo, a ventilação/minuto e as concentrações sanguíneas de lactato[21].

A idade cronológica parece ser outra variável capaz de influenciar a EM. Diversos fatores têm sido relacionados à diminuição da EM durante o processo de crescimento. Tem-se proposto que, quando comparados aos adultos, as crianças/adolescentes apresentam as seguintes características: uma maior ventilação minuto para a mesma carga de trabalho, uma oxidação preferencial de gordura durante o exercício e uma mecânica "imatura" da corrida (maior deslocamento vertical, maior frequência de passada e maior tempo de contato dos pés com o solo)[2]. Coletivamente, essas características das crianças/adolescentes resultariam em um maior $\dot{V}O_2$ nos testes de cargas constantes, refletindo em uma menor EM.

Em relação à mecânica da corrida, tem-se reportado que os atletas bem-sucedidos em provas de longas distâncias são caracterizados por possuírem uma menor oscilação vertical do centro de massa, passadas longas e menor tempo de contato dos pés com o solo[17]. Isso tem levado os cientistas do esporte a sugerirem que algumas variáveis biomecânicas poderiam estar associadas a EM[21]. Todavia, achados prévios têm indicado que muitas dessas variáveis não são boas preditoras da EM. Por exemplo, Arampatzis et al.[1] realizaram a análise cinemática em três grupos de corredores com alta, moderada e baixa EM. Esses autores observaram que não havia diferenças significativas entre os grupos para os ângulos e as velocidades do joelho, quadril e tornozelo nos testes de cargas constantes empregados na determinação da EM. Achados similares acerca da associação fraca entre variáveis biomecânicas e EC têm sido reportados em outros estudos, incluindo àqueles que realizaram medidas cinéticas, tais como as forças vertical e horizontal de reação do solo[12,17].

Sabe-se que, durante a transição do estado de repouso para a corrida, a adaptação na locomoção humana ocorre tanto pelo aumento da amplitude quanto da frequência de passadas. Dessa maneira, as estruturas musculoesqueléticas dos membros inferiores alternadamente armazenam e liberam mais energia elástica em decorrência do aumento da velocidade de corrida[16]. Assim, Arampatzis et al.[1] sugeriram que o *stiffness* do complexo músculo-tendão possa ser uma das principais variáveis determinantes da EM durante a corrida, inclusive tendo uma capacidade preditiva superior a das variáveis biomecânicas. Esses autores observaram que um grupo de corredores com alta EM possuía uma força contrátil e um maior *stiffness* do tríceps sural, bem como uma maior complacência do tendão e do aponeurose (tecido fibroso resistente que envolve os músculos até região óssea) do tendão do quadríceps femural quando comparado aos demais grupos. Dessa forma, Arampatzis et al.[1] sugeriram que as características estruturais da unidade músculo-tendão são as principais determinantes da EM em grupos de homogêneos de atletas em termos de EM.

Achados relativamente mais recentes têm sugerido que a EM pode ser geneticamente determinada. Brown et al.[5] e Posthumus, Schwellnus e Collins[19] observaram que os corredores que possuíam o genótipo TT para o gene *COL5A1* completaram uma ultramaratona mais rapidamente que os atletas que possuíam os genótipos CT ou TT para o mesmo gene. O gene *COL5A1* codifica o colágeno V, o qual tem um papel fundamental na regulação do tamanho e da configuração de outras fibras de colágeno que conectam diversos tecidos, tais como tendões e ligamentos[24]. Tem-se demonstrado que o alelo C resulta em uma redução significativa na produção do colágeno do tipo V, levando a uma pobre organização das fibrilas e a uma diminuição do *stiffness* tendíneo. Assim, Brown et al.[5] e Posthumus, Schwellnus e Collins[19] sugeriram que os atletas que possuíam o genótipo TT poderiam ter um maior *stiffness* tendíneo e um maior armazenamento e restituição da energia elástica, resultando em uma melhor EM. Todavia, em um trabalho recentemente conduzido pelo nosso grupo de pesquisa, foi demonstrado que não havia diferença na economia de corrida em uma coorte com 150 sujeitos genotipados para o *COL5A1*[4]. Portanto, parece que a relação entre o gene *COL5A1* e o desempenho em provas de longa duração parece não estar relacionado com a EM. Assim, futuros estudos deverão ser conduzidos no intuito de analisar a influência do componente genético sobre a EM.

ASPECTOS METODOLÓGICOS

Do ponto de vista operacional, a mensuração da EM envolve a aplicação de 2 a 3 testes de cargas constantes na mesma sessão de coleta de dados[8,18,23]. Embora existam evidências que indiquem que a EM é altamente reprodutível[27], surge uma preocupação acerca da influência da sobreposição de esforços na determinação da EM. Dessa maneira, Helgerud, Storen e Hoff[10] analisaram o efeito de diferentes testes de velocidades constantes realizados na mesma sessão experimental sobre a EM. A ideia central do referido estudo foi verificar uma possível influência do exercício realizado previamente na EM. Para tanto, eles submeteram 15 corredores bem treinados a cinco testes de cargas constantes (de 9,5 $km \cdot h^{-1}$ a 15,5 $km \cdot h^{-1}$). Os sujeitos realizaram esses testes nas ordens crescente e decrescente, as quais foram conduzidas em duas sessões experimentais distintas. Esses autores observaram que os valores do $\dot{V}O_2$ no final de cada velocidade utilizados para representar a EM não eram estatisticamente diferentes entre as duas sessões experimentais.

Dessa maneira, concluiu-se que a ordem do exercício prévio não era capaz de influenciar a determinação da EM.

A determinação das intensidades dos testes de cargas constantes para a mensuração da EM é outro aspecto metodológico que merece consideração. A maior parte dos estudos tem adotado arbitrariamente velocidades de corrida de forma absoluta. Todavia, acredita-se que haja uma diminuição da eficiência com o aumento da intensidade do esforço físico e, consequentemente, o $\dot{V}O_2$ não se mantém estável dependendo da intensidade escolhida[26]. A Figura 8.1 apresenta um exemplo típico dessa característica do $\dot{V}O_2$ em relação ao tempo. Em intensidades entre o primeiro e o segundo limiares metabólicos, o $\dot{V}O_2$ não se mantém estável até aproximadamente o terceiro e sexto minutos de exercício, ao passo que, em intensidades acima do segundo limiar metabólico, o $\dot{V}O_2$ não estabiliza durante todo o teste[26]. Do ponto de vista cinético, esse fenômeno tem sido denominado de componente lento do $\dot{V}O_2$[28], o qual parece ser dependente de múltiplos eventos fisiológicos[9].

Dessa forma, alguns cuidados devem ser empregados na determinação das intensidades dos esforços para a mensuração da EM. Caso a intensidade do esforço seja escolhida de forma absoluta, seria desejável a utilização de intensidades abaixo do segundo limiar metabólico. Além disso, a duração do teste deveria ser de aproximadamente 10 minutos. Protocolos de avaliação com essas características poderiam reduzir a influência do componente lento da cinética do $\dot{V}O_2$, minimizando a interferência de outros fenômenos fisiológicos sobre a avaliação da EM.

CONSIDERAÇÕES FINAIS

Parece que elevados valores do $\dot{V}O_2$máx são necessários para que os atletas de esportes predominantemente aeróbios tenham êxito em suas respectivas carreiras. Todavia, em grupos homogêneos em termos de desempenho, possuir apenas um alto $\dot{V}O_2$máx pode não significar vantagens sobre um adversário. Entre as demais variáveis associadas ao desempenho nesses esportes, a EM merece destaque. Ela representa a capacidade de um atleta ser energeticamente econômico, o que pode ser fundamental para os esportes de longa duração. Idade, fatores fisiológicos, genéticos, biomecânicos e estruturais do complexo músculo-tendão parecem ser os principais determinantes da EM. Do ponto de vista operacional, alguns cuidados, tais como a escolha da in-

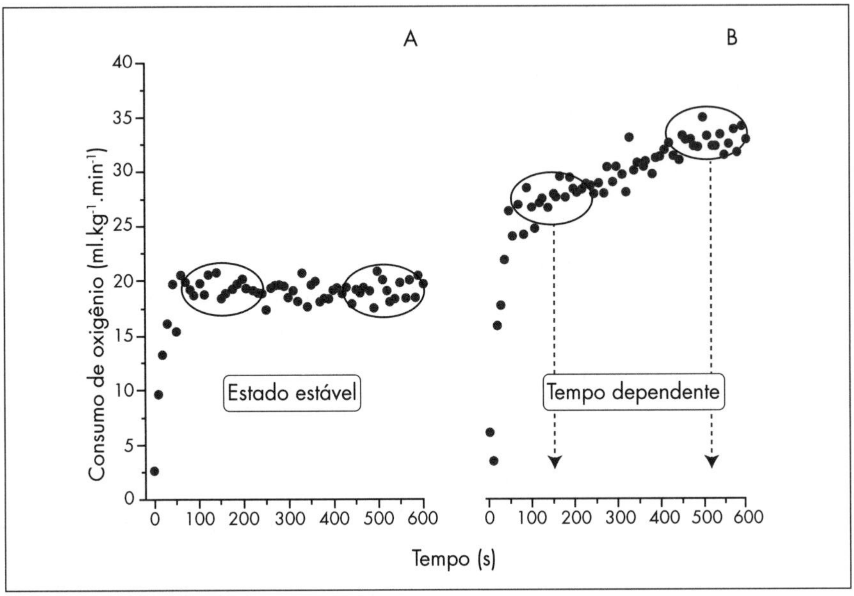

Figura 8.1 Exemplo gráfico da resposta do consumo de oxigênio durante o exercício com a intensidade abaixo (painel A) e acima do limiar anaeróbio (painel B).

tensidade e a duração do teste, devem ser levados em consideração no que se refere à mensuração da EM.

REFÊNCIAS BIBLIOGRÁFICAS

1. Arampatziz A, et al. Influence of the muscle-tendon unit's mechanical and morphological properties on running economy. J Exp Biol. 209(Pt 17):3345-57.
2. Ariens GA, et al. The longitudinal development of running economy in males and females aged between 13 and 27 years: the Amsterdam Growth and Health Study. Eur J Appl Physiol Occup Physiol. 1997;76(3):214-20.
3. Bassett DR Jr, Howley ET. Limiting factors for maximum oxygen uptake and determinants of endurance performance. Med Sci Sports Exerc. 2000;32(1):70-84.
4. Bertuzzi R, et al. Is COL5A1 RS12722 gene polymorphism associated with the running economy? PloS One. 2014;9(9):e106581.
5. Brown JC, et al. The COL5A1 gene, ultra-marathon running performance, and range of motion. Int J Sports Physiol Perform. 2011;6(4):485-96.
6. Conley DL, Krahenbuhl GS. Running economy and distance running performance of highly trained athletes. Med Sci Sports Exerc. 1980;12(5):357-60.

7. Costill DL, Thomason H, Roberts E. Fractional utilization of the aerobic capacity during distance running. Med Sci Sports Exerc. 1973;5(4):248-52.
8. Franch J, et al. Improved running economy following intensified training correlates with reduced ventilatory demands. Med Sci Sports Exerc. 1998;30(8):1250-6.
9. Gaesser GA, Poole DC. The Slow component of oxygen uptake kinetics in humans. Exerc Sports Sci Rev. 1996;24:35-71.
10. Helgerud J, Storen O, Hoff J. Are there differences in running economy at different velocities for well-trained distance runners? Eur J Appl Physiol. 2010;108(6):1099-105.
11. Kohn TA, Essén-Gustafsson B, Myburgh KH. Do skeletal muscle phenotypic characteristics of Xhosa and Caucasian endurance runners differ when matched for training and racing distances? J Appl Physiol. 2007;103(3):932-40.
12. Kyrolainen H, et al. Interrelationships between muscle structure, muscle strength, and running economy. Med Sci Sports Exerc. 2003;35(1):45-9.
13. Lima-Silva AE, et al. Effect of performance level on pacing strategy during a 10-km running race. Eur J Appl Physiol. 2010;108(5):1045-53.
14. Lucia A, et al. Physiological characteristics of the best Eritrean runners-exceptional running economy. Appl Physiol Nutr Metab. 2006;31(5):530-40.
15. Lucia A, et al. The key to top-level endurance running performance: a unique example. Br J Sports Med. 2008;42(3):172-74.
16. Morin JB, et al. A simple method for measuring stiffness during running. J Appl Biomech. 2005;21(2):167-80.
17. Nummela A, Keranen T, Mikkelsson LO. Factors related to top running speed and economy. Int J Sports Med. 2007;28(8):655-61.
18. Paavolainen L, et al. Explosive-strength training improves 5-km running time by improving running economy and muscle power. J Appl Physiol. 1999;86(5):1527-33.
19. Posthumus M, Schwellnus MP, Collins M. The COL5A1 gene: a novel marker of endurance running performance. Med Sci Sports Exerc. 2011;43(4):584-89.
20. Ramsbotton R, Nute MG, Williams C. Determinants of five kilometer running performance in active men and women. Br J Sports Med. 1987;21(2):9-13.
21. Saunders PU, et al. Factors affecting running economy in trained distance runners. Sports Med. 2004;34(7):465-85.
22. Spurrs RW, Murphy AJ, WatsfordD ML. The effect of plyometric training on distance running performance. Eur J Appl Physiol. 2003;89(1):1-7.

23. Storen O, et al. Maximal strength training improves running economy in distance runners. Med Sci Sports Exerc. 2008;40(6):1087-92.
24. Wenstrup RJ, et al. Regulation of collagen fibril nucleation and initial fibril assembly involves coordinate interactions with collagens v and xi in developing tendon. J Biol Chem. 2011;286(23):20455-65.
25. Weston AR, Mbambo Z, Myburgh KH. Running economy of African and Caucasian distance runners. Med Sci Sports Exerc. 2000;32(6):1130-34.
26. Whipp BJ, Wasserman K. Oxygen uptake kinetics for various intensities of constant-load work. J Appl Physiol. 1972;33(3):351-56.
27. Williams TJ, Krahenbuhl GS, Morgan DW. Daily variation in running economy of moderately trained male runners. Med Sci Sports Exerc. 1991;23(8):944-48.
28. Xu F, Rhodes EC. Oxygen uptake kinetics during exercise. Sports Med. 1999;27(5):313-27.

9 Cinética do consumo de oxigênio*

Rômulo Bertuzzi
Adriano Eduardo Lima-Silva

INTRODUÇÃO

Sabe-se que, nos momentos iniciais dos exercícios físicos predominantemente aeróbios, ocorre o aumento da transição do O_2 da atmosfera para os grupos musculares ativos, com principal objetivo de atender à demanda energética desses tecidos. O interesse de observar esse fenômeno por meio da sua resposta temporal deve-se à tentativa de compreender os fatores intracelulares que regulam a ativação do sistema oxidativo[12,23], a possibilidade de utilizá-lo como indicativo do metabolismo anaeróbio[19], as possíveis alterações do sistema oxidativo induzidas pelo treinamento físico[11] ou aos ajustes dos sistemas bioenergéticos em virtude da idade cronológica[7,30]. Nesse sentido, a seguir serão apresentadas as principais informações acerca da resposta temporal do

* Este capítulo foi baseado no artigo previamente publicado na *Revista Arquivos em Movimento*, 2009;5(1):99:118.

$\dot{V}O_2$ durante e após o exercício predominantemente aeróbio, as quais são denominadas, respectivamente, de cinética *on* e *off* do $\dot{V}O_2$.

RESPOSTA CINÉTICA *ON*

Alguns estudos realizados com o objetivo de compreender a dinâmica da resposta cinética *on* do $\dot{V}O_2$, mais especificamente a fase II (apresentada a seguir), têm demonstrado que a ativação do metabolismo oxidativo é dependente da degradação da ATP e da CP na fase inicial do exercício físico[22,23]. Possivelmente, o aumento das concentrações de ADP, Pi e da creatina na forma livre seria um dos mecanismos responsáveis pela regulação da respiração mitocondrial[9,22,25]. Isso é possível porque a CP tem a capacidade de atuar como um "transportador de energia" mediante o sistema de lançadeira de creatina (*creatine shuttle*)[9,10].

Inicialmente, acreditava-se que o $\dot{V}O_2$ tenderia a aumentar em uma função linear com esforço até a exaustão[13], todavia esse comportamento só ocorre quando a carga é abruptamente incrementada em seu valor máximo[8]. Já é sabido que a natureza dessas alterações está intimamente relacionada à intensidade do esforço[30]. Isso possivelmente ocorre em virtude dos diferentes mecanismos envolvidos na regulação metabólica de degradação e síntese de ATP na célula[15,16].

A análise temporal do $\dot{V}O_2$ no início dos exercícios físicos normalmente é realizada em três fases distintas (Figura 9.1 e Eq. 1), que supostamente estão associadas a diferentes causas[8]. Whipp et al.[29] foram os primeiros a descrever a existência da fase cardiodinâmica ou fase 1, que possivelmente está relacionada ao aumento instantâneo do débito cardíaco e do fluxo sanguíneo nos pulmões. Usualmente, na análise cinética do $\dot{V}O_2$, é atribuído a essa fase o conceito de primeiro tempo de atraso (*time delay*), por acreditar que esse rápido aumento não reflete necessariamente em alterações dos níveis de O_2 nos grupos musculares ativos, que, por sua vez, têm duração aproximada de 15 a 20 segundos[28].

$$\dot{V}O_{2(t)} = A_1 \bullet [1-e^{-(t-\delta)/\tau}] \text{ (Eq. 1)}$$

Em que o $\dot{V}O_{2(t)}$ = consumo de oxigênio no momento t sobre os valores iniciais; A_1 = amplitude da exponencial; t = tempo em segundos; δ = tempo de atraso; τ = constante de tempo.

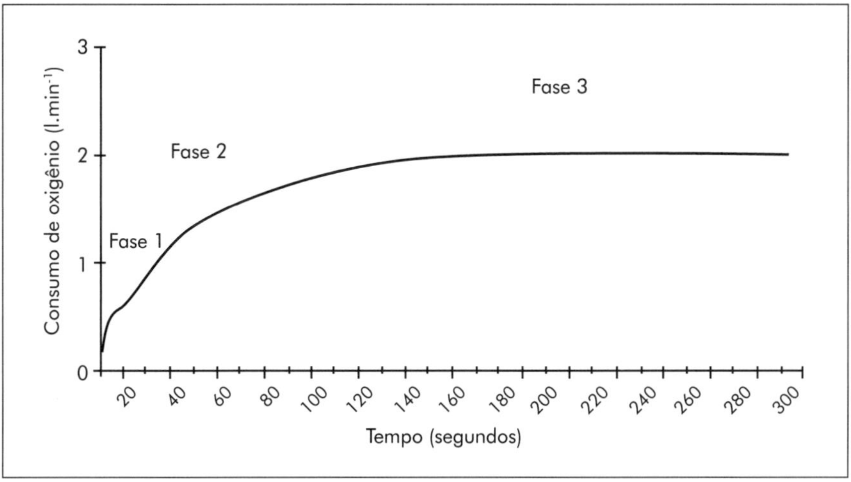

Figura 9.1 Representação gráfica das fases de análise da resposta cinética *on* do consumo de oxigênio no domínio moderado do esforço físico.

A fase 2 representa a elevação do transporte e/ou da extração do O_2 pelos grupos musculares utilizados durante o esforço físico[14,18,29,30] e, conforme citado anteriormente, está intimamente associada com a resposta cinética *on* da degradação da CP[22]. Finalmente, a fase 3 refere-se ao possível estado estável do $\dot{V}O_2$ e costuma ser atingida após o terceiro minuto do início da atividade. Dependendo da intensidade do esforço, pode apresentar um comportamento linear aproximado de 9 a 11 $mL \bullet W^{-1} \bullet min^{-1}$ [1,8].

O tempo de duração da fase 2 é comumente representado pela constante de tempo (τ), a qual possui duração aproximada de 30 segundos[28]. Inicialmente, utilizou-se a estratégia de identificação do $t_{1/2}$ para representar as respostas cinéticas, pois ele reflete a metade do tempo necessário para alcançar o pico de resposta do $\dot{V}O_2$, incluindo a fase 1, com média de 30 a 45 segundos[4,26]. Entretanto, acredita-se que a velocidade de resposta do $\dot{V}O_2$ (geralmente após a fase 1) seja melhor caracterizada pela taxa da constante k ou pelo seu inverso, que é τ[27], equivalente ao tempo quando $(1\text{-}e^{-t/t}) \bullet 100$, refletindo, aproximadamente, 63% do valor do estado estável do $\dot{V}O_2$[7,27].

Todavia, a intensidade do esforço pode influenciar o comportamento cinético do $\dot{V}O_2$[30], fato que implicaria diretamente a seleção dos modelos empregados para observar as respectivas fases. Dessa forma, alguns pesquisadores vêm adotando uma classificação da intensidade das tarefas com base nos domínios do esforço físico[7,8,28,30]. O domínio considerado de menor intensidade é o moderado, que se refere a todo exercício físico realizado sem a elevação significativa das concentrações sanguíneas de lactato ($[La^-]$) e sem a diminuição do pH arterial relativo aos valores de repouso[28]. Para demarcar esse domínio, tem-se utilizado o primeiro limiar metabólico (θ_L) determinado pelo método ventilatório[14] ou pela $[La^-]$[7]. Assim, durante a prática de exercícios físicos no domínio moderado, o sujeito fisicamente ativo apresenta o aumento exponencial do $\dot{V}O_2$ após a fase 1, alcançando o valor de estado estável após o terceiro minuto de atividade e com a τ de $\cong$ 30 segundos, como no esquema apresentado pela Figura 9.1[8]. Logo, para a análise da cinética *on* nesse domínio, costuma-se desconsiderar a fase 1[26] e aplica-se um modelo matemático monoexponencial (Eq. 1)[14,28].

Seguindo uma ordem crescente da intensidade do esforço, o próximo domínio é o pesado. As tarefas executadas nesse domínio são caracterizadas por intensidades superiores àquelas realizadas sobre os demarcadores do domínio moderado, e delimitadas pela máxima fase do estado estável do lactato[8] ou abaixo da potência crítica[7]. A fase 2 desse domínio também apresenta aumento exponencial até aproximadamente o terceiro minuto de atividade[30]. Entretanto, a análise da fase 3 tende a ser mais complexa que a do domínio anterior[26], porque, apesar do suposto equilíbrio entre a produção e a remoção do lactato sanguíneo, existe uma elevação desse metabólito relativamente aos valores de repouso, o que é apontado como um dos motivos para o surgimento do fenômeno denominado componente lento do $\dot{V}O_2$.

Assim, o componente lento do $\dot{V}O_2$ surge frequentemente em exercícios físicos realizados a partir dessa faixa de esforço. Visivelmente, há o surgimento de uma outra exponencial no ponto que, teoricamente, deveria ocorrer a estabilização do $\dot{V}O_2$, acarretando um atraso na cinética *on*[24,26]. O componente lento do $\dot{V}O_2$ é caracterizado pela elevação do $\dot{V}O_2$ sobre o seu valor predito para as relações com cargas abaixo do domínio pesado, surgindo geralmente entre o 80 e o 110° segundo após o início da tarefa[8]. Entretanto, também pode ser representado pela diferença do $\dot{V}O_2$ entre o 6° e o 3° minuto de atividade[26] (Figura 9.2 e Eq. 2).

$$\dot{V}O_{2(t)} = A_1 \bullet [1-e^{-(t_1 - \delta_1)/\tau_1}] + A_2 \bullet [1-e^{-(t_2 - \delta_2)/\tau_2}] \quad \text{(Eq. 2)}$$

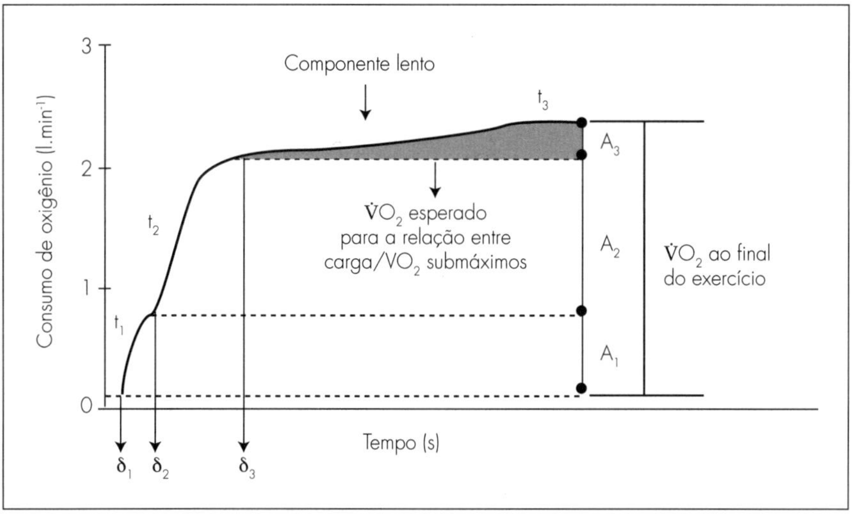

Figura 9.2 Representação gráfica das variáveis cinéticas comumente analisadas na resposta *on* do $\dot{V}O_2$ nos domínios pesado e muito pesado. As variáveis da fase 1, 2 e 3 estão representadas pelos seus respectivos números subscritos (1, 2 e 3), em que A = amplitude; t = constante de tempo e δ = início do tempo de atraso.

Em que o $\dot{V}O_{2(t)}$ = aumento do consumo de oxigênio no momento t sobre os valores iniciais de controle; A_1 e A_2 = amplitudes de cada exponencial; t = tempo em segundos; δ_1 e δ_2 – tempo de atraso de cada exponencial; τ_1 e τ_2 = constante de tempo de cada exponencial.

Contudo, ainda não são totalmente compreendidos quais fatores são responsáveis pela manifestação desse fenômeno. As principais variáveis relacionadas ao componente lento são a necessidade extra de O_2 para a oxidação do lactato sanguíneo pelos grupos musculares menos utilizados nessas tarefas, o aumento do $\dot{V}O_2$ dos grupos musculares respiratórios em virtude da elevação da ventilação pulmonar, o aumento da taxa metabólica induzida pela elevação das concentrações de epinefrina, o aumento do recrutamento das fibras de contração rápida (tipo II) que resultaria na elevação do $\dot{V}O_2$ para gerar uma mesma tensão que as fibras de contração lenta (tipo I) e o aumento da temperatura corporal[8,21,30].

O próximo domínio de esforço é o muito pesado. Esse domínio está localizado acima da máxima fase de estado estável de lactato ou da potência crítica e abaixo do consumo máximo de oxigênio ($\dot{V}O_2$máx)[7]. Como anteriormente apresentado, ao se realizarem exercícios físicos nesse domínio, é comum ocorrer o surgimento do componente lento do $\dot{V}O_2$, que, ao contrário do domínio pesado, não se estabiliza e tende a aumentar até atingir os valores do $\dot{V}O_2$máx, induzindo o indivíduo à fadiga[28].

O último domínio de intensidade de esforço é o severo, caracterizado por intensidades acima do $\dot{V}O_2$máx. Nesse domínio, o $\dot{V}O_2$ tende a aumentar em função tanto da duração quanto da potência até a instalação do processo de fadiga[28,30]. Como consequência, não há tempo para o desenvolvimento do componente lento do $\dot{V}O_2$, acarretando um comportamento monoexponencial, podendo ser ajustado pela Eq. 1[7].

Em relação aos fatores que podem intervir nessas análises, o treinamento com intensidades predominantemente aeróbias parece influenciar a velocidade de aumento da resposta cinética *on*. Gaesser e Poole[8] relataram que, após aproximadamente oito semanas de treinamento aplicado em sujeitos fisicamente ativos, houve uma diminuição do componente lento em cargas submáximas. Quando expresso em percentual dos valores de pré-treinamento, isso significou 50 a 90% de redução, sendo que a maior parte ocorreu na intensidade de 25% da diferença entre o θ_L e a potência aeróbia máxima. Possivelmente, essa redução ocorreu pelo fato de a carga de 25% encontrar-se abaixo do θ_L após o programa de treinamento.

Quanto à utilização de diferentes segmentos corporais, demonstrou-se que a resposta *on* do $\dot{V}O_2$ de membros superiores é mais lenta do que a de membros inferiores quando se usa a intensidade equivalente a 80% da potência máxima individual ($t_{1/2}$ superiores = 58 ± 9 s; $t_{1/2}$ inferiores = 26 ± 4 s)[3]. Além disso, quando os braços são exercitados acima do nível de uma linha imaginária do coração, a cinética é mais rápida do que abaixo dessa linha, indicando a importância do controle hemodinâmico na resposta *on* do $\dot{V}O_2$[30].

A idade cronológica é uma outra variável que intervém nas respostas cinéticas do $\dot{V}O_2$, pois, ao realizarem exercícios físicos a partir do domínio pesado, 50% das crianças tendem a não desenvolver o componente lento do $\dot{V}O_2$. Adicionalmente, a magnitude da diferença das crianças que tiveram o surgimento do componente lento é inferior quando comparada à dos adultos, tanto em termos absolutos quanto relativos à massa corporal total[7,30]. Todavia, não são totalmente compreendidos os mecanismos que resultam nessas diferenças entre as duas populações. As hipóteses apresentadas são: a menor capacidade que as crianças possuem de transferir energia pelo metabolismo glicolítico, o qual teria como resultante uma baixa produção de lactato que é, como anteriormente descrito, uma das possíveis variáveis associadas ao surgimento do componente lento do $\dot{V}O_2$[30]. Além disso, atribuí-se à redução do componente lento as diferenças no recrutamento de unidades motoras, com as crianças solicitando prioritariamente fibras do tipo I[7].

RESPOSTA CINÉTICA *OFF*

Similar à cinética *on* do $\dot{V}O_2$, após a interrupção da tarefa, o $\dot{V}O_2$ decresce exponencialmente até atingir os valores de base, que podem ser superiores ao observado pré-esforço. Esse fenômeno é comumente denominado resposta cinética *off* do $\dot{V}O_2$. A cinética *off* do $\dot{V}O_2$ é subdividida em duas fases que perfazem o período de recuperação. O primeiro estudo a caracterizar esse comportamento bifásico foi o de Margaria et al.[17], que atribuiu à fase rápida de recuperação do $\dot{V}O_2$ a ressíntese de CP e a restauração dos estoques de O_2, ao passo que a fase lenta foi associada à degradação da [La^-] e catecolaminas, induzidas pelo esforço prévio.

Segundo Whipp e Özyener[28], os princípios cinéticos da resposta *on* também se aplicam à resposta *off*, pelo simples fato de possuírem comportamentos semelhantes, porém, em sentido inverso (Figura 9.3). Todavia, existem pontos relevantes a serem considerados em relação à análise cinética desse período subsequente ao esforço físico. Por exemplo, acredita-se que, em exercícios de intensidade moderada, as repostas *on* e *off* do $\dot{V}O_2$ possuem exponenciais com as t similares em aproximadamente 30 segundos[28,30]. Além disso, Cerretelli et al.[3] apresentaram evidências de que os valores da resposta *off* do $\dot{V}O_2$ de membros superiores são menos sensíveis ao treinamento que a cinética *on*, pois, em seu experimento, os valores dos indivíduos sedentários eram semelhantes aos dos atletas.

Mediante os achados do estudo de Di Prampero et al.[5], é possível sugerir a presença das duas fases da resposta *off* do $\dot{V}O_2$ após aproximadamente 10 minutos de exercício a 60% da potência máxima gerada em protocolos desenvolvidos em cicloergômetro e banco. Nesse trabalho, também foi notado que a fase lenta estava correlacionada significativamente com o delta das [La^-] após o exercício, uma menor variação do $\dot{V}O_2$ analisado respiração a respiração na reposta *off* do que na *on* e, ainda, que os $t_{1/2}$ tanto da fase lenta quanto da fase rápida não diferiram estatisticamente em virtude das tarefas realizadas.

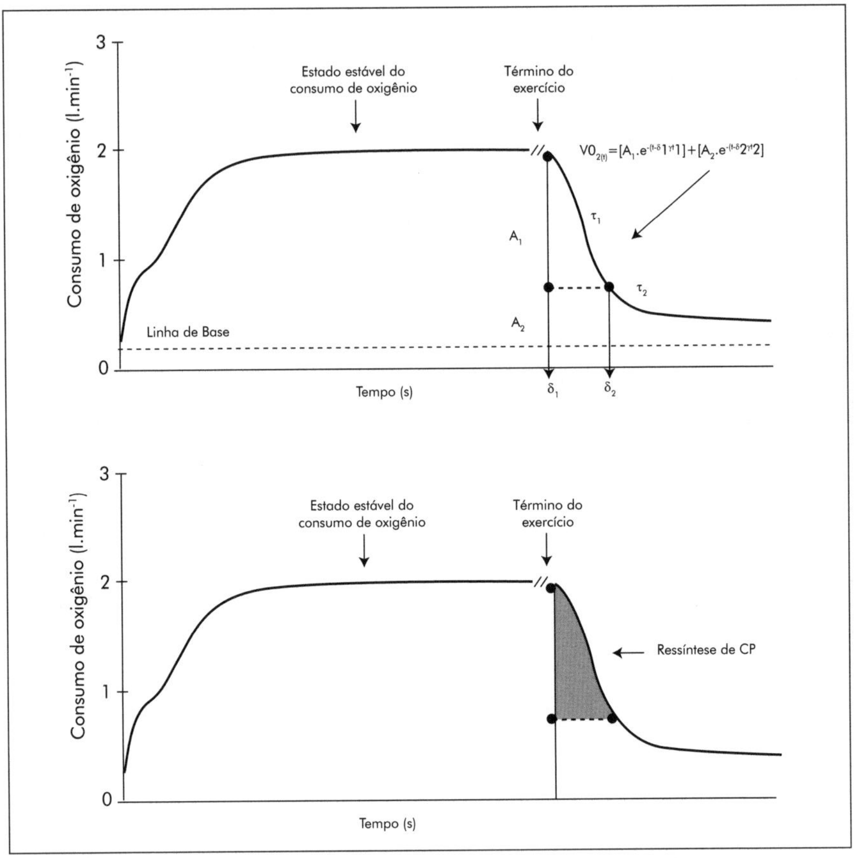

Figura 9.3 Representação gráfica dos termos cinéticos da resposta cinética *off* do $\dot{V}O_2$ (painel superior) e a porção do $\dot{V}O_2$ referente à ressíntese de CP (painel inferior). A = amplitude; t = constante de tempo e δ = tempo de atraso. Os valores subscritos 1 e 2 denotam os termos da fase rápida e lenta do $\dot{V}O_2$ após o exercício, respectivamente.

O estudo de Carter et al.[2] também objetivou analisar a resposta *off* do $\dot{V}O_2$ em diferentes ergômetros. Para isso, eles avaliaram sete sujeitos fisicamente ativos em bicicleta estacionária e esteira rolante. Os indivíduos foram submetidos a testes de cargas constantes, nas intensidades de 80% do θ_L, e 25, 50 e 75% da diferença entre $\dot{V}O_2$máx e o θ_L. As t não diferiram estatisticamente em virtude do ergômetro e da intensidade adotada. Contudo, as amplitudes foram maiores na esteira quando comparadas com o cicloergômetro, para a maioria das intensidades, com a tendência de aumentar para ambas as tarefas em virtude do esforço. Uma possível explicação para esses resultados das amplitudes é que os $\dot{V}O_2$ na esteira, tanto no $\dot{V}O_2$máx quanto no θ_L, eram superiores quando comparados ao do cicloergômetro, fato que implicou diferentes valores absolutos do $\dot{V}O_2$ entre as tarefas. Além disso, os diferentes tipos de ações musculares podem ter interferido no $\dot{V}O_2$ ao final do exercício, o que, consequentemente, influenciou na amplitude de diminuição da fase *off* (A_1), já que as t eram semelhantes. Acredita-se que, durante a corrida, cerca de 34% do tempo total é constituído por ações musculares excêntricas, as quais solicitam preferencialmente as unidades motoras do tipo IIb. Nesse sentido, associou-se a maior A_1 ao recrutamento das fibras do tipo IIb, já que elas ressintetizam cerca de 18% menos fosfatos para a mesma taxa do $\dot{V}O_2$.

Com o objetivo de verificar a influência do conteúdo de O_2 nas respostas cinéticas *on* e *off* do $\dot{V}O_2$, Engelen et al.[6] avaliaram oito sujeitos em condições de normóxia (21% O_2), hipóxia leve (15% O_2) e moderada (12% O_2). Os sujeitos foram submetidos a um exercício de carga constante com duração de 8 minutos, com a intensidade estabelecida a 50% da diferença entre o θ_L e o $\dot{V}O_2$máx. Antecedendo aos testes, os sujeitos pedalaram durante 4 minutos com o cicloergômetro sem carga para o estabelecimento da linha de base do $\dot{V}O_2$ e, após o exercício, realizaram o mesmo procedimento por 10 minutos para a análise da resposta *off*. Quando comparada com a situação de normóxia, a hipóxia moderada apresentou alteração significativa do comportamento cinético da resposta *off* do $\dot{V}O_2$ (fase rápida), sendo mais lenta quando comparada às demais situações. Em relação à resposta *on*, não foram observadas diferenças significativas quando comparadas com as diferentes frações inspiradas de O_2. A cinética mais lenta da resposta *on* estava correlacionada ao atraso do ponto de queda da CP e à elevação das [La^-].

Özyener et al.[20] apresentaram evidências sobre as possíveis similaridades entre as respostas *on* e *off* do $\dot{V}O_2$ obtidas em cicloergômetro. Eles avaliaram seis sujeitos não atletas em protocolos de cargas constantes, que iniciaram com a intensidade de 20 W durante 3 e 4 minutos, seguido por 10 minutos do exercício realizado em diferentes intensidades do domínio moderado, pesado, muito pesado e severo, com subsequente recuperação ativa de 20 minutos também a 20 W. A resposta *off* do $\dot{V}O_2$ foi melhor representada por um ajuste monoexponencial para o exercício realizado no domínio moderado e pesado, ao passo que, para os domínios muito pesado e severo, foi melhor por um ajuste biexponencial. Já a resposta *on* foi expressa por ajustes monoexponenciais para os domínios moderado e severo, e os domínios pesado e muito pesado, por biexponenciais. Entre os demais achados desse estudo, foi possível constatar que a fase rápida da resposta *off* do $\dot{V}O_2$ não diferiu estatisticamente nos diferentes domínios de intensidade de esforço e que, nas intensidades mais elevadas, houve o surgimento de um segundo componente representado pelo componente lento. Logo, concluiu-se que a intensidade do esforço físico também pode interferir nas estratégias de modelagem da resposta *off* do $\dot{V}O_2$, porém com o primeiro componente sendo menos sensível a essa variável.

CONSIDERAÇÕES FINAIS

A intensidade do esforço físico é considerada uma das variáveis fundamentais na modulação da cinética do $\dot{V}O_2$. Controvérsias ainda são evidentes acerca dos fatores que podem influenciá-la. Todavia, as contradições mais proeminentes referem-se apenas à compreensão dos eventos fisiológicos responsáveis pelo surgimento do componente lento da resposta cinética *on* do $\dot{V}O_2$ ou pela fase lenta da resposta cinética *off* do $\dot{V}O_2$. Por outro lado, existe um número considerável de evidências que suportam a relação entre a CP e o metabolismo aeróbio, sobretudo quando essas variáveis são analisadas em função do tempo. Do ponto de vista prático, isso indica que, possivelmente, os termos das equações empregadas na análise da cinética do $\dot{V}O_2$ podem ser utilizados para compreender a dinâmica do metabolismo aeróbio no músculo esquelético.

REFERÊNCIAS BIBLIOGRÁFICAS

1. Bearden SE, Moffatt RJ. O_2 kinetics and the O_2 deficit in heavy exercise. J Appl Physiol. 2000;88(4):1407-12.
2. Carter H, Jones AM, Barstow TJ, Burnley M, Willians CA, Doust JH. Oxygen uptake kinetics in treadmill running an cycle ergometry: a comparison. J Appl Physiol. 2000;89(3):899-907.
3. Cerretelli P, Pendergast D, Paganelli WC, Rennie DW. Effects of specific muscle training on VO_2 on-response and early blood lactate. J Appl Physiol. 1979;47(4):761-9.
4. Diamond LB, Casaburi R, Wasserman K, Whipp BJ. Kinetics of gas exchange and ventilation in transitions rest or prior exercise. J Appl Physiol. 1997;43(4):704-8.

5. Di Prampero PE, Mahler PB, Giezendanner D, Cerretelli P. Effects of priming exercise on VO_2 kinetics and O_2 deficit at the onset of stepping and cycling. J Appl Physiol. 1989;66(5):2023-31.
6. Engelen M, Porszasz J, Riley M, Wasserman K, Maehara K, Barstow T. Effects of hypoxic hypoxia on O_2 uptake and heart rate kinetics during heavy exercise. J Appl Physiol. 1996;81(6):2500-8.
7. Fawkner SG, Armstrong N. Oxygen uptake kinetics response to exercise in children. Sports Med. 2003;33(9):651-69.
8. Gaesser AG, Poole DC. The slow component of oxygen uptake kinetics in humans. Exerc Sport Sci Rev. 1996;24:35-71.
9. Greenhaff PL. The creative-phosphocreatine system: there's more than one song in it's repertore. J Physiol. 2001;537(3):657.
10. Greenhaff PL, Timmons JA. Pyruvate dehydrogenase complex activations status and acetyl group availabity as a site of interchange between anaerobic and oxidative metabolism during intense exercise. Adv Exp Med biol. 1998;441:287-298.
11. Hagberg JM, Nagle FJ, Carlson JL. Transient O_2 uptake response at the onset of exercise. J Appl Physiol. 1978;44(1):90-2.
12. Haseler LJ, Hogan MC, Richardson RS. Skeletal muscle phosphocreatine recovery in exercise-trained humans is dependent on O_2 availability. J Appl Physiol. 1999;86(6):2013-8.
13. Hill AV, Lupton H. Muscular exercise, lactic acid, and the supply and utilization of oxygen. Q J Med. 1923;16:135-71.
14. Hughson RL, Morrisey MA. Delayed kinetics of VO_2 in the transition from prior exercise. Evidence for O_2 transport limitation of VO_2 kinetics: a review. Int J Sports Med. 1983;4(1):31-9.
15. Korzeniewski B. Regulation of ATP supply during muscle contraction: theoretical studies. Biochem J. 1998;330:1189-95.
16. Korzeniewski B, Zoladz JA. Factors determining the oxygen consumption rate (VO2) on kinetics in skeletal muscle. Biochem J. 2004;379:703-10.
17. Margaria R, Edwards HT, Dill DB. The possible mechanisms of contracting and paying the oxygen debt and the role of lactic acid in muscular contraction. Am J Physiol. 1933;106:689-715.
18. McCreary CR, Chilibeck PD, Marsh GD, Paterson DH, Cunningham DA, Thompson RT. Kinetics of pulmonary oxygen uptake and muscle phosphates during moderate-intensity calf exercise. J Appl Physiol. 1996;81(3):1331-8.

19. Medbø JI, Mohn AC, Tabata I, Bahr R, Vaage O, Sejersted OM. Anaerobic capacity determined by maximal accumulated O_2 deficit. J Appl Physiol. 1988;64(1):50-60.
20. Özyener F, Rossiter HB, Ward SA, Whipp BJ. Influence of exercise intensity on the on- and off-transient kinetics of pulmonary oxygen uptake in humans. J Physiol. 2001;533(3):891-902.
21. Paterson DH, Whipp BJ. Asymmetries of oxygen uptake transients at the on- and offset of heavy exercise in humans. J Physiol. 1991;443:575-86.
22. Rossiter HB, Ward SA, Doyle VL, Howe FA, Griffiths JR, Whipp BJ. Inferences from pulmonary O_2 uptake with respect to intramuscular [phosphocreatine] kinetics during moderate exercise in humans. J Physiol. 1999;1(518.3):921-32.
23. Rossiter HB, Ward SA, Kowalchuck JM, Howe FA, Griffiths JR, Whipp BJ. Dynamic asymmetry of phosphocreatine concentration and O_2 uptake between the on- and off-transients of moderate- and high-intensity exercise in humans. J Physiol. 2002;15(541.3):991-1002.
24. Scheuermann BW, Kowalchuck JM, Paterson DH, Cunningham DA. O_2 uptake kinetics after acetazolamide administration during moderate- and heavy-intensity exercise. J Appl Physiol. 1998;85(4):1384-93.
25. Walsh B, Jiivel T, Tonkonogi M, Sahlin K. Increased concentrations of Pi and lactic acid reduce creatine-stimulated respiration in muscle fibers. J Appl Physiol. 2002;92:2273-6.
26. Whipp BJ, Wasserman K. Oxygen uptake kinetics for various intensities of constant-load work. J Appl Physiol. 1972;33(3):351-6.
27. Whipp BJ, Casaburi R. Characterizing O_2 uptake response kinetics during exercise. Int J Sports Med. 1982;3(2):97-9.
28. Whipp BJ, Özyener F. The kinetics of exertional oxygen uptake: assumptions and inferences. Med Sport (Roma). 1998;51:139-49.
29. Whipp BJ, Ward SA, Lamarra N, Davis JA, Wasserman K. Parameters of ventilatory and gas exchange dynamics during exercise. J Appl Physiol. 1982;52(6):1506-13.
30. Xu F, Rhodes EC. Oxygen uptake kinetics during exercise. Sports Med. 1999;27(5):313-27.

10 Modelo de potência e velocidade crítica

Nilo Massaru Okuno

INTRODUÇÃO

O modelo de potência e velocidade crítica foi proposto inicialmente por Monod e Scherrer[18]. Os autores demonstraram, a partir da realização de exercícios monoarticulares, que a relação entre o trabalho total realizado em diferentes intensidades e o tempo até a exaustão ajustava-se a uma função linear. Acredita-se que a partir dessa relação linear seja possível estimar dois parâmetros distintos, a saber: a potência crítica (PC) ou velocidade crítica e a capacidade de trabalho anaeróbio (CTA). A PC é considerada de maior intensidade que teoricamente poderia ser mantida indefinidamente sem fadiga. Por sua vez, a CTA é o trabalho total que poderia ser realizado pelo indivíduo acima da PC, a partir dos estoques de fosfagênios e da glicólise anaeróbia[19]. Portanto, a CTA tem sido utilizada por alguns pesquisadores como marcadora da capacidade anaeróbia.

De acordo com o segundo pressuposto teórico, na intensidade da PC, o indivíduo conseguiria realizar o exercício físico proveniente das fontes energéticas aeróbias sem a instauração da fadiga. O principal fator limitante seria a intensidade acima da PC, na qual utilizaríamos as reservas anaeróbias do nosso organismo e, quando houvesse a depleção de todas as reservas, entraríamos em exaustão. Por exemplo, considerando um indivíduo com PC de 200 W e CTA de 20.000 J, na intensidade de 200 W ou abaixo, teoricamente o indivíduo realizaria o exercício indefinidamente sem fadiga. No entanto, se o indivíduo realizasse a 250 W (50 W acima da PC), utilizaria a CTA e finalizaria o exercício físico em 400 s ($\frac{\text{CTA}}{\text{Potência acima da PC}} = \frac{20.000}{50} = 400$ s) (Figura 10.1).

Do ponto de vista prático, o modelo de potência crítica tem sido utilizado em vários tipos de exercícios físicos como corrida, ciclismo, natação e remo. Em algumas situações, o parâmetro potência crítica é chamado de velocidade crítica, pois, no primeiro caso, a variável que indica a intensidade é a potência (Watts), por exemplo, no cicloergômetro, ao passo que no segundo caso é expressa em velocidade (km/h ou m/s), como na corrida, natação, entre outros. Dessa forma, a seguir, serão apresentadas as principais informações acerca do significado fisiológico e as formas de determinação dos componentes do modelo de potência crítica.

SIGNIFICADO FISIOLÓGICO DA POTÊNCIA CRÍTICA

O exercício físico pode ser caracterizado quanto a sua intensidade em domínios de esforços de acordo com a sua resposta fisiológica. Essa caracterização é

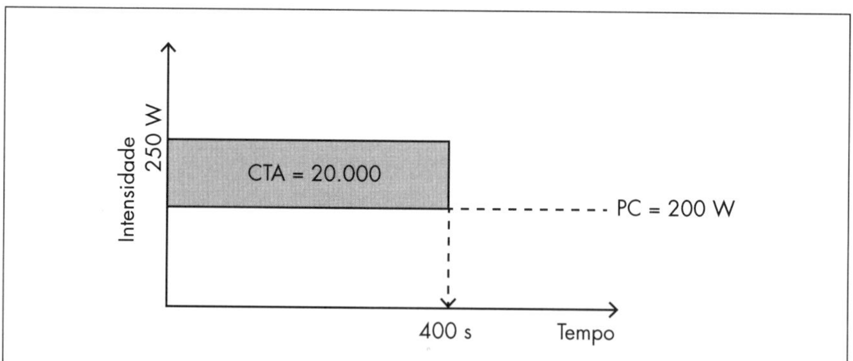

Figura 10.1 Exemplo de exercício físico realizado a 250 W em um indivíduo com potência crítica de 200 W e capacidade de trabalho anaeróbio de 20.000 J.

importante para a prescrição do exercício físico e, consequentemente, para a adaptação fisiológica do indivíduo. A PC foi definida inicialmente como a intensidade de esforço na qual este pode ser teoricamente mantido sem a ocorrência da exaustão. Ela representa a transição entre a intensidade em que é observada a estabilidade das variáveis fisiológicas, como o VO_2, [La], pH e fosfocreatina muscular, quando essas variáveis começam a modificar sem o estado estável. Dessa forma, ela tem sido considerada um importante indicador dos domínios de intensidade, com significantes implicações para os perfis de respostas fisiológicas e metabólicas durante o exercício físico[27]. Dessa maneira, a PC corresponde à transição entre os domínios intenso e severo (Figura 10.2)[10], sendo considerado por alguns autores o limite superior do domínio intenso, enquanto que, por outros, o limite inferior do domínio severo. Além disso, a PC tem sido relacionada a alguns índices de aptidão aeróbia, tais como o limiar anaeróbio (r = 0,91) e o $\dot{V}O_2$máx (r = 0,87)[19].

Apenas para exemplificar a resposta de algumas variáveis fisiológicas nessas intensidades de esforço, foi descrita, em teste realizado em cicloergômetro na intensidade da PC, uma estabilização da concentração de lactato ([La]) de 5,6 ± 0,9 mmol/L. Ao utilizar incremento na carga de aproximadamente 15 W acima da PC, foi verificado um aumento gradual do VO_2 até alcançar o seu valor máximo (3,70 ± 0,38 L/min). Vale ressaltar que a [La] atingiu valores de 11,3 mmol/L, em média, nos sujeitos avaliados quando da ocorrência da exaustão[26]. Em outros tipos de exercício, como a natação, é verificado um comportamento semelhante. Em quatro esforços de 400 m a 102% da velo-

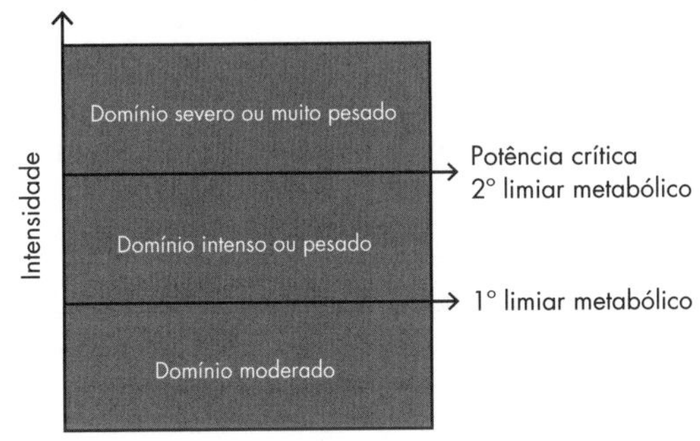

Figura 10.2 Domínios de intensidade de esforço de acordo com os limiares metabólicos.

cidade crítica (VC), a [La] aumentou significativamente até o último esforço de 400 m. Em contrapartida, quando todos os esforços foram realizados na intensidade da VC, a [La] se estabilizou, ao passo que, na intensidade abaixo da VC (98%), houve aumento transitório inicial, com decréscimo significativo da [La] ao longo dos esforços[30].

Além da análise da [La], alguns trabalhos buscaram verificar a hipótese de que a PC representa a maior intensidade na qual o VO_2 não atinge o seu valor máximo[13,15]. Nesse caso, ao invés de fazer a modelagem matemática utilizando o tempo até a exaustão, foi realizado com o tempo até atingir o $\dot{V}O_2$máx nos testes preditivos de carga constante. Os resultados desses estudos indicaram que a relação hiperbólica da carga utilizada até o tempo de exaustão e do tempo até alcançar o $\dot{V}O_2$máx foi relativamente semelhante, sendo verificados valores de intensidade similares nas assíntotas das hipérboles, tanto da PC estimada de forma convencional quanto da estimada por meio do tempo até o $\dot{V}O_2$máx. Esse fato sugere que a PC coincida com o máximo estado estável de VO_2. Todavia é importante destacar que, apesar das informações anteriormente citadas, algumas evidências têm encontrado resultados que a PC superestima o limiar anaeróbio e a maior intensidade onde há a estabilização de variáveis fisiológicas[2,4,5] sendo, dessa forma, considerado o limite inferior do domínio severo.

Acredita-se que esses resultados contraditórios possam ser atribuídos em grande parte às diferentes metodologias empregadas, uma vez que não há uma padronização nos testes preditivos para a determinação dos parâmetros do modelo de PC, nos procedimentos para a determinação do limiar anaeróbio, bem como nos critérios adotados para a determinação da maior intensidade, onde há o estado estável das variáveis fisiológicas. Além disso, é verificada uma limitação no modelo, em que assume que a contribuição aeróbia é constante desde o início do exercício, não levando em consideração a inércia do sistema cardiorrespiratório com o aumento exponencial, por exemplo, da cinética *on* do VO_2.

SIGNIFICADO FISIOLÓGICO DA CAPACIDADE DE TRABALHO ANAERÓBIO

Buscando verificar a validade desses parâmetros, alguns trabalhos tentaram fazer diferentes protocolos experimentais na tentativa de corroborar ou refutar o modelo de potência crítica. Um dos experimentos foi a manipulação da concentração de oxigênio inspirado em situação de normóxia e hipóxia.

Nessa situação, é realizada basicamente uma influência na disponibilidade de oxigênio, na qual afeta o parâmetro aeróbio (PC), sem afetar a variável anaeróbia (CTA). Isso foi confirmado, sendo que a inclinação da função linear trabalho-tempo é diminuída pela menor quantidade de oxigênio disponível, mas que o intercepto não, confirmando que o intercepto y da equação trabalho-tempo representa uma variável anaeróbia (CTA)[19] (Figura 10.3).

Em outra situação experimental, a manipulação foi reduzir previamente a CTA, por meio de um esforço de alta intensidade para posteriormente fazer a estimativa da PC. Como a condição para o aporte de oxigênio foi a mesma, a inclinação da reta de regressão na relação trabalho-tempo foi a mesma (PC) e o intercepto no eixo y foi menor, em virtude da depleção prévia da CTA (Figura 10.4)[20].

Uma outra forma de modificar a CTA é pela suplementação de creatina. Isso ocorre porque a fosfocreatina exerce uma importante ação na conversão de ADP em ATP. Como a CTA representa o trabalho total que pode ser realizado associado com as reservas de adenosina trifosfato e fosfocreatina, a suplementação de creatina (Cr) pode promover alterações na CTA. Os trabalhos que utilizaram a suplementação de creatina geralmente foram realizados em um curto período (~ 5 dias) em que os sujeitos ingeriram de 5 a 20 g/dia de creatina mono-hidratada. Nessas situações foi observada uma modificação na CTA sem alteração da PC. Além disso, quando associado à suplementação de

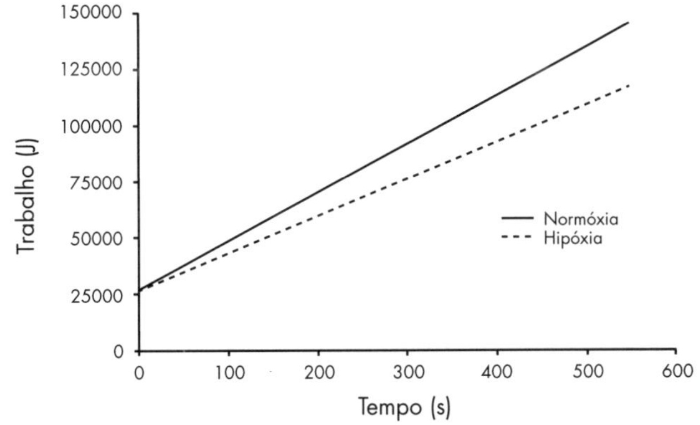

Figura 10.3 Inclinação da reta de regressão (PC) e intercepto (CTA) em situação de normóxia e hipóxia (maiores detalhes para compreensão da figura, ver o tópico "Equações para a estimativa da potência crítica e da capacidade de trabalho anaeróbio").

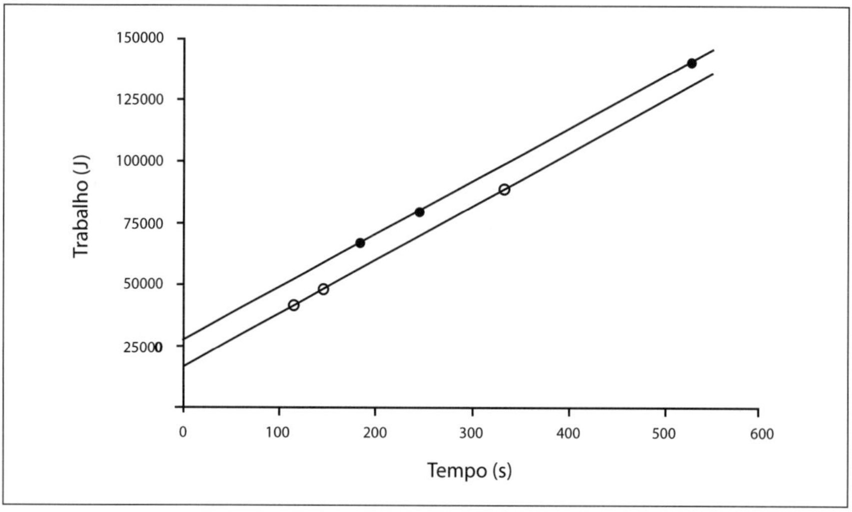

Figura 10.4 Inclinação da reta de regressão (PC) e intercepto (CTA) com (círculos brancos) e sem (círculos pretos) exercício prévio acima da PC (maiores detalhes para compreensão da figura, ver o tópico "Equações para a estimativa da potência crítica e da capacidade de trabalho anaeróbio").

carboidrato, é verificado um aumento maior da CTA, pelo fato de o carboidrato estimular a liberação da insulina, a qual facilita o aumento dos estoques de creatina muscular[28]. Dessa maneira, verifica-se que a suplementação de creatina por um período curto de suplementação, de pelo menos cinco dias, promove um aumento na CTA sem nenhuma aparente alteração da PC.

Em esforços físicos intermitentes máximos, com duração de 1 minuto e intervalo de 5 minutos entre os tiros, foi demonstrado que a CTA tem uma correlação moderada com o trabalho total realizado ($r = 0,74$). Embora tenha sido encontrada uma correlação fraca entre o trabalho total realizado e o pico de lactado sanguíneo ($r = 0,16$), foi verificado que o trabalho total realizado no exercício intermitente e a CTA se correlacionam bem com o pH sanguíneo pós-exercício (ambos $r = 0,92$)[17]. Entretanto, algumas evidências têm demonstrado resultados contraditórios sobre a validade da CTA na natação. A CTA apresentou correlações baixas a moderadas com a aptidão anaeróbia e performance nos nados entre as distâncias de 100 a 600 m. De outro modo, houve correlações moderadas a altas ($r = 0,70$-$0,82$) com as performances máximas nessas mesmas distâncias e com a aptidão anaeróbia (simulação do teste de máximo de 30 s na natação) avaliada em nado atado[24].

Os achados do estudo de Dekerle et al.[8] demonstram que a distância anaeróbia estimada pelo teste de nado semiatado (14,80 ± 2,23 m) e a CTA, calculada a partir das distâncias de 100 e 200 m, e 200 e 400 m de nado, não foram diferentes estatisticamente (16,00 ± 4,96 m e 18,33 ± 4,46 m; respectivamente), mas não houve correlação significativa entre essas variáveis (valor de *r* não foi reportada). A [La] ao final do desempenho de 200 m também não se correlacionou com a CTA. Assim, observou-se que a CTA não parece ser um bom parâmetro na avaliação da aptidão anaeróbia e predição do desempenho físico, ao menos na natação.

Apesar dos achados apresentados anteriormente, outros estudos demonstraram que a CTA foi fortemente correlacionada com o máximo déficit acumulado de oxigênio. Nos indivíduos cujas estimativas de CTA foram realizadas pela equação hiperbólica, associadas a uma baixa variabilidade (< 10%) quando comparada com as outras duas equações lineares, bem como a um baixo erro padrão de estimativa (EPE < 5%), a correlação entre a CTA e o máximo déficit acumulado de oxigênio (MAOD) foi de r = 0,92, não sendo encontradas diferenças significativas entre o MAOD (13,9 ± 1,1 kJ) e a CTA (13,2 ± 1,4 kJ)[14].

Quando foi testada a validade da CTA comparando-a com o trabalho total realizado acima da PC em um "tiro" máximo de 90 s (CTA90), e com o déficit de oxigênio durante o "tiro" máximo de 90 s (DO90)[6], os resultados demonstraram que a CTA não foi diferente da CTA90, mas foi menor que o DO90. Apesar de moderada a alta correlações (0,60 a 0,88) entre as variáveis, foi observada uma baixa concordância. Esse valor inferior para a CTA em relação ao DO90 pode ser explicado pela desconsideração da "inércia" na cinética do VO_2 pelo modelo de potência crítica. Dessa forma, apesar de haver alguns indicativos de validade, a CTA parece não ser um bom discriminante do desempenho anaeróbio, tendo resultados controversos com relação a certos indicadores bioenergéticos anaeróbios. Além disso, deve-se haver cuidados metodológicos em relação à predição dessa variável.

DETERMINANDO A POTÊNCIA CRÍTICA E A CAPACIDADE DE TRABALHO ANAERÓBIO

A intensidade do exercício pode provocar diferenças substanciais no desempenho e no tempo de exaustão, bem como na demanda fisiológica em trabalhos contínuos. Assim, surgiram diferentes equações como forma de determinação da PC. Entre as principais, encontram-se três diferentes modelos de dois parâmetros: 1) equação hiperbólica potência-tempo (Eq. 1, Figura 10.5); 2) equação linear trabalho-tempo (Eq. 2, Figura 10.6) e; 3) equação linear potência-1/tempo (Eq. 3, Figura 10.7). Como descrito na própria denominação, nessas equações, pode-se obter a estimativa de dois parâmetros: a máxima intensidade que pode ser mantida por um longo período de tempo a partir de

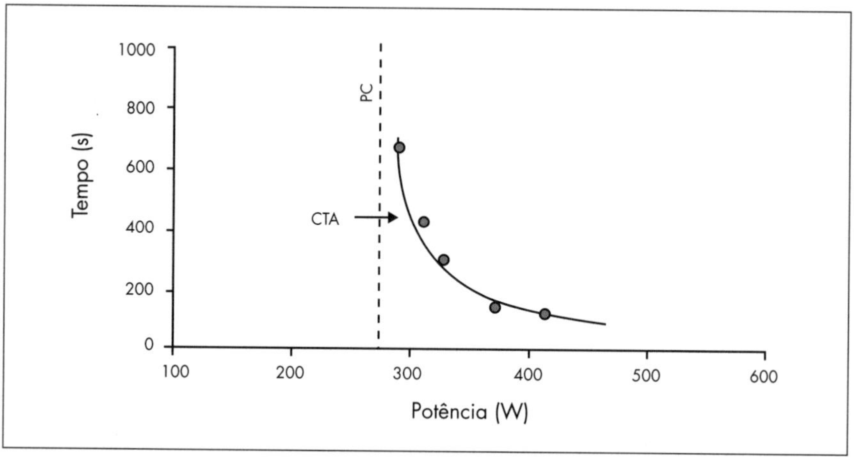

Figura 10.5 Relação hiperbólica potência-tempo.

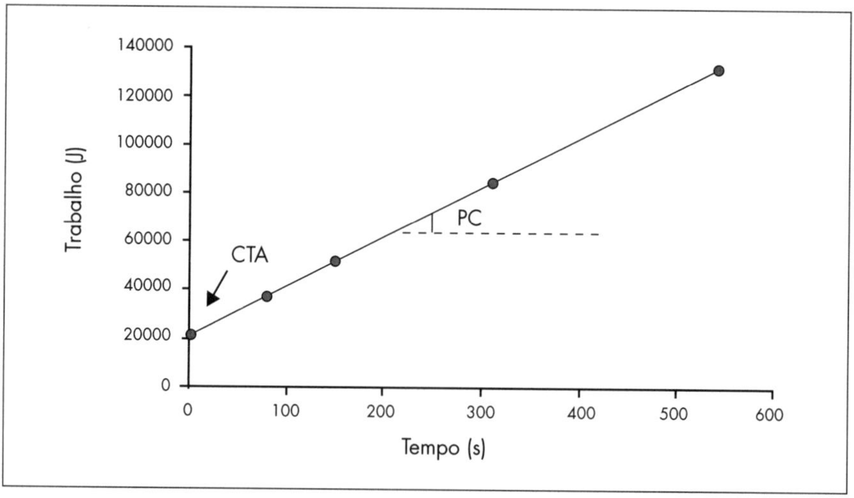

Figura 10.6 Relação linear trabalho-tempo.

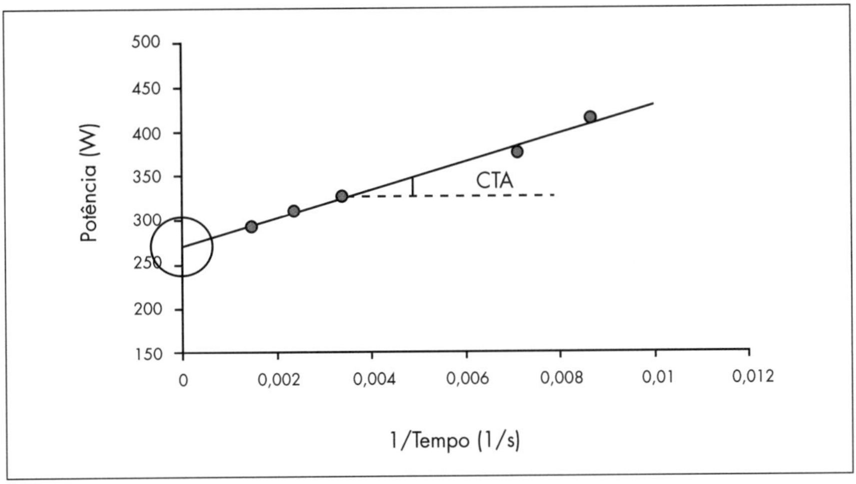

Figura 10.7 Relação linear potência-1/tempo.

fontes energéticas aeróbias (PC), e o trabalho total, que pode ser realizado usando-se estoques energéticos musculares anaeróbios (CTA).

Na equação hiperbólica, a relação entre a taxa de trabalho (potência) e o tempo até a exaustão durante o exercício pode ser descrita por uma função não linear, em que:

$$\text{Tempo} = \text{CTA} / (\text{P} - \text{PC}) \text{ (Eq. 1)}$$

O tempo representa o período de esforço até a exaustão, o P é a potência média, a PC é a assíntota da taxa de trabalho no eixo do tempo x do gráfico, e a CTA é o grau de curvatura da hipérbole. A estimativa da PC e da CTA pode ser realizada por pacotes estatísticos que têm o comando regressão não linear. É necessário basicamente inserir nas células o valor das intensidades (potência ou velocidade) em que o indivíduo realizou no domínio severo e seus respectivos tempos até a exaustão. Posteriormente, no comando regressão não linear, inserir a equação citada anteriormente. Embora seja apropriado expressar o tempo na variável dependente, esta relação hiperbólica pode ser linearizada na equação trabalho-tempo (Eq. 2):

$$\text{Trabalho} = \text{CTA} + \text{PC} \times \text{tempo (Eq. 2)}$$

Em que a inclinação da reta de regressão é a PC, ou seja, Δ trabalho/Δ tempo; o intercepto no eixo y é a CTA, o tempo é o período de atividade até a exaustão, e o trabalho é o trabalho total realizado.

Caso seja realizada uma atividade em que é analisada a distância, como na natação ou corrida, deve-se substituir o trabalho pela distância realizada.

Outra equação linear encontrada é aquela que relaciona potência-1/tempo, representada a seguir (Eq. 3):

$$P = PC + CTA \times 1/\text{tempo (Eq. 3)}$$

Esta equação é semelhante ao modelo linear anterior, mas invertem-se graficamente as posições da PC e da CTA, sendo a PC o intercepto no eixo y, e a CTA a inclinação da reta de regressão. O P é a potência média mantida até a exaustão, e o tempo é o período tolerado pelo sujeito em uma determinada carga.

As estimativas dessas equações lineares podem ser realizadas também utilizando-se um software estatístico, com o mesmo procedimento em que foi descrito anteriormente, ou por meio do Excel. No Excel é necessário também adicionar nas células o tempo até a exaustão e o trabalho realizado nos testes preditivos e realizar os comandos "Intercepção" para estimar a CTA (Figura 10.8A) e "Inclinação" para estimar a PC (Figura 10.8B) na relação trabalho--tempo. O trabalho realizado durante o exercício pode ser obtido por meio dos softwares das bicicletas ergométricas. Caso esteja utilizando algum ergômetro

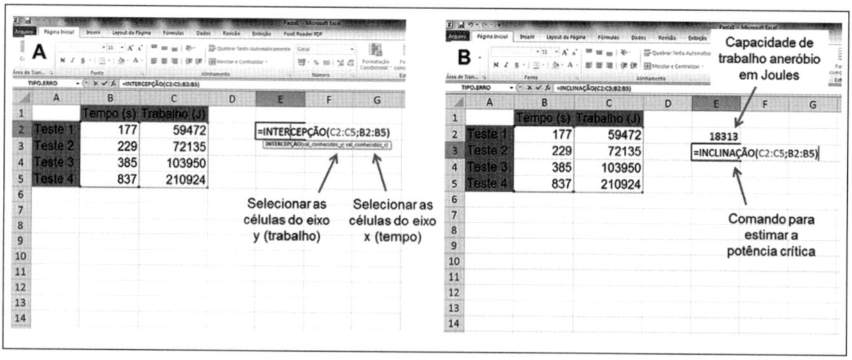

Figura 10.8 Exemplo para a determinação da PC e CTA a partir de quatro testes preditivos usando os comandos inclinação e intercepção.

mecânico, a potência pode ser calculada multiplicando-se o peso usado para a frenagem (kp) × aceleração da gravidade (9,81 m/s^2) × velocidade (m/s). Posteriormente, para se obter o trabalho realizado, é necessário multiplicar a potência *versus* tempo até a exaustão. No caso da corrida, o mais comum é substituir o trabalho pela distância percorrida.

Após inserir os dados na planilha do Excel, para realizar esses comandos é necessário: clicar em uma célula vazia → digitar "=INTERCEPÇÃO(" ou "=INCLINAÇÃO(" → selecione com os valores do eixo y (trabalho) → digitar " ; " → selecionar os valores do eixo x (tempo) → fechar os parênteses → aperte a tecla Enter.

Outra forma para realizar as estimativas no Excel é construindo um gráfico. Aproveitando o exemplo anterior: Selecione os valores de tempo e trabalho → Clique na aba Inserir → Clique Dispersão → Dispersão somente com marcadores (Figura 10.9A). Um gráfico irá aparecer → Clicar com o botão direito do mouse sobre um dos pontos no gráfico → Clicar no comando Adi-

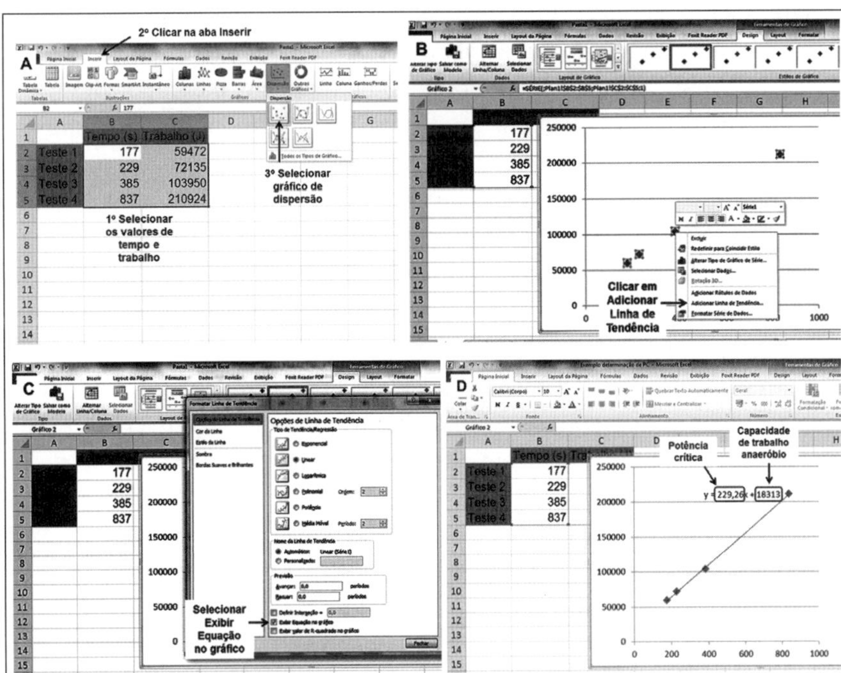

Figura 10.9 Exemplo para a determinação da PC e CTA a partir da criação de um gráfico de dispersão e da realização de regressão linear.

cionar Linha de Tendência (Figura 10.9B). Na janela que aparecer, selecione Exibir Equação no gráfico (Figura 10.9C). Uma equação de primeiro grau (y = ax + b) irá aparecer sobre o gráfico. O primeiro valor representa a PC em Watts e o segundo valor representa a CTA em Joules (Figura 10.9D).

O mesmo pode ser feito para a relação potência-1/tempo, no entanto, deverá ser adicionada uma coluna com os valores da divisão 1/tempo e outra com valores de potência. O comando "Intercepção", nesse caso, irá estimar a PC e o comando "Inclinação" irá estimar a CTA. Assim, caso seja construído um gráfico como no exemplo da Figura 10.9, o primeiro valor da equação será a CTA e o segundo, a PC. Apesar de as três equações serem equivalentes, há uma pequena variação na estimativa dos parâmetros quando há mais do que dois testes preditivos. Entretanto, quando a estimativa é boa, não haverá diferença significativa entre as três equações. Adicionalmente, é possível verificar na literatura outras equações do modelo de potência crítica, mas sem evidências de validade dos parâmetros estimados.

CONSIDERAÇÕES METODOLÓGICAS

É possível observar que o tempo até a exaustão na PC pode variar em torno de 30 a 60 min[4,29], dependendo do modo de exercício, das condições físicas de cada sujeito e, provavelmente, por causa de certas condições metodológicas na predição dos parâmetros. O modelo matemático exerce uma grande influência na determinação da PC e da CTA e, consequentemente, sobre o comportamento das variáveis fisiológicas. Ao realizar uma comparação entre as três equações do modelo de dois parâmetros, verifica-se que as diferentes equações matemáticas podem produzir diferentes estimativas. Achados prévios indicaram que a equação hiperbólica potência-tempo é a mais apropriada para a estimativa da CTA quando relacionada com o déficit de oxigênio[14]. Considerando essa grande variabilidade, foi proposto alguns critérios para aceitar as estimativas da CTA em diferentes equações (Tabela 10.1).

Dessa forma, para se ter um boa estimativa da variável anaeróbio, é necessário ter uma baixa variabilidade entre as três equações do modelo de potência crítica e um baixo erro padrão de estimativa. O valor de erro padrão de estimativa é verificado quando realizamos a modelagem a partir de um software estatístico com três ou mais testes preditivos. Já Hill[12], em um estudo comparando as três equações de predição de dois parâmetros, demonstrou

Tabela 10.1 Critérios para aceitar (X) a estimativa da CTA como capacidade anaeróbia.

	Variabilidade entre a estimativa da CTA usando as três equações matemáticas		
	< 10 %	**10 a 20%**	**> 20%**
Equação potência-tempo	X	X	X
Equação trabalho-tempo	X	X	
Equação potência-1/tempo	X		
	Variabilidade do erro padrão de estimativa da CTA		
	< 5 %	**5 a 10 %**	**> 10%**
Equação potência-tempo	X	X	
Equação trabalho-tempo	X	X	
Equação potência-1/tempo	X		

Fonte: Hill e Smith[14]

que as estimativas da PC e da CTA não foram estatisticamente diferentes e foram altamente correlacionados.

A predição da PC e da CTA pode variar substancialmente dependendo da combinação das cargas adotadas. Por exemplo, Housh et al.[16] verificaram as variações na predição da PC e da CTA realizando uma comparação do valor predito por meio de quatro cargas diferentes, que levavam o sujeito à exaustão entre 1 e 10 min, com as suas diferentes combinações. A única diferença significativa observada foi da combinação entre a segunda e a terceira menor carga, sendo menor o valor da PC e maior o valor da CTA. Isso pode ter ocorrido pelo fato de possuírem valores muitos próximos de tempo até a exaustão, podendo pequenos erros influenciar na estimativa dos parâmetros.

Na natação, a VC predita no nado *crawl* por meio da equação linear distância-tempo, em sujeitos de 10 a 15 anos, nas distâncias de 25/50/100 m (VC1), foi significativamente maior que a VC predita mediante as distâncias de 100/200/400 m (VC2) e 50/100/200 m (VC3). Para o grupo de 10 a 12 anos, a VC1 não foi diferente da velocidade do limiar anaeróbio, mas as duas velocidades diferiram da VC2, VC3 e das velocidades de 20 e 30 min máximos de nado. Já no grupo de 13 a 15 anos, a VC1 foi maior em relação à VC2, VC3, velocidade do limiar anaeróbio e das velocidades de nado durante 20 e 30 min[11]. Dessa forma, a seleção de distâncias muito curtas pode determinar maiores valores de VC. Em atletas de alto nível competitivo, as

VCs estimadas por testes preditivos com distâncias de 200 e 400 m foram as equivalentes ao limiar anaeróbio e ao máximo estado estável de lactato, respectivamente[30].

Assim, apesar de Housh et al.[16] terem utilizado uma amplitude de 1 a 10 min para os testes preditivos comparando as suas combinações, recomenda-se que os testes preditivos tenham uma duração entre 2 e 15 minutos para corrida e no ciclismo[7,29]. Entretanto, para a natação, a distância varia de acordo com a faixa etária do indivíduo, sendo mais curta quando os indivíduos são de faixas etárias menores, e mais longas em faixas etárias maiores, podendo chegar a 400 m um dos testes preditivos em indivíduos com alto nível competitivo[30].

Assim, pode-se observar que certos cuidados metodológicos devem ser tomados em relação à forma de predição da PC, como escolha das equações matemáticas, seleção das cargas, tempo até a exaustão dos testes preditivos ou distâncias temporal dos testes.

UTILIZAÇÃO DE APENAS UM ESFORÇO MÁXIMO (*ALL-OUT*)

A grande desvantagem metodológica da estimativa da PC pelo método tradicional é a necessidade da realização de dois ou mais testes preditivos exaustivos com diferentes durações do tempo até a exaustão. Buscando minimizar a necessidade de múltiplos testes, foi proposto uma forma de determinar a PC a partir de um teste de esforço máximo (*all-out*). Considerando o pressuposto do modelo de potência crítica, quando realizamos exercício no domínio severo, o trabalho total acima de PC é igual a CTA. Assim, em exercício *all-out*, a potência final é equivalente a PC, e o trabalho total durante a fase de queda da potência é a CTA (Figura 10.10).

Apesar da vantagem metodológica de realizar apenas um teste para estimar a PC no ciclismo, é necessário ter um cicloergômetro que mantém a carga fixa e registra a potência ao longo do teste de acordo com a variação da cadência quando o indivíduo realiza o teste. Esse tipo de teste é muito parecido com o teste de Wingate de 30 segundos, mas com duração maior para utilizar todas as reservas anaeróbias ao final do exercício. Alguns pesquisadores tentaram utilizar teste de 90 segundos, mas aquele que demonstrou uma melhor equivalência com a PC foi o de 3 minutos em adultos[7]. Apesar disso, parece que a realização de um único teste de 90 segundos é o suficiente para indivíduos adolescentes, sendo que a potência final não foi diferente da do teste de 3 minutos, e com a vantagem de que nem todos os adolescentes suportaram

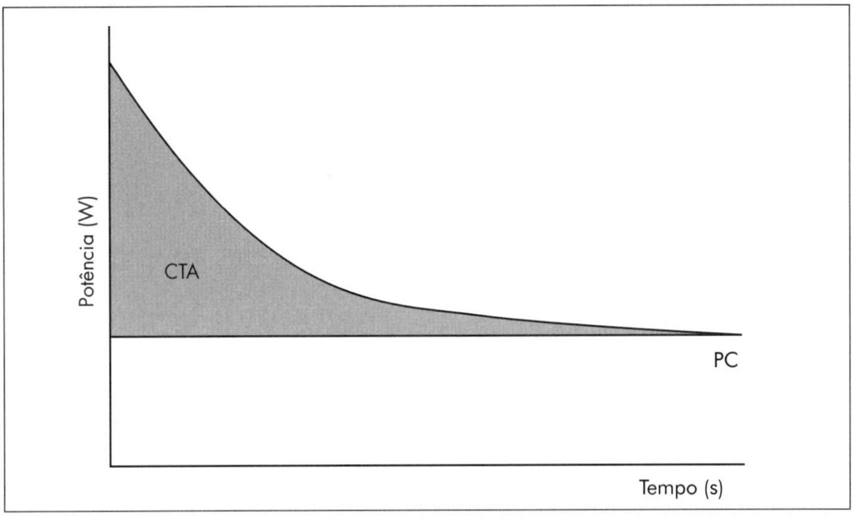

Figura 10.10 Comportamento da potência e a determinação dos parâmetros PC e CTA durante um teste máximo (*all-out*).
Fonte: adaptada de Dekerle et al.[7]

realizar os 180 segundos de teste[1]. No entanto, já existem adaptações desse teste na corrida em que o indivíduo precisa basicamente correr o mais rápido possível em uma pista de atletismo durante os 3 minutos de teste de maneira *all-out* e com um equipamento para medir a velocidade (p. ex.: GPS)[25].

Da mesma forma que a PC estimada de maneira tradicional, a PC estimada por meio de um único teste foi equivalente a um dos limiares metabólicos[25], e foi verificado ainda que, abaixo da PC, as variáveis fisiológicas como VO_2 e [La] se estabilizaram e, acima, não foi verificado estado estável dessas variáveis. Além disso, houve uma forte relação entre a PC estimada por meio de múltiplos testes preditivos com a estimada por meio de um único teste ($r = 0,99$)[7]. Dessa maneira, uma forma alternativa relativamente recente em comparação ao método tradicional para a estimativa da PC é a realização de um teste máximo (*all-out*) de 3 minutos. Entretanto, parece que, em adolescentes, um teste de 90 segundos é o suficiente, mas essa afirmação necessita de mais resultados que confirmem essa sugestão.

APLICAÇÃO NO EXERCÍCIO INTERMITENTE

Os exercícios intermitentes têm como característica variação na intensidade da realização do exercício ou variações entre períodos de esforço e pausa como no treinamento intervalado. Eles têm sido considerados muito importantes para a melhora da aptidão aeróbia. Nesse sentido, a maioria dos pesquisadores tem realizado os seus estudos com o modelo de potência crítica relacionando com variáveis fisiológicas ou mesmo testando o modelo por meio de testes contínuos, mas verifica-se que o modelo é válido também em exercícios intermitentes. Acredita-se em parte que este tipo de exercício físico possua algumas vantagens em relação a certas adaptações fisiológicas, em comparação ao exercício contínuo. Além disso, os exercícios físicos intermitentes assemelham-se mais ao padrão de esforço e pausa de algumas modalidades esportivas.

Uma das aplicações práticas do modelo de potência crítica é para o treinamento intermitente visando ao aumento da potência aeróbia. Quando é verificado o tempo de tolerância no $\dot{V}O_2$máx utilizando diferentes combinações de exercício intermitente com intensidades variando em torno da PC, em exercícios intermitentes com regime de esforço e pausa de 15:15 s, em que as amplitudes dos esforços e das recuperações ativas variavam em 11 e 35% em torno da PC, o tempo de tolerância no $\dot{V}O_2$máx era o dobro quando comparado com uma amplitude de variação de 59% (~14 minutos *versus* 7 minutos)[3]. Esse tempo de tolerância no $\dot{V}O_2$máx é importante, pois acredita-se que a manutenção do $\dot{V}O_2$máx por um período prolongado durante as sessões de treinamento ocasione uma maior adaptação dessa variável.

Um dos fatores que se deve considerar durante as sessões de exercício intermitente é o tempo durante os regimes de esforço e pausa. Pode-se observar que, em exercícios intermitentes com a mesma intensidade e relação de esforço:pausa (p. ex.: 1:1), contudo, com períodos diferenciados (p. ex.: 30:30 s e 60:60 s), o tempo de tolerância é maior quando os períodos de esforços e pausas são menores. Isso ocorre por causa de um comportamento da cinética de recuperação da CTA, sendo rápido nos primeiros instantes de recuperação e mais lento nas fases mais tardias da recuperação (Figura 10.11) Dessa forma, apesar de ser mantida a relação de esforço e pausa com a mesma intensidade do exercício, quando o período é mais curto, a taxa de reposição da CTA é maior. Assim, o que se verifica é uma sobrecarga anaeróbia superior em exercícios intermitentes com durações de esforços e pausas maiores, mesmo mantendo a razão fixa entre essas variáveis[21].

Apesar de os estudos citados anteriormente serem realizados em exercícios intermitentes, todos esses trabalhos buscaram interpretar os seus resultados

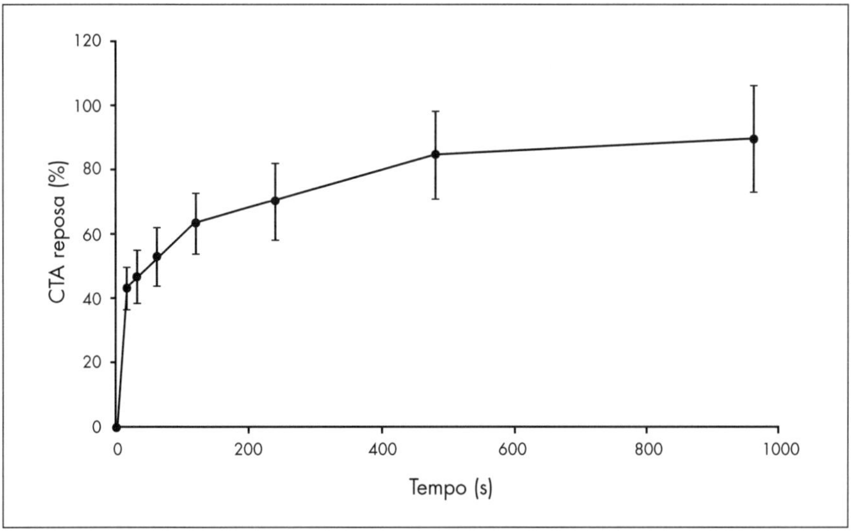

Figura 10.11 Percentual da CTA reposta em diferentes períodos de recuperação.
Fonte: Nakamura et al.[21]

utilizando como base os parâmetros do modelo de potência crítica estimados de maneira contínua. Por exemplo, Dupont et al.[9] aplicaram o modelo de potência crítica em exercícios intermitentes de realizando testes preditivos em corridas intermitentes máximas a 110, 120, 130 e 140% da máxima velocidade aeróbia com regimes de esforço e pausa de 15:15 s. Para a estimativa dos parâmetros, os cálculos matemáticos foram realizados excluindo-se os períodos das pausas dos testes preditivos. Isso faz com que parte da CTA reposta durante as pausas seja matematicamente incluída como parte da estimativa da PC. Assim, a PC intermitente acaba sendo maior que a PC contínua, e a CTA intermitente não difere da CTA contínua[23].

Da mesma forma que a PC estimada de maneira contínua, a PC estimada de maneira intermitente pelo modelo de Dupont et al.[9] é equivalente a intensidade de máximo estado estável de lactato, e o tempo de tolerância na PC intermitente foi equivalente à PC contínua[23,29]. Dessa forma, a PC intermitente parece ser uma intensidade promissora para realizar o treinamento por um período prolongado semelhante à transição dos domínios intenso e severo observados no exercício contínuo. Outros modelos de potência crítica intermitente foram propostos, no entanto, sem evidência de algum significado fisiológico ou de validades desses outros modelos.

CONSIDERAÇÕES FINAIS

O modelo de potência crítica é capaz de predizer um parâmetro aeróbio que é a PC e outro anaeróbio que é a CTA. Esse modelo tem sido utilizado principalmente para verificar a transição entre os domínios intenso e severo de exercício físico a partir do parâmetro aeróbio, com alguns resultados contraditórios em relação ao parâmetro anaeróbio. Essa contradição na literatura se deve provavelmente a variações metodológicas para os testes preditivos e as equações utilizadas. De forma mais recente, foi observado que a predição da PC pode ser realizada a partir de um teste *all-out* de 180 s, o que seria mais interessante para avaliação do indivíduo, sendo que, pelo modelo tradicional, é preciso realizar vários testes exaustivos, o que facilita a utilização do modelo em termos práticos.

Adicionalmente, a aplicabilidade do modelo de potência crítica foi demonstrada em exercício intermitente, gerando respostas fisiológicas semelhantes ao exercício contínuo na PC. Isso pode ser interessante para a monitorização e a utilização do modelo em algumas situações de treinamento. A principal vantagem deste modelo é a aplicabilidade sem a utilização de equipamentos com alto custo operacional e por não ser invasivo, como a realização de coletas sanguíneas.

REFERÊNCIAS BIBLIOGRÁFICAS

1. Barker AR, Bond B, Toman C, Williams CA, Armstrong N. Critical power in adolescents: physiological bases and assessment using all-out exercise. Eur J Appl Physiol. 2012;112(4):1359-70.
2. Bergstrom HC, Housh TJ, Zuniga JM, Traylor DA, Lewis RW, Camic CL, et al. Responses during exhaustive exercise at critical power determined from the 3-min all-out test. J Sports Sci. 2013;31(5):537-45.
3. Billat VL, Slawinski J, Bocquet V, Chassaing P, Demarle A, Koralsztein J-P. Very short (15s-15s) interval-training around the critical velocity allows middle-aged runners to maintain VO_2max for 14 minutes. Int J Sports Med. 2001;22:201-8.
4. Brickley G, Doust J, Williams CA. Physiological responses during exercise to exhaustion at critical power. Eur J Appl Physiol. 2002;88:146-51.
5. Dekerle J, Baron B, Dupont L, Vanvelcenaher J, Pelayo P. Maximal lactate steady state, respiratory compensation threshold and critical power. Eur J Appl Physiol. 2003;89:281-8.

6. Dekerle J, Brickley G, Hammond AJP, Pringle JSM, Carter H. Validity of the two--parameter model in estimating the anaerobic work capacity, Eur J Appl Physiol. 2006;96:257-64.
7. Dekerle J, Vanhatalo A, Burnley M. Determination of critical power from a single test. Sci Sports. 2008;23:231-8.
8. Dekerle J, Sidney M, Hespel J, Pelayo P. Validity and reliability of critical speed, critical stroke rate and anerobic work capacity in relation to front crawl swimming. Int J Sports Med. 2002;23:93-8.
9. Dupont G, Blondel N, Lensel G, Berthoin S. Critical velocity and time spent at a high level of for short intermittent runs at supramaximal velocities. Can J Appl Physiol 2002;27:103-15.
10. Gaesser GA, Poole D. The slow component of oxygen uptake kinetics in humans. Exerc Sport Sci Reviews. 1996;24:35-70.
11. Greco CC, Denadai BS, Pellegrinotti IL, Freitas AB, Gomide E. Limiar anaeróbio e velocidade crítica determinada com diferentes distâncias em nadadores de 10 a 15 anos: relações com a performance e a resposta do lactato sanguíneo em testes de endurance. Rev Bras Med Esporte. 2003;9(1):2-8.
12. Hill DW. The relationships between power and time to fatigue in cycle ergometer exercise. Int J Sports Med. 2004;25(5):357-61.
13. Hill DW, Fergunson CS. A physiological description of critical velocity. Eur J Appl Physiol. 1999;79:290-3.
14. Hill DW, Smith JC. A method to ensure the accuracy of estimates of anaerobic capacity derived using the critical power concept. J Sports Med Phys Fitness. 1994;34:23-37.
15. Hill DW, Smith JC. Determination of critical power by pulmonary gas exchange. Can J Appl Physiol. 1999;24:74-86.
16. Housh DJ, Housh TJ, Bauge SM. A methodological consideration for the determination of critical power and anaerobic work capacity. Res Q Exerc Sport. 1990;61(4):406-9.
17. Jenkins DG, Quigley BM. The y-intercept of the critical power function as a measure of anaerobic work capacity. Ergonomics. 1991;34:13-22.
18. Monod H, Scherrer J. The work capacity of a synergic muscular group. Ergonomics. 1965;8:329-38.
19. Moritani T, Nagata A, deVries HA, Muro M. Critical power as a measure of physical work capacity and anaerobic threshold. Ergonomics. 1981;24:339-50.

20. Nakamura FY, Okuno NM, Rosa CFI, Cyrino ES, Simões HG, de-Oliveira FR, et al. Effects of previous severe exercise on two and three parameter critical power modeling. Rev Bras Cineantropom Des Humano. 2007; 9(3):215-22.
21. Nakamura FY, Silva KRT, Okuno NM, Pereira G, Kokubun E. Determinação da sobrecarga anaeróbia em exercício intermitente a partir do modelo de potência crítica. Rev Motriz. 2007;13(4):298-304.
22. Okuno NM, Perandini LA, Simões HG, Nakamura FY. Limitações do modelo de potência crítica aplicado a exercício intermitente. Rev Educ Fís/UEM. 2009;20(2):245-9.
23. Okuno NM, Perandini LA, Bishop D, Simões HG, Pereira G, Berthoin S, et al. Physiological and perceived exertion responses at intermittent critical power and intermittent maximal lactate steady state. J Strength Cond Res. 2011;25(7):2053-8.
24. Papoti M, Zagatto AM, Freitas Junior PB, Cunha SA, Martins LEB, Gobatto CA. Utilização do intercepto-y na avaliação da aptidão anaeróbia e predição da performance de nadadores treinados. Rev Bras Med Esporte. 2005;11:126-30.
25. Pettitt RW, Jamnick N, Clark IE. 3-min all-out exercise test for running. Int J Sports Med. 2012;33(6):426-31.
26. Poole DC, Ward SA, Gardner GW, Whipp BJ. Metabolic and respiratory profile of the upper limit for prolonged exercise in man. Ergonomics. 1988;31:1265-79.
27. Poole DC, Ward SA, Whipp BJ. The effect of training on the metabolic and respiratory profile of high-intensity cycle ergometer exercise. Eur J Appl Physiol. 1990;59:421-9.
28. Smith JC, Stephens DP, Hall EL, Jackson AW, Earnest CP. Effect of oral creatine ingestion on parameters of the work rate-time relationship and time to exhaustion in high-intensity cycling. Eur J Appl Physiol Occup Physiol. 1998;77(4):360-5.
29. Soares-Caldeira LF, Okuno NM, Magalhães Sales M, Campbell CS, Simões HG, Nakamura FY. Similarity in physiological and perceived exertion responses to exercise at continuous and intermittent critical power. Eur J Appl Physiol. 2012;112(5):1637-44.
30. Wakayoshi K, Yoshida T, Udo M, Harada T, Moritani M, Mutoh Y, et al. Does critical swimming velocity represent exercise intensity at maximal lactate steady state? Eur J Appl Physiol. 1993;66:90-5.

11 Exercício atado e aptidão aeróbia: aplicações para avaliação e o treinamento esportivo

Claudio Alexandre Gobatto
Filipe Antonio de Barros Sousa
Fúlvia de Barros Manchado-Gobatto
Ivan Gustavo Masselli dos Reis
Marcelo Papoti

INTRODUÇÃO

O uso de resistências externas durante o exercício é um dos recursos mais antigos para a avaliação e o treinamento físico. Naturalmente, diferentes maneiras de impor resistência foram criadas; e algumas abordagens apresentaram a preocupação com a especificidade do movimento realizado em relação à realidade de competição esportiva. Entre essas técnicas de avaliação e treinamento específico, surgiram diversos modelos de exercício atado, visando mimetizar as condições de movimento da corrida, natação e ciclismo, proporcionando um procedimento específico para a modalidade em um ambiente com condições controladas.

Na corrida, as primeiras iniciativas utilizando o modelo de exercício atado aconteceram com objetivo de investigar a eficiência mecânica ao movimento. No ciclismo, o exercício atado serviu como alternativa aos estudos em túneis de vento, permitindo a simulação de uma situação enfrentada em competição pelos atletas da modalidade de maneira economicamente acessível. Na natação, a sua aplicação foi ainda mais abrangente, uma vez que o modelo de nado atado permitiu a imposição de intensidade constante, o que até então apresentava dificuldades por causa da realização das mudanças de sentido relacionadas ao comprimento das piscinas. Por fim, a experimentação com animais também fez uso do exercício atado, principalmente no emprego do nado resistido e nado atado para ratos da linhagem Wistar, criando um modelo de avaliação e treinamento válido e reprodutivo em ambiente controlado.

Este capítulo tem a intenção de contextualizar o leitor sobre o surgimento dos primeiros trabalhos utilizando exercício atado em diferentes modalidades. Em seguida, serão demonstradas as aplicações atuais desses modelos e as novas adaptações, enfatizando aquelas relacionadas à avaliação e ao treinamento aeróbio. Por fim, protocolos de avaliação serão detalhadamente apresentados e discutidos, demonstrando as práticas atuais envolvendo os modelos de exercício atado, com a finalidade de sistematizar e difundir esse conhecimento dentro das ciências do esporte.

ABORDAGEM HISTÓRICA SOBRE A AVALIAÇÃO UTILIZANDO EXERCÍCIO ATADO

As resistências enfrentadas durante o exercício são alvo de estudos pertinentes na área do treinamento e condicionamento físico há mais de noventa anos. O estudo da influência da resistência do ar sobre o desempenho em corrida e ciclismo possibilitou o estudo da eficiência de um dado atleta em transformar energia metabólica em trabalho mecânico (p. ex., eficiência mecânica). Por meio da utilização de uma esteira motorizada em intensidade constante e um túnel de vento, foi possível avaliar a eficiência mecânica de ciclistas[6]. Para isso, foram empregados um analisador de gases e uma série de equações e postulados cinéticos objetivando o cálculo da força realizada. Essa abordagem fundamentou as grandes diferenças encontradas nos resultados de outros autores, uma vez que alguma variação dos postulados assumidos poderia modificar drasticamente o resultado final encontrado.

Na natação, assim como na corrida e no ciclismo, a mecânica de fluidos foi utilizada para determinar tanto a força realizada pelo nadador quanto a resistência enfrentada por ele. A natureza estável da resistência imposta pela água gerou resultados mais consistentes das estimativas de força realizada em piscina circular com 60 m de diâmetro ou em piscinas longas (220 m), ambas com a velocidade de nado controlada a partir de um objeto de referência em suas bordas. Por fim, a maneira mais sofisticada de controlar a intensidade de exercício na natação é o *swimming flume*, um grande tanque onde uma corrente artificial é criada, fazendo com que o nadador se mantenha parado enquanto nada[12]. Piscinas olímpicas limitam o controle de intensidade constante em virtude da desaceleração e aceleração dos nadadores ao encontrar as bordas.

Os modelos de controle de intensidade na natação, bem como aqueles usados para imposição de resistência na corrida e no ciclismo, demonstram problemas do ponto de vista logístico e financeiro, necessitando de grandes espaços e/ou investimentos dispendiosos. Concomitantemente à utilização desses modelos, surgiu o primeiro método de avaliação usando exercício atado, denominado nado atado. Estudos esparsos apresentaram um modelo de nado atado em ensaios datando de 1919[12]. O avaliado era atado pela cintura e, utilizando um sistema de polias, deveria nadar sem sair do lugar contra um peso conhecido fora da piscina.

Além do modelo de nado atado, alguns desenhos experimentais apresentaram uma alternativa de nado parcialmente atado. Nesse caso, a intenção foi permitir o deslocamento do nadador na piscina, efetuada com a utilização de um sistema de polias ou um motor que liberava o cabo a uma velocidade constante[1]. Entretanto, passou a ser necessária a mensuração da força realizada, uma vez que o modelo apresentava aceleração e deslocamento. Desse momento em diante, adotou-se um dinamômetro para mensurar a força de nado, apresentando o que viria a ser um dos maiores avanços nos métodos envolvendo o exercício atado. Por fim, por um sistema de nado atado com dinamômetro e um tanque com espaço mínimo (5,3 x 2,9 x 1,5 m), Mosterd e Jongbloed[21] demonstraram que a força registrada durante 1 minuto em nado atado estático era altamente correlacionada com o tempo na prova de 100 metros em nado livre. A Figura 11.1 ilustra uma aplicação prática do modelo de nado atado em piscina.

O modelo de exercício atado se tornou popular na natação, principalmente pelo baixo custo de investimento em relação ao *swimming flume*. Posteriormente, adaptações foram apresentadas para uso do modelo de exercício atado na corrida e no ciclismo, uma vez que essas modalidades sofriam com o mesmo problema de custo em relação aos túneis de vento. Lloyd e Zacks[19] utilizaram um sistema de polias para controlar a resistência imposta ao exercício em esteira rolante na corrida e, posteriormente, no ciclismo[30], de ma-

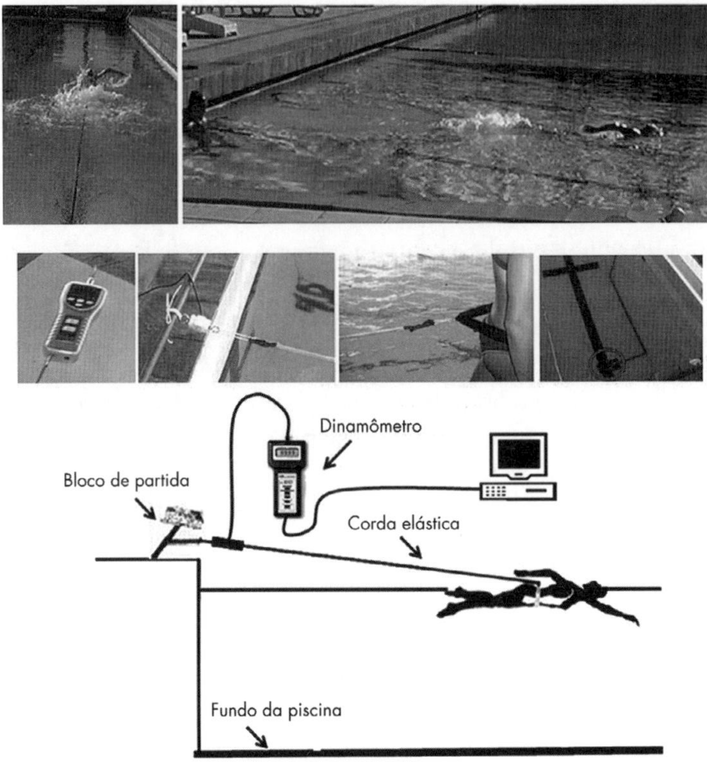

Figura 11.1 Exemplos de aplicação prática e aparatos utilizados no modelo de nado atado.

neira muito similar ao que era feito no modelo de nado atado. Essa adaptação consistiu na imposição de uma força horizontal no sentido oposto da corrida, enquanto o avaliado se exercitava sobre uma esteira motorizada a uma velocidade constante. A imposição de resistência foi realizada por meio de um cinto de lona atado à cintura do corredor (ou à bicicleta, no caso do ciclismo). A partir desse cinto, um cabo de aço seguia na horizontal até a parte de trás da esteira, onde estava localizado um sistema de polias semelhante àquele usado no nado atado. A polia tornava vertical a orientação do cabo, permitindo que pesos conhecidos fossem adicionados ao sistema para causar resistência ao exercício. Utilizando resistências entre 1,26 e 5,5 kg, a uma velocidade constante e provocando consumos de oxigênio sempre abaixo de 85% do máximo, a eficiência mecânica apresentou resultados entre 34,6 e 38,7% para a corrida resistida e 26,0% para o ciclismo[19].

Apesar de interessante, a corrida atada com o uso de polias não apresentava a sensibilidade necessária para a investigação de detalhamentos da corrida, como em uma série de ciclos de alongamento-encurtamento. Logo, assim como na natação, o modelo de corrida atada também evoluiu, passando a fazer uso de um dinamômetro para mensurar, com elevada sensibilidade, a tensão realizada pelo corredor no cabo atado a ele. Lakomy[17] foi o primeiro a acoplar um dinamômetro a um ponto fixo ao qual o avaliado era atado e, usando uma esteira rolante não motorizada, nesse estudo, foi possível mensurar a força durante a aceleração e desaceleração realizada por parte do corredor. A Figura 11.2 apresenta um esquema gráfico e um exemplo de aplicação prática do modelo de corrida atada em esteira rolante não motorizada.

EXERCÍCIO ATADO: PERSPECTIVAS ATUAIS

Ao longo dos anos, diferentes abordagens têm sido propostas para o uso do exercício atado, sempre buscando atender à especificidade da modalidade a ser investigada. Esta sessão discutirá o estado da arte dessa temática, considerando as evoluções dos sistemas de avaliação em modelos atados apresentadas nas duas últimas décadas. Apesar da vasta utilização desse tipo de abordagem para estudar esforços de curta duração e máxima velocidade, procuraremos enfatizar os estudos que utilizaram intensidades submáximas e durações prolongadas para avaliação de atletas de diferentes modalidades, como a corrida, a natação e a canoagem. Adicionalmente, será apresentada a proposta de utilização de sistema atado para avaliação de roedores.

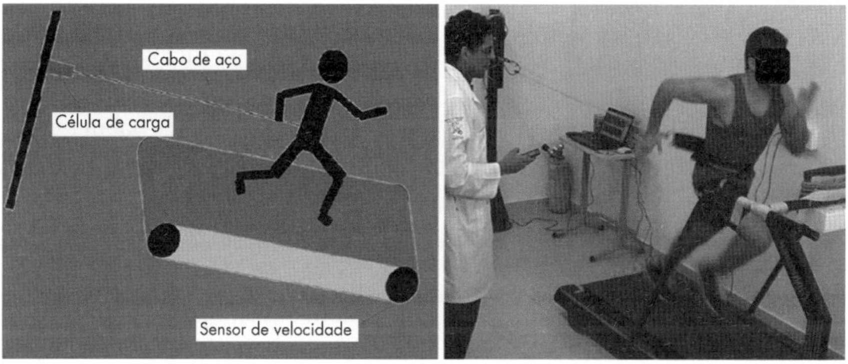

Figura 11.2 Esquema e aplicação prática do modelo de corrida atada.

Corrida

Estudos envolvendo eficiência mecânica em corrida historicamente creditaram a maior porção da demanda energética à energia necessária para mover a massa corporal no sentido vertical. De fato, a força realizada durante a corrida alcança valores muito mais elevados em termos de magnitude vertical do que horizontal. Entretanto, Chang e Kram[5], utilizando um sistema de polias, assim como em Lloyd e Zacks[19], apontaram que resistências de 6% da massa corporal proporcionaram um aumento de 30% do consumo de oxigênio em uma corrida a 11,9 km/h, seguido por aumento na força realizada pelo corredor no sentido da corrida. Em contrapartida, correndo com uma força equivalente a 6% de sua massa corporal a favor da corrida e na mesma velocidade, o consumo de oxigênio diminuiu em cerca de 22,8%, juntamente com a redução na força realizada pelo corredor no sentido da corrida. Dessa maneira, o gasto energético dispendido para realizar força horizontal não pode ser negligenciado, correspondendo a uma importante parcela do gasto energético total da corrida.

Considerando a importância do componente horizontal da força durante a corrida, recentemente, um novo modelo de corrida atada foi apresentado para monitorizar a força horizontal e a potência em ambiente de treinamento e competição[18]. Denominado como corrida semiatada, nesse modelo, o avaliado corre em uma pista em linha reta, atado pela cintura a um cabo de aço enrolado em uma bobina. À medida que o avaliado desenvolve a corrida, o cabo de aço se desenrola da bobina que, por possuir um sensor de velocidade e estar arranjada em série com um dinamômetro, permite a mensuração da velocidade, força e potência realizadas pelo corredor, proporcionando a avaliação direta e no próprio ambiente esportivo, no caso, a pista de atletismo. O esquema gráfico e a ilustração da aplicação prática desse método podem ser visualizados no painel A da Figura 11.3.

O modelo de corrida semiatada com a utilização de uma bobina e um cabo de aço com tamanho variável foi desenvolvido para protocolos de avaliação em elevada intensidade e curta duração. Por isso, a duração dos testes, nesses casos, está condicionada ao tamanho do cabo de aço e o espaço em linha reta disponível para tal fim. Essas características impedem a utilização dessa ferramenta em protocolos de avaliação com durações mais prolongadas, como aqueles destinados a estudar o metabolismo aeróbio. Na tentativa de ampliar as possibilidades da corrida semiatada, uma nova proposta foi apre-

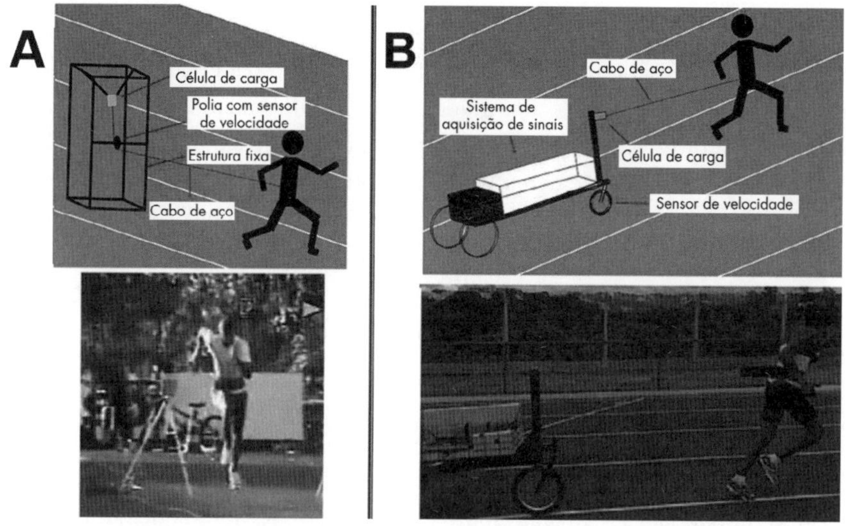

Figura 11.3 Esquema e aplicação prática dos modelos de corrida semiatada utilizando bobina em ponto fixo (A) e triciclo de metal (B).

sentada utilizando-se um triciclo rígido de metal. Esse aparato é atado à cintura do avaliado e o acompanha ao longo de todo o procedimento avaliativo, permitindo, inclusive, a realização de curvas em uma pista oficial de atletismo[27,28]. O painel B da Figura 11.3 ilustra o aparato utilizado nessa proposta, com esquema gráfico e imagem de uma aplicação prática. Essa nova proposta é um exemplo recente de avanço das aplicações do modelo de exercício atado, permitindo a avaliação de corredores em pista de atletismo, sem nenhuma limitação de intensidade, duração do esforço e aspectos relacionados ao trajeto desempenhado pelo atleta.

Natação

Na natação, o uso do modelo atado se deu de maneira ainda mais recorrente, tendo em vista que permitiu, de maneira prática e barata, a manutenção de uma intensidade constante de esforço nessa modalidade. Diversos estudos utilizaram essa proposta para avaliação de eficiência de nado, de parâmetros biomecânicos de braçada e de pernada, determinação de parâmetros fisiológicos relacionados ao metabolismo aeróbio e anaeróbio e avaliação de técnicas de treinamento[22,26].

Recentemente, um modelo foi proposto para a mensuração direta da força e velocidade de nado utilizando uma nova proposta para nado semiatado. O sistema consiste em dois cabos atados à cintura do nadador, um acoplado a um transdutor de velocidade e outro a uma célula de carga e um sistema de polias para imposição de carga. À medida que o nadador se desloca na piscina, o cabo é liberado pela bobina do transdutor de velocidade[7]. Igualmente a algumas das propostas de exercício semiatado apresentadas anteriormente para natação e para corrida, esse método se limita a intervenções de treino e avaliação restritas ao espaço em linha reta disponível.

Canoagem

Como discutido até aqui, modelos de exercício atado têm sido utilizados para avaliação e treinamento em uma variedade de esportes, como é o caso de algumas modalidades realizadas sobre embarcações. É sabido que o modelo de remo atado permeia os treinamentos de diversas equipes há bastante tempo, porém, apenas recentemente, ensaios sistematizados têm sido apresentados na literatura, como os aplicados em canoagem. Em 2015, um estudo apresentou as especificações de um ergômetro para avaliação da aptidão aeróbia e anaeróbia de canoístas, sendo este denominado sistema de canoagem atada[20]. Esse sistema, que utiliza os pressupostos da extensometria, é composto por um caiaque associado a um cabo elástico preso à borda da piscina (ou lagoa) por meio de uma ventosa de sucção, na qual um dinamômetro em série é afixado, permitindo a mensuração da força de remada executada. A Figura 11.4 apresenta um esquema gráfico e a aplicação prática de um teste utilizando o sistema de canoagem atada. Apesar de o trabalho mencionado anteriormente apresentar avaliações de curta duração e elevada intensidade, esse modelo já vem sendo testado para avaliações aeróbias.

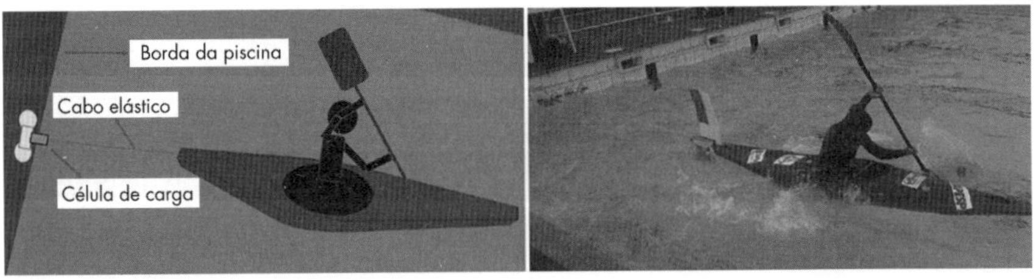

Figura 11.4 Esquema e aplicação prática do modelo de canoagem atada.

Modelos animais

Sistemas de exercício atado também já estão sendo adaptados para uso em modelo animal. Acompanhando a evolução dos procedimentos de avaliação em seres humanos, a relativização da intensidade de exercício baseada no limiar anaeróbio individual foi, por exemplo, sugerida para roedores submetidos à natação[9]. O modelo de natação resistida para ratos consiste na adição de cargas individualizadas atadas ao dorso dos roedores, enquanto nadam em tanque profundo, sendo essas cargas relativizadas pela massa corporal dos animais. Essa abordagem permite a avaliação da resposta de treinamento físico sistematizado desses roedores[9]. Propostas nesse sentido são significantes, uma vez que os modelos experimentais envolvendo exercício vem sendo amplamente adotados para a compreensão de respostas fisiológicas e como estratégias preventivas e/ou de controle de doenças como a obesidade e o diabetes, sendo que diferentes intensidades de exercício podem influenciar nas respostas desses animais a uma dada intervenção. Dessa forma, a individualização dos esforços se faz absolutamente necessária.

Visando a um maior controle da intensidade de esforço em modelo de nado resistido, recentemente foi apresentado um sistema de nado atado composto por células de carga para o registro dos sinais de força quando os ratos são submetidos à natação em tanque profundo[8]. O modelo substitui as cargas atadas ao dorso do animal por um colete de velcro atado a uma linha de microfilamentos com a resistência de nado sendo imposta no sentido vertical. Um sistema de polias permite o controle da intensidade a ser adotada, enquanto uma célula de carga mensura a força que de fato é realizada pelo animal durante o exercício. A Figura 11.5 apresenta um exemplo prático de aplicação dessa ferramenta. O modelo de nado atado para ratos permite um controle de intensidade com elevada precisão e com alta frequência de captura de sinais, ampliando as possibilidades de investigações sobre diferentes aspectos da natação, incluindo o padrão de nado. Dessa maneira, estudos envolvendo o modelo animal, com objetivo de estudar alterações específicas relacionadas ao exercício, podem ser elaborados com maior confiabilidade.

PROTOCOLOS PARA AVALIAÇÃO AERÓBIA UTILIZANDO SISTEMAS PARA EXERCÍCIO ATADO

Dadas as evoluções alcançadas nessa linha investigativa sobre sistemas de exercício atado, a aplicação e a validade de diversos protocolos de avaliação

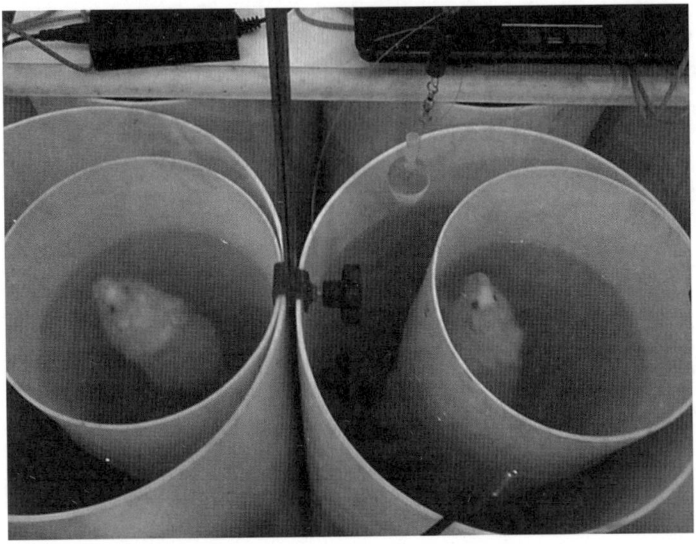

Figura 11.5 Aplicação prática do modelo de nado atado para ratos.

foram testadas e sistematizadas utilizando-se essa ferramenta da ergometria. Nesta seção, serão apresentados os protocolos de avaliação existentes na literatura que fazem uso do modelo atado em diversas modalidades. Uma maior ênfase será destinada àqueles protocolos que determinam parâmetros aeróbios significantes para o treinamento físico.

Protocolos caracterizados por intensidades de esforços constantes

Máxima fase estável de lactato

Uma variável primordial para o controle e treinamento da aptidão aeróbia é a capacidade aeróbia individual. Essa capacidade pode ser definida a partir de determinações do limiar anaeróbio, sendo essa a intensidade que demarca uma maior solicitação do metabolismo anaeróbio em relação à solicitação aeróbia[16]. Atualmente, o protocolo considerado "padrão-ouro" para a determinação da intensidade onde essa transição acontece é a máxima fase estável de lactato (MFEL). A intensidade equivalente à MFEL é caracterizada pela máxima intensidade constante na qual ainda há o equilíbrio entre a produção e a remoção de lactato sanguíneo[10]. Apesar de sua significância, poucos estudos determinaram a máxima fase estável de lactato utilizando o modelo de exercício atado; porém, recentemente, esse protocolo vem atraindo interesse de pesquisadores e treinadores para a realização dessa tarefa.

A exemplo disso, Papoti et al.[23] demonstraram que a intensidade de máxima fase estável de lactato obtida por meio da natação em sistema atado corresponde ao limiar anaeróbio determinado pela concentração de lactato em natação. Para isso, atletas foram submetidos a três esforços com intensidades constantes, realizados em dias distintos e com duração de 30 minutos. As intensidades desses esforços foram estabelecidas em 90, 100 e 110% da intensidade de limiar anaeróbio determinado a partir do teste progressivo, protocolo que será mais bem discutido no tópico referente a testes com intensidade incremental. No caso desse estudo, os autores observaram que apenas as intensidades de 90 e 100% apresentaram estabilização da concentração sanguínea de lactato entre o 10 e 30° minuto, o que não ocorreu em intensidade equivalente a 110% do limiar anaeróbio[23], sendo a MFEL observada a 4,52 ± 1,23 mmol/L. Adicionalmente, foram apresentadas correlações significantes entre a intensidade de MFEL e os desempenhos em nado *crawl* para provas de 30 minutos e de 400 m. Os resultados de Papoti et al. confirmam a possibilidade de aplicação e a coerência do teste de máxima fase estável de lactato em nado atado para avaliação aeróbia de atletas.

Em modelo animal, Gobatto et al.[9] padronizaram a aplicação do protocolo de máxima fase estável de lactato para ratos Wistar utilizando o modelo de natação resistida. Nesse caso, os animais foram submetidos a 20 minutos de natação em intensidades constantes, suportando cargas atadas ao dorso confeccionadas a partir de percentuais de sua massa corporal. Durante esses diferentes esforços constantes, considerando os pressupostos do protocolo para de determinação de MFEL, a concentração sanguínea de lactato foi mensurada a cada cinco minutos de exercício. A máxima intensidade na qual foi observada a estabilização da concentração sanguínea de lactato se deu em 5 a 6% da massa corporal, com concentrações de estabilização em torno de 5,5 mmol/L.

Posteriormente, dos Reis et al.[8] propuseram uma maneira de determinação da máxima fase estável de lactato em ratos Wistar utilizando o modelo de nado atado baseado nos princípios da extensometria. Dessa maneira, foi utilizado um dinamômetro para mensurar a força realizada pelos animais enquanto a resistência era aplicada. Cada animal foi submetido a 3 a 5 cargas constantes em intensidades variando entre 2 e 7% de sua massa corporal.

Nesse estudo, a intensidade de máxima fase estável de lactato foi obtida a 3,76 ± 0,61% da massa corporal, sendo a concentração de lactato sanguíneo nessa intensidade observada em 3,12 ± 1,17 mmol/L. As diferenças observadas entre os resultados de Gobatto et al.[9] e dos Reis et al.[8] podem ser creditadas às modificações na precisão do controle de intensidade de esforço, bem como ao número de pausas realizadas no decorrer de ambos os protocolos. Diante do exposto, futuras investigações poderão averiguar diferentes aspectos relacionados à análise comparativa dos resultados de MFEL utilizando o nado resistido e nado por sistema atado aplicados a roedores.

Modelo de potência crítica

Apesar da sua elevada validade para encontrar o limiar anaeróbio, o protocolo de máxima fase estável de lactato apresenta algumas desvantagens, como o elevado número de seções avaliativas em intensidades constantes e a necessidade de muitas coletas sanguíneas para observação das curvas lactacidêmicas, fatores que podem impactar negativamente na rotina de treinamento dos indivíduos a serem avaliados. Sendo assim, em virtude de sua característica não invasiva, o protocolo de potência crítica vem sendo utilizado como uma alternativa de elevada aplicação prática para avaliação da aptidão aeróbia de atletas e/ou animais.

Classicamente, o modelo de potência crítica se baseia na realização de uma série de esforços até a exaustão/fadiga funcional em intensidade constante. Para a determinação dos parâmetros aeróbio e anaeróbio advindos desse modelo, são utilizadas de 3 a 7 (ou mais) intensidades diferentes que proporcionem exaustão entre 2 e 15 minutos[14]. A relação entre o tempo em que o indivíduo suporta uma determinada intensidade (tempo limite) e a potência mecânica realizada por esse avaliado nos respectivos esforços apresenta-se como uma hipérbole, na qual sua assíntota corresponde à potência crítica (p. ex., a potência que poderia ser sustentada por uma quantidade de tempo tendendo ao infinito), e a curvatura dessa relação representa a capacidade anaeróbia do avaliado (capacidade de trabalho anaeróbia – CTA)[11]. Posteriormente, foi apontado que essa relação hiperbólica pode ser linearizada, se considerados o trabalho realizado em cada esforço e o respectivo tempo limite. Nesse caso, a inclinação dessa reta de regressão equivale ao trabalho realizado em uma intensidade cujo o avaliado é capaz de manter o esforço por um longo período de tempo, sem a ocorrência de fadiga[11].

Os pressupostos do modelo de potência crítica foram estendidos a diferentes tipos de esforços e modalidades esportivas, sendo também aplicados em avaliações com a adoção de sistemas atados. Por exemplo, Ikuta, Wakayoshi e Nomura[13] apresentaram uma adaptação do protocolo de potência crítica para avaliação baseada nos registros de força em modelo de nado atado. Nesse caso, devido aos dados obtidos pelo sistema, os autores denominaram o parâmetro aeróbio indicado na avaliação como força crítica. Foram empregadas quatro intensidades de nado constante entre 6,5 e 16 kg, com o registro dos tempos limite para cada um deles, as quais foram estabelecidas para que os avaliados nadassem pelo menos 4 min ininterruptos em cada uma. A inclinação da relação linear entre força de nado e tempo-limite foi entendida como a força crítica. Correlações significantes entre a força crítica e a velocidade de 400 m em nado livre ($r = 0,73$; $P < 0,01$), bem como a força crítica e velocidade crítica ($r = 0,69$; $P < 0,01$), foram visualizadas. A partir disso, o protocolo de força crítica em natação atada se estabeleceu como indicativo de intensidade relacionada ao metabolismo aeróbio, apresentando correlações significativas com a velocidade crítica, intensidade de consumo máximo de oxigênio, de limiar anaeróbio, com a velocidade média em esforços de 100, 200 e 400 m e com o desempenho em 30 min no nado livre[22,24].

A proposição da utilização de um cabo elástico para imposição de resistência nas quatro intensidades de força crítica eleva a aplicabilidade prática do protocolo não exaustivo e outros métodos de avaliação, por se tratar de um recurso de baixo custo e fácil acesso, substituindo os sistemas mais robustos de cabo de aço e polias. Utilizando-se um elástico comercial, Papoti et al.[22] apontaram um aumento de resistência linear de 10N a cada dois metros de extensão do cabo. Essa informação permite que, utilizando uma corda elástica com as mesmas especificações, treinadores possam aplicar esse e outros protocolos de avaliação e treinamento em nado atado sem a necessidade da instrumentação da célula de carga para determinação da força de nado.

Recentemente, Pereira et al.[25] utilizaram a corrida atada em esteira não motorizada para estudar as variáveis fisiológicas e mecânicas envolvidas no processo de exaustão/fadiga funcional em diferentes intensidades, por meio de redes complexas. Para isso, quatro esforços de corrida atada impostos por cabos elásticos foram aplicados a indivíduos ativos, os quais resultaram em tempos até exaustão de 173,75 ± 62,68 s, para a maior intensidade adotada, até 626,08 ± 149,27 s, para a menor intensidade aplicada. A potência crítica e a capacidade anaeróbia, respectivamente 139,26 ± 43,65 W e 47,14 ± 26,06 kJ, foram obtidas utilizando o modelo hiperbólico entre a potência mecânica de cada esforço e seus respectivos tempos-limite. Com base nos achados relacionados ao modelo de potência, bem como por análise de rede dos parâmetros mecânicos e fisiológicos estudados, os autores sugerem que em exercício atado com diferentes intensidades constantes, variáveis distintas podem apresentar maior ou menor influência no desenvolvimento da exaustão/fadiga funcional. Por exemplo, nas intensidades mais baixas e de maior duração, a velocidade de execução da corrida adotada pelo avaliado parece apresentar maior influência na determinação dos demais parâmetros relacionados à exaustão. Por outro lado, nas intensidades mais elevadas, a força realizada pelo avaliado passa a ter maior impacto nas demais variáveis, sendo a ela atribuída maior influência no processo de exaustão/fadiga funcional[25].

Protocolos caracterizados por intensidade incremental

Protocolos utilizando intensidade incremental são provavelmente os procedimentos mais antigos para estudar o efeito de diferentes intensidades de exercício sobre o metabolismo, e visam monitorizar a resposta de variáveis metabólicas diante de diferentes intensidades de esforço. Um exemplo de protocolo de intensidade incremental utilizando o sistema de corrida atada para caminhada (4 km/h) é apresentado por Azuma, que utilizou incrementos na resistência atada ao avaliado. O autor apresenta uma boa reprodutibilidade entre teste e reteste para o primeiro limiar ventilatório obtido com o protocolo, porém, com um consumo de oxigênio maior do que a mesma intensidade relativa encontrada em ciclo ergômetro. Sendo assim, a caminhada atada se mostra uma alternativa de treinamento aeróbio com maior gasto calórico do que o exercício em ciclo ergômetro, com a vantagem de aplicação para populações especiais por se tratar de uma atividade de menor impacto articular do que a corrida.

Fazendo uso do aparato para realização de corrida atada discutido e apresentado na Figura 11.3-B, Ribeiro et al.[27] realizaram um teste com velocidade incremental e resistências equivalentes a 4% da massa corporal. Os autores não encontraram diferenças entre os protocolos realizados em corrida semiatada e corrida livre no que diz respeito às variáveis de consumo máximo de oxigênio (3,4 ± 0,3 L *versus* 3,2 ± 0,3 L.min^{-1}, respectivamente), limiar anaeróbio (2,9 ± 0,25 L *versus* 2,7 ± 0,3 L.min^{-1}, respectivamente), e frequência cardíaca máxima (192 ± 6 *versus* 194 ± 3 bpm, respectivamente). Contudo, como esperado, a imposição de carga na corrida semiatada proporcionou menores velocidades de limiar anaeróbio (ou ponto de compensação respiratória) e de consumo máximo de oxigênio no protocolo de corrida semiatada, em relação ao protocolo de corrida livre.

Em natação, um protocolo de cargas incrementais foi proposto por meio da utilização de um dinamômetro em série associado a um cabo elástico. Nesse caso, o incremento nas intensidades ocorreu pela extensão do cabo elástico em distâncias conhecidas, promovendo maior resistência para o nado e, em cada estágio, os atletas foram instruídos a nadar sem deslocamento para a manutenção da força estabelecida previamente. O protocolo foi iniciado a 20N de resistência, com incrementos de 10N a cada estágio[22,23]. Após sua aplicação, os valores de consumo máximo de oxigênio, intensidade de consumo máximo de oxigênio e intensidade de limiar anaeróbio foram 3,06 ± 0,66 $L.min^{-1}$, 71,02 ± 8,36 N e 53,96 ± 11,52 N, respectivamente[22]. Tanto a intensidade de consumo máximo de oxigênio quanto a intensidade de limiar anaeróbio obtido por resposta lactacidêmica foram significantemente correlacionadas ao desempenho em provas de 100, 200, e 400 m em nado livre. Além disso, a elevada correlação entre a intensidade de limiar anaeróbio determinada pelo protocolo incremental e a intensidade de força crítica sugere que essas duas intensidades sejam associadas à aptidão aeróbia em natação.

Em protocolo incremental semelhante, Pinna et al.[26] compararam o ponto de compensação respiratória determinado em nado atado com aqueles verificados em outras modalidades, como corrida, ciclismo e ergômetro de braço. Assim como no protocolo proposto por Papoti et al.[22], o avaliado nadou contra a resistência de um cabo elástico, tendo que manter a sua posição na piscina. O protocolo empregado por Pinna et al.[26] foi iniciado com resistência de 3 kg (~ 30 N) e incrementos de 1 kg (~ 10 N) a cada minuto, até a exaustão, resultando em valores de consumo máximo de oxigênio em torno de 3,5 $L.min^{-1}$, intensidade de consumo máximo de oxigênio em 8,9 ± 0,3 kg (~87,3 ± 2,9 N), e intensidade de ponto de compensação respiratória entre 80 e 90% da intensidade de consumo máximo de oxigênio. Esses valores se mostraram diferentes daqueles mensurados em ciclismo, corrida e ergômetro de braço mensurado na mesma amostra de nadadores, confirmando que a especificidade da modalidade modifica os resultados na avaliação desses indivíduos.

Ainda em natação, mas agora considerando abordagens em modelos animais, um teste com intensidades incrementais foi recentemente proposto para a determinação do limiar anaeróbio de ratos Wistar[3]. Nesse protocolo, os animais foram submetidos a um esforço com cargas progressivas, sendo o teste iniciado com uma resistência equivalente a 3% de sua massa corporal e incrementos de 0,5% a cada 5 min. Amostras sanguíneas foram extraídas ao final de cada estágio para determinação da concentração sanguínea de lactato e, posteriormente, do limiar anaeróbio a partir do método de bissegmentação das retas de regressão a partir do ponto de inflexão da curva lactacidêmica. A intensidade de limiar anaeróbio determinada dessa maneira se mostrou reprodutível e similar à máxima fase estável de lactato[3].

Protocolo em intensidade máxima

Recentemente, um novo modelo para avaliação da capacidade aeróbia e anaeróbia foi proposto em ciclo ergômetro. O protocolo consiste na realização de um esforço de 3 min em intensidade de *all-out*, isto é, na máxima intensidade possível do começo ao final do teste[4]. Em teoria, 3 min seria uma duração elevada o suficiente para que as reservas de energia anaeróbia fossem esgotadas, e a intensidade nos momentos finais do teste mantida apenas pelo metabolismo aeróbio. Esse protocolo foi considerado válido quando comparado à máxima fase estável de lactato e ao modelo convencional de potência crítica[4,29].

Utilizando o modelo de nado atado, Kalva et al.[15] demonstraram resultados de um teste de *all-out* de 3 min. Os nadadores foram atados por um cabo elástico e orientados a executar o máximo esforço ao longo de 3 min, nadando em uma piscina de 50 m. A força crítica foi estabelecida como a média de força nos últimos 30 s do teste, enquanto o parâmetro anaeróbio (W') foi calculado como toda a área de força acima dessa intensidade de força crítica. A força crítica encontrada foi equivalente a 73,9 ± 13,2 W e a W' foi obtida a 1.943,2 ± 719,9 N+s. A força crítica mensurada em nado atado apresentou elevada correlação com o resultado do teste de lactato mínimo em nado livre, bem como com o consumo máximo de oxigênio em um esforço de 400 m em nado livre. Contudo, a contribuição anaeróbia em esforço de 400 m em nado livre não se correlacionou significativamente com o parâmetro anaeróbio mensurado no teste atado[15]. Dessa maneira, o teste de *all-out* de 3 min se mostrou uma ferramenta valiosa para a determinação da máxima intensidade de exercício aeróbio em nado atado, provando sua utilidade para futuras prescrições de treinamento resistido específico na água.

CONSIDERAÇÕES FINAIS E PERSPECTIVAS FUTURAS

O presente capítulo objetivou contextualizar o leitor sobre a relevância dos exercícios realizados de maneira atada no âmbito da avaliação esportiva, considerando fortemente a aplicabilidade dessa ferramenta para o controle e monitoramento do treinamento físico. Como sinalizado anteriormente, é muito possível que os exercícios atados sejam utilizados há mais de 90 anos. Entretanto, novas adaptações são propostas até a atualidade, com a ampliação das modalidades que hoje fazem o uso desse recurso, como a natação, a corrida, o ciclismo e os esportes náuticos. Ainda, apesar da larga utilização para avaliação e treinamento de parâmetros anaeróbios, é possível encontrar uma série de procedimentos capazes de avaliar e aprimorar o condicionamento aeróbio por meio dos exercícios atados. Isso se dá pela possibilidade de mensuração da força e velocidade de maneiras isoladas e integradas, tanto em ambiente laboratorial como respeitando a validade ecológica das modalidades em questão.

Obviamente, a correlação entre parâmetros obtidos por avaliações atadas e o rendimento esportivo devem ser valorizados, já que, nesses casos, é possível, além da prescrição de intensidades controladas, a predição do desempenho no esporte. Em virtude da evolução do conhecimento científico relacionado aos sistemas de avaliação atada, suas aplicações também tornaram-se bastante simples, o que permite, de maneira mais facilitada, sua adoção em campo. Atualmente esse sistema pode ser composto somente por um dinamômetro, corda elástica/fio de aço atado aos atletas (corredores, nadadores) ou à embarcação.

Embora alguns estudos tenham sugerido alterações na técnica de nado e de corrida na situação atada durante esforços agudos, até o presente momento não foi demonstrado que essas alterações são incorporadas quando os atletas nadam ou correm livremente, ao contrário, tem sido apontado que a inclusão de esforços atados de alta intensidade melhoram o desempenho e parâmetros mecânicos de nadadores durante esforços em nado livre.

No âmbito experimental, por causa da vasta utilização de modelos envolvendo o exercício físico para a compreensão de respostas fisiológicas em condições fisiológicas e patológicas, o cuidado com a prescrição de intensidades individualizadas a roedores deve ser incentivado. Nesse sentido, os métodos de exercício atado podem ser implementados, por exemplo, no exercício de natação aplicado a ratos.

Como perspectivas futuras, é possível sugerir uma frequente busca pela manutenção dos gestos motores específicos das modalidades esportivas nos procedimentos de avaliação e prescrição de esforços atados, investigações dos efeitos de diferentes modelos de treinamentos atados sobre respostas fisiológicas, biomecânicas e o desempenho em competições, bem como estratégias para ampliar ainda mais a disseminação dessa prática que já é bastante adotada no ambiente esportivo, muito embora, em muitos casos, de maneira menos precisa (p. ex., sem a associação do exercício atado com a dinamometria, por exemplo). Adicionalmente, é possível que a associação entre diversas áreas de conhecimento e os avanços de recursos tecnológicos possa fomentar, de modo bastante producente, as abordagens aqui comentadas.

REFERÊNCIAS BIBLIOGRÁFICAS

1. Alley RC. Surgical pain; its importance and clinical management. J Ky State Med Assoc. 1952;50(3):105-8.
2. Azuma A. Oxygen uptake, heart rate, and work rate at ventilatory threshold for treadmill walking against a horizontal impeding force. Health. 2013;5(12):1993-6.
3. Beck WR, Campesan YS, Gobatto CA. Validity and reliability of swimming incremental test to estimate maximum aerobic capacity of rats. Med Sci Sports Exerc. 2014;46(5):942-3.
4. Burnley M, Doust JH, Vanhatalo A. A 3-min all-out test to determine peak oxygen uptake and the maximal steady state. Med Sci Sports Exerc. 2006;38(11):1995-2003.
5. Chang YH, Kram R. Metabolic cost of generating horizontal forces during human running. J Appl Physiol. 1999;86(5):1657-62.
6. Davies CT. Effect of air resistance on the metabolic cost and performance of cycling. Eur J Appl Physiol Occup Physiol. 1980;45(2-3):245-54.
7. Dominguez-Castells R, Izquierdo M, Arellano R. An updated protocol to assess arm swimming power in front crawl. Int J Sports Med. 2013;34(4):324-9.
8. Dos Reis IGM, de Araujo GG, Martins LEB, et al. Maximal lactate steady state in a tethered swimming model for rats. Med Sci Sports Exerc. 2011;43(5):949-50.
9. Gobatto CA, de Mello MA, Sibuya CY, et al. Maximal lactate steady state in rats submitted to swimming exercise. Comp Biochem Physiol A Mol Integr Physiol 2001;130(1):21-7.

10. Heck H, Mader A, Hess G, et al. Justification of the 4-mmol/l lactate threshold. Int J Sports Med. 1985;6(3):117-30.
11. Hill DW, Smith JC. A method to ensure the accuracy of estimates of anaerobic capacity derived using the critical power concept. J Sports Med Phys Fitness. 1994;34(1):23-37.
12. Holmer I. Physiology of swimming man. Exerc Sport Sci Rev. 1979;7:87-123.
13. Ikuta Y, Wakayoshi K, Nomura T. Determination and validity of critical swimming force as performance index in tathered swimming. In: Chatard, J-C. (Ed.) Biomechanics and Medicine in Swimming VII. London: E & Spon; 1996. p. 146-151.
14. Jones AM, Vanhatalo A, Burnley M, et al. Critical power: implications for determination of VO_2max and exercise tolerance. Med Sci Sports Exerc. 2010;42(10):1876-90.
15. Kalva CA, Zagatto AM, Araujo MIC, et al. Relationship between aerobic and anaerobic parameters from 3-Minute all-out tethered swimming and 400-M maximal front crawl effort. J Strength Cond Res. 2015;29(1):238-45.
16. Kindermann W, Simon G, Keul J. The significance of the aerobic-anaerobic transition for the determination of work load intensities during endurance training. Eur J Appl Physiol Occup Physiol. 1979;42(1):25-34.
17. Lakomy, HK. The use of a non-motorized treadmill for analyzing sprint performance. Ergonomics. 1987;30(4):627-37.
18. Lima MC, Ribeiro LF, Papoti M, et al. A semi-tethered test for power assessment in running. Int J Sports Med. 2011;32(7):529-34.
19. Lloyd BB, Zacks RM. The mechanical efficiency of treadmill running against a horizontal impeding force. J Physiol. 1972;223(2):355-63.
20. Messias LH, Ferrari HG, Sousa FA, et al. All-out test in tethered canoe system can determine anaerobic parameters of elite kayakers. Int J Sports Med. 2015;36(10):803-8.
21. Mosterd WL, Jongbloed J. Analysis of the stroke of highly trained swimmers. Int Z Angew Physiol. 1964;20:288-93.
22. Papoti M, da Silva AS, Araujo GG, et al. Aerobic and anaerobic performances in tethered swimming. Int J Sports Med. 2013;34(8):712-9.
23. Papoti M, Vitorio R, Araujo GG, et al. Determination of force coresponding to maximal lactate steady state in tethered swimming. Int J Exerc Sci. 2009;2(4):269-79.
24. Papoti M, Vitório R, de Araujo GG, et al. Força crítica em nado atado para avaliação da capacidade aeróbia e predição de performances em nado livre. Rev. Bras. Cineantropom. Desempenho Hum. 2010;12(1):14-20.

25. Pereira VH, Gama MC, Sousa FA, et al. Complex network models reveal correlations among network metrics, exercise intensity and role of body changes in the fatigue process. Sci Rep. 2015;5:10489.
26. Pinna M, Milia R, Roberto S, et al. Assessment of the specificity of cardiopulmonary response during tethered swimming using a new snorkel device. J Physiol Sci. 2013;63(1):7-16.
27. Ribeiro LFP, Sousa FAB, dos Reis IGM, et al. Aerobic parameters in free and semi-tethered field running tests. In: Meeusen R, Duchateau J, et al. 17th Annual Congress of the European College of Sport Science. Bruges; 2012. p. 587.
28. Sousa FAB, dos Reis IGM, Ribeiro LFP, et al. All-out loaded running: field measurements of kinetic, kinematic and metabolic variables during whole 30 seconds. Med Sci Sports Exerc. 2015;47(5S):12-3.
29. Vanhatalo A, Doust JH, Burnley M. A 3-min all-out cycling test is sensitive to a change in critical power. Med Sci Sports Exerc. 2008;40(9):1693-9.
30. Zacks RM. The mechanical efficiencies of running and bicycling against a horizontal impeding force. Int Z Angew Physiol. 1973;31(4):249-58.

12 Exercício aeróbio e sistema imunológico

Arthur Fernandes Gáspari
Cláudia Regina Cavaglieri

SISTEMA IMUNOLÓGICO: ASPECTOS GERAIS

O sistema imunológico (SI) é responsável pela complexa maquinaria de defesa do organismo, capaz de combater praticamente quaisquer tipos de invasores e agressões, zelando assim pela manutenção da homeostase. O SI é composto por uma variedade de células e moléculas mediadoras/efetoras, as quais historicamente são divididas em componentes da imunidade inata ("inespecífica") e imunidade adquirida/adaptativa ("específica")[1]. A imunidade inata possui ação inespecífica, compondo a primeira linha de combate a agentes agressores, além de estar diretamente envolvida no dano, reparo e remodelamento de estruturas danificadas[8]. Seus principais componentes são células com propriedades fagocitárias e citotóxicas (Neutrófilos (Neu), *Natural Killer cells* (NK), Monócitos (Mo) e/ou Macrófagos (Ma)); bem como barreiras físico-químicas, como a pele e fatores antimicrobianos e anti-inflamatórios produzidos ou secretados nas superfícies epiteliais.

O sistema imune adquirido possui duas principais características que os diferenciam do sistema imune inato: 1) especificidade da resposta imune que combate um agressor específico e previamente identificado; 2) capacidade de "memória" que permite uma resposta defensiva de maior magnitude a cada nova exposição a um agressor conhecido[18,40]. A imunidade adquirida pode ser considerada a ferramenta de defesa mais desenvolvida do nosso organismo, capaz de destruir um micro-organismo agressor de modo extremamente eficaz, combatendo assim a colonização do organismo e o estabelecimento da infecção[18]. Os principais componentes do sistema imune adquirido são os linfócitos T e B, assim como as imunoglobulinas (Ig), conhecidas como anticorpos[1].

Embora a divisão do sistema imunológico em sistemas imune inato e adquirido facilite a compreensão do tema, essas partes estão intimamente ligadas entre si, compondo um sistema complexo. Existem diversos exemplos desta complexidade como a interação do sistema imune inato que ajuda a desenvolver respostas imunológicas específicas por meio de "apresentação" do antígeno agressor, enquanto que as células do sistema adquirido secretam citocinas que regulam a função de células da imunidade inata[40]. Da mesma forma, são muitas as interações do SI com outros sistemas e tecidos corporais, como os sistemas neuroendócrino e cardiovascular, e os tecidos muscular e adiposo[13].

SISTEMA IMUNOLÓGICO E EXERCÍCIO

As observações de interação entre sistema imune e exercício aumentaram a partir da década de 1970[2], mas só a partir das décadas de 1980 e 1990 que os efeitos do exercício sobre o sistema imune consolidaram-se. Nesse período, foi demonstranda a maior incidência de sintomas de infecção, sobretudo no trato respiratório superior (ITRS) após exercícios extenuantes[21,31]. Outros dados científicos também demonstraram que a intensificação do treinamento físico reduzia a resistência de atletas a vírus e bactérias, além de piorar o desfecho e tempo de cura das infecções[6]. Em contrapartida, outros estudos demonstraram que o treinamento físico moderado reduzia a incidência de sintomas de infecção ITRS, sugerindo uma melhora na capacidade defensiva do sistema imune[22,23].

Nesse sentido, foi demonstrada a existência de uma relação entre carga do exercício e suscetibilidade à ITRS, a qual foi didaticamente descrita na forma de uma curva em J (Figura 12.1 A)[24]. Esse modelo sugere que, enquanto o exercício de carga moderada (p.ex.: intensidade 40 a 60% $\dot{V}O_2$máx e duração <1,5 hora) pode melhorar a função imunológica, atingindo níveis melhores que os dos indivíduos sedentários ou daqueles que se exercitam em cargas baixas; quantidades excessivas de exercício prolongado (≥1,5 hora) de alta intensidade (≥65% $\dot{V}O_2$máx) podem induzir efeitos nocivos sobre o SI, o que pode aumentar o número de sintomas de ITRS[24,25].

Recentemente, o modelo em J da relação entre carga de exercício e incidência de sintomas de ITRS foi atualizado de modo a formar um S (Figura 12.1 B). Este novo modelo em S sugere que, para atletas de elite, a incidência de sintomas de ITRS retornaria a níveis semelhantes a de indivíduos sedentários, em virtude de uma maior competência do sistema imune desses atletas, compatível ao máximo "estado da arte" da forma física, só observado em atletas de elite[17]. Esse modelo baseia-se em estudos mostrando que a maior incidência de sintomas de ITRS acompanha o aumento do volume de treinamento em corredores até um patamar teórico de aproximadamente 2.222 km/ano e que, a partir deste ponto, o risco seria o mesmo ou até menor. O modelo em S ainda encontra suporte em estudos que compararam atletas que realizavam volume semanal de treinamento considerado modesto com atletas com volume próximo ao esperado para atletas considerados realmente de elite, em que foi demonstrado que a incidência de sintomas de ITRS é menor nos indivíduos com volume compatível ao da elite (para maiores explicações, ver Malm[17]).

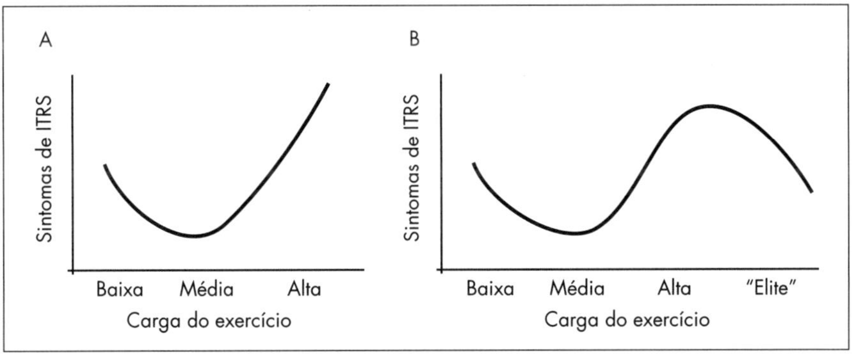

Figura 12.1 A. Modelo em J da relação entre carga de exercício e incidência de sintomas de ITRS (adaptado de Nieman, 1994). B. Atualização do primeiro modelo com a inclusão de dados de atletas de elite configurando o Modelo em S da relação entre carga de exercício e incidência de sintomas de ITRS (adaptado de Malm, 2006).

Segundo a discussão dos modelos anteriores, a lógica de um aumento significativo na suscetibilidade a infecções com o aumento do volume, como sugerido pelo modelo em J, é incompatível com o treinamento contínuo de atletas de elite. No entanto, o número de atletas que se enquadram na classificação de elite proposta pelo modelo em S é certamente muito menor que o atual número de corredores de longa distância.

Outra reflexão importante refere-se à forma de diagnóstico das chamadas ITRS. Apesar do grande número de diagnóstico para ITRS em decorrência das queixas de atletas em clínicas de medicina esportiva[9], são raros os estudos que verificaram os reais motivos de sintomas como dor de garganta e constipação nasal por meio de testes diretos de presença de patógenos[7]. Já as causas não infecciosas de sintomas de ITRS são mais comuns do que se imagina. Segundo Cox,[7] apenas um terço dos sintomas de ITRS é resultado de infecções causadas por patógenos (vírus e bactérias); os dois terços restantes teriam outras causas como asma, alergias, resposta autoimune, desordens nas cordas vocais e/ou trato respiratória em geral, infecção de outra origem, dano físico/mecânico, exposição ao ar extremante seco, desidratação, poluição, efeitos adversos do estresse psicológicos sobre as membranas e tecidos, a migração de células e secreção de citocinas pró-inflamatórias advindas do dano muscular ou de qualquer outra origem ou, ainda, a combinações destes fatores.[4,5,7,15,28] Dessa forma, o debate sobre os reais causadores dos sintomas de ITRS se mantém entre cientistas e técnicos, chamando a atenção para a importância da investigação profunda das causas de ITRS, tratamentos e medidas preventivas individualizadas para cada atleta[7,40].

Diferentes causas de sintomas de ITRS podem levar a maior ou menor perturbação na rotina de treino de um atleta. Os sintomas de ITRS causados por casos de reativação viral, isto é, a manifestação de uma infecção já existente, ou outras causas de inflamação induzida pelo exercício são de menor duração, de 1 a 3 dias[7]. Já os casos de maior duração, de 4 a 10 dias, sugerem novas infecções, virais ou bacterianas[27]. Quanto aos períodos competitivos, sintomas de ITRS podem ter impacto sobre o desempenho de um atleta independentemente das causas. Sintomas de ITRS no mês que antecede uma competição têm sido associados com decréscimos no desempenho de atletas de elite[33]. Além disso, maiores incidências de sintomas de ITRS estão associados com fadiga, principalmente em atletas de alto desempenho em provas de longa duração, com episódios recorrentes de sintomas de ITRS, alcançando taxa significativamente mais elevadas do que a incidência na população em geral[6,11,12,33,38,40].

A comentada relação entre maior incidência de sintomas da ITRS em momentos de maior estresse físico, é suportada por um grande número de estudos, como revisado por Papacosta e Gleeson[27]; no entanto, é importante destacar que atletas com maior propensão, seja ela por fatores genéticos ou ambientais, também podem ser suscetíveis aos sintomas de ITRS durante períodos de treino regulares[41]. Nos atletas em geral, os períodos de maior incidência de sintomas de ITRS parecem variar de acordo com as características das modalidades. Em esportes como natação e caiaque, os sintomas ocorrem mais frequentemente durante períodos de intensificação do treino, especialmente quando os incrementos da carga total ≥15%, e perduram por períodos ≥2 semanas, ou períodos de "polimento" antes das competições[11,12], enquanto em modalidades como futebol e futebol americano tem sido observada uma maior incidência de sintomas durante o período competitivo[10,34]. Por sua vez, em esportes como corridas de longas distâncias, os sintomas ITRS também aparecem depois de uma competição[21,31]. Apesar dos esforços em se estabelecer um padrão da perda de efetividade do sistema imune nas diferentes modalidades, ainda não se tem um consenso; o que chama atenção para a importância de se reconhecer períodos críticos no planejamento do treino, em que a carga de treinamento ou nível de exigência sobre o atleta estejam próximos ao máximo.

POSSÍVEIS MECANISMOS

Os sintomas de ITRS em decorrência do exercício extenuante (p.ex.: intensidade ≥65% VO_2máx e duração ≥1,5 hora), causados por patógenos ou não, certamente podem influenciar o desempenho e estão ligados às respostas do sistema imune adiante da carga do exercício. Um possível mecanismo que explica esse fenômeno é caracterizado por uma resposta bifásica de diversos componentes do sistema imune diante do estresse promovido pela sobrecarga do exercício[14]. Essa resposta foi inicialmente caracterizada pelo aumento das células do sistema imune em resposta ao exercício, seguida da redução a níveis inferiores ao do pré-exercício[14,29] (Figura 12.2). A primeira fase é marcada pelo aumento generalizado dos leucócitos que inclui os principais tipos de células tanto da imunidade inata quanto da adquirida. Esse aumento ocorre como consequência do aumento dos níveis de catecolaminas, aumento do fluxo sanguíneo e desmarginação das células do SI (deslocamento de régios marginais dos vasos, saída da rede capilar e outros locais de depósito para o leito vascular principal). Também é sabido que exercícios de longa duração podem estimular a entrada para a corrente sanguínea de diferentes tipos de células do sistema imune advindas da medula óssea e regiões de maturação[30]. Essa resposta do SI à carga do exercício pode causar não apenas o aumento de número, mas também da citotoxicidade de células NK de 50 a 100%, por exemplo[36].

A segunda fase, na qual se observa a redução dos leucócitos, ocorre em resposta ao aumento principalmente do cortisol, proeminente no caso de exercícios de grande duração e relativa alta intensidade[29,30]. O estímulo estressor causado por esse tipo de exercício estimula a expressão e ativação de moléculas de adesão por diversos tecidos, o que leva a uma nova redistribuição com adesão das células do sistema imune na parede dos vasos e migração para os tecidos[30]. E ainda podem induzir a apoptose de algumas dessas células[16,30]. Essa depressão no sistema imune não ocorre com cargas moderadas a baixas, ou cargas as

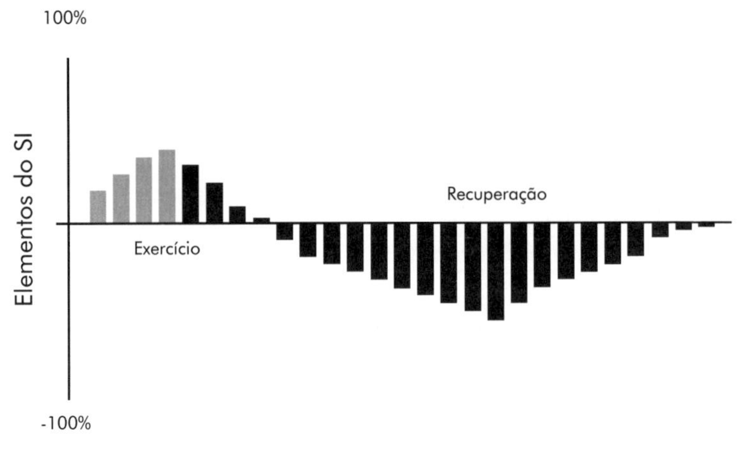

Figura 12.2 Esquema representativo da resposta bifásica dos componentes do sistema imune diante do estresse promovido pela carga do exercício (cinza: aumento dos elementos do SI; preto: redução dos elementos do SI, "imunossupressão"). O aumento dos componentes do SI em resposta a altas cargas de exercício, seguida da redução a níveis inferiores aos níveis de repouso, que podem durar de 2 a 24 horas; em situações de estresse exacerbado, esse período pode durar alguns dias. A redução pode ocorrer pós-exercício em casos de curta duração e já iniciar durante o exercício quando de longa duração
Fonte: adaptada de Pedersen e Bruunsgaard[29].

quais os atletas estejam acostumados, mas com cargas elevadas e pode variar de algumas horas a dias, dependendo da carga do exercício, do nível de condicionamento dos atletas e de quais elementos do SI estão sendo avaliados[24,25,29].

A depressão dos diversos elementos sanguíneos da imunidade configura um fenômeno conhecido como *open window* (janela aberta) do SI. Nesse período pós-exercício, o atleta estaria vulnerável ao ataque de um invasor e possível instalação da infecção[29,40]. Essa depressão do SI pós-exercício impacta em grande parte dos leucócitos, embora a contagem dos diferentes tipos de células altere-se diferentemente, por exemplo, o aumento dos neutrófilos e a redução dos linfócitos circulantes. O exercício afeta a funcionalidade das diferentes células interferindo na atividade, capacidade fagocitária, citotoxicidade, capacidade oxidante, expressão de receptores, apresentação de antígenos, produção de imunoglobulinas, produção de citocinas e outras moléculas sinalizadoras[30,40], conforme resumo das alterações listadas na Tabela 12.1. O conjunto dessas alterações resulta em uma capacidade defensiva do SI diminuída.

Embora inicialmente tenha sido apontado como mecanismos que explicaria a maior incidência de sintomas de ITRS em atletas, pesquisadores passaram a acreditar que a queda na contagem e a diminuição da função das células sanguíneas do SI não poderiam ser o único responsável pelo aumento dos sintomas de ITRS por causa, principalmente, das poucas horas de depressão das células do SI pós-exercício e da semelhança na contagem dessas células entre atletas e não atletas em repouso (>24 horas sem exercício) reportada por diferentes estudos[40].

Nesse contexto, outras interações entre os componentes do SI e do exercício que pudessem explicar a maior incidência de sintomas de ITRS em atletas passaram a ser estudadas apontando a combinação entre depressão de elementos sanguíneos do SI e redução dos níveis e da taxa de secreção das imunoglobulinas, principalmente a imunoglobulina salivar A (IgA), como explicação plausível para tal fenômeno[40]. A IgA, é a classe de imunoglobulina predominante nas secreções buconasais, e a concentração de IgA na saliva apresenta maior associação com a resistência a infecções do trato respiratório superior do que os anticorpos séricos[30]. A redução dos níveis e taxa de secreção de IgA, em resposta ao exercício, também se dá por uma resposta bifásica, que se manifesta diante de cargas elevadas e pode ter maior duração em momentos de intensificação do treino (p.ex.: incrementos da carga total ≥15% e períodos ≥2 semanas), resultando em valores reduzidos em atletas sob intensificação ou *taper* mesmo quando analisados em repouso[12,33,40].

Tabela 12.1 Respostas SI durante exercício extenuante e recuperação de minutos a 24 horas.

	Exercício	Recuperação
Número de leucócitos	↑	↓↓
Apoptose de leucócitos	↑	↑
Resposta proliferativa a agressor	↓	↓
Imunidade inata		
N. neutrófilos	↑	↑↑
N. monócitos	↑	↓
N. macrófagos*	↑	↑
N. células NK	↑	↓↓
Ativ. neutrófilos	↓	↓↓
Ativ. monócitos	↓	↓
Ativ. macrófagos*	↑	↑
Ativ. células NK	↑	↓
Imunidade adquirida		
N. linfócitos T auxiliares 1	↑	↓↓
N. linfócitos T auxiliares 2	↑	↓
N. linfócitos T citotóxicos	↑	↓
N. linfócitos B	↑	↓
Ativ. linfócitos T auxiliares 1	↑	↓
Ativ. linfócitos T auxiliares 2	↑	↑
Ativ. linfócitos T citotóxicos	↓	↓
Ativ. linfócitos B (produção de anticorpos)	↓	↓
IgA salivar	↑	↓↓

* Macrófagos são monócitos que migraram para tecidos e, portanto, seu número e atividade não são medidos no sangue e, sim, em amostras de tecidos, secreções, mucosas etc.
N.: número, Ativ.: atividade, células NK: células assassinas naturais (*natural killer cells*), IgA: imunoglobulina A. ↑ aumento, ↑↑ aumento expressivo, ↓ redução, ↓↓ redução expressiva,
Fonte: adaptada de Pedersen[30].

Embora a resposta de um único componente do SI não possa explicar a maior incidência de sintomas de ITRS em atletas, a IgA tem sido apontada como importante marcador da integridade do SI e possível preditor de sintomas de ITRS em atletas[12,27,33]. Estudos têm mostrado que atletas com níveis reduzidos de IgA em repouso possuem maior risco de apresentar sintomas, pois níveis baixos de IgA estão associados a maior incidência a sintomas de ITRS e sucessivas quedas na concentração de IgA precedem a manifestação de sintomas de ITRS[12,27]. Dessa forma, a quantificação dos níveis de IgA apresenta-se como ferramenta interessante para o monitoramento da integridade do SI e identificação do risco para sintomas de ITRS[26,27]. No entanto, embora com procedimento de coleta relativamente simples, coleta de saliva, a quantificação de IgA pode não ser uma estratégia viável para todos os atletas e técnicos por causa do custo por análise.

EFEITOS DO TREINAMENTO FÍSICO SOBRE O SI

A curiosidade a respeito dos efeitos de treinamento físico sobre o SI e a ocorrência de sintomas de ITRS têm permeado a área da Imunologia do Exercício pelas últimas três décadas[40]. Estudos com treinamento físico têm mostrado tanto redução na incidência de sintomas de ITRS com a melhora da capacidade defensiva do SI[3], quanto aumento da incidência de sintomas de ITRS acompanhados da depressão de diferentes elementos do SI[33]. Além disso, tem sido reportado um possível envelhecimento precoce do SI de atletas com rotinas de treino extenuantes por muitos anos[32,37]. A explicação para essas respostas controversas, mais uma vez, parece estar relacionada à carga do exercício ou de treinamento imposta; na qual o treinamento físico planejado para promoção da saúde com carga moderado (p.ex.: intensidade 40 a 60% VO_2máx e duração <1,5 hora) apresenta efeitos positivos e o treinamento físico direcionado à melhora do rendimento esportivo com cargas altas e muito altas (p.ex.: intensidade ≥65% VO_2máx e duração ≥1,5 hora), em períodos de intensificação do treino (p.ex.: incrementos da carga total ≥ 15% e períodos ≥2 semanas), pode ter efeitos negativos.

Estudos com carga de treinamento moderada tem mostrado redução na incidência de sintomas de ITRS, no entanto, sem alterar a contagem de leucócitos, como demonstrado na revisão de Shepard[39]. Apesar do pouco efeito sobre o número de células circulantes, o treinamento moderado parece melhorar a funcionalidade das células. Maior atividade de células NK foi observada em indivíduos ativos quando comparados a sedentários, este aumento na capacidade citotóxica destas células também foi demonstrado em estudos que submeteram sedentários a programas de treinamento aeróbio com carga moderada[36,40].

Outras células sofrem modulação benéfica com o treinamento físico moderado. Tanto estudos comparando indivíduos ativos com sedentários, quanto estudos que submeteram sedentários a períodos de treinamento moderado têm mostrado redução na resposta inflamatória dos monócitos estimulados *in vitro* e alteração no perfil de subtipos destas células, aumentando o percentual de monócitos com características anti-inflamatórias[13,30,40]. Esses resultados levariam a um padrão de respostas dos monócitos menos inflamatória, compondo importante benefício à saúde advindo do treinamento moderado, uma vez que repostas pró-inflamatórias sistêmicas exacerbadas estão associadas ao desenvolvimento de doenças crônicas não transmissíveis[13]. Paralelamente, estudos com animais têm apresentado aumento da funcionalidade de macrófagos (monócitos diferenciados ao infiltrar tecidos), e seu importante papel no combate a infecções do trato respiratório superior[20,30]. Esses resultados apontam o aumento da funcionalidade de células da imunidade inata como uma das adaptações ao treinamento moderado.

Os componentes sanguíneos e salivares da imunidade adquirida apresentam respostas de magnitudes diferentes diante do treinamento físico moderado. Enquanto indivíduos ativos e sedentários, assim como sedentários submetidos a treinamento moderado, apresentam número e funcionalidade de linfócitos T e B similares[40] e somente depois de longos períodos de treinamento moderado melhoras na imunidade celular com aumento de linfócitos T auxiliares 1 foi observado[42]. Estudos encontraram maior concentração e taxa de secreção de IgA salivar em indivíduos ativos quando comparados a sedentários, assim como melhora desses parâmetros em indivíduos submetidos a treinamento moderado, sendo que apenas 4 meses de treino já foram suficientes para aumentar a taxa de secreção de IgA[3,40].

Contudo, os efeitos do treinamento moderado sobre a imunidade adquirida, principalmente os componentes atuantes no trato respiratório superior, podem explicar a redução da incidência de sintomas de ITRS em indivíduos treinados com cargas moderadas. Dessa forma, o conjunto de adaptações benéficas ocorridas no sistema imune, tanto inato quanto adquirido, em decorrência desse tipo de treinamento, pode levar ao aumento da capacidade defensiva do SI e agir de forma preventiva ao desenvolvimento de uma série de doenças crônicas não transmissíveis[13,40]. Em oposição, o treinamento físico com cargas altas ou muito altas, e/ou períodos de intensificação do treinamento, apesar de fundamental no processo de treinamento de atletas, pode ter efeitos negativos em curto e longo prazo[27]. O aumento da incidência de sintomas de ITRS observado em situações de cargas extenuantes e em períodos de intensificação do treino, antes e depois de eventos competitivos (descrito no tópico *Relação entre carga de exercício e sintomas de ITRS*), está relacionado à resposta bifásica dos componentes da imunidade, levando à situação de vulnerabilidade, "janela aberta", do sistema imune, melhor descrito no tópico *Efeitos do exercício físico sobre o SI*.

Interessantemente, períodos de intensificação do treinamento, com duração de <2 semanas, podem deprimir significativamente diferentes componentes da imunidade inata e adaptativa, mas sem colocar os atletas em quadro clínico de imunodepressão. Em outras palavras, a redução da capacidade defensiva do SI induzida por períodos de intensificação do treino não aumenta o risco de infecções graves, mas pode ser suficiente para aumentar a incidência de sintomas de ITRS e causar interrupções indesejadas no treinamento ou até mesmo redução no desempenho[7,9,40]. Essa redução exacerbada na capacidade defensiva do SI parece estar relacionada à sucessão de estímulos (treinos) extenuantes e sem pausas que permitam o restabelecimento do SI, levando a quedas repetidas de componentes da imunidade inata e adquiridas, que, somadas, resultam na redução de funcionalidade do SI, mesmo quando avaliada em repouso real[27].

Outros fatores influentes parecem ser o aumento da concentração de cortisol, modulação simpática e alterações nas respostas pró e anti-inflamatórias ao exercício[40]. Estudos mostraram que 2 semanas de intensificação do treino de triatletas levaram à redução de até 20% na funcionalidade de componentes da imunidade inata[35], e intensificação durante 3 semanas em corredores fundistas levou à diminuição das respostas imunes adquiridas[39]. Esses e outros estudos indicam que mesmo períodos curtos de intensificação em atletas bem treinados afetam vários índices de função dos leucócitos, incluindo a capacidade oxidante de neutrófilos e monócitos, a razão de linfócito T auxiliares 1 e 2, a proliferação de linfócitos estimulada por antígenos, a síntese de anticorpos e a atividade das células NK[40].

Esse comprometimento da função do SI em decorrência de períodos de intensificação do treinamento é normalmente revertido com períodos de recuperação. Estudos têm mostrado que períodos de *taper* (redução da carga de treinamento), com 1 semana ou no máximo 2 semanas, para casos de maior comprometimento, são suficientes para o retorno do SI aos níveis normais[27]. No entanto, estudos recentes têm apontado que o treinamento com altas cargas durante longos períodos (anos), como o observado em atletas de elite, pode levar a um quadro de envelhecimento precoce do SI[19,32,37].

Esses estudos mostraram que os níveis circulantes de células recém-saídas do timo, local de maturação de células do SI, bem como os níveis de linfócitos T virgens, estavam diminuídos; enquanto os níveis de linfócitos de memória, aqueles capazes de responder a um agressor conhecido, em especial aqueles relacionados aos linfócitos T citotóxicos, estavam aumentados, mesmo com valores de contagem de leucócitos semelhantes, quando comparados atletas com controles não atletas[19,32,37]. Essas alterações são semelhantes às normalmente observadas em idosos, sugerindo um envelhecimento prematuro do sistema imune adquirido, o que pode impactar na capacidade defensiva desses atletas, pois ter um número suficiente de células T virgens é essencial para a manutenção da capacidade do sistema imune em responder de forma contínua a antígenos desconhecidos[27].

SINTOMAS DE ITRS E EXERCÍCIO: SUGESTÕES PARA TÉCNICOS E ATLETAS

O aumento da incidência de sintomas de ITRS em decorrência de exercício extenuante (p.ex.: intensidade ≥65% VO_2máx e duração ≥1,5 hora) e períodos de intensificação do treino (p. ex.: incrementos da carga total ≥15% e períodos ≥2 semanas), assim como os mecanismos responsáveis por esse fenômeno, foram descritos anteriormente neste capítulo. O presente tópico aponta uma série de estratégia de prevenção e recuperação para atletas com incidência de sintomas de ITRS, baseado principalmente nas mais recentes recomendações da Sociedade Internacional de Exercício e Imunologia (SIEI), *Position Statement Part two: Maintaining immune health*[41]. Entre as diversas medidas contra os sintomas de ITRS, as manipulações dos estímulos que compõem o treinamento, desde sessão até períodos de semanas, são apontadas com estratégia interessante para reduzir o risco de perda da capacidade defensiva do SI. Entre as sugestões, estão:

- Frequência: aumentar a frequência de sessões de treinamento mais curtas ao invés de um menor número de sessões longas.
- Volume: reduzir o volume de treinamento semanal e/ou volume da sessão.
- Intensidade: evitar sessões intensas e prolongadas de treinamento, empregar sessões mais curtas e intensas misturadas a sessões com menor intensidade de trabalho.
- Carga (volume x intensidade): manipular o volume e/ou a intensidade de treinamento de modo a gerar um nível tolerável de carga de treinamento.

- Incrementos de carga: reduzir o tamanho dos incrementos na frequência, no volume, na intensidade e na carga de treinamento. Por exemplo, promover aumentos de 5 a 10% por semana ao invés de 15 a 30%. Distribuição temporal da carga de treinamento – microciclo semanal: realizar 2 ou 3 sessões de intensidade fácil a moderada de treino após cada sessão de alta intensidade; ciclos de várias semanas: planejar uma recuperação (semana mais fácil) a cada 2 ou 3° semanas intensas ao invés de usar os ciclos tradicionais de 3 a 6 semanas com cargas crescentes.
- Recuperação: sessão/semana – implementar atividades de recuperação imediatamente após os treinos mais intensos ou exaustivos, a redução da capacidade defensiva do SI em resposta ao exercício extenuante pode durar de 3 horas até alguns dias dependendo do estimulo; temporadas: permitir que atletas com risco elevado de infecção realizem longos períodos de recuperação passiva e ativa (várias semanas) após a conclusão de uma temporada ou grandes competições.

As estratégias nutricionais também parecem auxiliar. Tem sido sugerido que atletas de elite possam se beneficiar de suporte nutricional para reforçar a imunidade durante períodos de estresse fisiológico aumentado[26,41]. No entanto, a maioria das estratégias testadas mostrou-se menos eficazes que o esperado. Entre os compostos testados, estão: vitamina E e C, multivitamínicos, glutamina, aminoácidos de cadeia ramificada (BCAA), carboidratos, colostro de bovinos, probióticos, ácidos graxos poli-insaturados, polissacarídeos (B-glucon), suplementos de ervas (Ginseng, *Echinacea* etc.), flavonoides e polifenois (Quercetina, Resveratrol etc.); sendo que os carboidratos e flavonoides como a Quercetina são os recomendados[41]. Possíveis mecanismos de ação e recomendações de uso a seguir:

- Carboidratos: mantêm os níveis de glicose sanguínea durante o exercício, reduzem a concentração de hormônios do estresse, principalmente o cortisol e, portanto, amenizam a depressão do SI pós-exercício. São recomendadas até 60 g/h de exercício pesado, o que também pode ajudar a amenizar as respostas inflamatórias do sistema imunológico ao exercício, mas não impede totalmente a depressão do SI.
- Quercetina: estudos *in vitro* mostram efeitos anti-inflamatório, antioxidante, e anti-patogênico. Estudos em animais indicam aumento da biogênese

mitocondrial e do desempenho aeróbio, e redução da suscetibilidade a infecções. Recomendada especialmente quando misturada com outros flavonoides e nutrientes; estudos em humanos mostram uma forte redução nas taxas de sintomas de ITRS durante o treinamento pesado e aumento de desempenho aeróbio de indivíduos não treinados, além de efeitos anti-inflamatórios e antioxidantes, especialmente quando misturado com extratos de chá verde e óleo de peixe.

Apesar de o uso isolado de compostos ter mostrado alguns efeitos benéficos, uma estratégia interessante é misturar esses suplementos, talvez dentro de uma bebida a base de carboidratos, o que promove um melhor efeito do que uma única molécula por si só, algo esperado diante de um SI tão diverso. Sendo assim, a abordagem "farmacêutica", a utilização de grandes doses de uma única molécula, não tem se mostrado tão eficaz como uma estratégia de *cocktail* para o uso de suplementos nutricionais com o objetivo de reduzir os efeitos do exercício sobre o SI[41].

Por fim, não há uma intervenção única que elimine completamente o risco de sintomas de ITRS, mas existem várias maneiras eficazes de reduzir o número, a duração e a gravidade dos episódios. A seguir, são descritas orientações práticas, advindas principalmente das recomendação do SIEI[41], que devem ser levadas em consideração, assim como as manipulações da carga de treinamento e estratégias nutricionais, por técnicos e atletas, no intuito de reduzir a interferência dos sintomas de ITRS no processo de treinamento. Orientações práticas[26,41]:

- Atletas devem manter a carteira de vacinação em dia, incluindo as vacinas contra gripe e, em caso de viagens internacionais, verificar as vacinas necessárias.
- Minimizar os contactos com pessoas infectadas/doentes (sinais: tosse, expiro, congestão, secreção nasal etc.), crianças, animais e objetos ou lugares potencialmente contaminados. Quando o contato for inevitável, utilizar máscaras descartáveis, lembrar-se de lavar as mãos regularmente, especialmente antes das refeições e após o contato direto com potenciais infectantes. Não compartilhar copos, garrafas e toalhas. Quando em viagem, evitar alimentos crus e lavar minuciosamente as frutas.

- Evitar o contato das mãos com olhos, nariz e boca. Se necessário, utilizar toalhas de papel. Essa observação ganha importância em situação de sintomas de ITRS e infecções gastrintestinais.
- Em casos de sintomas de ITRS, isolar o atleta dos demais.
- Protejer o trato respiratório superior da exposição ao ar frio e seco. Utilizar máscaras e roupas adequadas e evitar umidade e frio excessivos.
- Manter pelo menos 7 horas de sono por noite. Evitar dietas radicais e rápida perda de peso. Utilizar chinelos e roupas de banho nos chuveiros, piscina e vestiários, a fim de evitar doenças dermatológicas. Manter outros fatores estressantes do cotidiano ao mínimo.
- Não treinar durante períodos com febre, diarreias e vômitos. Ingerir grande volume de líquidos.
- Após um dia sem sintomas, 30 a 45 minutos de exercícios leves (frequência cardíaca <120 bpm) são recomendados, essa intensidade pode ser aumentada para uma frequência cardíaca >150 bpm após 3 dias sem sintomas.
- Utilizar o mesmo número de dias com sintomas de ITRS para progressivamente recuperar as cargas normais de treino.
- Em caso de reincidência da infecção, procurar novamente o médico.

REFERÊNCIAS BIBLIOGRÁFICAS

1. Abbas. Imunologia celular e molecular. 8.ed. Rio de Janeiro: Elsevier Medicina Brasil; 2015.
2. Ahlborg B, Ahlborg G. Exercise leukocytosis with and without beta-adrenergic blockade. Acta Med Scand. 1970;187(4):241-6.
3. Akimoto T, Kumai Y, Akama T, Hayashi E, Murakami H, Soma R, et al. Effects of 12 months of exercise training on salivary secretory IgA levels in elderly subjects. Br J Sports Med. 2003;37:76-9.
4. Bermon S. Airway inflammation and upper respiratory tract infection in athletes: is there a link? Exerc Immunol Rev. 2007;13:6-14.
5. Bishop NC, Walker GJ, Scanlon GA, Richards S, Rogers E. Salivary IgA responses to prolonged intensive exercise following caffeine ingestion. Med Sci Sports Exerc. 2006;38:513-9.
6. Brenner IK, Shek PN, Shephard RJ. Infection in athletes. Sports Med. 1994;17(2):86-107.

7. Cox AJ, Gleeson M, Pyne DB, Callister R, Hopkins WG, Fricker PA. Clinical and laboratory evaluation of upper respiratory symptoms in elite athletes. Clin J Sport Med. 2008;18(5):438-45.
8. Cruvinel WM, Mesquita D Jr, Araújo JA, Catelan TT, de Souza AW, da Silva NP, et al. Sistema imunitário – parte I. Fundamentos da imunidade inata com ênfase nos mecanismos moleculares e celulares da resposta inflamatória. Rev Bras Reumatol. 2010;50(4):434-61.
9. Engebretsen L, Steffen K, Alonso JM, Aubry M, Dvorak J, Junge A, et al. Sports injuries and illnesses during the Winter Olympic Games 2010. Br J Sports Med. 2010;44:772-80.
10. Fahlman MM, Engels H-J. Mucosal IgA and URTI in American college football players: a year longitudinal study. Med Sci Sports Exerc. 2005;37:374-80.
11. Fricker PA, Gleeson M, Flanagan A, Pyne DB, Mcdonald WA, Clancy RL. A clinical snapshot: do elite swimmers experience more upper respiratory illness than nonathletes? Clin Exerc Physiol. 2000;2:155-8.
12. Gleeson M, Ginn E, Francis JL. Salivary immunoglobulin monitoring in an elite kayaker. Clin J Sport Med. 2000;10:206-8.
13. Gleeson M, Bishop NC, Stensel DJ, Lindley MR, Mastana SS, Nimmo MA. The anti-inflammatory effects of exercise: mechanisms and implications for the prevention and treatment of disease. Nat Rev Immunol. 2011;11:607-15.
14. Hansen JB, Wilsgård L, Osterud B. Biphasic changes in leukocytes induced by strenuous exercise. Eur J Appl Physiol Occup Physiol. 1991;62(3):157-61.
15. Helenius I, Lummea and Haahtela T. Asthma, airway inflammation and treatment in elite athletes. Sports Med. 2005;35:565-74.
16. Krüger K, Mooren FC. Exercise-induced leukocyte apoptosis. Exerc Immunol Rev. 2014;20:117-34.
17. Malm C. Susceptibility to infections in elite athletes: the S-curve. Scand J Med Sci Sports. 2006;16:4-6.
18. Mesquita Júnior D, Araújo JA, Catelan TT, Souza AW, Cruvinel WDE M, Andrade LE, et al. Sistema Imunitário – Parte II. Fundamentos da resposta imunológica mediada por linfócitos T e B. Rev Bras Reumatol. 2010;50(6):665-79.
19. Moro-García MA, Fernández-García B, Echeverría A, Rodríguez-Alonso M, Suárez-García FM, Solano-Jaurrieta JJ, et al. Frequent participation in high volume exercise throughout life is associated with a more differentiated adaptive immune response. Brain Behav Immun. 2014;39:61-74.

20. Murphy EA, Davis JM, Brown AS, Carmichael MD, Van Rooijen N, Ghaffar A, et al. Role of lung macrophages on susceptibility to respiratory infection following short-term moderate exercise training. Am J Physiol Regul Integr Comp Physiol. 2004;287:1354-8.
21. Nieman DC, Johanssen LM, Lee JW and Arabatzis K. Infectious episodes in runners before and after the Los Angeles Marathon. J Sports Med Phys Fitness. 1990;30:316-28.
22. Nieman DC, Nehlsen-Cannarella SL, Markoff PA, Balk-Lamberton AJ, Yang H, Chritton DB, et al. The effects of moderate exercise training on natural killer cells and acute upper respiratory tract infections. Int J Sports Med. 1990;11:467-73.
23. Nieman DC, Henson DA, Gusewitch G, Warren BJ, Dotson RC, Butterworth DE, et al. Physical activity and immune function in elderly women. Med Sci Sports Exerc. 1993;25(7):823-31.
24. Nieman DC. Exercise, infection and immunity. Int J Sports Med. 1994;15:131-41.
25. Nieman DC. Exercise, upper respiratory tract infection, and the immune system. Med Sci Sports Exerc. 1994;26(2):128-39.
26. Nieman DC. Is infection risk linked to exercise workload? Med Sci Sports Exerc. 2000;32(7):406-11.
27. Papacosta E, Gleeson M. Effects of intensified training and taper on immune function. Rev Bras Educ Fís Esporte. 2013;27(1):159-76.
28. Peake J, Nosaka K, Suzuki K. Characterization of inflammatory responses to eccentric exercise in humans. Exerc Immunol Rev. 2005;11:64-85.
29. Pedersen BK, Bruunsgaard H. How physical exercise influences the establishment of infections. Sports Med. 1995;19:393-400.
30. Pedersen BK, Hoffman-Goetz L. Exercise and the immune system: regulation, integration, and adaptation. Physiol Rev. 2000;80(3):1055-81.
31. Peters EM, Goetzsche JM, Grobbelaar B, Noakes TD. Vitamin C supplementation reduces the incidence of post race symptoms of upper-respiratory-tract infection in ultramarathon runners. Am J Clin Nutr. 1993;57:170-4.
32. Prieto-Hinojosa A, Knight A, Compton C, Gleeson M, Travers PJ. Reduced thymic output in elite athletes. Brain Behav Immun. 2014;39:75-9.
33. Pyne DB, Mcdonald WA, Gleeson M, Flanagan A, Clancy RL, Fricker PA. Mucosal immunity, respiratory illness, and competitive performance in elite swimmers. Med Sci Sports Exerc. 2001;33:348-53.

34. Rebelo AN, Candeias JR, Fraga MM, Duarte JA, Soares JM, Magalhães C, et al. The impact of soccer training on the immune system. J Sports Med Phys Fitness. 1998;38:258-61.
35. Robson PJ, Blannin AK, Walsh NP, Bishop NC, Gleeson M. The effect of an acute period of intense interval training on human neutrophil function and plasma glutamine in endurance-trained male runners. J Physiol. 1999;515:84-5.
36. Shephard RJ, Shek PN. Effects of exercise and training on natural killer cell counts and cytolytic activity: a meta-analysis. Sports Med. 1999;28(3):177-95.
37. Simpson RJ, Bosch JA. Special issue on exercise immunology: current perspectives on aging, health and extreme performance. Brain Behav Immun. 2014;39:1-7.
38. Spence L, Brown WJ, Pyne DB, Nissen MD, Sloots TP, Mccormack JG, et al. Incidence, etiology, and symptomatology of upper respiratory illness in elite athletes. Med Sci Sports Exerc. 2007;39:577-86.
39. Verde T, Thomas S, Shephard RJ. Potential markers of heavy training in highly trained endurance runners. Br J Sports Med. 1992;26:167-75.
40. Walsh NP, Gleeson M, Shephard RJ, Gleeson M, Woods JA, Bishop NC, et al. Position statement. Part one: immune function and exercise. Exerc Immunol Rev. 2011;17:6-63.
41. Walsh NP, Gleeson M, Pyne DB, Nieman DC, Dhabhar FS, Shephard RJ, et al. Position statement. Part two: maintaining immune health. Exerc Immunol Rev. 2011;17:64-103.
42. Zhao G, Zhou S, Davie A, SU Q. Effects of moderate and high intensity exercise on T1/T2 balance. Exerc Immunol Rev. 2012;18:98-114.

13 Poluição atmosférica e exercício físico

Leonardo Alves Pasqua
Mayara Vieira Damasceno
Marco Antonio Garcia Martins
Mônica Valéria Marquezini

INTRODUÇÃO

Neste capítulo, abordaremos os principais poluentes atmosféricos e suas atuações biológicas, assim como a repercussão resultante da prática de atividades físicas em ambientes com altos níveis de poluição atmosférica. Discutiremos, também, como o treinamento físico pode atenuar os efeitos adversos da poluição à saúde. A poluição atmosférica causa preocupação por diversos motivos, desde corrosão em obras de arte até consequências ambientais devastadoras, como sua participação na ampliação do chamado efeito estufa, o que pode resultar no aumento do nível dos oceanos, podendo ocasionar danos irreversíveis ao Planeta e incompatíveis com a vida.

É notório que a poluição do ar também afeta diretamente a saúde humana, o que a torna um problema de saúde pública, sendo necessário seu estudo e aplicação de normas para mitigação e prevenção. Relatórios da Organização Mundial de Saúde[29], confirmados por diversos estudos científicos, demonstram que a exposição à poluição atmosférica é capaz de prejudicar a saúde. Relatórios anteriores, por exemplo, mostram que houve um aumento na expectativa de vida em áreas metropolitanas dos Estados Unidos entre as décadas de 1980 e 1990 que pôde ser relacionado com a diminuição na concentração de material particulado no ar[20].

A OMS destacou em 2015 a necessidade de reduzir as emissões de poluentes como o *black carbon*, o ozônio, o metano e o dióxido de carbono, que não só contribuem para as mudanças climáticas, mas também provocam mais de 7 milhões de mortes associadas à poluição do ar por ano. No relatório publicado em 22 de outubro de 2015, a agência da ONU citou as cidades brasileiras de Curitiba e Porto Alegre como exemplos bem-sucedidos de planejamento urbano orientado para a redução da poluição.

Além das avaliações em repouso e em atividades cotidianas, a poluição tem demonstrado ser capaz de gerar efeitos deletérios durante uma atividade realizada geralmente com o intuito de melhorar a saúde: a prática de exercícios físicos[11]. De fato, inúmeros benefícios à saúde e qualidade de vida têm sido demonstrados em decorrência da realização de exercícios físicos, como a melhora em parâmetros cardiorrespiratórios e musculares, além de o exercício poder ser utilizado como uma ferramenta na prevenção e no tratamento de diferentes doenças crônicas[9]. Somado a isso, a inatividade física foi relacionada como a quarta maior causa de mortalidade[29], reforçando a importância da prática de atividades físicas para a saúde. Ainda no mesmo relatório, entre as cinco principais justificativas para o sedentarismo estava a exposição à poluição atmosférica. Como a maioria da população mundial (52%) vive em grandes cidades[24], a prática de modalidades acessíveis, como corrida, caminhada e ciclismo, pode aumentar a exposição à poluição do ar[17].

Nesse sentido, diversos estudos têm investigado as consequências da prática de exercícios físicos em ambientes com poluição atmosférica. No geral, tem sido evidenciado que a presença de poluentes no ar pode trazer riscos com a prática de exercícios[11], como aumento do risco de isquemia cardíaca durante exercício submáximo[18]. Ao que parece, os principais mecanismos envolvidos são o aumento na ventilação com o esforço físico, o que leva também a uma maior inalação de poluentes[17], e o aumento na respiração oral, que pode também fazer com que o ar não passe pela primeira camada de filtros das vias nasais. Além desses dois eventos, o aumento na velocidade de passagem do ar pelas vias respiratórias também pode carregar uma maior quantidade de poluentes a porções mais profundas do trato respiratório[6].

POLUIÇÃO ATMOSFÉRICA: UMA BREVE PERSPECTIVA HISTÓRICA

É possível que, entre 4 e 5 milhões de anos atrás, tenha surgido o *Australopithecus afarensis*[1], que parece ser o mais próximo ancestral do *Homo erectus*. Uma de suas características, a qual se mantém até os dias de hoje, é atuar na natureza de forma transformadora e, muitas vezes, predatória. Particularmente, nesse período longínquo, merece destaque a capacidade de manuseio do fogo adquirida cerca de 800 mil anos antes de Cristo, sendo um marco para o início da contribuição do homem na deterioração da qualidade do ar. Além disso, ainda em civilizações antigas, o desmatamento predatório levou à destruição de imensas áreas de florestas, caracterizando ainda mais o início da enorme magnitude da intervenção do homem no planeta[13].

Existem relatos da era pré-cristã sobre a preocupação com a qualidade do ar, principalmente em virtude da utilização do carvão como combustível. Posteriormente, no século XII d.C., foram baixados, na Inglaterra, os primeiros atos de controle da poluição[4]. Já no século XVIII, também na Inglaterra, ocorreu o que talvez tenha sido um dos maiores marcos do aumento da poluição na história do homem, a Revolução Industrial, intimamente ligada à invenção das máquinas a vapor que aumentavam a produção, mas também a poluição. Além disso, caminhando para a história mais recente, o surgimento de grandes centros urbanos colocou em um mesmo local fontes poluentes (indústrias e, posteriormente, automóveis) e um grande número de pessoas, aumentando a exposição da população à poluição[4]. Desse modo, a influência negativa da poluição na saúde tornou-se mais frequente e preocupante.

Em meados do século XX, ocorreram episódios de aumento repentino na poluição em algumas cidades da Europa e dos Estados Unidos, impactando gravemente a saúde da população e aumentando do número de mortes. O mais grave desses episódios ocorreu em Londres no ano de 1952. Durante um episódio de inversão térmica, no qual o ar poluído fica retido próximo à superfície, a dispersão de poluentes ficou impedida, criando uma nuvem composta principalmente por material particulado (MP) e enxofre, atingindo concentrações de 5 a 19 vezes maiores do que as normais da época e permanecendo sobre a cidade durante três dias. Nesse período, houve um aumento de 4.000 mortes em relação ao normal[3].

Em 1955, o congresso americano financiou, pela primeira vez, estudos sobre o impacto da poluição atmosférica sobre a saúde e, na década de 1960, o Departamento de Saúde, Educação e Bem Estar Social dos Estados Unidos iniciou um programa para controle da poluição atmosférica. Contudo, foram necessárias as ocorrências de novos episódios de aumento súbito da poluição para que estabelecessem medidas mais concretas de controle da qualidade do ar. Sendo assim, a partir das décadas de 1960 e 1970, Estados Unidos e Europa, respectivamente, começaram a estabelecer padrões de qualidade baseados na concentração de alguns poluentes, como dióxido de enxofre (SO_2), monóxido de carbono (CO), dióxido de nitrogênio (NO_2), ozônio (O_3), e chumbo (Pb) (http://www2.epa.gov/clean-air-act-overview).

Os padrões de qualidade do ar não foram apreciados pelo setor industrial, que precisaria investir capital para o controle das emissões de poluentes. A solução para algumas indústrias que não desejavam fazer esse investimento foi migrar para os países menos desenvolvidos, onde o controle e a legislação para a emissão de poluentes inexistiam. Dessa forma, deu-se início ao processo que chamamos de "racismo ambiental", em que a poluição é exportada para regiões mais pobres e menos desenvolvidas.

Apesar do acúmulo de conhecimento científico acerca dos efeitos deletérios da poluição atmosférica, os níveis globais de poluição não diminuíram, apenas houve um deslocamento do setor industrial e, posteriormente, do setor automobilístico. Este último, chegando a produzir automóveis com diferentes níveis de emissões para diferentes países onde são vendidos.

Dessa forma, a OMS tornou-se a responsável por desenvolver e indicar padrões de concentrações de poluentes atmosféricos, sendo o *Air Quality Guidelines: Global Update 2005* o último guia de qualidade do ar lançado pela OMS. Nesse documento, foram revisados os estudos que investigaram o impacto dos diferentes poluentes na saúde, caminhando-se então para o estabelecimento de concentrações mínimas de poluentes para que não haja malefícios à população. Em seu mais recente documento chamado "Reduzindo os riscos à saúde global por meio da mitigação dos poluentes climáticos de curta duração" (Reducing Global Health Risks Through Mitigation of Short-Lived Climate Pollutants, 2015), informa-se que, no mundo, morrem aproximadamente 7 milhões de pessoas por ano em virtude da poluição atmosférica.

Por esses motivos, alguns órgãos de países em desenvolvimento também começaram a estabelecer padrões da qualidade do ar. No Brasil, o órgão federal responsável por esse controle é o Conselho Nacional do Meio Ambiente

(Conama). Na Tabela 13.1, estão resumidos os padrões de qualidade do ar estabelecidos pela OMS em 2005 e pelo Conama em 1990.

Tabela 13.1 Padrões da Organização Mundial de Saúde e do Conselho Nacional do Meio Ambiente para a concentração de poluentes atmosféricos.

Poluente	OMS				Conama			
	MDA	24 h	8 h	1 h	MDA	24 h	8 h	1 h
MP_{10} (µg.m^{-3})	20	50	-	-	50	150	-	-
$MP_{2,5}$ (µg.m^{-3})	10	25	-	-	-	-	-	-
CO (µg.m^{-3})	-	-	10.000	-	-	-	-	-
O_3 (µg.m^{-3})	-	-	100	-	-	-	160	-
SO_2 (µg.m^{-3})	-	20	-	200	80	365	-	320
NO_2 (µg.m^{-3})	40	-	-	200	100	-	320	-

MP: material particulado; OMS: Organização Mundial de Saúde; Conama: Conselho Nacional do Meio Ambiente; MDA: média diária anual.
Os valores representados para 24, 8 e 1 horas são as médias máximas para esses períodos
Fonte: Conama[7] e WHO[28].

Como mostrado na Tabela 13.1, comparando-se os padrões estabelecidos pela OMS e pelo Conama, é possível observar que os valores do Conama são consideravelmente mais elevados, ou seja, o órgão brasileiro instaurou padrões mais permissivos à emissão de gases poluentes, sendo esse um atrativo para indústrias que não pretendem direcionar parte de suas finanças para o controle da emissão de poluentes. Os padrões do órgão brasileiro foram estabelecidos em 1990, não tendo sido atualizados de acordo com demanda e produção significantemente mais elevadas. Esses dados ilustram o quadro atual, cujo os países em desenvolvimento são, no geral, aqueles que possuem grandes problemas com poluição, por causa da sua grande produção de bens e serviços e controle ainda precário da emissão de resíduos nocivos, tanto no ar quanto na água.

No estado de São Paulo, a Companhia Ambiental do Estado de São Paulo (Cetesb) é o órgão responsável pelo monitoramento da qualidade do ar e que, a partir de 1981, iniciou o monitoramento automático para a avaliação de SO_2, material particulado inalável (MP_{10}), ozônio (O_3), óxidos de nitrogênio (NO_x), monóxido de carbono (CO) e hidrocarbonetos não metânicos (NMHC), além dos parâmetros meteorológicos como direção e velocidade do vento, temperatura e umidade relativa do ar. Em 2013, o Estado de São Paulo publicou o Decreto Estadual n. 59113 de 23/04/2013, que estabelece novos padrões de qualidade do ar para que a poluição atmosférica seja reduzida ao longo do tempo.

O decreto estabelece que a administração da qualidade do ar no território do Estado de São Paulo será efetuada por meio de padrões de qualidade do ar, observados os seguintes critérios: 1) metas intermediárias (MI): estabelecidas como valores temporários a serem cumpridos em etapas, visando à melhoria gradativa da qualidade do ar no Estado de São Paulo; 2) padrões finais (PF): padrões determinados pelo melhor conhecimento científico para que a saúde da população seja preservada ao máximo em relação aos danos causados pela poluição atmosférica.

A Tabela 13.2 apresenta os padrões de qualidade do ar estabelecidos no DE n. 59113/2013, sendo que os padrões vigentes estão assinalados em vermelho.

Tabela 13.2 Padrões estaduais de qualidade do ar (Decreto Estadual n. 59113/2013).

Poluente	Tempo de amostragem	MI 1 ($\mu g.m^{-3}$)	MI2 ($\mu g.m^{-3}$)	MI3 ($\mu g.m^{-3}$)	PF ($\mu g.m^{-3}$)
MP_{10}	24 h[1]	120 ± 40	100 ± 35	75 ± 30	50 ± 20
$MP_{2,5}$	24[1]	60 ± 20	50 ± 17	37 ± 15	25 ± 10
SO_2	24[1]	60 ± 40	40 ± 30	30 ±20	20
NO_2	1 h[1]	260 ± 60	240 ± 50	220 ± 45	200 ± 40
O_2	8 h	140	130	120	100
CO (ppm)	8 h	–	–	–	9
FMC*	24 h[1]	120 ± 40	100 ± 35	75 ± 30	50 ± 20
PTS*	24 h[2]	–	–	–	240 ± 80
Pb**	1	–	–	–	0,5

[1]Média aritmética anual; [2]Média geométrica anual;
* Fumaça (FMC) e Partículas Totais em Suspensão (PTS): parâmetros auxiliares a serem utilizados apenas em situações específicas, a critério da Cetesb; ** Chumbo (Pb): a ser monitorado apenas em áreas específicas, a critério da Cetesb.
Fonte: Cetesb (http://ar.cetesb.sp.gov.br/padroes-de-qualidade-do-ar/)

POLUIÇÃO ATMOSFÉRICA E SAÚDE

A crescente preocupação com os malefícios advindos da poluição atmosférica fez também crescer o número de estudos acerca desse tema, tornando unânime a ideia de que a exposição à poluição do ar impacta negativamente a saúde humana[11]. Tal fato se torna ainda mais preocupante para habitantes de grandes centros urbanos, onde há uma grande concentração de pessoas convivendo com uma elevada frota de automóveis, sendo essa a principal fonte de poluentes atualmente[21]. Dessa forma, a exposição à poluição pode desencadear diferentes processos fisiológicos no organismo, dependendo das concentrações do poluente no ar e do tipo de poluente ao qual o indivíduo está exposto[28] (Figura 13.1).

O principal contato dos indivíduos com a poluição atmosférica ocorre pelas vias aéreas. O processo de respiração faz com que haja um trânsito constante de poluentes por meio do sistema respiratório, desde as porções superiores podendo chegar até os alvéolos pulmonares[11]. Dessa forma, as estruturas que formam o sistema respiratório estão sujeitas a uma influência local dos poluentes atmosféricos. Por exemplo, Aris et al.[2] observaram diminuição de parâmetros da função pulmonar em exposição a 0,2 ppm de ozônio em comparação ao ar livre desse gás. Por meio da lavagem broncoalveolar, foi detectado que a porcentagem de neutrófilos e as concentrações de LDH, proteína total, albumina, fibronectina e alfa-1-antitripsina foram significativamente maiores na exposição ao ozônio comparado ao ar limpo. Todas essas alterações sugerem uma resposta inflamatória local no sistema respiratório resultante da exposição ao ozônio.

Não obstante, alguns gases poluentes e o $MP_{2,5}$ (com diâmetro aerodinâmico menor ou igual a 2,5 µm) são capazes de ultrapassar as defesas do orga-

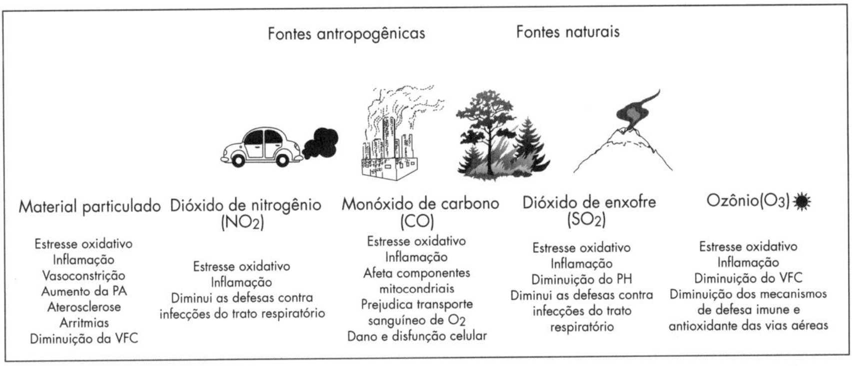

Figura 13.1 – Principais fontes poluentes (naturais e antropogênicas), principais poluentes do ar e seus efeitos nas vias biológicas. O ☀ indica que o ozônio depende da luz do sol para ser formado na atmosfera.
Fonte: adaptada do relatório WHO[28].

nismo e chegar até os alvéolos pulmonares, reagindo com o meio e atingindo a corrente sanguínea, causando efeitos sistêmicos adversos no organismo[16,17]. Até o presente momento, a alteração decorrente da exposição à poluição mais investigada é o aumento de marcadores inflamatórios[11].

Viehmann et al.[26] observaram que um aumento de 2,4 $\mu g.m^{-3}$ na exposição crônica ao $MP_{2,5}$ estava associado a um aumento médio de 5,4% na concentração sanguínea de repouso da proteína C-reativa, sugerindo uma associação entre o estado inflamatório e a poluição atmosférica. Brucker et al.[5] observaram, em taxistas constantemente expostos à poluição do ar proveniente dos veículos, aumentos significativos em marcadores pró-inflamatórios no sangue, como IL-6 e TNF-alfa, e diminuição significativa na IL-10, um marcador anti-inflamatório. Em conjunto, esses estudos apontam para um aumento do quadro inflamatório sistêmico em indivíduos expostos à poluição atmosférica, o que pode, por sua vez, desencadear processos nocivos em diferentes locais do organismo.

Em paralelo, outros estudos têm demonstrado o aumento de marcadores de estresse oxidativo em resposta à exposição ao CO[23], ozônio e MP[11]. Taskiran et al.[23] observaram um aumento na peroxidação lipídica mitocondrial em células do encéfalo de ratos expostos ao CO quando comparados aos ratos não expostos, sugerindo um aumento no estresse oxidativo celular em decorrência da exposição ao CO. Como resultado desse aumento do quadro inflamatório e estresse oxidativo, os efeitos da exposição à poluição têm sido observados em diferentes sistemas corpóreos, sendo o cardiovascular o mais investigado, como na associação entre a exposição à poluição do ar e um maior risco de infarto agudo do miocárdio (IAM)[16,30].

Uma patologia cardiovascular amplamente conhecida é a aterosclerose, a qual se caracteriza pela formação de placas nas paredes das artérias, dificultando o fluxo sanguíneo e podendo estar associadas a outras complicações, como hipóxia de alguns tecidos e a formação de coágulos. Por sua vez, esses coágulos podem atingir vasos menores, bloqueando o fluxo sanguíneo e aumentando a chance de ocorrência de IAM, acidente vascular encefálico e até mesmo a morte[25]. Tem sido demonstrado que o aumento de processos inflamatórios decorrente da poluição atmosférica é capaz de influenciar no desenvolvimento da aterosclerose. Yatera et al.[30] observaram que, comparada ao ar limpo, a exposição ao MP_{10} resultou em um aumento na área da parede da artéria ocupada pela placa, assim como um maior recrutamento de monócitos na placa aterosclerótica (4.400 *versus* 400.mm^{-3}, aproximadamente) e no músculo liso abaixo da placa (3.500 *versus* 500.mm^{-3}, aproximadamente).

Dessa forma, faz-se necessário o estabelecimento de índices cada vez mais restritivos para a emissão de poluentes, assim como o aumento da fiscalização e punição para os que não cumprirem as normas estabelecidas, fazendo com que se consiga baixar os níveis de poluição do ar a índices considerados inofensivos o quanto antes. Somado a isso, hábitos de vida capazes de minimizar as consequências da poluição atmosférica também devem ser analisados com o intuito de se obter a melhor prática para manutenção da saúde da população, especialmente nas grandes cidades.

EXERCÍCIO FÍSICO E POLUIÇÃO ATMOSFÉRICA

A prática de exercícios físicos tem mostrado inúmeros benefícios para a saúde. Como revisado no *American College of Sports Medicine position stand*, por Garber et al.[9], um elevado número de estudos tem mostrado o papel benéfico do exercício físico nas mais diversas funções biológicas. De acordo com os dados existentes na literatura científica, um programa regular de atividades físicas que inclui treinamentos visando melhoras cardiorrespiratórias, de força, de flexibilidade e coordenação motora, além das atividades de rotina, é capaz de manter e melhorar a saúde e o condicionamento físico de indivíduos das mais distintas faixas etárias e características.

Contudo, é preciso considerar determinadas situações nas quais a prática de exercícios envolve mecanismos distintos daqueles comumente relatados, podendo gerar resultados adversos comparados àqueles estabelecidos na literatura científica. Uma dessas situações é a realização de exercício na presença de poluição atmosférica[6,11]. A realização de exercícios físicos em ambiente poluído pode maximizar os efeitos da poluição de forma aguda, principalmente por três mecanismos: 1) aumento na ventilação com o início do exercício por causa do aumento na demanda de oxigênio, elevando a quantidade de gases e partículas inalados; 2) transição da respiração de predominantemente nasal para oronasal, fazendo com que uma menor parcela do ar passe pela camada de filtros das vias aéreas superiores e levando uma maior quantidade de partículas e gases poluentes até os alvéolos, potencialmente aumentando os impactos fisiológicos da poluição e; 3) aumento na velocidade de passagem do ar pelas vias respiratórias, o que pode resultar em uma maior quantidade de poluentes a porções mais profundas do trato respiratório[6].

Existem na literatura diversos estudos demonstrando as implicações do exercício realizado em ambiente poluído[11]. Pekkanen et al.[18] observaram que a concentração de $MP_{2,5}$ a que os indivíduos estavam expostos previamente se correlacionou com o risco de depressão no segmento ST, um indicativo de IAM, durante o exercício. Ao analisarem indivíduos expostos a altas concentrações de MP, Nyhan et al.[17] demonstraram que existe uma maior deposição de MP nos alvéolos entre indivíduos que se locomoviam ativamente (pedestres: 18,7 ± 17,2 μg; ciclistas: 36,8 ± 36,5 μg) quando comparados aos que se locomoviam de forma passiva (passageiros de ônibus: 7,7 ± 5,1 μg; passageiros de trem: 14,4 ± 11,1 μg). Um estudo de Jacobs et al.[12] mostrou que o exercício causou um aumento significativo de neutrófilos sanguíneos de indivíduos saudáveis em ambiente poluído (4,6%; $p = 0,04$), mas não em ambiente não poluído (2,4%; $p = 0,32$).

Embora os mecanismos anteriormente citados de aumento da ventilação, transição para a respiração oronasal e aumento da velocidade do fluxo de ar sugiram que diferentes características do exercício, como intensidade e duração, possam maximizar os efeitos da poluição, a maioria dos estudos que investigaram as consequências do exercício em ambiente poluído não levou em consideração esses fatores, utilizando o exercício de maneira simplista. De forma geral, a maioria dos estudos utiliza exercícios contínuos com intensidades moderadas[18], testes incrementais[14] e, em menor número, testes contrarrelógio[22]. Até o momento, apenas um estudo investigou a influência da intensidade do exercício em ambiente poluído com MP[10]. Porém, como foram medidas apenas variáveis ventilatórias (ventilação, consumo de O_2 de produção de CO_2), esse estudo não obteve resultados diretamente relacionados com o impacto da exposição à poluição atmosférica durante o exercício na saúde.

Os estudos aqui relatados evidenciam que uma sessão de exercício em ambiente poluído é capaz de maximizar alguns processos decorrentes da exposição à poluição atmosférica. Contudo, ainda são necessários estudos que explorem de maneira mais complexa as características do exercício, como intensidade, duração, exercícios contínuos e intermitentes e até mesmo exercícios de força.

POLUIÇÃO ATMOSFÉRICA E DESEMPENHO ESPORTIVO

Paralelamente à influência em parâmetros fisiológicos relativos à saúde durante exercícios físicos, estudos prévios têm demonstrado que a poluição atmosférica é capaz também de afetar o desempenho e a saúde de atletas durante treinamentos e competições[19].

O possível prejuízo da poluição a atletas chamou maior atenção de cientistas do esporte com a realização dos Jogos Olímpicos de 2008, na cidade de Pequim, na China[15]. Sendo uma metrópole com aproximadamente 10 milhões de habitantes, Pequim apresenta elevada urbanização e intenso tráfego de veículos, tornando a qualidade do ar nessa cidade muito distante da recomendada pela OMS, o que preocupou comissões técnicas e comitês sobre a saúde dos atletas. Um fato interessante desse período envolve o corredor Haile Gebresselassie, da Etiópia, que, mesmo sendo o recordista mundial da maratona na época dos Jogos Olímpicos de Pequim, desistiu de correr a prova da maratona, alegando preocupação com sua saúde por causa dos altos níveis de poluição.

De fato, alguns estudos têm demonstrado que o ambiente poluído é capaz de afetar o desempenho físico. Ekblom et al.[8] mostraram que, em um ambiente rico em CO, houve queda no débito cardíaco máximo e na diferença arteriovenosa de O_2 máxima, levando a uma queda no $\dot{V}O_{2máx}$ e, consequentemente, no desempenho em um teste máximo de corrida.

Outro resultado interessante foi visto por Schelegle e Adams[22], em que os autores submeteram dez ciclistas altamente treinados a ambientes com ar limpo e com concentrações crescentes de O_3, durante uma simulação de prova de ciclismo de uma hora. Sem saber em que ambiente estavam se exercitando, na situação com o ar limpo, apenas um ciclista reportou que não foi capaz de atingir seu desempenho máximo no teste, tendo ocorrido o mesmo na concentração de 0,12 ppm de O_3. Quando a concentração de O_3 foi de 0,18 ppm, cinco ciclistas relataram não atingir seu desempenho máximo. Por fim, na concentração de 0,24 ppm, sete ciclistas não foram capazes de desempenhar da melhor forma. Coletivamente, esses dados sugerem que, além de prejudicar parâmetros relacionados à saúde durante o exercício, a presença de poluente no ar é capaz também de afetar negativamente o desempenho físico.

BREVE PERSPECTIVA SOBRE O PAPEL DO TREINAMENTO FÍSICO NOS EFEITOS DA POLUIÇÃO

De maneira geral, os estudos citados anteriormente ilustram o quadro atual da literatura científica, o qual reporta que, de maneira aguda, a prática de exercícios físicos em ambiente com ar poluído pode resultar em uma maior inalação de poluentes, ampliando os malefícios da poluição do ar.

Por outro lado, é interessante citar o estudo de Vieira et al.[27]. Nesse estudo, 32 camundongos foram separados em quatro grupos: 1) controle: no qual os camundongos não eram expostos à poluição e não realizavam treinamento físico; 2) treinamento: os quais realizavam treinamento e não eram expostos à poluição; 3) exposição à poluição: expostos ao ar poluído sem treinamento e; 4) treinamento + exposição: no qual os camundongos eram expostos à poluição e realizavam treinamento. O treinamento aeróbio de intensidade moderada foi realizado 5 dias/semana durante cinco semanas. Após o período de cinco semanas, entre os dois grupos expostos à poluição, foi observado que o grupo que realizou treinamento apresentou menor aumento nas espécies reativas e oxigênio, óxido nítrico exalado e células totais e diferenciadas. Por meio da lavagem broncoalveolar, foi observado também que houve menor aumento nos níveis de IL-6 e TNF-alfa, número de neutrófilos e na densidade de colágeno no parênquima pulmonar. No mesmo sentido, foram observadas também menores concentrações plasmáticas de IL-6 e TNF-alfa e menor expressão de IL-1beta e TNF-alfa em leucócitos do parênquima pulmonar nos camundongos expostos à poluição que se exercitavam comparados aos expostos sedentários. Em conjunto, esses resultados apontam para um papel protetor do treinamento físico contra as ações inflamatória e de estresse oxidativo induzidas pela exposição à poluição atmosférica.

Nesse sentido, apesar de ainda não existirem estudos sobre o impacto do treinamento físico nas respostas à poluição do ar em humanos, o estudo de Vieira et al.[27] sugere que a prática regular de atividades físicas pode exercer uma ação antagônica à poluição atmosférica, sendo um interessante meio não farmacológico de se combater os malefícios à saúde advindos da exposição a poluentes, principalmente em habitantes de grandes cidades. Contudo, ainda é necessário que se estabeleça de maneira mais concreta alguns aspectos da prática de atividades físicas com esse fim, como distância de fontes poluidoras, horário do dia, características do exercício, entre outros.

CONSIDERAÇÕES FINAIS

Há considerável tempo, a poluição atmosférica começou a se tornar motivo de preocupação, uma vez que pode colaborar para a ocorrência de alterações ambientais graves e também pode causar sérios danos à saúde. Maior atenção tem sido direcionada aos habitantes de grandes cidades, os quais estão mais próximos às fontes poluidoras e expostos a um ar de pior qualidade. Paralelamente, tem sido mostrado que a realização de exercícios em ambiente poluído é capaz de aumentar a captação de poluentes do ar, aumentando ainda mais os malefícios da poluição. Dessa forma, ao se exercitar, tanto indivíduos moderadamente ativos quanto atletas e portadores de patologias nos sistemas respiratório e cardiovascular devem procurar locais mais distantes de centros industriais e vias de tráfego intenso de veículos. Além disso, com a crescente divulgação do uso de bicicletas como meio de transporte nos grandes centros urbanos, a poluição do ar deve ser um dos fatores considerados na escolha de locais para a construção de ciclovias. Além de sua atuação na saúde, tem sido demonstrado também que a poluição atmosférica pode prejudicar o desempenho esportivo, o que veio à tona nos Jogos Olímpicos realizados na cidade de Pequim, na China, uma das cidades com o ar mais poluído do mundo. Contudo, apesar de estar bem esclarecido que o exercício é capaz de aumentar os efeitos da exposição à poluição, este tem sido utilizado de maneira simplista nessa área do conhecimento. Logo, são necessários estudos que determinem a influência de diferentes características do exercício, como intensidade e duração, nos efeitos da poluição atmosférica, com o objetivo de garantir uma prática mais saudável de atividades físicas, principalmente para pessoas que vivem em cidades de grande porte.

REFERÊNCIAS BIBLIOGRÁFICAS

1. Alemseged Z, Spoor F, Kimbel WH, Bobe R, Geraads D, Reed D, et al. A juvenile early hominin skeleton from Dikika, Ethiopia. Nature. 2006; 443(7109):296-301.
2. Aris RM, Christian D, Hearne PQ, Kerr K, Finkbeiner WE, Balmes JR. Ozone-induced airway inflammation in human subjects as determined by airway lavage and biopsy. Am Rev Resp Dis. 1993;148:1363-72.
3. Bell ML, Davis DL. Reassessment of the lethal London fog of 1952: novel indicators of acute and chronic consequences of acute exposure to air pollution. Environ Health Perspect. 2001;109(Suppl 3):389-94.
4. Boubel RW, Fox DL, Turner DB, Stern AC. Fundamentals of air pollution. 3.ed. San Diego: Academic Press; 1994.
5. Brucker N, Moro AM, Charão MF, Durgante J, Freitas F, Baierle M, et al. Biomarkers of occupational exposure to air pollution, inflammation and oxidative damage in taxi drivers. Sci Total Environ. 2013;463-4:884-93.

6. Carlisle AJ, Sharp NC. Exercise and outdoor ambient air pollution. Br J Sports Med. 2001;35(4):214-22.
7. Conselho Nacional do Meio Ambiente. Resolução Conama n. 003/90. Brasília: Conama; 1990. (Mimeo).
8. Ekblom B, Huot R, Stein EM, Thorstensson AT. Effect of changes in arterial oxygen content on circulation and physical performance. J Appl Physiol. 1975;39(1):71-5.
9. Garber CE, Blissmer B, Deschenes MR, Franklin BA, Lamonte MJ, Lee IM, et al. American College Of Sports Medicine. American College of Sports Medicine position stand. Quantity and quality of exercise for developing and maintaining cardiorespiratory, musculoskeletal, and neuromotor fitness in apparently healthy adults: guidance for prescribing exercise. Med Sci Sports Exerc. 2011;43(7):1334-59.
10. Giles LV, Brandenburg JP, Carlsten C, Koehle MS. Physiological responses to diesel exhaust exposure are modified by cycling intensity. Med Sci Sports Exerc. 2014; 46(10):1999-2006.
11. Giles LV, Koehle MS. The health effects of exercising in air pollution. Sports Med. 2014;44:223-49.
12. Jacobs L, Nawrot TS, De Geus B, Meeusen R, Degraeuwe B, Bernard A, et al. Subclinical responses in healthy cyclists briefly exposed to traffic-related air pollution: an intervention study. Environ Health. 2010;9:64.
13. James SR. Hominid use of fire in the lower and middle pleistocene. A review of the evidence. Curr Anthropol. 1989;30(1):1-26.
14. Kleinman MT, Leaf DA, Kelly E, Caiozzo V, Osann K, O'niell T. Urban angina in the mountains: effects of carbon monoxide and mild hypoxemia on subjects with chronic stable angina. Arch Environ Health. 1998;53(6):388-97.
15. Lippi G, Guidi GC, Maffulli N. Air pollution and sports performance in Beijing. Int J Sports Med. 2008;29(8):696-8.
16. Mannisto T, Mendola P, Grantz KL, Leishear K, Sundaram R, Ying Q, et al. Acute and recent air pollution exposure and cardiovascular events at labour and delivery. Heart. 2015;101(18):1491-8.
17. Nyhan M, Mcnabola A, Misstear B. Comparison of particulate matter dose and acute heart rate variability response in cyclists, pedestrians, bus and train passengers. Sci Total Environ. 2014;468-469:821-31.
18. Pekkanen J, Peters A, Hoek G, Tiittanen P, Brunekreef B, DE Hartog J, et al. Particulate air pollution and risk of ST-segment depression during repeated submaximal exercise tests among subjects with coronary heart disease: the Exposure

and Risk Assessment for Fine and Ultrafine Particles in Ambient Air (Ultra) study. Circulation. 2002;106(8):933-8.
19. Pierson WE, Covert DS, Koenig JQ, Namekata T, Kim YS. Implications of air pollution effects on athletic performance. Med Sci Sports Exerc. 1986;18(3):322-7.
20. Pope CA 3rd, Ezzati M, Dockery DW. Fine particulate air pollution and life expectancies in the United States: the role of influential observations. J Air Waste Manag Assoc. 2013;63(2):129-32.
21. Samet JM, Gruskin S. Air pollution, health, and human rights. Lancet Respir Med. 2015;3(2):98-100.
22. Schelegle ES, Adams WC. Reduced exercise time in competitive simulations consequent to low level ozone exposure. Med Sci Sports Exerc. 1986;18(4):408-14.
23. Taskiran D, Nesil T, Alkan K. Mitochondrial oxidative stress in female and male rat brain after *ex vivo* carbon monoxide treatment. Hum Exper Toxicol. 2007;26(8):645-51.
24. United Nations. World urbanization prospectus the 2011 revision. 2012. Disponível em: http://esa.un.org/unup/pdf/WUP2011_Highlights.pdf.
25. Usman A, Ribatti D, Sadat U, Gillard JH. From lipid retention to immune – mediate inflammation and associated angiogenesis in the pathogenesis of atherosclerosis. J Atheroscler Thromb. 2015;22(8):739-49.
26. Viehmann A, Hertel S, Fuks K, Eisele L, Moebus S, Möhlenkamp S, et al. Long-term residential exposure to urban air pollution, and repeated measures of systemic blood markers of inflammation and coagulation. Occup Environ Med. 2015;72(9):656-63.
27. Vieira RP, Toledo AC, Silva LB, Almeida FM, Damaceno-Rodrigues NR, Caldini EG, et al. Anti-inflammatory effects of aerobic exercise in mice exposed to air pollution. Med Sci Sports Exerc. 2012; 44(7):1227-34.
28. [WHO] World Health Organization. Air quality guidelines global update. Genebra; 2005. Disponível em: http://www.euro.who.int/_data/assets/pdf_file/0005/78638/E90038.pdf.
29. [WHO] World Health Organization. Global health risks. Mortality and burden of disease attributable to major risks. 2009.
30. Yatera K, Hsieh J, Hogg JC, Tranfield E, Suzuki H, Shih CH, et al. Particulate matter air pollution exposure promotes recruitment of monocytes into atherosclerotic plaques. Am J Physiol Heart Circ Physiol. 2008;294:H944-53.

14 Aptidão aeróbia em crianças e adolescentes

Patrícia Guimarães Couto
Fernando Roberto de Oliveira

INTRODUÇÃO

Os sistemas de transferência de energia que suprem a ressíntese de ATP definem as variáveis relacionadas ao rendimento no exercício. Durante a realização de exercícios ou esportes que dependem predominantemente da via aeróbia para o fornecimento de ATP, a potência ($\dot{V}O_2$máx), a capacidade (limiares metabólicos), o tempo de resposta (cinética *on* do consumo do oxigênio) e a eficiência do metabolismo aeróbio (economia de movimento) são os componentes que condicionam a aptidão aeróbia. Apesar de amplamente descritos na literatura para a população adulta, esses componentes são muito menos conhecidos nas crianças e nos adolescentes, principalmente por questões éticas e metodológicas. Historicamente, os estudos realizados com crianças em laboratórios de fisiologia do exercício analisavam amostras sanguíneas e biópsia muscular, mas eram limitados a medidas em amostras pequenas, geralmente envolvendo apenas o sexo masculino, sendo coletadas em repouso e/ou pós-exercício ou mesmo em ambiente hospitalar[11,17]. Atualmente, o envolvimento dessa população jovem em procedimentos de natureza invasiva, em situações de pesquisa, é fortemente controlado por comitês de ética. Técnicas mais modernas e não invasivas, como a determinação respiração a respiração das trocas gasosas de oxigênio (O_2) e gás carbônico (CO_2), espectroscopia por ressonância magnética e espectroscopia no infravermelho próximo, vêm sendo mais amplamente utilizadas, com a vantagem adicional de serem empregadas durante a realização de exercícios.

Em crianças e adolescentes, o metabolismo aeróbio apresenta algumas particularidades. A taxa em que a gordura é oxidada e a intensidade relativa de exercício em que ocorre o pico da oxidação de gordura são maiores nos meninos que nos adultos, aumentando o dispêndio energético total a partir desse substrato durante exercícios submáximos[24]. Além disso, os mais jovens têm maior taxa relativa de oxidação de carboidratos que os adultos, quando este é fornecido de forma exógena[26], possivelmente por causa do seu menor estoque de glicogênio muscular. No decorrer da maturação, com o crescimento corporal e o desenvolvimento dos sistemas musculoesquelético, nervoso e endócrino, essas particularidades vão se atenuando até que o perfil metabólico e as capacidades funcionais ao fim da puberdade já estejam bem próximos ao verificado nos adultos. Nesse sentido, os componentes da aptidão aeróbia serão apresentados a seguir, a partir de dados com as crianças e adolescentes, destacando as características, formas de avaliação e interpretação dos resultados nessa população específica.

POTÊNCIA AERÓBIA

O padrão-ouro para avaliar a potência aeróbia ocorre por meio do $\dot{V}O_2$máx mediante testes de intensidades progressivas até a exaustão. Originalmente, a existência do platô no consumo de oxigênio (VO_2) com o incremento da intensidade é um dos principais critérios para estabelecer o $\dot{V}O_2$máx. No entanto, apesar de crianças e adolescentes conseguirem se exercitar até a exaustão, nem sempre é possível observar um platô no VO_2, principalmente nos mais jovens (Figura 14.1). Por esse motivo, o pico do consumo de oxigênio ($\dot{V}O_2$pico) é comumente utilizado nesse contexto e, mesmo não ocorrendo o platô no VO_2, se o esforço realmente tiver sido máximo, o valor de pico de fato representa o limite de fornecimento de oxigênio em crianças.

Para a realização de testes em laboratório, é importante que a criança ou o adolescente esteja familiarizado com o ergômetro selecionado. De todo modo, quando o teste é realizado em esteira rolante, os valores de $\dot{V}O_2$pico são aproximadamente 7,5% maiores comparado aos valores alcançados na bicicleta ergométrica, em razão principalmente da maior massa muscular envolvida durante a corrida[7]. A determinação do $\dot{V}O_2$pico por métodos indiretos, como a distância percorrida em 12 minutos, por exemplo, apresenta uma considerável margem de erro, mas é uma ferramenta útil e mais acessível para estimar o $\dot{V}O_2$pico de crianças e adolescentes, principalmente quando a avaliação for realizada em grupos e em situações de campo.

Com o aumento da idade cronológica, o $\dot{V}O_2$pico absoluto ($L \cdot min^{-1}$) tende a aumentar gradualmente de 1,2 $L \cdot min^{-1}$, aos 6 anos de idade, para 2,7 $L \cdot min^{-1}$ aos 12 anos, por exemplo[25]. Para uma mesma idade cronológica, parece haver pouca diferença na curva de crescimento do $\dot{V}O_2$pico até os 10 a 12 anos de idade entre os sexos, mas os meninos apresentam valores aproximadamente 10% superiores que as meninas. Próximo ao pico de crescimento (popularmente chamado de estirão), ocorre o maior aumento no $\dot{V}O_2$pico. A partir desse momento, nos meninos, o $\dot{V}O_2$pico absoluto aumenta consis-

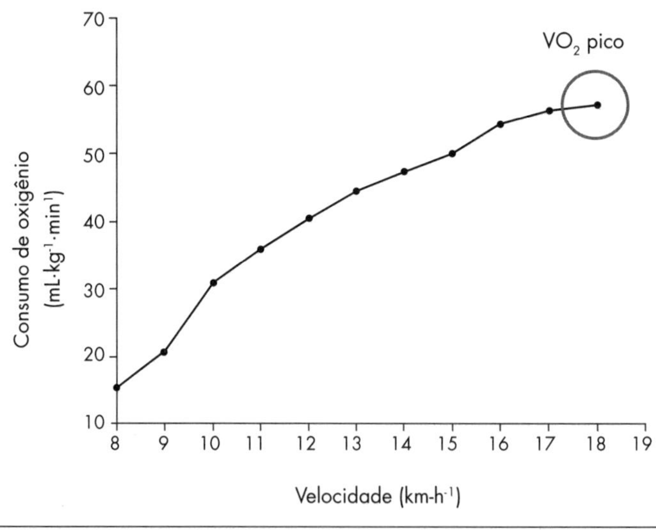

Figura 14.1 Resposta do VO_2 em função da velocidade de corrida durante um teste de intensidade progressiva máxima em esteira rolante de um garoto de 13 anos de idade.

tentemente até os 16 anos de idade, mas, para as meninas, os valores tendem a estabilizar-se ou mesmo cair, sendo que, aos 16 anos, a diferença entre os sexos chega a exceder 35%[2]. Apesar de a razão dessa diferença não ser bem entendida, os adolescentes têm maior nível de atividade física habitual e maior concentração de hemoglobina que as adolescentes, mas pode ocorrer principalmente pela maior quantidade de gordura subcutânea e menor de massa muscular nas adolescentes, sendo o inverso observado nos adolescentes[25].

Com o crescimento, as características antropométricas mudam e as próprias estruturas corporais são ampliadas. Com o aumento dos pulmões, as propriedades mecânicas da respiração também se alteram. Quando mensurados em exercício realizado em intensidade do $\dot{V}O_2$pico, a frequência respiratória diminui e o tempo de expiração, a ventilação minuto e o volume corrente aumentam com o crescimento e desenvolvimento. Existe uma forte relação entre características antropométricas e componentes da ventilação, principalmente a massa corporal[25] e, por isso, o $\dot{V}O_2$pico é convencionalmente expresso relativo à massa corporal ($mL \cdot kg^{-1} \cdot min^{-1}$). Ainda assim, deve-se ter cautela em ajustar o $\dot{V}O_2$pico, pois o crescimento não é um processo regular, e os aumentos no $\dot{V}O_2$pico são menos pronunciados que os aumentos na massa corporal. Existem ainda outras formas de ajustar o $\dot{V}O_2$pico, como estatura, área de superfície e massa livre de gordura, mas o ajuste pela massa corporal é o mais empregado. No sexo masculino, os valores relativos à massa corporal do $\dot{V}O_2$pico permanecem estáveis durante a infância e adolescência, com poucas variações, uma vez que o aumento no $\dot{V}O_2$pico absoluto ocorre paralelamente ao aumento do peso corporal. Para o feminino, no entanto, ocorre uma diminuição progressiva durante a adolescência, e o $\dot{V}O_2$pico relativo também é menor que os observados nos adolescentes. De um modo geral, os valores do $\dot{V}O_2$pico de crianças e adolescentes são consideravelmente altos, 50 $mL \cdot kg^{-1} \cdot min^{-1}$, aproximadamente[2]

O $\dot{V}O_2$pico é um bom indicador da potência aeróbia em crianças e adolescentes, assim como também é para adultos. No entanto, durante a infância e a puberdade, ocorre uma melhora no rendimento aeróbio, mas o $\dot{V}O_2$pico relativo ao peso corporal não acompanha essa melhora. Essa relação pode ser observada a partir de dados da relação entre a idade e o $\dot{V}O_2$pico (Figura 14.2A) e entre a idade e a intensidade máxima atingida em teste realizado em bicicleta ergométrica (Figura 14.2B) verificada em adolescentes do sexo masculino avaliados por três anos sucessivos[24].

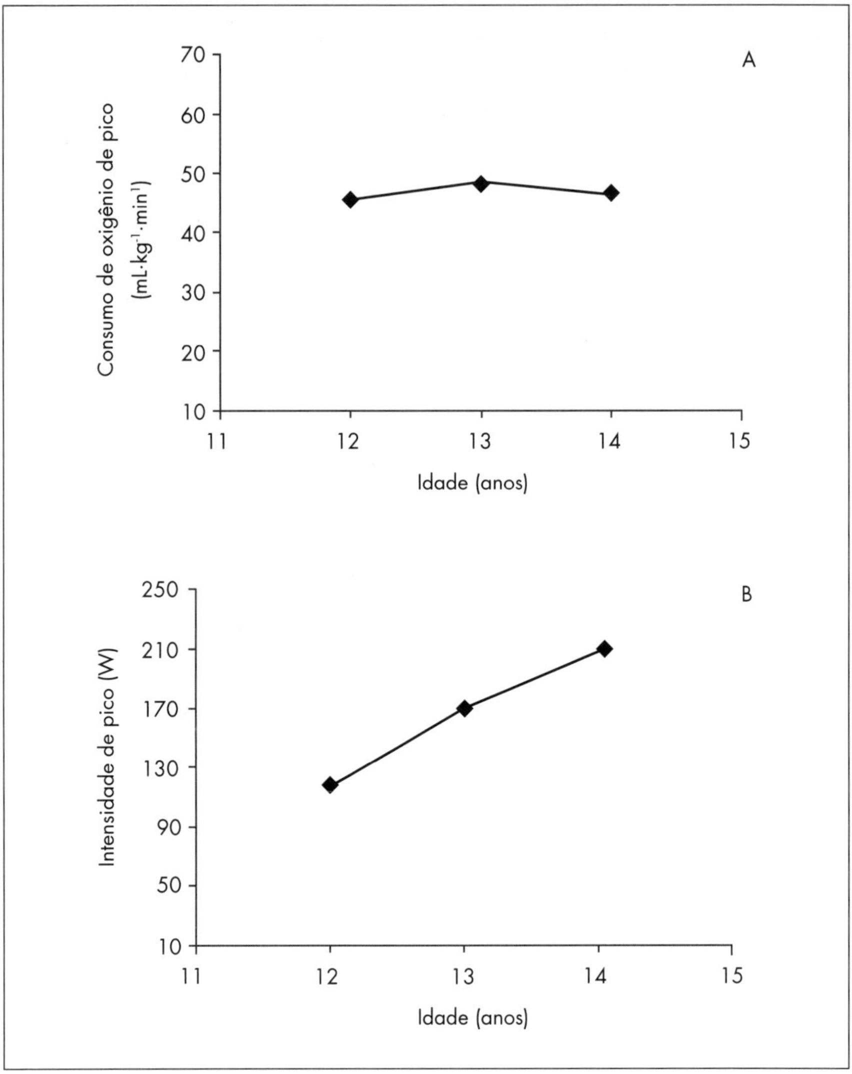

Figura 14.2 Características funcionais de adolescentes em teste incremental máximo no decorrer de 3 anos.
Fonte: adaptada de Riddell et al.[24]

Essa estabilização do $\dot{V}O_2$pico levou à hipótese de que a treinabilidade da potência aeróbia seria reduzida antes da puberdade[25]. Em outras palavras, a capacidade de adaptação ao treinamento aeróbio seria inferior nos mais jovens.

Os ganhos no $\dot{V}O_2$pico com um programa de treinamento para crianças entre 4 e 12 anos de idade variam entre 0 e 10%, valores menores que os reportados por adultos, que, apesar da grande variação, pode aumentar até 80% do valor inicial do $\dot{V}O_2$máx. Quando indivíduos treinados são comparados aos sedentários, o $\dot{V}O_2$máx de adultos treinados chega a ser o dobro, enquanto o de crianças treinadas não passam de 15% superior ao de seus congêneres não treinados[2].

Foi demonstrado que um programa de treinamento aeróbio combinando sessões de corrida contínua (70 a 80% do $\dot{V}O_2$máx por 10 a 30 minutos) e intervalada (100 a 800 m a 90 a 100% do $\dot{V}O_2$máx) melhorou o $\dot{V}O_2$máx relativo de crianças entre 10 e 14 anos de idade em 7,5%[20]. Três sessões semanais de 60 a 90 minutos, correndo de forma contínua e intervalada em intensidade acima de 80% da frequência cardíaca máxima, também ocasionaram melhora no $\dot{V}O_2$pico relativo, sendo de 15% nos meninos e 8% nas meninas de aproximadamente 10 anos de idade[23]. Uma das hipóteses para explicar sobre a treinabilidade da potência aeróbia é que a magnitude de melhora de uma variável fisiológica com o treinamento é inversamente relacionada ao seu valor inicial. Logo, se o $\dot{V}O_2$máx inicial dos mais jovens for maior, os ganhos podem ser menos expressivos nessa população.

Ainda que haja controvérsias, parece haver melhora no $\dot{V}O_2$pico de crianças e adolescentes engajados em programas de treinamento. Problemas metodológicos, programas de treinamento que não ofereçam apropriada intensidade, duração e frequência podem confundir a interpretação dos resultados. Se o $\dot{V}O_2$pico relativo parece ser uma ferramenta imprecisa para prescrever e acompanhar o rendimento aeróbio, a intensidade em que o $\dot{V}O_2$pico é identificado em teste progressivo pode descrever melhor os ganhos no rendimento aeróbio e ser uma alternativa.

CAPACIDADE AERÓBIA

A capacidade aeróbia, que pode ser representada pelos limiares metabólicos e pela potência crítica, está associada ao rendimento em provas de longa duração. Em crianças e adolescentes, pouca atenção tem sido dada ao primeiro limiar metabólico (L1), pois exercícios realizados abaixo do L1, no domínio moderado de esforço, não provocam grandes perturbações aos sistemas fisiológicos e, portanto, este limiar não será abordado na discussão a seguir. Já o segundo limiar (L2) representa a intensidade constante submáxima mais alta de exercício que pode ser sustentada por longos períodos de tempo, pois é o limite de intensidade em que ocorre uma estabilização das funções metabólicas, respiratórias e cardiovasculares. O L2 demarca a transição do exercício pesado para o muito pesado, sendo operacionalmente identificado pela medida direta da máxima fase estável do lactato sanguíneo (MLSS – derivado do termo em inglês: *maximal lactate steady state*), indiretamente pelo segundo limiar de lactato (LL2, também chamado na literatura de limiar anaeróbio) e, ainda de forma duplamente indireta, pelo segundo limiar ventilatório (LV2) e derivado da frequência cardíaca (FC).

Para identificação do MLSS são utilizados vários testes contínuos de intensidade constante. Em crianças e adolescentes, a recomendação é utilizar o protocolo de carga constante com duração mínima de 20 minutos para determinar o MLSS[1]. Beneke et al.[6] não relataram diferença significativa entre a idade e a concentração de lactato na MLSS em garotos de 11 a 20 anos de idade, mas houve uma grande variação interindividual, sendo entre 2,8 e 5,5 $mmol{\cdot}L^{-1}$. A intensidade do MLSS ficou entre 50 e 84% da carga máxima alcançada em bicicleta ergométrica, mas quanto mais velhos, maior a intensidade absoluta máxima atingida e também maior a intensidade absoluta em que o MLSS foi identificado. Esses achados sugerem que a idade não seja o principal determinante do MLSS, mas por causa do aumento na carga absoluta com o progresso da idade, fatores neuromusculares podem ser os responsáveis pelas alterações nas respostas durante o exercício no decorrer do crescimento e do desenvolvimento. Interessante destacar também que a velocidade absoluta em que o valor de lactato do MLSS é encontrado é maior nos garotos que nas garotas[1] (15,7 *versus* 14,3 $km{\cdot}h^{-1}$).

A intensidade correspondente a 2,5 $mmol{\cdot}L^{-1}$ durante um teste de cargas progressivas vem sendo recomendada para identificação do LL2 nas crianças e nos adolescentes[1]. Quando analisada em termos relativos, a intensidade em que o LL2 é identificado representa aproximadamente 85% do $\dot{V}O_2$pico, tanto nos garotos quanto nas garotas, valor que corresponde a uma intensidade relativa semelhante em que o MLSS é encontrado em adultos treinados[1]. Com base em parâmetros ventilatórios, existem evidências que sustentam o uso do LV2 como marcador do L2. Um aumento no VO_2 absoluto ($L{\cdot}min^{-1}$) acontece concomitantemente ao crescimento da criança, mas o LV2, quando expresso relativo à massa corporal ($mL{\cdot}kg^{-1}{\cdot}min^{-1}$) ou em $\%\dot{V}O_2$pico, é maior nos mais jovens e diminui com o progredir da idade[28]. Essa tendência sugere um aumento na capacidade anaeróbia durante o crescimento, mas essa interpretação carece de comprovação experimental a partir de desenhos experimentais mais específicos. O LV2 se mostrou sensível ao treinamento aeróbio realizado em intensidade muito pesada, pois um aumento de 66,6% para 73,8% $\dot{V}O_2$máx, o que corresponde a aproximadamente 20%, foi observado em adolescentes de 10 a 14 anos de idade, submetidos a oito semanas de treinamento aeróbio[20].

Por apresentar um aumento progressivo e proporcional à intensidade de esforço, a FC, uma variável geralmente mais acessível de ser mensurada no dia a dia de treinamentos também pode ser utilizada para determinar o L2. A intensidade do L2 representa o ponto de deflexão da FC em teste progressivo máximo, sendo o ponto de quebra da linearidade entre a FC e a carga de trabalho, em que, apesar do aumento na intensidade, a FC tende a um platô[9]. Em crianças, esse método foi pouco estudado, mas o ponto de deflexão da FC mostrou alta correlação com o limiar de lactato em crianças de 11 anos de idade[16] e com o limiar ventilatório em crianças de 7 a 14 anos[3].

Já quanto à potência crítica, tem sido verificado que ocorre em intensidade entre 68 e 78% do $\dot{V}O_2$pico para ambos os sexos nos jovens[4,14,29], sendo que, em valores absolutos, essa intensidade é maior nos adolescentes que nas adolescentes[29]. O perfil fisiológico de exercícios realizados abaixo e acima da intensidade correspondente à potência crítica é consistente com o limiar para a homeostase metabólica e sistêmica[4]. Em exercício realizado por 30 minutos em uma intensidade 10% abaixo da potência crítica, ocorre estado de equilíbrio do lactato sanguíneo e do VO_2 entre os 10 e 30 minutos de exercício. Por outro lado, em um exercício realizado 10% acima da potência crítica, o tempo de tolerância ao exercício diminui para aproximadamente 15 minutos, acompanhado por um aumento consistente do lactato sanguíneo. Isso sugere que a potência crítica seja um instrumento válido para demarcar o L2 em adolescentes de 14 e 15 anos de idade em testes na bicicleta ergométrica[4]. Apesar disso, em adolescentes mais jovens, de aproximadamente 12 anos, Williams et al.[29] não observaram estado de equilíbrio na intensidade correspondente à potência crítica, o que sugere cautela ao utilizar esse índice nos mais jovens.

Em geral, os índices apresentados mostraram-se sensíveis para avaliar a capacidade aeróbia, bem como para prescrição e acompanhamento de programas de treinamento de resistência aeróbia. Em termos absolutos, a intensidade em que o L2 é identificado aumenta com a idade, mas, com relação ao $\dot{V}O_2$pico ou à intensidade máxima, o L2 é maior nos mais jovens, o que indica que estes têm habilidade em sustentar velocidades relativas superiores sem acumular excesso de lactato. No entanto, por representarem uma fração mais alta do $\dot{V}O_2$pico, uma vez que esta intensidade é superada, o tempo de tolerância ao exercício é reduzido.

TEMPO DE RESPOSTA DO METABOLISMO AERÓBIO

Quando a análise da resposta cinética *on* do VO_2 é realizada na população jovem, é importante considerar que seu $\dot{V}O_2$pico absoluto é menor e, com isso, a amplitude das faixas de intensidade em que estão os domínios moderado, pesado e muito pesado é reduzida em sua extensão. Tendo em vista a importância da intensidade do exercício na análise desse componente, é necessário cautela em determinar adequadamente o domínio no qual o exercício está sendo realizado. Há evidências de que a constante de tempo (T) da fase II seja mais rápida nas crianças que nos adultos[12,13]. Tanto para o sexo feminino quanto para o masculino (11 a 12 anos de idade), a T da fase II para exercícios de intensidade moderada foi mais curta que em seus congêneres adultos 14%, o que representa ~4 segundos, indicando maior potencial oxidativo ou um fornecimento de O_2 mais eficiente nas crianças[13]. Essa resposta parece não ter relação com o $\dot{V}O_2$pico dos jovens[23].

A cinética *on* do VO_2 também é mais rápida em intensidade pesada de exercício, sendo que parece haver uma diferença entre os sexos, pois, nas meninas, a T da fase II parece menor[12]. Além disso, a absorção máxima de O_2 é aumentada durante a fase II nas crianças e o componente lento tem magnitude menor que o observado nos adultos ou mesmo nem ocorre para esta intensidade de exercício[10,12]. Isso sugere que os mais jovens ativam o metabolismo aeróbio mais rapidamente e dependem mais dele para a produção de energia durante o exercício pesado. Assim como para a intensidade moderada, essa resposta parece não estar relacionada ao $\dot{V}O_2$pico[23]. Os garotos também apresentam menor T na fase II e menor magnitude do componente lento que os adultos no início de um exercício em intensidade muito pesada[8]. Essas características vão se atenuando com o avançar da idade até que o perfil metabólico semelhante ao de adultos seja alcançado ao final da puberdade.

As explicações fisiológicas para estas diferenças relacionadas à idade não estão claras, mas algumas evidências foram apontadas. As crianças dependem mais do metabolismo oxidativo e menos da quebra da fosfocreatina intramuscular (CP) no início do exercício para atender à demanda energética imposta pelo esforço que os adultos[27]. Como a dinâmica da CP controla a fosforilação oxidativa mitocondrial durante a transição metabólica, a menor degradação de CP como fonte energética na fase inicial do exercício está relacionada à cinética mais rápida da fase II do VO_2 nas crianças[5]. O maior conteúdo relativo de fibras musculares tipo I nos mais jovens também parece estar relacionado a esse fenômeno.

A redução na magnitude do componente lento vem sendo associada às diferenças no recrutamento muscular entre as idades[8]. Apesar de o componente lento refletir o metabolismo do lactato nos adultos, em crianças não foi encontrada relação entre a magnitude do componente lento e mudanças na concentração de lactato sanguíneo[22]. Em exercícios realizados em intensidade severa, a T na fase II foi semelhante entre meninos de 9 a 12 anos de idade e adultos, mas o $\dot{V}O_2$pico foi atingido mais rapidamente e a habilidade em tolerar o exercício foi reduzida nos meninos[18]. Isso significa que, apesar de serem mais aeróbios nas intensidades submáximas de exercício, onde o suprimento energético depende predominantemente da via aeróbia, os mais jovens apresentam boa capacidade de gerar energia anaeróbia, apesar de sustentá-la por menos tempo, provavelmente pela menor massa muscular e, consequentemente, menos substrato para ser metabolizado. Em exercícios realizados nessa intensidade supra $\dot{V}O_2$pico, já não ocorre o componente lento, pois o exercício é tolerado por um tempo tão curto que não há tempo para seu desenvolvimento.

De maneira geral, a análise da resposta cinética do VO_2 é uma ferramenta não invasiva de análise da atividade metabólica muscular durante o exercício em crianças e adolescentes. No entanto, o método de avaliação e análise a partir de equações (linear ou exponencial) para modelar o VO_2 no tempo varia bastante entre os estudos, o que pode originar resultados conflitantes entre estudos. Sugere-se que a frequência de aquisição de dados seja a mais completa possível, com equipamentos de leitura respiração-a-respiração das trocas gasosas, que a intensidade de exercício seja bem definida e a modelagem matemática bem aplicada para produzir resultados fidedignos.

ECONOMIA DE MOVIMENTO

Quanto menor o gasto de energia, mais rápido será possível correr certa distância ou maior tempo será sustentado em uma dada velocidade, pois ocorrerá uma maior eficiência e, consequentemente, maior economia de movimento.

Tradicionalmente, a economia de movimento é estabelecida por meio da medida do VO_2 durante um exercício submáximo de intensidade constante em esteira rolante e expressa em $mL \cdot kg^{-1} \cdot min^{-1}$.

Se, por um lado, o $\dot{V}O_2$pico relativo permanece estável nas crianças, o VO_2 para uma dada intensidade submáxima de exercício diminui com o avançar da idade[25]. Isso sugere que, para mover sua massa corporal durante uma corrida ou caminhada, as crianças necessitam de maior quantidade de energia e, consequentemente, maior VO_2, e, à medida que crescem e se desenvolvem, tornam-se continuamente mais econômicas. Os adolescentes apresentam uma economia de aproximadamente 20% no VO_2 em relação às crianças durante uma corrida. Esse decréscimo no VO_2 necessário para locomoverem-se em uma mesma velocidade ocorre em ambos os sexos, em média 1,0 $mL \cdot kg^{-1} \cdot min^{-1}$ por ano, sendo menos acentuado no sexo feminino. A Figura 14.3 traz um exemplo de como a economia durante uma caminhada em esteira rolante aumenta com a idade.

Diversos fatores têm sido apontados como responsáveis por esse maior VO_2 em uma dada intensidade submáxima de exercício nas crianças, mas existem controvérsias na literatura[15,25]. Como mencionado na introdução deste capítulo, durante um exercício de mesma intensidade relativa submáxima,

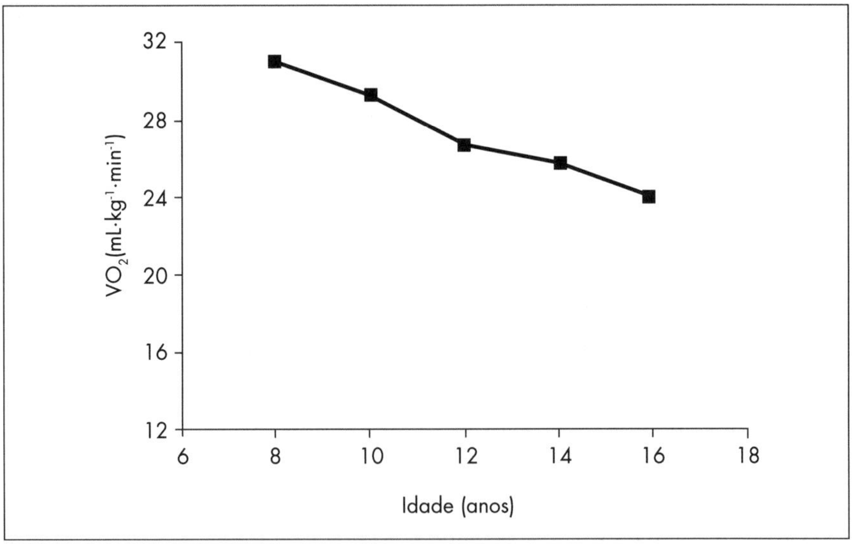

Figura 14.3 Declínio no consumo de oxigênio (VO_2) durante a mesma velocidade de caminhada com a idade.

as crianças oxidam gordura em uma maior taxa que os adultos[24]. Tendo em vista que há um maior requerimento de O_2 para a oxidação de gorduras, o maior VO_2 nas crianças poderia ocorrer em virtude desta particularidade metabólica. No entanto, esse fator parece não influenciar de forma significativa na economia de movimento. Maior taxa metabólica de repouso, maior custo ventilatório, menor eficiência muscular e menor aproveitamento da energia elástica, apesar de mencionados, são também fatores que parecem não afetar expressivamente a economia de movimento. Os fatores que mostraram relação mais significativa com o maior custo energético nas crianças foram a maior frequência de passada e a cocontração muscular.

A frequência e o comprimento da passada mudam de acordo com a intensidade do exercício. No entanto, a frequência de passada é cerca de 17% maior nos meninos que nos homens, durante corrida em esteira[25]. Por uma limitação anatômica transitória, os mais jovens têm menor comprimento das pernas, e, consequentemente, menor comprimento dos passos, restando então aumentar a frequência de passadas para atingir a velocidade desejada[21]. A cocontração se refere ao período em que tanto os músculos agonistas quanto os antagonistas contraem-se simultaneamente, o que demanda maior custo energético. Os mais jovens demonstraram excessiva cocontração dos antagonistas[15], isto é, mais que o necessário para a manutenção da estabilidade articular, o que acarreta em maior custo energético para realizar a tarefa. Esses fatores vão sendo minimizados à medida que a criança cresce e se desenvolve, pois o aumento no tamanho corporal e maior coordenação intramuscular equilibram esses fatores. O treinamento diminui a cocontração, provoca adaptações neurais e melhora a sincronização das unidades motoras, o que aumenta o percentual de ativação de fibras e melhora a coordenação inter e intramuscular, podendo refletir em ganhos na economia de movimento. No entanto, o treinamento não provoca ou provoca poucos ganhos na economia de movimento além do que já é observado simplesmente com o avanço da idade para as crianças[19]. Ainda assim, esses fatores precisam ser mais bem investigados nos mais jovens.

Outro fato que merece atenção é que, apesar de o $\dot{V}O_2$pico permanecer praticamente estável durante a infância e a puberdade, o rendimento aeróbio melhora em torno de 30%. Isso significa que a melhoria na economia de movimento com o progresso da idade é acompanhada por uma melhora no desempenho. Por esse motivo, é necessário cautela em assumir essa menor economia nos mais jovens, uma vez que uma mesma velocidade absoluta acarreta intensidades relativas distintas de esforço entre as idades, sendo que as mais jovens estariam se exercitando em uma intensidade relativa de esforço maior, e talvez, por isso, a maior demanda no VO_2.

Maliszewski e Freedson[21] verificaram que, para uma mesma intensidade absoluta (9,6 $km \cdot h^{-1}$), crianças de 9,8 ± 0,8 anos de idade consumiam 40,57 ± 2,56 $mL \cdot kg^{-1} \cdot min^{-1}$, valores significativamente maiores comparado aos adultos (34,91 ± 3,23 $mL \cdot kg^{-1} \cdot min^{-1}$). No entanto, quando a velocidade foi ajustada ao comprimento das pernas para ambos, não houve diferença entre o VO_2 entre as crianças e os adultos (37,73 ± 2,83 e 38,97 ± 3,45 $mL \cdot kg^{-1} \cdot min^{-1}$, respectivamente). Dessa forma, parece que as crianças são menos econômicas quando velocidades absolutas são comparadas, mas são igualmente econômicas quando a tarefa é ajustada pelas dimensões corporais.

CONSIDERAÇÕES FINAIS

Crianças e adolescentes apresentam características estruturais, fisiológicas e metabólicas distintas dos adultos. Por isso, é preciso levar em conta o sexo, a idade cronológica, o crescimento e a maturação ao se avaliar e treinar a aptidão aeróbia nessa população. Apesar do número limitado de pesquisas envolvendo crianças e adolescentes com relação aos componentes da aptidão aeróbia, importantes implicações e recomendações para prescrição de treinamento vêm sendo elucidadas, como a importância dos fatores neuromusculares na resposta ao exercício durante o crescimento e o elevado potencial oxidativo durante a realização de exercícios nos mais jovens.

Em relação à treinabilidade da aptidão aeróbia, deve-se levar em conta que o treinamento físico induz alterações morfofuncionais que incidem na mesma direção que o próprio processo de crescimento e maturação. No entanto, as evidências apontam que, quando o estímulo é suficiente em frequência, intensidade e duração, é possível constatar ganhos na aptidão aeróbia dos jovens. A escolha de marcadores fisiológicos mais sensíveis para avaliar as adaptações e os progressos aos programas de treinamento também deve ser considerada.

Cada componente da aptidão aeróbia apresenta suas limitações e vantagens. Considerando que a intensidade do exercício e, consequentemente, a duração que este pode ser sustentado, definem o sistema energético predominantemente utilizado, o componente que melhor representará o rendimento em determinado exercício vai depender da natureza da tarefa, mas é importante destacar que estes componentes interagem entre si e determinam a aptidão aeróbia.

REFERÊNCIAS BIBLIOGRÁFICAS

1. Almarwaey OA, Jones AM, Tolfrey K. Maximal lactate steady state in trained adolescent runners. J Sports Sci. 2004;22(2):215-25.
2. Armstrong N, Welsman JR. Assessment and interpretation of aerobic fitness in children and adolescents. Exerc Sport Sci Rev. 1994;22:435-76.
3. Baraldi E, Zanconato S, Santuz PA, Zacchello F. A comparison of two noninvasive methods in the determination of the anaerobic threshold in children. Int J Sports Med. 1989;10(2):132-4.
4. Barker AR, Bond B, Toman C, Williams CA, Armstrong N. Critical power in adolescents: physiological bases and assessment using all-out exercise. Eur J Appl Physiol. 2012;112(4):1359-70.
5. Barker AR, Welsman JR, Fulford J, Welford D, Williams CA, Armstrong N. Muscle phosphocreatine and pulmonary oxygen uptake kinetics in children at the onset and offset of moderate intensity exercise. Eur J Appl Physiol. 2008;102(6):727-38.
6. Beneke R, Heck H, Schwarz V, Leithäuser. Maximal lactate steady state during the second decade of age. Med Sci Sports Exerc. 1996;28(12):1474-8.
7. Boileau RA, Bonen A, Heyward VH, Massey BH. Maximal aerobic capacity on the treadmill and bicycle ergometer of boys 11-14 years of age. J Sports Med Phys Fitness. 1977;17(2):153-62.
8. Breese BC, Barker AR, Armstrong N, Jones AM, Williams CA. The effect of baseline metabolic rate on pulmonary O_2 uptake kinetics during very heavy intensity exercise in boys and men. Respir Physiol Neurobiol. 2012;180(2-3):223-9.
9. Conconi F, Ferrari M, Ziglio PG, Droghetti P, Codeca L. Determination of the anaerobic threshold by a noninvasive field test in runners. J Applied Physiol. 1982;52(4):869-73.
10. Craig WA, Carter H, Jones AM, Doust JH. Oxygen uptake kinetics during treadmill running in boys and men. J Appl Physiol. 2001;90:1700-6.
11. Eriksson B, Saltin B. Muscle metabolism during exercise in boys aged 11 to 16 years compared to adults. Acta Paediatr Belg. 1974;28:257-65.
12. Fawkner S, Armstrong N. Oxygen uptake kinetic response to exercise in children. Sports Med. 2003;33(9):651-69.

13. Fawkner SG, Armstrong N, Potter CR, Welsman JR. Oxygen uptake kinetics in children and adults after the onset of moderate-intensity exercise. J Sports Sci. 2002;20(4):319-26.
14. Fawkner SG, Armstrong N. Assessment of critical power with children. Pediatr Exerc Sci. 2002;14:259-68.
15. Frost G, Bar-Or O, Dowling J, Dyson K. Explaining differences in the metabolic cost and efficiency of treadmill locomotion in children. J Sports Sci. 2002;20(6):451-61.
16. Gaisl G, Wiesspeiner G. A noninvasive method of determining the anaerobic threshold in children. Int J Sports Med. 1988;9(1):41-4.
17. Haralambie G. Enzyme activities in skeletal muscle of 13–15 year old adolescents. Bulletin Européen de Physiopathologie Respiratoire. 1982;18:65-74
18. Hebestreit H, Kreimler S, Hughson RL, Bar-Or O. Kinetics of oxygen uptake at the onset of exercise in boys and men. J Appl Physiol. 1998;85(5):1833-41.
19. Krahenbuhl GS, Williams TJ. Running economy: changes with age during childhood and adolescence. Med Sci Sports Exerc. 1992;24(4):462-6.
20. Mahon AD, Vaccaro P. Ventilatory threshold and VO_2max changes in children following endurance training. Med Sci Sports Exerc. 1989;21(4):425-31.
21. Maliszewski AF, Freedson PS. Is running economy different between adults and children? Pediatr Exerc Sci. 1996;8:351-60.
22. Obert P, Cleuziou C, Candau R, Courteix D, Lecoq AM, Guenon P. The slow component of O_2 uptake kinetics during high-intensity exercise in trained and untrained prepubertal children. Int J Sports Med. 2000;21(1):31-6.
23. Obert P, Mandigouts S, Nottin S, Vinet A, N'guyen LD, Lecoq M. Cardiovascular responses to endurance training in children: effect of gender. Eur J Clin Invest. 2003;33(3):199-208.
24. Riddell MC, Jamnik VK, Iscoe KE, Timmons BW, Gledhill N. Fat oxidation rate and the exercise intensity that elicits maximal fat oxidation decreases with pubertal status in young male subjects. J Appl Physiol. 2008;105:742-8.
25. Rowland TW. Children's exercise physiology. Champaign: Human Kinetics; 2005.
26. Timmons BW, Bar-Or O, Riddell MC. Oxidation rate of exogenous carbohydrate during exercise is higher in boys than in men. J Appl Physiol. 2003;94:278-84.
27. Tonson A, Ratel S, Le Fur Y, Vilmen C, Cozzone PJ, Bendahan D. Muscle energetics changes throughout maturation: a quantitative ^{31}PMRS analysis. J Appl Physiol. 2010;109:1769-78.

28. Washington RL. Anaerobic threshold in children. Pediatr Exerc Sci. 1989;1:244-56.
29. Williams CA, Dekerle J, Mcgawley K, Berthoin S, Carter H. Critical power in adolescent boys and girls – an exploratory study. Appl Physiol Nutr Metab. 2008;33:1105-11.

15 Biomecânica da corrida

Reginaldo Kisho Fukuchi
Marcos Duarte

INTRODUÇÃO

Com a preocupação por melhor qualidade de vida, a prática de atividade física tem aumentado em todas as faixas etárias, incluindo idosos[23]. Em especial, a corrida de rua tem sido um dos esportes mais praticados de forma recreativa. Na última década, houve um aumento de 70% do número de praticantes de corrida de rua nos Estados Unidos, população estimada em 42 milhões de praticantes segundo o National Sporting Goods Association (NSGA) (http://www.runningusa.org/2014-state-of-the-sport-part-ii-running-industry-report). No Brasil, o cenário não é diferente, pois estima-se que haja cerca de 4,5 milhões de praticantes de corrida no país entre amadores e profissionais.

Se, por um lado, a prática de corrida tem propiciado melhor qualidade de vida, uma vez que está associada à prevenção e melhora de diversas doenças[47], por outro lado, a prática de corrida também está associada a um risco elevado de lesões. Embora a taxa de lesões reportada em diferentes estudos varie de

15 a 85%[21], ela parece se manter por volta de 50%, pelo menos nos últimos 40 anos, a despeito da evolução tecnológica significativa no desenvolvimento do calçado de corrida[34]. Isso significa que, a cada ano, cerca de 2,25 milhões de corredores no Brasil podem apresentar pelo menos um episódio de lesão musculoesquelética. A presença de lesões incapacita temporária ou permanentemente a habilidade de correr e, portanto, os indivíduos lesionados tendem a diminuir o interesse pela prática ou até mesmo desistir dela. Em idosos, esse fato pode ter consequências catastróficas visto que, nesta faixa etária, o tempo de recuperação de lesões é tipicamente maior[13].

O custo para tratamento dessas lesões ou com o afastamento de atividades ocupacionais representa um significativo obstáculo para a economia do país. Por exemplo, é estimado que o custo direto relacionado ao tratamento médico por corredor lesionado na Europa é de 1.300 euros[43]. Entre os diversos fatores envolvidos na etiologia das lesões da corrida, a biomecânica atípica da corrida tem sido amplamente atribuída como fator de risco em estudos anteriores[1]. Além do contexto com lesões, o entendimento da biomecânica da corrida também tem sido considerada determinante no custo energético da corrida[39].

Portanto, é importante que profissionais envolvidos com o treinamento e reabilitação de corredores entendam sobre biomecânica de corrida para que o equilíbrio entre melhora do desempenho e minimização do risco de lesões seja atingido. Nesse contexto, este capítulo tem por objetivo apresentar conceitos da biomecânica da corrida de atletas saudáveis e também aspectos da biomecânica associados a lesões musculoesqueléticas e melhora do desempenho.

BIOMECÂNICA DA CORRIDA

Whittle[45] definiu andar e correr como "um método de locomoção que envolve o uso de ambas as pernas, alternadamente, para propiciar suporte e propulsão". Novacheck[35] diferencia andar de correr pelo período de duplo apoio: no andar, ambos os pés estão apoiados no solo no período de duplo apoio e, no correr, inexiste esse período, passando a existir um período de duplo voo, em que ambos os pés estão no ar. Em geral, a biomecânica da corrida é estudada definindo-se primeiramente o ciclo da marcha, que é a unidade básica de medida de eventos em uma análise da locomoção humana, uma vez que o andar ou o correr representam movimentos que ocorrem de forma cíclica e repetitiva. O ciclo da marcha pode ser identificado com o início do contato do pé com o solo (contato inicial) e terminando no toque seguinte do mesmo pé. Esse ciclo também pode ser referido como uma passada e, por sua vez, uma passada é constituída por dois passos, cada um iniciado por uma das pernas. Na marcha, esse ciclo pode ser dividido em duas fases: apoio e balanço. A fase de apoio inicia-se no contato inicial e termina quando o mesmo pé decola do chão, o que é conhecido como *toe off* (retirada dos dedos, em uma tradução direta do inglês).

O *toe off* denota o início da fase aérea (balanço) que, por sua vez, termina quando este mesmo pé retorna a realizar um novo contato. O período das fases de apoio e balanço durante o ciclo da marcha é afetado pela velocidade da marcha, conforme mostrado na Figura 15.1. Note que a fase de apoio nos diferentes tipos de marcha pode representar cerca de 60, 50, 30 ou 20% do ciclo à medida que a velocidade aumenta, ou seja, para o andar, marcha atlética, corrida e tiro de velocidade, respectivamente[44]. É importante salientar também que, para o mesmo tipo de marcha, a duração da passada diminui à medida que aumenta a velocidade da marcha, e esta redução ocorre, principalmente, por causa da redução do tempo de apoio (contato com o solo).

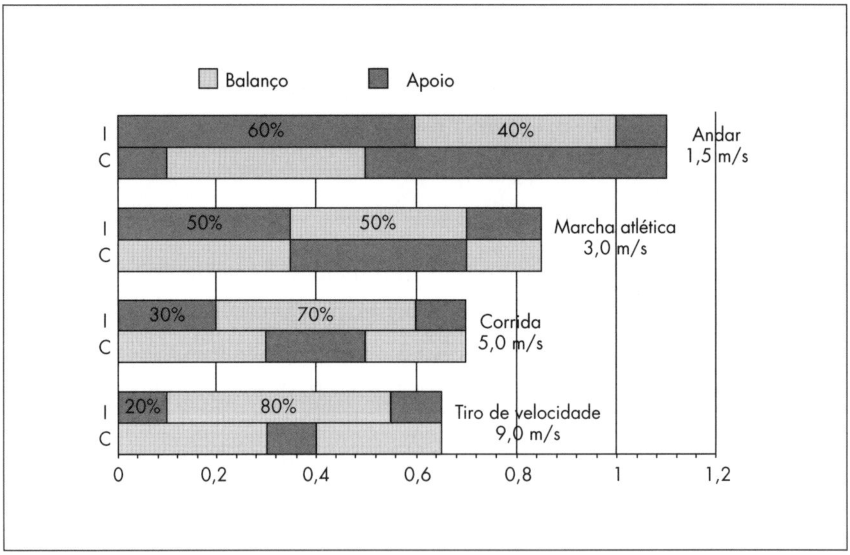

Figura 15.1 Tempo de apoio e balanço expressado em porcentagem do ciclo da marcha em diferentes velocidades para o membro inferior ipsilateral (I) e contralateral (C).
Fonte: adaptada de Vaughan[44].

PARÂMETROS ESPACIAIS E TEMPORAIS

O comprimento e a frequência da passada (e do passo) têm sido amplamente utilizados para descrever o comportamento da corrida e comparar padrões. Comprimento da passada (CP) é definido como a distância percorrida durante dois toques sucessivos do mesmo pé, enquanto o comprimento do passo é medido pela distância entre toques de pés distintos. Frequência da passada (FP) é o número de passadas por unidade de tempo, sendo que a velocidade da corrida (VC) é resultante do produto entre comprimento e frequência da passada: VC = CP × FP. O período (duração) do ciclo da passada da corrida é dado pelo inverso da frequência da passada. A Figura 15.2 mostra o comportamento de ambas variáveis em função da velocidade da corrida. Note que tanto o comprimento quanto a frequência aumentam, quase que linearmente, com o incremento da velocidade. Em velocidades mais altas, o comprimento da passada se mantém praticamente constante e até mesmo diminui, enquanto a sua frequência torna-se então responsável pelo aumento da velocidade da corrida[49].

Existe uma visão muito difundida no meio da corrida de rua de que o comprimento dos membros inferiores tem relação com o comprimento da

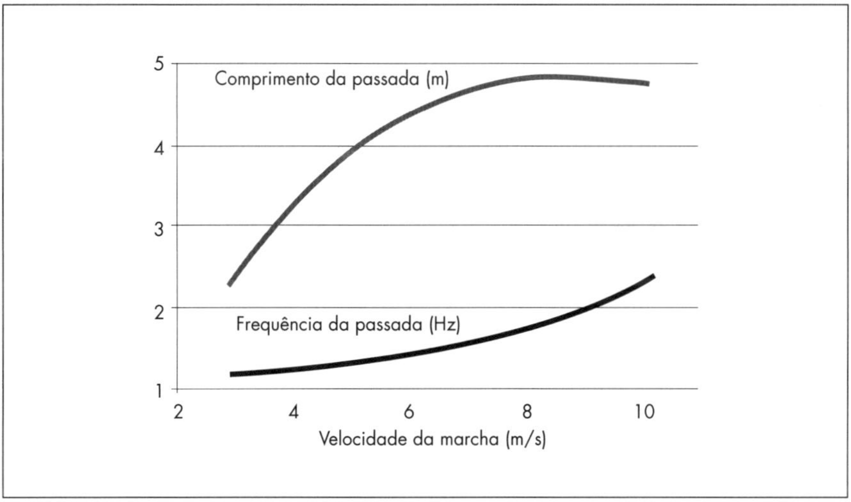

Figura 15.2 Relação entre comprimento e frequência da passada em função da velocidade de corrida.
Fonte: adaptada de Zatsiorsky[49].

passada, sendo que corredores mais altos tenderiam a ter passadas mais longas e vice-versa. Alguns estudos, entretanto, fracassaram em confirmar essa hipótese e reportaram correlação não significativa entre essas duas variáveis[6]. Esses parâmetros espaciais e temporais têm sido tipicamente usados para analisar o padrão de movimento geral da corrida. Por exemplo, o envelhecimento biológico tem sido consistentemente associado com a redução do comprimento e aumento da cadência da passada[4]. A estatura dos corredores mais velhos, que eram mais baixos que os jovens nestes estudos, não apresentou correlação significativa com o comprimento da passada. Dessa forma, a diferença de estatura não explica as diferenças entre jovens e idosos e, mais provavelmente, o encurtamento da passada em virtude do envelhecimento esteja associado a outros fatores, como fraqueza muscular[32]. Uma estratégia típica para aumentar o comprimento da passada é gerar maior força de reação do solo por meio da contração de músculos específicos durante a corrida[10]. Portanto, faz sentido especular que a fraqueza muscular possa resultar em encurtamento da passada.

Recentemente, alguns achados têm indicado que a manipulação da frequência da passada ou do comprimento da passada está relacionada com alterações positivas em algumas variáveis biomecânicas da corrida. Por exemplo, Lenhart et al.[25] observaram que um aumento da frequência da passada em cerca de 10%, comparado a frequência confortável, alterou as cargas musculares durante a corrida em corredores saudáveis[25]. De forma similar, outros estudos indicaram que existe uma correlação negativa significativa entre frequência da passada e forças de impacto e do deslocamento vertical do centro de gravidade do corpo durante a corrida[40].

CINEMÁTICA DA CORRIDA

Cinemática é definida como a descrição dos parâmetros cinemáticos do movimento, como posição, deslocamento, velocidade e aceleração sem se preocupar com as forças que causaram (ou resultaram de) esses movimentos. A cinemática pode ser descrita de duas formas: linear e angular. Os parâmetros cinemáticos também podem ser quantificados em duas ou três dimensões[38,48]. Análises bidimensionais (2D) têm sido conduzidas mais rotineiramente, enquanto análises tridimensionais (3D) se limitam, predominantemente, a laboratórios e centros de pesquisa por envolver custos mais elevados (tanto de tempo quanto dos equipamentos envolvidos).

A trajetória de um ponto no corpo de um corredor em função do tempo é um exemplo de parâmetro cinemático. Por exemplo, em uma análise 2D no plano sagital, ao descrevermos a trajetória do centro de gravidade (CG) do corpo de um corredor, podemos observar que este ponto se deslocará tanto anteriormente, à medida que avançamos na corrida, quanto verticalmente (para cima e para baixo). No caso, de uma análise 3D poderemos observar que o CG se desloca médio-lateralmente. O deslocamento vertical do CG do corredor é um parâmetro muito utilizado no treinamento para inferir sobre o desempenho na corrida, sendo que o menor deslocamento vertical do CG tem sido associado com uma melhor economia de corrida[39].

Não apenas a descrição de um ponto (p.ex.: CG) mas também os ângulos dos segmentos durante a corrida são tipicamente utilizados para uma descrição mais ampla da cinemática da corrida. Em específico, os ângulos articulares (entre dois segmentos) além dos segmentares (entre um segmento anatômico com um sistema de referência do laboratório, por exemplo) podem ser calculados. Portanto, a partir da variação da posição (tanto linear quanto angular) em função do tempo, pode-se obter a velocidade e a aceleração instantânea por meio de diferenciação numérica. Nesse caso, a velocidade corresponde à primeira derivada da posição, e a aceleração, à segunda. Em alguns casos, a aceleração linear é obtida diretamente por meio de acelerômetros[29]. Em uma operação inversa, velocidade e posição podem ser obtidas a partir da aceleração por meio de integração numérica.

Nas últimas décadas, tem havido um grande avanço tecnológico nos equipamentos e softwares comerciais disponíveis para captura e processamento de movimento em 3D, o que tem popularizado e barateado o acesso a esse tipo de análise. Em geral, para realizar a análise cinemática 3D durante a corrida, os segmentos do corpo são modelados como corpos rígidos com seis graus de liberdade de movimento (três deslocamentos lineares, ou translações, e três deslocamentos angulares, ou rotações, no espaço 3D). Tipicamente, a posição e a orientação de cada segmento são, então, quantificadas a partir da mensuração da posição de marcas superficiais colocadas sobre locais específicos dos segmentos que, por sua vez, irão definir os sistemas de referência de cada segmento (eixos e planos anatômicos), de acordo com convenções para descrição do movimento humano amplamente descritas na literatura[5,48]. Para tanto, são definidos um sistema de referência global (ou do laboratório) e um sistema de referência local (ou anatômico) para cada segmento estudado como mostrado na Figura 15.3.

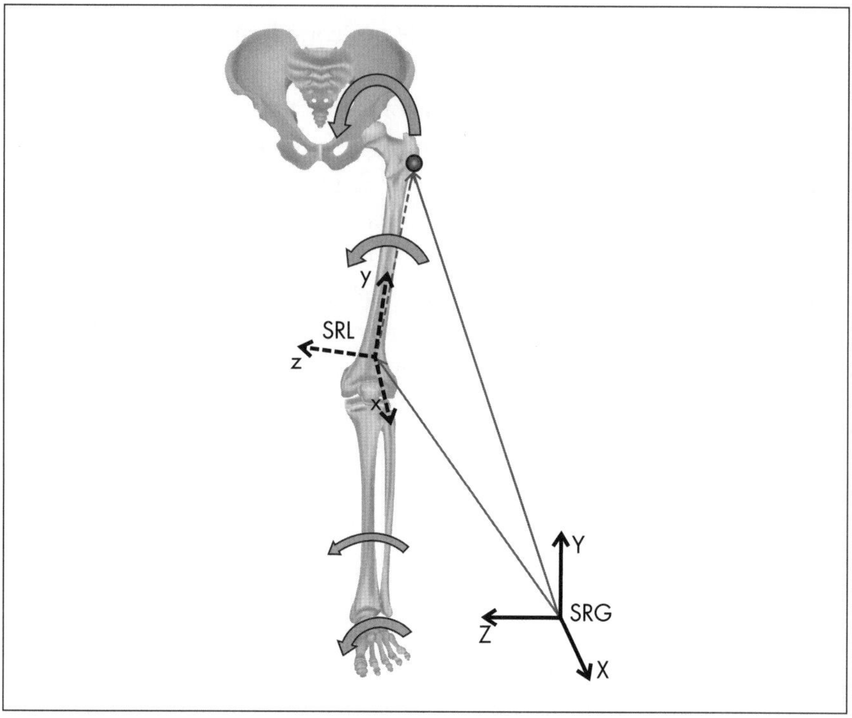

Figura 15.3 Sistemas de referência global (SRG) fixo no laboratório e sistema de referência local (SRL) fixo no fêmur. A seta maior, em cinza, indica o vetor posição do trocânter maior do fêmur expressado no SRL (tracejado), fixo no fêmur, e no SRG (contínuo). A seta adicional corresponde ao vetor posição da origem do SRL expresso no SRG. As setas curvas no pé, perna, coxa e articulação do quadril indicam o acoplamento de movimentos das articulações durante a fase de apoio da corrida.

Como a corrida envolve forças de impacto com o solo, a presença de artefatos de tecido moles é constante, o que introduz erros nas medidas cinemáticas, uma vez que marcadores superficiais fixados diretamente na pele dos corredores são tipicamente utilizados. Assim, para minimizar os erros experimentais relacionados a esses artefatos de movimento, alguns procedimentos têm sido adotados, como a "técnica de calibração do sistema anatômico" proposto por Cappozzo, et al.[5]. A partir da definição dos sistemas de referência para os segmentos e articulações de interesse, as rotações nos três planos de movimento das articulações são calculadas utilizando-se a representação de ângulos de Cardan (ou Euler) adotando-se a seguinte convenção: a primeira rotação será descrita ao redor do eixo médio-lateral (eixo Y, perpendicular ao plano sagital) que define movimentos de flexão/extensão; a terceira rotação será descrita ao redor do eixo longitudinal (eixo Z, perpendicular ao plano transverso) que define movimentos de rotação medial/lateral; e a segunda rotação será descrita ao redor de um eixo perpendicular aos dois eixos anteriores, que, na posição neutra (anatômica), corresponderia ao eixo anteroposterior (eixo X, perpendicular ao plano frontal) que define movimentos de adução/abdução. Essa convenção é denominada simplesmente como Y-X-Z e é a mais utilizada para descrever as rotações dos membros inferiores[5,48]. Uma convenção para descrever as rotações possíveis no espaço 3D é necessária porque ângulos tridimensionais não comutam, isto é, a definição dos eixos e a ordem de descrição dos ângulos interferem nos valores desses ângulos[48]. Esse tipo de convenção é atraente por definir rotações com maior interpretação anatômica/clínica.

Existem algumas formas possíveis para se apresentar dados cinemáticos como trajetórias e ângulos, porém, a forma mais utilizada para uso clínico e prático é expressando estes dados cinemáticos como função da porcentagem do ciclo da marcha, uma vez que essa apresentação viabiliza a comparação em diversas condições de análise. Por exemplo, a Figura 15.4 mostra os ângulos do quadril, joelho e tornozelo durante um ciclo da marcha em corredores saudáveis em diferentes velocidades de corrida. É importante que informações acerca das medidas obtidas (p. ex.:. a direção das rotações, nomes das articulações, etc.) sejam claramente descritas nos gráficos para que o leitor possa interpretá-los da melhor maneira. O diagrama ao lado do gráfico informa a convenção de ângulos adotada para as curvas apresentadas.

A cinemática no plano sagital tem sido comumente explorada, pois os movimentos durante a corrida ocorrem predominantemente nesse plano sendo, por vezes, possível ser analisado em 2D com uma câmera de vídeo simples. A Figura 15.4 apresenta o padrão típico dos ângulos do quadril, joelho e tornozelo no plano sagital em diferentes velocidades de corrida. No início da fase de apoio, o quadril, joelho e tornozelo encontram-se flexionados e aumentam a flexão durante a fase de absorção por causa das forças de impacto. Por outro lado, as articulações realizam a extensão durante a fase de propulsão para acelerar o CG do corpo superior e anteriormente. Em geral, a máxima extensão do quadril ocorre no *toe-off* (retirada dos dedos, em uma tradução direta do inglês) e começa a flexionar atingindo a sua máxima flexão na segunda meta-

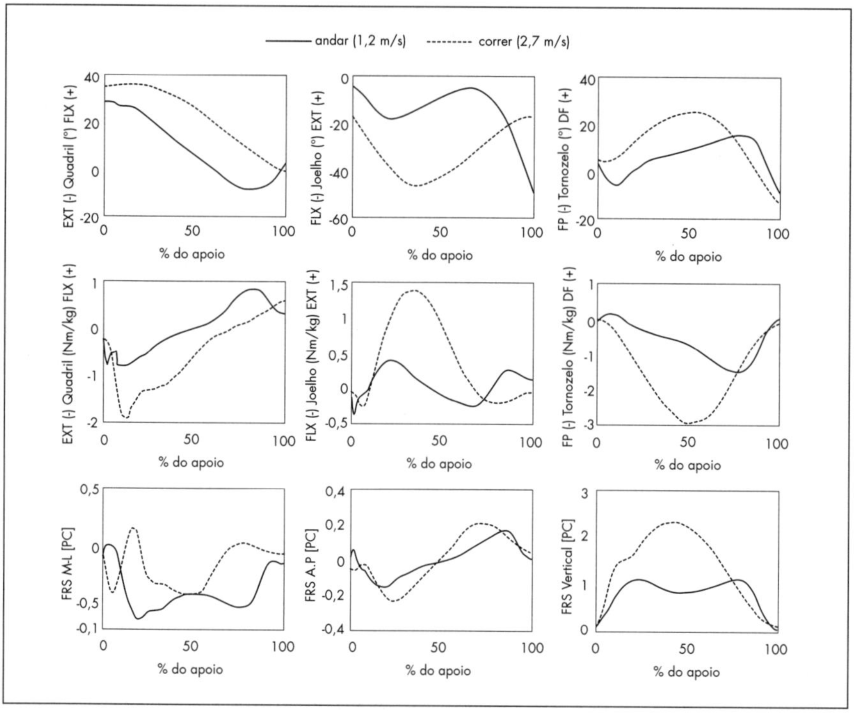

Figura 15.4 Média da série temporal para os ângulos (linha superior) e torques (linha intermediária) no quadril, joelho e tornozelo no plano sagital. Média da série temporal das forças de reação do solo (linha inferior). Os dados representam a média de 35 corredores recreacionais saudáveis. Os dados do andar e correr foram normalizados temporalmente (0-100%) sendo que o tempo médio da fase de apoio para o andar e correr foi de 0,67 segundo e de 0,26 segundo, respectivamente.

de da fase de balanço para então voltar a estender ligeiramente para ajustar o contato do pé com o solo. Esse mecanismo de extensão é importante para que o contato do pé não ocorra muito à frente do centro de gravidade e, portanto, causar uma desaceleração indesejada. O movimento de flexão e extensão do quadril é importante para controlar o comprimento da passada durante a corrida. Durante o andar, o menor comprimento de passada de idosos tem sido postulado como sendo causado pelo encurtamento e enrijecimento articular do quadril por causa do envelhecimento[32]. Em contraste, na corrida, a amplitude de movimento do quadril foi descrita como similar quando corredores jovens e mais velhos foram comparados[15].

O joelho tipicamente encontra-se flexionado no contato inicial e flexiona ainda um pouco mais durante a primeira parte do apoio (fase de absorção), o que é seguido por uma extensão dele, com menor magnitude do que a flexão, durante a fase de propulsão. O envelhecimento tipicamente resulta em maior flexão do joelho no contato inicial e menor amplitude do movimento durante a fase de apoio que, presumivelmente, pode estar associado com uma maior rigidez articular[4,14]. Durante a fase de balanço, o joelho atinge o seu pico de flexão para reduzir o momento de inércia da perna durante a fase de balanço na corrida. De fato, a maior flexão de joelho no balanço tem sido associado com maior economia de corrida[39].

O movimento do tornozelo no plano sagital é afetado pela estratégia de aterrissagem. Tem havido rumores anedóticos de que o padrão de aterrissagem pode estar mudando em função da popularização da corrida descalça e do uso de calçados minimalistas[9]. Em corredores que aterrissam com o retropé, ocorre uma leve extensão do tornozelo após o contato com o solo enquanto aqueles que aterrissam com o antepé realizam uma ligeira flexão. Na fase de absorção, no apoio, ocorre uma dorsiflexão do tornozelo em decorrência da orientação da perna, independentemente do tipo de pisada, mas com maior magnitude nos corredores com padrão retropé, e então uma flexão plantar durante a fase de propulsão da corrida. No início da fase de balanço, o tornozelo realiza a dorsiflexão até a posição neutra para propiciar a liberação do pé, embora, em velocidades mais altas, isso não seja necessário por causa da maior flexão do joelho e quadril.

Além da condição do tipo ou presença de calçado, outro fator que influencia o padrão de aterrissagem do pé é a velocidade da corrida, sendo que os corredores tipicamente exibem anteriorização do contato do pé com o solo em velocidades mais altas. De fato, alguns estudos observaram que a velocidade da corrida altera o padrão não apenas do tornozelo no plano sagital bem como do quadril e do joelho sendo que a magnitude dos ângulos eleva-se com o aumento da velocidade[44]. Mais recentemente, estudos utilizando simulação computacional mostraram capacidade de simular o padrão cinemático durante a corrida e apresentaram resultados comparáveis aos estudos experimentais como mostrado na Figura 15.4[19]. A pelve e o tronco flexionam anteriormente para que as forças de reação do solo (no plano sagital) atuem diretamente sobre o CG para acelerar o corpo à frente, em particular, após a metade do apoio.

Os movimentos nos chamados planos secundários (frontal e transverso) durante a corrida possuem menor amplitude comparado ao plano sagital por causa da estrutura das articulações (geometria óssea e as restrições ligamentares) e têm sido relativamente menos estudados[37]. A popularização dos equipamentos, softwares e a melhora dos procedimentos e análises 3D do movimento têm permitido investigar os movimentos nesses planos secundários durante a corrida, embora os erros de medida para estimativas de movimentos ainda sejam consideráveis[24]. Por outro lado, independentemente desses problemas, estudos sugerem que os movimentos nesses planos tenham importância tanto do ponto de vista de lesões quanto de desempenho na corrida. Por exemplo, alguns estudos observaram presença excessiva de rotação medial do joelho e adução do quadril associada à síndrome do trato iliotibial em corredores[28].

Em relação ao padrão típico de movimento, Novacheck[35] postula que os movimentos do quadril e pelve, combinado com movimentos sutis da região lombo-pélvica, são necessários para minimizar os movimentos da cabeça e tronco, permitindo assim a manutenção do equilíbrio durante a corrida apesar do intenso movimento dos membros inferiores. De fato, o quadril realiza a adução durante o apoio, presumivelmente, como um mecanismo de absorção de carga da mesma forma que a flexão do quadril, joelho e tornozelo o fazem quase de maneira sincrônica. A pelve, quase que de maneira simultânea a do quadril, realiza um desabamento para o lado contralateral durante a fase de apoio. Na fase de balanço, ocorre o movimento oposto, com o quadril abduzindo e a pelve se elevando para liberar o pé para o balanço. No plano transverso, os movimentos de rotação da pelve durante o balanço médio permitem alongar a passada[35].

Outra importância da pelve no plano transverso é intermediar as ações entre as pernas e tronco durante a corrida permanecendo na posição neutra no plano transverso enquanto os membros inferiores e os superiores rodam em direções opostas para contrabalançar o momento angular entre eles, como mostrado na Figura 15.5. Embora o movimento dos braços tenha sido considerado importante para a propulsão na corrida[22], um estudo recente indicou que a sua contribuição é desprezível (<1%) e sugeriu que a importância desse movimento seja maior para contrabalançar o momento angular das pernas. Isso está de acordo com o que foi observado por Arellano e Kram[2] de que o movimento dos braços é essencial para minimizar a rotação do tronco e, portanto, não aumentar o gasto metabólico durante a corrida.

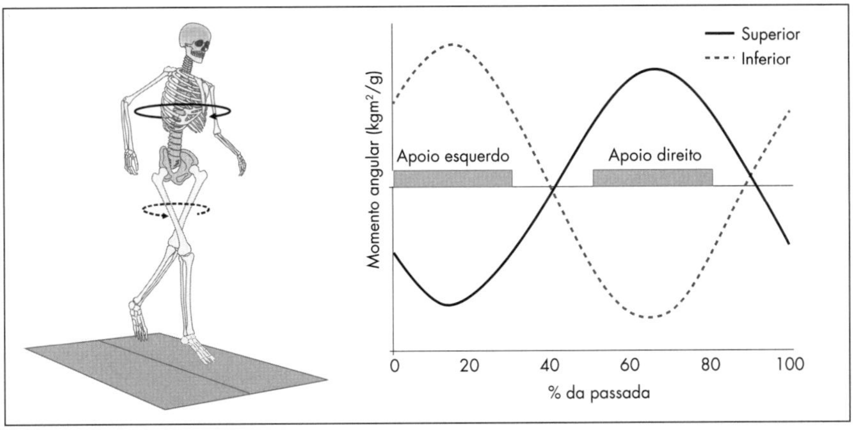

Figura 15.5 Momento angular no eixo vertical durante o ciclo da marcha na corrida. Fonte: adaptada de Hinrichs[22].

Historicamente, a hiperpronação do pé tem sido constantemente identificada como fator de risco de lesões na corrida ainda que esta suposição não tenha evidência científica alguma[34]. É interessante notar que este conceito tem norteado a concepção de calçados e palmilhas com a finalidade de diminuir a hiperpronação até os dias atuais, apesar da ausência de evidências. Por causa das limitações metodológicas para descrever os movimentos da região do tornozelo, existe uma confusão terminológica na literatura e na prática para expressar estes movimentos[16]. Por exemplo, eversão e inversão do pé têm sido, frequentemente, usadas para expressar os movimentos de pronação e supinação do pé e vice-versa. Embora essa simplificação seja comum, é importante lembrar que a pronação/supinação é um movimento triplanar que envolve a participação de várias articulações do pé como a talocrural e a subtalar[9]. Essa terminologia inadequada deve-se, em parte, à limitação dos métodos de medição dos movimentos baseados em métodos não invasivos em que se modela o pé como um segmento rígido com uma articulação simples com a perna e esta articulação que tem sido chamada de articulação do retropé (*rearfoot joint*)[30].

Independentemente deste problema de terminologia, o entendimento da pronação e supinação (ou eversão e inversão) tem sido explorado na fase de apoio da corrida e ocorrem tipicamente nas fases de absorção e propulsão da corrida, respectivamente. No início do apoio, tipicamente, o pé se encontra em ligeira supinação. A medida que o pé é submetido à carga na fase de absorção, ocorre a pronação do pé. Como este se encontra fixo no solo e por causa da conformação estrutural dos ossos, a pronação do pé resulta em uma rotação interna da tíbia em virtude da transmissão de torque do eixo longitudinal do pé para o eixo longitudinal da tíbia, conhecido como *mitered hinge effect*[7], como mostrado na Figura 15.3. Esse acoplamento entre as articulações e segmentos na corrida tem sido explorado em diversos estudos para melhorar o entendimento sobre a coordenação de movimentos[9]. Por exemplo, estudos sugerem que a eversão do pé (o componente da pronação no plano quase-frontal), rotação interna da tíbia e a flexão do joelho são acopladas e ocorrem relativamente sincronizados durante a fase de absorção no apoio da corrida e, portanto, consistem de um importante mecanismo de absorção de carga (Figura 15.3). Por outro lado, esses movimentos são revertidos na fase de propulsão. Alguns achados sugerem que a presença de assincronia entre esses movimentos poderia resultar em lesão durante a corrida[9].

Este entendimento passou a motivar estudos que investigassem o acoplamento entre as articulações e segmentos usando métodos simples e sofisticados de análise de dados[9,18]. Por causa dessa dependência entre movimentos do pé e da perna, uma proposta de mecanismo para justificar que a assincronia de movimentos estaria relacionada com lesões foi feita: uma pronação prolongada do pé resultaria em um prolongamento da rotação interna da tíbia. Entretanto, o joelho precisa iniciar a sua extensão e, consequente, a rotação externa da tíbia ao redor do apoio médio para preservar a congruência articular em virtude do mecanismo conhecido como *screw home* do joelho[37]. Portanto, a presença de uma pronação prolongada resultaria em um dilema mecânico que produziria uma rotação interna do fêmur para que a desejada rotação do joelho (posição relativa entre o fêmur e a tíbia) fosse atingida. Essa rotação interna do fêmur alteraria então o movimento da patela e, presumivelmente, causaria pressão demasiada em algumas áreas de sua superfície articular, particularmente, na faceta lateral.

Embora esse modelo seja utilizado para explicar os possíveis efeitos deletérios da assincronia, ele não tem sido validado experimentalmente. Adicionalmente, há evidências de que essa assincronia pode ser manipulada via órteses e calçados[9]. Finalmente, foi observado maior assincronia entre a eversão do retropé e a flexão do joelho em idosos comparado aos jovens corredores, o que, associado a outros achados, poderia explicar a maior incidência de lesões em virtude do envelhecimento, embora mais estudos sejam necessários para confirmar tal hipótese[14].

Por causa da sua localização anatômica, o músculo tibial posterior é, teoricamente, muito importante para o controle da pronação do pé, pois ele participa da fase de absorção do apoio contraindo excentricamente (embora os dados da simulação de Hamner et al.[20] mostrem que o tibial posterior contribui muito pouco para a absorção) e concentricamente na fase de propulsão em sincronia com a eversão e inversão do pé. De fato, a síndrome do tendão do músculo tibial posterior (STTP) é listada como uma das mais frequentes, acometendo corredores[42]. Rabbito et al.[36] observaram presença de pronação prolongada em corredores com história de STTP e sugeriram que esses corredores poderiam demandar maiores cargas de tensão neste tendão e, portanto, predispor a STTP.

CINÉTICA DA CORRIDA

Cinética é o estudo das forças e como elas afetam os movimentos. Tipicamente, transdutores de força têm sido utilizados para medir tais forças. As forças no contexto do movimento humano podem ser classificadas em internas e externas. Forças internas são aquelas que agem dentro do corpo ou sistema de interesse que está sendo estudado. Por exemplo, as forças que os músculos, ligamentos e outros tecidos internos fazem na articulação. Em contraste, forças externas são aquelas que agem no corpo como resultado de sua interação com o ambiente externo. Exemplos de forças externas são as forças de contato com o solo e as forças gravitacionais. O estudo das forças no e sobre o corpo humano pode responder perguntas sobre como e por que ocorrem os movimentos que observamos.

FORÇAS DE REAÇÃO DO SOLO

A força de reação do solo (FRS) consiste da resposta da superfície de apoio para as ações do corpo sobre ele. O instrumento básico para medir essas forças é a plataforma de força[38]. É durante a fase de apoio da corrida que acontecem os maiores estresses sobre o sistema musculoesquelético, e o entendimento da FRS pode ajudar a compreender os fatores envolvidos em lesões, ainda que exista carência de evidências na literatura sobre a relação entre forças de impacto e lesões na corrida[34].

A Figura 15.6 destaca os principais parâmetros da FRS que são comumente estudados no contexto da performance e lesões[17]. Durante a corrida, a série temporal da FRS vertical apresenta tipicamente dois picos em corredores de

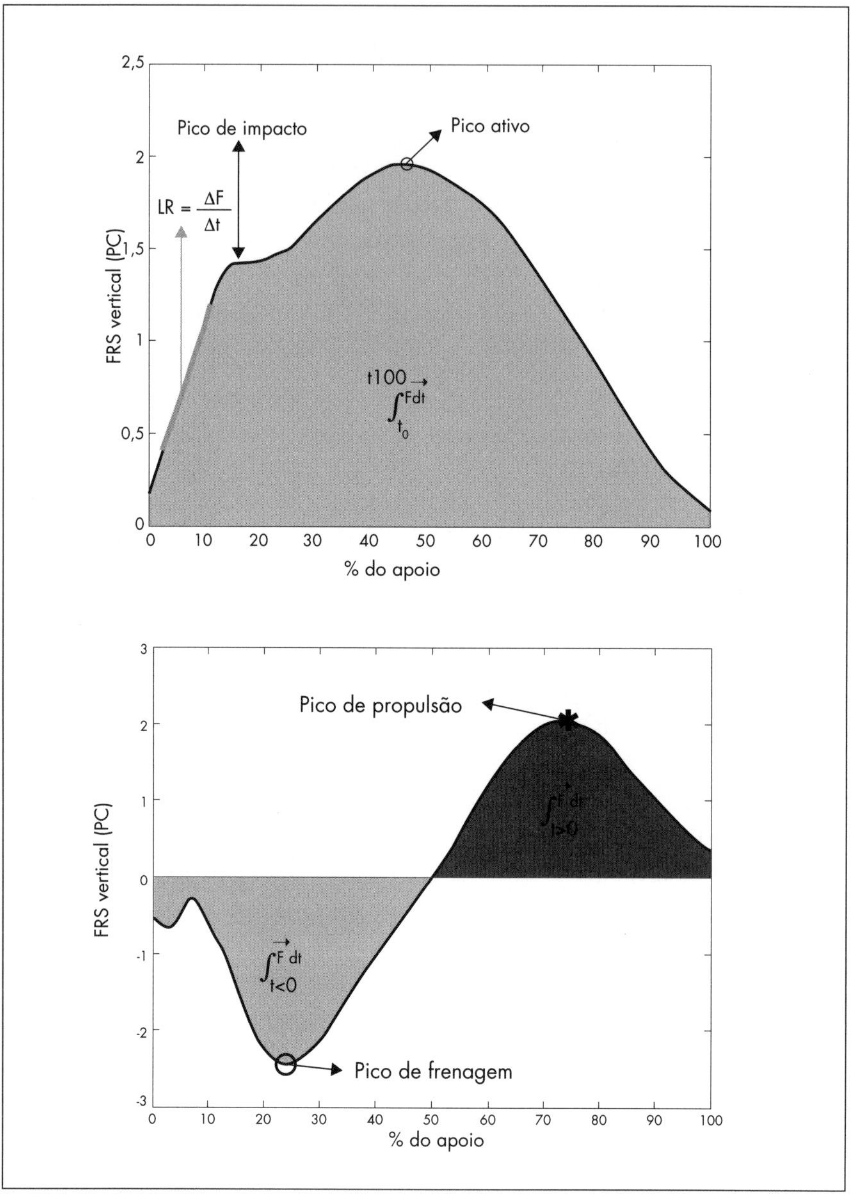

Figura 15.6 Figura superior mostrando as variáveis da FRS vertical comumente estudados: taxa de desenvolvimento de carga (LR), pico de impacto, pico de força ativa e impulso (área sob a curva). Figura inferior, de forma similar, mostra as variáveis da FRS ântero-posterior comumente estudadas: picos de frenagem e propulsão; e o impulso na fase de absorção e propulsão.

retropé (aqueles que aterrissam com o calcanhar), como mostra a Figura 15.6. O primeiro pico é chamado de pico de impacto, com características mais passivas quanto à contribuição do sistema neuromuscular, enquanto o segundo pico é um pico ativo, com uma contribuição maior das ações do sistema neuromuscular. Outros parâmetros de importância são a taxa de desenvolvimento da carga que pode ser medida como a inclinação da curva entre 20 e 80% do contato inicial até o primeiro pico e o impulso da FRS, que corresponde a área sob a curva FRS *versus* tempo.

Todos esses parâmetros podem ser afetados por fatores como a velocidade da corrida, tipo de calçado, estilo de corrida, massa corpórea, dentre outros. O tipo de aterrissagem do pé (p.ex., retropé, mediopé ou antepé) e tipo de calçado (p.ex., amortecimento, minimalista ou até mesmo descalço) tem sido constantemente associado com alterações nos padrões da FRS vertical, tais como a redução do pico de impacto (ou ausência) e da taxa de desenvolvimento da carga à medida que se aterrissa com a parte mais anterior do pé e com calçado com pouco amortecimento ou descalço. Por exemplo, o estudo de Lieberman et al.[27] teve grande repercussão ao sugerir que correr descalço poderia ser protetor contra lesões resultantes das forças de impacto na corrida, uma vez que foram observadas forças de colisão reduzidas em indivíduos habituados a correr descalços e com aterrissagem no antepé comparado àqueles calçados que tipicamente aterrissam com o retropé. Entretanto, ainda não há evidência conclusiva relacionando forças de impacto com lesões na corrida[34] e, surpreendentemente, apenas evidências limitadas a moderadas indicam que os parâmetros da FRS vertical são, de fato, alterados pelo tipo de pisada segundo uma revisão sistemática recente[17].

A FRS na direção anteroposterior (FRS a-p) apresenta dois períodos distintos: frenagem e propulsão que, por sua vez, representam a desaceleração e aceleração do centro de gravidade do corredor no apoio da corrida (Figura 15.6). Portanto, a velocidade da corrida diminui na primeira parte e aumenta na segunda e, em teoria, o impulso resultante da FRS a-p seria zero, pois a velocidade permaneceria constante. Parâmetros similares ao da FRS vertical podem ser também obtidos da curva da FRS a-p como os picos de frenagem e propulsão.

À medida que a velocidade da corrida aumenta, ocorre também um aumento da amplitude da FRS e da taxa de desenvolvimento da força vertical e a aterrissagem passa a ser realizada com a parte mais anterior do pé[33]. De forma similar, as amplitudes da FRS a-p (e o impulso) tanto de frenagem quanto de propulsão também aumentam com a velocidade da corrida, pois refletem a maior perda e ganho de velocidade durante a fase de apoio da corrida[33]. A dependência da FRS com a velocidade pode ser conferida nas séries temporais das curvas da FRS (Figura 15.4). Note que a magnitude da força aumenta com a velocidade da corrida. Outros fatores, independentes da velocidade da corrida, afetam alguns parâmetros da FRS vertical e a-p. Fukuchi et al.[15] observaram redução de ambos os picos da FRS vertical e a-p em corredores mais velhos, comparados aos jovens, durante a corrida em velocidade controlada. Em contrapartida, os corredores mais velhos apresentaram maior taxa de desenvolvimento de carga da FRS vertical. Portanto, esses achados sugerem que o envelhecimento reduz a capacidade tanto de geração de força propulsiva durante a corrida (supostamente pela degradação da potência muscular) quanto de absorção da carga.

FORÇAS E TORQUES ARTICULARES

A estimativa das cargas mecânicas (forças e momentos de força ou torques) sobre o sistema musculoesquelético é, tipicamente, realizada por dinâmica inversa[50]. De forma simplificada, a abordagem de dinâmica inversa estima as forças e torques por meio de um modelo físico-matemático do corpo humano e medidas experimentais das forças externas (neste caso, a força de reação do solo via plataforma de força e o peso gravitacional de cada segmento estimado a partir de um modelo antropométrico), posição, velocidade e aceleração do corpo (via câmeras de vídeo) e propriedades inerciais dos segmentos do corpo humano sob investigação.

Diagramas de corpo livre descrevendo as forças e torques agindo em cada segmento são representados e as equações de Newton/Euler (segunda lei de Newton para movimentos lineares e angulares) correspondentes são estabelecidas. Variáveis tais como propriedades inerciais e cinemáticas (posição em função do tempo) dos segmentos, e forças externas (tais como a gravitacional e as forças de reação do solo) agindo nos segmentos são mensuradas ou estimadas e as equações de Newton/Euler são resolvidas para as variáveis desconhecidas (forças e torques internos). Uma condição necessária nessa abordagem é que o número de variáveis desconhecidas seja igual ou menor ao número de equações.

Essa condição é satisfeita de duas maneiras: primeiro, forças e torques articulares (forças e torques de cada tendão, ligamento e osso, por exemplo) são agrupados como forças e torques resultantes (ou líquidos), isto é, uma única força e um único torque para cada articulação. Esse procedimento reduz grandemente o número de incógnitas às custas de não podermos descrever mais detalhadamente a origem da força ou torque articular (só saberemos a resultante, a soma total). Segundo, começa-se o cálculo por um segmento no qual as forças e torques que atuam em uma extremidade (articulação) são conhecidos. Dessa forma, para este segmento, há apenas uma articulação (a outra extremidade) em que não sabemos a força e torque resultantes, isto é, há apenas duas incógnitas. Como pela segunda lei de Newton temos duas equações de Newton/Euler para esse segmento, essas equações podem ser resolvidas como um sistema determinado. A partir do cálculo dos torques articulares, é possível obter as potências articulares por meio do produto do torque articular e da velocidade angular[38].

Estudos anteriores quantificaram, por meio da dinâmica inversa, as forças e torques internos articulares durante a corrida em populações diversas[15,46]. A Figura 15.7 apresenta o padrão típico dos torques e potências articulares, reportado pioneiramente por Winter[46], para um sujeito correndo a 2,7 m/s. Tanto o joelho quanto o tornozelo exibem torque extensor quase que durante toda a fase de apoio, enquanto o quadril exibe, tipicamente, um torque extensor na primeira metade do apoio que pode ser seguido por um torque flexor no restante, em virtude da necessidade de propelir a perna de apoio à frente em preparação para a fase de balanço. Note também que as potências articulares do joelho e tornozelo indicam que existe absorção de potência na primeira metade do apoio, mostrando que os músculos agem excentricamente para absorção de choque. Já o quadril contribui muito pouco, tanto para absorção quanto para propulsão, se comparado ao tornozelo e ao joelho. A potência de propulsão no tornozelo é a maior entre as articulações dos membros inferiores indicando, portanto, que é a responsável pela maior geração de energia para propelir o corpo à frente na corrida.

Os torques e potências articulares podem ser afetadas por fatores como velocidade da marcha, estilo de corrida e o envelhecimento. De fato, os torques articulares são diretamente relacionados com a velocidade da corrida como mostrado previamente na Figura 15.4. Em corredores de retropé, um torque dorsiflexor pode ser observado no início do apoio, mas esse torque, tipicamente, não está presente em corredores de mediopé e antepé[49]. Por outro lado, uma recente revisão sistemática revelou que correr descalço reduz a amplitude

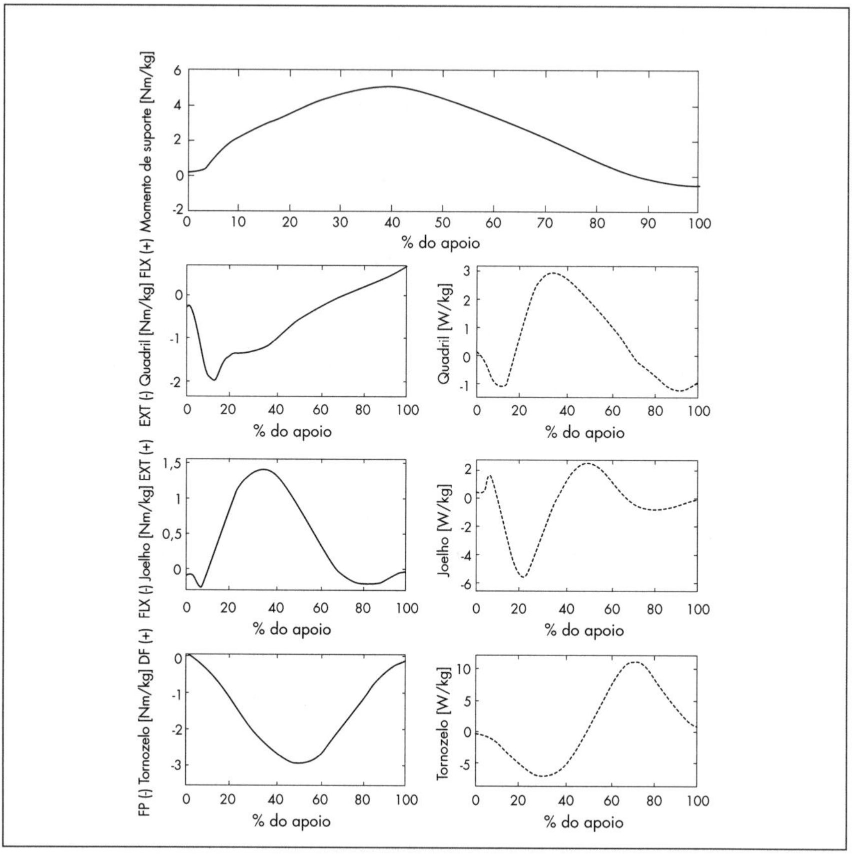

Figura 15.7 – Média dos torques (esquerda) e potências (direita) do quadril, joelho e tornozelo e torque do apoio (gráfico superior) de 35 corredores jovens saudáveis durante a corrida a 2,7 m/s.

do torque flexor do joelho mas aumenta a amplitude do torque extensor no tornozelo[17]. Em contrapartida, a amplitude do torque flexor do tornozelo foi similar entre as condições calçado e descalço. Hall et al.[17] também sugeriram que o tornozelo absorve mais potência e o joelho absorve menos potência na condição descalça do que calçada. Embora achados de revisão sistemática sejam considerados de boa evidência, os autores encontraram apenas evidências limitadas ou muito limitadas quando relacionaram corrida descalça/calçada e torques ou potências articulares e, portanto, esses resultados devem ser interpretados com cuidado[17]. O envelhecimento resulta em redução do torque flexor plantar do tornozelo e da potência de absorção[11] e de propulsão do tornozelo[15] durante a corrida.

Os torques articulares nos planos secundários (frontal e transverso) são tipicamente menores do que no plano sagital e esses torques são criados primariamente pelos ligamentos, músculos e alguns tecidos não contráteis[31,35]. Em adição, por causa da pequena amplitude de movimentos nestes planos (ver seção sobre cinemática), a absorção e geração de potência articular é limitada[35]. Por causa desse fatores, o estudo dos torques e potências nestes planos no contexto da biomecânica da corrida foi negligenciado até a década de 1990 por McClay e Maal[31]. Mais recentemente tem havido um maior interesse da literatura pela cinética articular durante a corrida nesses planos secundários motivados principalmente por estudos que investigaram esses padrões no andar[12] e pelo fato de que na corrida existe uma demanda mecânica maior. Realmente, muitos estudos que sugerem a presença de biomecânica atípica da corrida como fator de risco para lesões indicam alterações das cargas articulares nos planos frontal e transverso[31,41].

Durante a fase de apoio da corrida, o quadril aduz por causa do torque externo criado pela localização da FRS e, portanto, existe predominantemente um torque abdutor interno durante a fase de apoio da corrida (este mecanismo é ilustrado na Figura 15.8). No joelho, existe a predominância de um torque abdutor interno necessário para contrabalançar o torque adutor externo em virtude da orientação da FRS no plano frontal[31]. Os ligamentos laterais, o trato iliotibial, o bíceps femoral e as forças de contato ósseo contribuem para a geração do torque abdutor interno[31]. A síndrome patelofemoral (SPF) do joelho é uma das lesões mais comuns que acometem corredores[42]. O impulso angular do joelho tem sido investigado durante a corrida e o aumento desse impulso tem sido considerado como preditor da SPF, como mostra a Figura 15.8[41]. Esse mesmo padrão foi também recentemente observado em corredores envelhecidos e poderia explicar a maior incidência de lesões nestes corredores[15]. O impulso angular representa a área sob a curva do torque articular *versus* tempo e indica a carga rotacional cumulativa experimentada pela articulação durante a fase de apoio da corrida[41].

No tornozelo, existe a predominância de um torque inversor interno durante toda a fase de apoio pois, tipicamente, o tornozelo inicia o apoio em inversão, o que cria um torque externo eversor por causa da localização lateral do ponto de aplicação da FRS (centro de pressão) e a orientação da FRS no

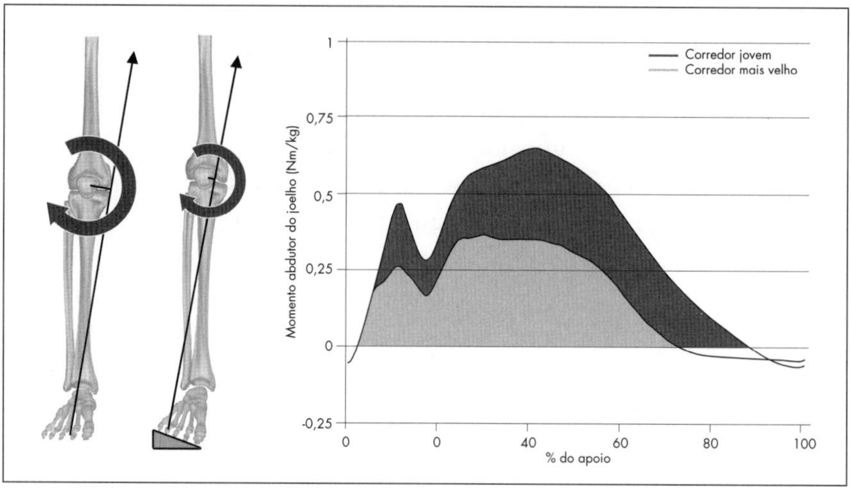

Figura 15.8 A figura da esquerda ilustra a diferença no torque abdutor do joelho em função do aumento do braço de alavanca da FRS. Os gráficos nas figuras da direita destacam o aumento do impulso abdutor do joelho (área sob a curva do torque abdutor) em corredores mais velhos, comparados a corredores saudáveis e jovens, respectivamente.

plano frontal. O tendão do músculo tibial posterior parece ter um papel muito importante de controle tanto na fase de absorção quanto na de propulsão da corrida, pois possui o maior braço de alavanca entre os inversores do tornozelo[30]. De fato, um aumento do torque inversor do tornozelo foi associado com corredores com história de síndrome do trato iliotibial[28]. De qualquer forma, há uma escassez de estudos que investigaram torques do tornozelo no plano frontal associados com lesões na corrida, ainda que existem evidências de que tais torques podem ser afetados pelo uso de órteses de encunhamento medial e lateral[26].

Estudos sobre os torques e potências no plano transverso são ainda mais escassos, presumivelmente em virtude das dificuldades metodológicas para obter medidas com boa exatidão e precisão nesse plano (assim como no plano frontal)[38]. Em adição, as magnitudes dos torques e potências no plano transverso são baixas e de grande variabilidade se comparadas a outros planos[31]. Portanto, a inferência sobre padrões atípicos nos torques e potências no plano transverso associados com lesões na corrida é ainda mais especulativa. Por causa da presença do *mitered joint effect* distalmente, como resultado da pronação do pé durante a fase de absorção, há um torque medial sobre a perna (pois o pé está fixo ao chão). À medida que a perna roda medialmente (em virtude do acoplamento com o pé), os tecidos não contráteis do joelho (p. ex.: ligamentos) resistem passivamente a esta rotação realizando um torque lateral[9]. O resultado final desse processo é a presença de um torque lateral no joelho durante a fase de apoio da corrida. Portanto, o torque de rotação lateral do joelho excessivo pode submeter os tecidos da articulação a maior sobrecarga na corrida e predispor esses tecidos à lesão. De fato, o aumento do torque de rotação lateral do joelho tem sido observado em indivíduos com osteoartrose moderada do joelho comparado com indivíduos saudáveis durante o andar[3]; e também em corredores mais velhos comparados com jovens[15].

MODELAGEM E SIMULAÇÃO DA CORRIDA

Embora os estudos anteriores tenham apresentado dados experimentais sobre os padrões cinemáticos (ângulos e trajetórias), forças de reação, estimativas das cargas mecânicas e acelerações do centro de gravidade do corpo, as contribuições individuais dos músculos para mover as articulações e acelerar o CG do corpo durante a corrida é pouco entendido. Mais recentemente, estudos utilizando modelagem muscular e simulação computacional da corrida têm emergido e contribuído para este entendimento[19,20]. Estudos mais antigos usaram modelo mais simples (p. ex.: massa-mola) para analisar a dinâmica da corrida. Embora esses estudos tenham sido importantes para o entendimento inicial da contribuição dos músculos para propulsão e suporte na corrida, a simplicidade do modelo e limitações como a não inclusão dos braços, consideração apenas de velocidades baixas e natureza 2D restringiram a sua qualidade. O estudo conduzido por Hamner et al.[20] foi o primeiro a investigar a contribuição dos músculos para o suporte e propulsão na corrida considerando uma velocidade típica e incluindo a participação dos braços e torso no modelo. Embora os autores tenham estudado apenas um sujeito, eles apresentaram resultados bastante promissores com o uso de simulação. As Figuras 15.9 e 15.10 mostram os ângulos e torques articulares, respectivamente, obtidos experimentalmente. Padrões similares a estes ângulos e torques foram observados por meio de estudos usando modelagem e simulação computacional[19,20]. Os resultados desses estudos sugerem que este tipo de abordagem seja adequada para entender a dinâmica da corrida. Um exemplo que demonstra claramente essa adequação foi que os músculos estudados para acelerar o CG do corpo durante a corrida correspondeu à aceleração do CG obtida por meio da FRS medida experimentalmente, indicando, portanto, que a simulação produziu resultados acurados[20].

Hamner et al.[20] observaram que, durante a fase de absorção, o músculo quadríceps foi o maior responsável pela frenagem e suporte, sendo que a magnitude da contribuição foi cerca de duas vezes maior que o pico de desaceleração horizontal e cerca de 50% do pico de desaceleração vertical, respectivamente. Por outro lado, o maior contribuinte para as acelerações horizontal e vertical foram os músculos sóleo e gastrocnêmios (tríceps sural) sendo que, em conjunto, esses músculos realizaram mais do que duas vezes o pico de aceleração horizontal e cerca de metade da vertical. Ao contrário de estudos que investigaram o andar, as simulações de Hamner et al.[20] para a corrida sugerem pouca contribuição das forças transmitidas no esqueleto para o suporte de peso durante o apoio, supostamente, pelo fato de a orientação das articulações dos membros inferiores serem mais flexionadas, fazendo com que os músculos participem mais.

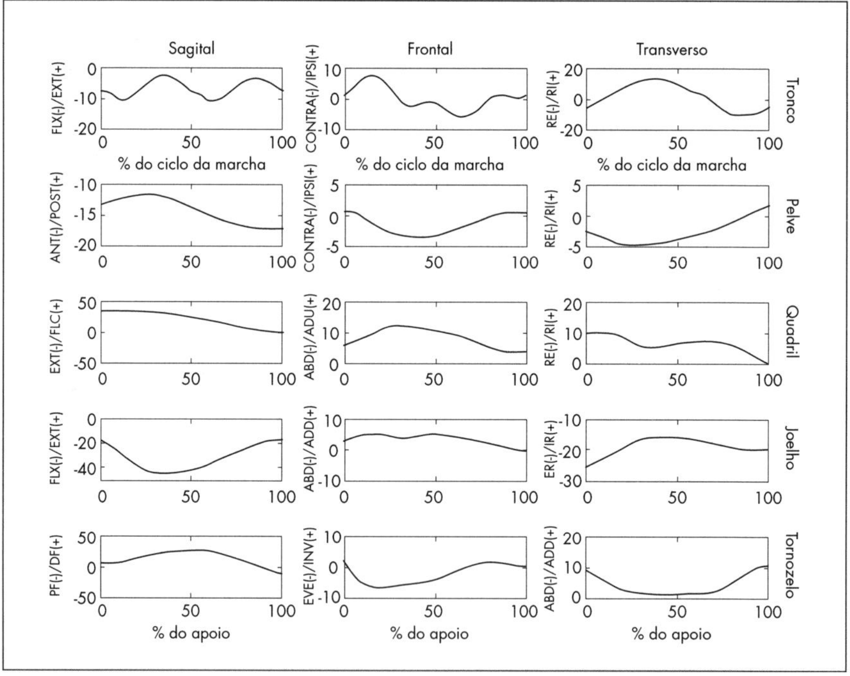

Figura 15.9 Média dos ângulos do tronco, pelve, quadril, joelho e tornozelo medido experimentalmente em 35 corredores jovens saudáveis durante a corrida em esteira a 2,7 m/s.

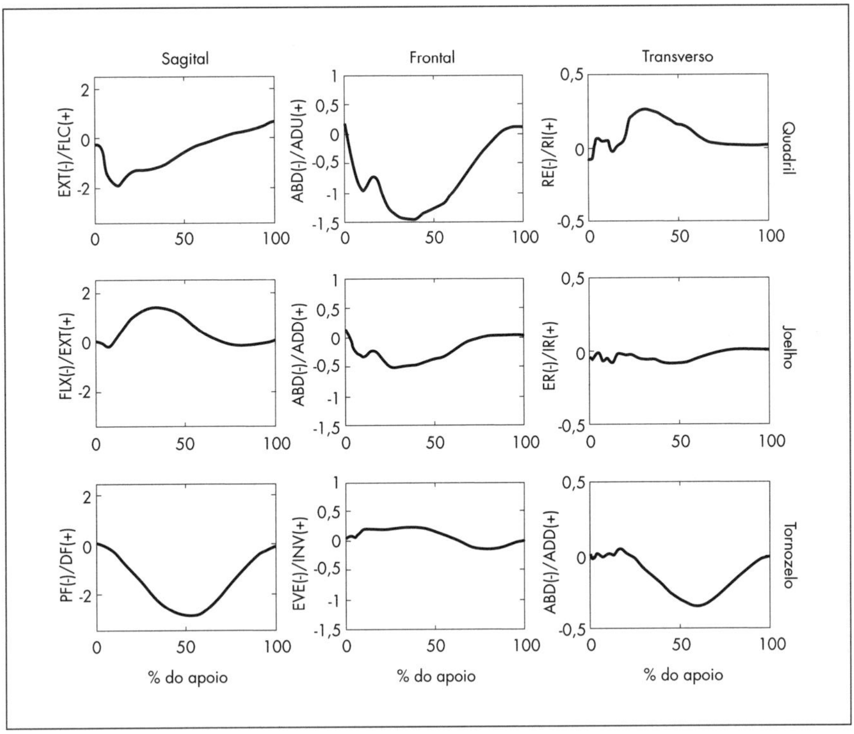

Figura 15.10 Média dos torques do quadril, joelho e tornozelo medido experimentalmente em 35 corredores jovens saudáveis durante a corrida em esteira a 2,7 m/s.

CONSIDERAÇÕES FINAIS

Como pode ser observado, a temática biomecânica da corrida é bastante complexa, em sua maior parte em virtude da complexidade do movimento do ser humano, mesmo quando analisado "somente" do ponto de vista da mecânica. A quantidade de informações, apenas no domínio da biomecânica, que hoje conseguirmos extrair de uma simples passada de um corredor é enorme e, paradoxalmente, esse fato tem sido um problema para podermos estabelecer relações de causa e efeito para as grandes questões sobre a biomecânica da corrida, como melhora do desempenho e etiologia da lesão. Se, por um lado, esta incompreensão aponta para a limitação do conhecimento atual da biomecânica, por outro, sugere que o campo da biomecânica aplicado ao movimento, em particular a corrida, ainda esteja aberto para descobertas e inovações.

REFERÊNCIAS BIBLIOGRÁFICAS

1. Agresta C, Brown A. Gait retraining for injured and healthy runners using augmented feedback: a systematic literature review. J Orthop Sports Phys Ther. 2015;45(8):576-84.
2. Arellano CJ, Kram R. The metabolic cost of human running: is swinging the arms worth it? J Exp Biol. 2014;217(Pt 14):2456-61.
3. Astephen JL, Deluzio KJ, Caldwell GE, Dunbar MJ, Hubley-Kozey CL. Gait and neuromuscular pattern changes are associated with differences in knee osteoarthritis severity levels. J Biomech. 2008;41(4):868-76.
4. Bus SA. Ground reaction forces and kinematics in distance running in older-aged men. Med Sci Sports Exerc. 2003;35(7):1167-75.
5. Cappozzo A, Catani F, Croce UD, Leardini A. Position and orientation in space of bones during movement: anatomical frame definition and determination. Clinical Biomechanics. 1995;10(4):171-8.
6. Cavanagh PR, Kram R. Stride length in distance running: velocity, body dimensions, and added mass effects. Med Sci Sports Exerc. 1989;21(4):467-79.
7. Czerniecki JM. Foot and ankle biomechanics in walking and running. A review. Am J Phys Med Rehabil. 1988;67(6):246-52.
8. Davis IS. The re-emergence of the minimal running shoe. J Orthop Sports Phys Ther. 2014;44(10):775-84.
9. Deleo AT, Dierks TA, Ferber R, Davis IS. Lower extremity joint coupling during running: a current update. Clin Biomech (Bristol, Avon). 2004;19(10):983-91.
10. Derrick TR, Hamill J, Caldwell GE. Energy absorption of impacts during running at various stride lengths. Med Sci Sports Exerc. 1998;30(1): 128-35.
11. Devita P, Fellin RE, Seay JF, Ip E, Stavro N, Messier SP. The relationships between age and running biomechanics. Med Sci Sports Exerc. 2015 Aug.
12. Eng JJ, Winter DA. Kinetic analysis of the lower limbs during walking: what information can be gained from a three-dimensional model? J Biomech. 1995;28(6):753-8.
13. Fields KB. Running injuries – changing trends and demographics. Curr Sports Med Rep. 2011;10(5):299-303.
14. Fukuchi RK, Duarte M. Comparison of three-dimensional lower extremity running kinematics of young adult and elderly runners. J Sports Sci. 2008;26(13):1447-54.
15. Fukuchi RK, Stefanyshyn DJ, Stirling L, Duarte M, Ferber R. Flexibility, muscle strength and running biomechanical adaptations in older runners. Clin Biomech (Bristol, Avon). 2014;29(3):304-10.

16. Greiner TM. The jargon of pedal movements. Foot Ankle Int. 2007;28(1):109-25.
17. Hall JP, Barton C, Jones PR, Morrissey D. The biomechanical differences between barefoot and shod distance running: a systematic review and preliminary meta-analysis. Sports Med. 2013;43(12):1335-53.
18. Hamill J, Van Emmerik RE, Heiderscheit BC, Li L. A dynamical systems approach to lower extremity running injuries. Clin Biomech (Bristol, Avon). 1999;14(5):297-308.
19. Hamner SR, Delp SL. Muscle contributions to fore-aft and vertical body mass center accelerations over a range of running speeds. J Biomech. 2013;46(4): 780-7.
20. Hamner SR, Seth A, Delp SL. Muscle contributions to propulsion and support during running. J Biomech. 2010;43(14):2709-16.
21. Heiderscheit B. Always on the run. J Orthop Sports Phys Ther. 2014;44(10):724-6.
22. Hinrichs RN. Upper extremity function in running .2. angular-momentum considerations. Int J Sport Biomech. 1987;3(3):242-63.
23. Jokl P, Sethi PM, Cooper AJ. Master's performance in the New York City Marathon 1983-1999. Br J Sports Med. 2004;38(4):408-12.
24. Leardini A, Chiari L, Della Croce U, Cappozzo A. Human movement analysis using stereophotogrammetry. Part 3. Soft tissue artifact assessment and compensation. Gait Posture. 2005;21(2):212-25.
25. Lenhart R, Thelen D, Heiderscheit B. Hip muscle loads during running at various step rates. J Orthop Sports Phys Ther. 2014;44(10):766-74, A761-764.
26. Lewinson RT, Fukuchi CA, Worobets JT, Stefanyshyn DJ. The effects of wedged footwear on lower limb frontal plane biomechanics during running. Clin J Sport Med. 2013;23(3):208-15.
27. Lieberman DE, Venkadesan M, Werbel WA, Daoud AI, D'Andrea S, Davis IS, et al. Foot strike patterns and collision forces in habitually barefoot versus shod runners. Nature. 2010;463(7280):531-5.
28. Louw M, Deary C. The biomechanical variables involved in the aetiology of iliotibial band syndrome in distance runners – a systematic review of the literature. Phys Ther Sport. 2014;15(1):64-75.
29. Mayagoitia RE, Nene AV, Veltink PH. Accelerometer and rate gyroscope measurement of kinematics: an inexpensive alternative to optical motion analysis systems. J Biomech. 2002;35(4):537-42.
30. Mcclay I, Manal K. A comparison of three-dimensional lower extremity kinematics during running between excessive pronators and normals. Clin Biomech (Bristol, Avon). 1998;13(3):195-203.

31. Mcclay I, Manal K. Three-dimensional kinetic analysis of running: significance of secondary planes of motion. Med Sci Sports Exerc. 1999;31(11):1629-37.
32. McGibbon CA. Toward a better understanding of gait changes with age and disablement: neuromuscular adaptation. Exerc Sport Sci Rev. 2003;31(2):102-8.
33. Munro CF, Miller DI, Fuglevand AJ. Ground reaction forces in running: a reexamination. J Biomech. 1987;20(2):147-55.
34. Nigg BM, Baltich J, Hoerzer S, Enders H. Running shoes and running injuries: mythbusting and a proposal for two new paradigms: "preferred movement path" and "comfort filter". Br J Sports Med. 2015.
35. Novacheck TF. The biomechanics of running. Gait Posture. 1998;7(1):77-95.
36. Rabbito M, Pohl MB, Humble N, Ferber R. Biomechanical and clinical factors related to stage I posterior tibial tendon dysfunction. J Orthop Sports Phys Ther. 2011;41(10):776-84.
37. Ramsey DK, Wretenberg PF. Biomechanics of the knee: methodological considerations in the in vivo kinematic analysis of the tibiofemoral and patellofemoral joint. Clin Biomech (Bristol, Avon). 1999;14(9):595-611.
38. Robertson DGE, Caldwell GE, Hamill J, Kamen G, Whittlesey SN. Research methods in biomechanics. Champaign: Human Kinetics; 2014.
39. Saunders PU, Pyne DB, Telford RD, Hawley JA. Factors affecting running economy in trained distance runners. Sports Med. 2004;34(7):465-85.
40. Schubert AG, Kempf J, Heiderscheit BC. Influence of stride frequency and length on running mechanics: a systematic review. Sports Health. 2014;6(3):210-7.
41. Stefanyshyn DJ, Stergiou P, Lun VM, Meeuwisse WH, Worobets JT. Knee angular impulse as a predictor of patellofemoral pain in runners. Am J Sports Med. 2006;34(11):1844-51.
42. Taunton JE, Ryan MB, Clement DB, McKenzie DC, Lloyd-Smith DR, Zumbo BD. A retrospective case-control analysis of 2002 running injuries. Br J Sports Med. 2002;36(2):95-101.
43. Van Der Worp MP, Ten Haaf DS, Van Cingel R, De Wijer A, Nijhuis-Van Der Sanden MW, Staal JB. Injuries in runners; a systematic review on risk factors and sex differences. PLoS One. 2015;10(2):e0114937.
44. Vaughan CL. Biomechanics of running gait. Crit Rev Biomed Eng. 1984;12(1):1-48.
45. Whittle M. Gait analysis: an introduction. Edinburgh/New York: Butterworth-Heinemann; 2003.

46. Winter DA. Moments of force and mechanical power in jogging. J Biomech. 1983;16(1):91-7.
47. Young A, Dinan S. Activity in later life. Bmj. 2005;330(7484):189-91.
48. Zatsiorsky VM. Kinematics of human motion. Champaign: Human Kinetics; 1998.
49. Zatsiorsky VM, IOC Medical Commission, International Federation of Sports Medicine. Biomechanics in sport: performance enhancement and injury prevention. Oxford/Malden: Blackwell Science; 2000.
50. Zatsiorsky VM. Kinetics of human motion. Champaign: Human Kinetics, 2002.

PARTE 2

Desempenho esportivo

16 Estratégia de prova

Mayara Vieira Damasceno
Carlos Rafaell Correia-Oliveira

INTRODUÇÃO

A identificação dos fatores limitantes do desempenho nos esportes cíclicos e predominantemente aeróbios tem sido objeto de estudo das Ciências do Esporte desde o início do século passado[12]. Tradicionalmente, tem-se proposto que o consumo máximo de oxigênio ($\dot{V}O_2$máx), os limiares metabólicos, a economia de corrida (EC) e a velocidade de pico atingida ao final de um teste progressivo (PVE) são as principais variáveis fisiológicas e mecânicas preditoras do desempenho nesses esportes[10,20,23]. Contudo, é importante destacar que muitos dos estudos que evidenciaram a importância dessas variáveis utilizaram o tempo até a exaustão em testes de cargas constantes como critério de desempenho. Isso parece ser especialmente importante, haja vista que durante uma situação real de competição a velocidade de corrida selecionada pelos atletas apresenta uma considerável variação ao longo da prova[13]. Nesse sentido, tem-se sugerido que a simulação de provas mediante a realização de testes denominados "contrarrelógio" parece ser mais apropriada, sobretudo por esses testes apresentarem maior reprodutibilidade na determinação do desempenho e possuírem elevada validade ecológica[13].

Durante a realização dos testes contrarrelógio, os atletas são instruídos a percorrerem uma distância preestabelecida no menor tempo possível, simulando um evento competitivo. Para tanto, eles têm a liberdade de escolherem a velocidade ou a potência externa, resultando em uma determinada estratégia de prova (EP). Nesse sentido, a EP tem sido definida como a maneira pela qual os atletas distribuem a velocidade e, consequentemente, o gasto energético durante um evento competitivo[3]. Entre as principais EP descritas na literatura, cabe destacar as estratégias *all-out*, positiva, negativa, parabólica e constante (ou em formato de U). A Figura 16.1 apresenta um exemplo dessas EP. Supostamente, a escolha da EP tem o intuito de evitar o surgimento prematuro da fadiga e, dessa forma, maximizar o rendimento atlético[9].

Nesse sentido, considerando uma série de alterações metabólicas e fisiológicas que ocorrem após o início do exercício e que perduram ao longo dele, é de grande relevância o entendimento do fenômeno EP, uma vez que o atleta ajusta a intensidade de exercício em determinados momentos da prova, de

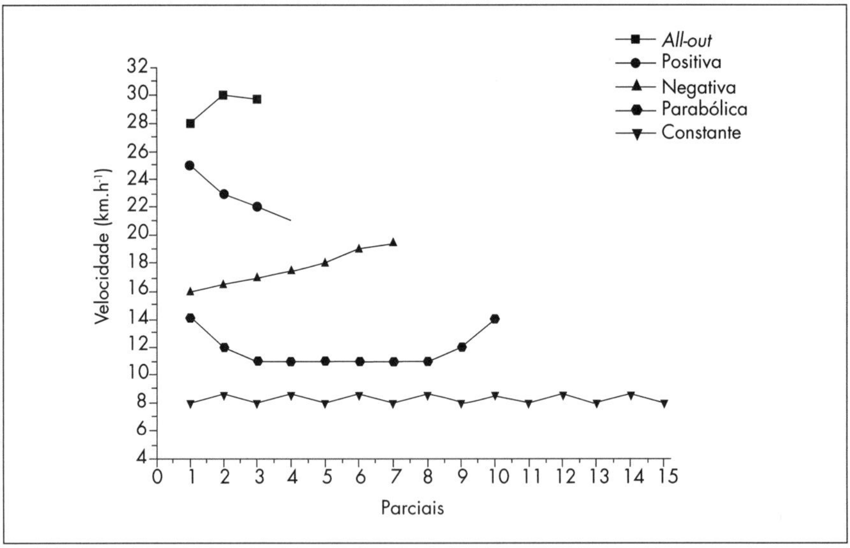

Figura 16.1 Exemplo gráfico dos principais tipos de estratégias de prova descritos na literatura científica.

acordo com a sua condição, baseada nos fatores anteriormente mencionados, antes e durante a prova. Portanto, serão apresentados, a seguir, os principais aspectos relacionados aos mecanismos de regulação, tipos, fatores determinantes da EP.

ESTRATÉGIA POSITIVA

A EP positiva (ou *fast start*) é caracterizada por uma rápida aceleração no início, seguida por um declínio gradual da velocidade ou potência ao longo da prova. Frequentemente, esse tipo de EP é observado em provas de até cinco minutos de duração, tais como a corrida de 800 m (~ 112 s), a natação estilo peito nas distâncias de 100 (~ 65 s) e 200 m (~ 141 s) e o remo de 2.000 m (330 – 460 s)[3]. O início em alta intensidade parece permitir maiores taxas de quebra de fosfocreatina, de tal forma que os produtos dessa quebra são diretamente proporcionais ao aumento do consumo de oxigênio (VO_2) pulmonar e muscular[5]. Consequentemente, a quebra de fosfocreatina durante um exercício de alta intensidade, estimula a ressíntese de ATP pela via oxidativa e resulta em uma aceleração na cinética do VO_2, o que leva os atletas a completarem a prova em tempos mais rápidos quando comparados a outros tipos de estratégia[5]. Coletivamente, esses achados suportam a importância de uma saída mais rápida logo no inicio da prova.

Por outro lado, a redução da intensidade após o início da prova estaria relacionada a um grande acúmulo de metabólitos relacionados à fadiga aguda e a um aumento da percepção subjetiva de esforço (PSE), o que resulta na redução na intensidade do exercício[7]. Entretanto, mesmo com essa diminuição de intensidade ao final da prova, a maior produção de potência no início é suficiente para obter um desempenho superior com este tipo de EP[27]. De fato, já foi mostrado que entre 26 recordes mundiais analisados na corrida de 800 m, em 24 deles a primeira volta foi significativamente mais rápida que a segunda[27]. Assim, parece que a eficácia acerca do uso da EP positiva é superior aos outros perfis de EP quando as provas em questão são de alta intensidade e com duração de até cinco minutos, suportando a relevância de uma saída mais rápida logo no início da prova.

ESTRATÉGIA NEGATIVA

O aumento gradativo na velocidade é a principal característica da EP negativa[3]. Teoricamente, este perfil de EP é o mais adotado quando são analisadas provas mais longas com duração aproximada de 30 a 60 minutos, como no ciclismo de 20 km[17], uma vez que neste tipo de competição a fase de aceleração inicial tem uma menor contribuição no tempo total do evento quando comparada a provas mais curtas. Acredita-se que a adoção de um início mais conservador parece ser benéfica nesse tipo de evento, por reduzir a taxa de utilização de glicogênio muscular; evitar o consumo excessivo de O_2 e amenizar o acúmulo progressivo de metabólitos (p. ex.: fosfato inorgânico, potássio, lactato e hidrogênio) que ocorre quando o exercício progride[2,17].

Os resultados de um estudo prévio demonstraram que, em uma prova de ciclismo de 20 km, na qual foram manipulados os primeiros quatro minutos com diferentes EP, os menores valores de lactato sanguíneo foram encontrados na EP negativa[17]. A concentração de lactato no início influenciou diretamente no resultado final, pois a alta concentração de lactato vista nas demais EP (positiva e constante) foi associada com a menor capacidade de os atletas conseguirem manter uma alta intensidade, demonstrando que a intensidade imposta no início pode ter um impacto direto no resultado final nesse tipo de evento. Por sua vez, o aumento na intensidade no final da prova pode ser resultante da reserva energética anaeróbia assim como de um aumento na atividade glicogenolítica promovida pelo conteúdo de glicogênio muscular poupado ao longo da prova. Portanto, a maior parte dos estudos acerca dessa temática sugere que o benefício da utilização da EP negativa em provas mais longas reside no fato de ela reduzir a taxa de utilização de glicogênio muscular e minimizar o acúmulo antecipado de metabólitos relacionados à fadiga, não prejudicando, assim, o desempenho final do atleta. Isso parece ser especialmente importante em eventos esportivos com duração entre 30 e 60 minutos.

ESTRATÉGIA PARABÓLICA

A EP denominada parabólica pode ser vista como resultado da junção das EP positiva e negativa, pois ela tem como princípio uma largada mais rápida (positiva), seguida por um declínio da velocidade durante a parte média da prova, quando ocorre novamente um aumento na intensidade na parte final do evento (negativa)[6]. Esse padrão de distribuição da velocidade/potência é comum em eventos como ciclismo de 4 km, corrida de 10 km, natação de 800 a 1.500 m, entre outros. De uma perspectiva fisiológica, acredita-se que a vantagem dessa maior intensidade inicial encontrada na EP parabólica pode ser explicada pelos mesmos mecanismos atribuídos à EP positiva. Maiores taxas de quebra de fosfocreatina são necessárias durante uma saída mais rápida para suprir a demanda das maiores velocidades empregadas. Isso fornece um estímulo para o aumento no $\dot{V}O_2$ e, consequentemente, na contribuição aeróbia[8]. Por sua vez, a redução da intensidade na parte média da prova parece ocorrer na tentativa de evitar um acúmulo acentuado de metabólitos e poupar a limitada reserva energética anaeróbia necessária para que o *sprint* final não seja prejudicado[3].

Recentemente foi mostrado que, nos campeonatos mundiais de natação realizados entre os anos de 2006 a 2010, o uso da estratégia parabólica foi o mais comum nas provas de 800 e 1.500 m estilo *crawl*[8]. Do mesmo modo, também já foi visto que esse perfil de EP foi adotado espontaneamente por atletas de corrida de 10 km, em que os corredores começavam a prova em uma velocidade mais alta do que a média de velocidade da corrida, diminuindo no trecho médio da prova e acelerando no final[15]. Juntos, esses achados ressaltam a relevância do uso da EP parabólica para obtenção do sucesso esportivo nesse tipo de evento. Além disso, tem sido demonstrado que qualquer tempo perdido no início desse tipo de prova pode não ser recuperado no final, caso os atletas optem por uma largada mais conservadora[14]. Também é sugerido que o *sprint* final possa ser o resultado de uma mudança na tática da competição como resultado da estratégia dos outros competidores ou, ainda, um erro nas seções anteriores da prova, causando um ritmo de trabalho menor que o ideal[19]. Dessa forma, a utilização de uma EP parabólica parece a mais adequada em esportes que envolvem uma largada e um final de alta intensidade.

ESTRATÉGIA CONSTANTE

A EP constante tem como característica principal a manutenção de um ritmo relativamente estável, de modo que a velocidade permanece sempre em torno de uma média durante toda a prova[3]. A premissa desse modelo consiste no fato de o atleta realizar a prova dentro dos limites fisiológicos, evitando variações na intensidade ao longo do evento. Entretanto, estudos prévios investigando a eficácia desse tipo de EP têm gerado resultados conflitantes[4,11]. Em um estudo realizado na década de 1990, ciclistas foram instruídos a realizar cinco provas de 2 km com diferentes EP durante o primeiro quilômetro[11]. Os melhores tempos foram encontrados quando a EP constante foi utilizada. Porém, os autores não possuíam medidas que elucidassem os mecanismos responsáveis por essas diferenças. Por outro lado, em provas de 10 km[4] de corrida, esse tipo de EP não foi responsável por um melhor desempenho, obtendo uma maior demanda fisiológica (VO_2, frequência cardíaca e concentração de lactato sanguíneo) quando comparada à EP livre.

Dessa forma, a escolha da EP ideal pode estar relacionada não apenas à duração da prova, mas também às características extrínsecas da modalidade esportiva em questão. Em modalidades como a natação, por exemplo, em que a resistência da água é maior que a resistência do ar, grandes variações na velocidade podem resultar em maior custo energético[30], otimizando o desempenho dos atletas quando a aceleração e a desaceleração são minimizadas.

MECANISMOS DE REGULAÇÃO DA ESTRATÉGIA DE PROVA

Embora um dos principais motivos pela escolha da EP esteja relacionado à distância e a duração do evento esportivo, existem alguns mecanismos de regulação que tentam explicar como a EP é controlada antes e durante o exercício[25,29]. Basicamente, os mecanismos de regulação da EP são sustentados por modelos que preconizam a existência de um governador/programador/controlador (sistema nervoso central = SNC). Esses modelos sugerem que o atleta calcule subconscientemente, levando em consideração o ponto final do evento e a experiência prévia do atleta em uma determinada prova, a intensidade ótima para realização da tarefa sem perturbação da homeostase, com base em informações aferentes[25,29].

Os primeiros a afirmarem a existência de um "governador" foram Hill e Lupton[12], em 1924, realizando estudos sobre a função cardíaca e esquelética na altitude em condições de hipóxia (oferta de O_2 limitada). Nessas condições, haveria uma redução na ativação dos músculos em exercício por meio do SNC na tentativa de evitar o desenvolvimento de uma possível isquemia cardíaca. Em 1996, buscando explicações para o controle da EP durante exercícios de intensidade variada (testes contrarrelógio e eventos com presença de competidores), Ulmer[29] propôs a regulação da EP de maneira antecipatória por intermédio de um programador (uma extensão do governador proposto por Hill e Lupton[12]). O modelo de teleantecipação leva em consideração o ponto final do evento para o controle da EP mais adequada. Esse modelo propõe que um programador localizado no SNC, a partir de informações aferentes, estabelece subconscientemente uma potência externa máxima que pode ser sustentada sem mudanças extremas nos diferentes sistemas fisiológicos[29]. Por meio desse sistema, o cérebro realiza cálculos complexos considerando as reservas metabólicas, a atual taxa metabólica e o tempo necessário para concluir o exercício. A partir dessas informações, o atleta é capaz de ajustar a intensidade ideal do esforço para realizar o exercício de maneira ótima.

Tendo como base o modelo de Ulmer[29], alguns pesquisadores[25] propuseram uma expansão dos mecanismos de regulação da EP, apresentando o modelo do governador central. Esse modelo sugere que o SNC realize cálculos continuamente a partir de um sistema integrado dinâmico, complexo e não linear, no qual alterações fisiológicas ocorrem e interagem entre si por meio de diferentes mecanismos de *feedback* e *feedforward* (resposta antecipatória) na tentativa de otimizar o desempenho e prevenir mudanças críticas à homeostase. A partir desses mecanismos, a interação entre os diferentes sistemas fisiológicos regula a atividade antes, durante e após sua realização[25]. Em outras palavras, sugeriu-se que o controle eferente dos músculos esqueléticos durante o exercício seja determinado centralmente por meio de uma integração complexa de sinais aferentes periféricos, da PSE e da experiência que o atleta possui naquela tarefa. A partir de *feedbacks* aferentes vindos de numerosos sistemas fisiológicos, foi proposto que a PSE seria a manifestação verbal e consciente das mudanças fisiológicas ocorrendo durante o exercício, podendo, assim, contribuir para a regulação da intensidade aplicada[28].

Contudo, algumas considerações acerca de um sistema centralmente regulado e com tamanha complexidade devem ser realizadas. Como anteriormente mencionado, a principal característica dos modelos propostos é a regulação da intensidade para permitir ao atleta alcançar o ponto final do exercício o mais rápido possível sem induzir uma falha catastrófica nos sistemas fisiológicos. Porém, se o mecanismo proposto por essas teorias fosse preciso o suficiente, não faria sentido um atleta parar antes do término da prova, como ocorre em diversas situações de competição. Assim, é importante não atribuir a existência de uma hierarquia, do sistema nervoso central para o periférico em todas as situações, uma vez que estudos de intensidade constante podem apresentar mecanismos de fadiga distintos de estudos realizados com exercício de intensidade variada, o que levaria a uma generalização equivocada dos modelos teóricos apresentados.

FATORES INTERVENIENTES NA ESTRATÉGIA DE PROVA

Diversos fatores, tais como o conhecimento do ponto final, experiência prévia, nível de aptidão, temperatura, manipulação dietética prévia e o alongamento podem influenciar a EP adotada pelo atleta desde o início do evento. Contudo, a EP também pode ser influenciada e, consequentemente, ajustada continuamente durante a prova, de acordo com alguns fatores que podem ocorrer durante a realização do evento, entre eles: música, suplementação durante a prova, influência do competidor, hidratação, alterações bruscas de temperatura, oscilações do terreno e torcida (Figura 16.2). Por isso, este tópico discute como alguns desses fatores podem interferir no comportamento do atleta antes e durante uma determinada prova.

Entre os fatores conhecidos por determinar a EP, diversos autores tem apontado o conhecimento do ponto final do evento e a experiência prévia do atleta como os mais importantes[3,29,25]. De acordo com modelo de teleantecipação proposto por Ulmer[29], a EP pode ser controlada por um mecanismo de *feedforward* (resposta antecipatória), baseada no conhecimento do ponto final do exercício. Pode-se exemplificar a importância do conhecimento prévio com um trabalho no qual os autores analisaram o efeito do comprimento do evento sobre o desempenho e a PSE[6]. Nesse estudo, os voluntários realizaram três testes de intensidade similar, porém, com o comprimento diferentemente expresso (ponto final desconhecido, conhecendo apenas a duração ou a distância). Foi observado que a PSE foi significantemente menor no teste com ponto final desconhecido quando comparado ao teste com a distância conhecida. Esses resultados foram atribuídos à teoria da teleantecipação, pois, por causa do não conhecimento do ponto final os voluntários não teriam como estabelecer uma potência ótima para o término da prova, reduzindo, assim, a PSE.

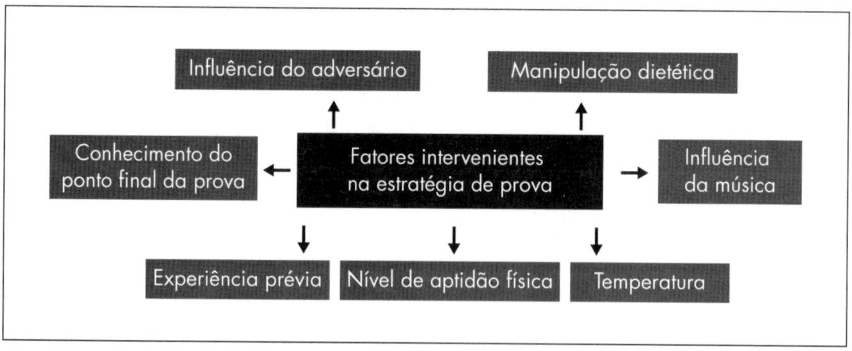

Figura 16.2 Fatores intervenientes da estratégia de prova.

Assim como o conhecimento do ponto final, a experiência prévia do atleta também é outro fator muito relevante na determinação da EP. Tem sido sugerido que a intensidade do exercício é centralmente regulada, com uma interação dos processos cognitivos, como a interpretação de sinais aferentes dos sistemas fisiológicos e do ambiente externo sendo influenciados por representações mentais esquemáticas desenvolvidas durante experiências prévias similares[18]. Com o objetivo de determinar a influência da experiência prévia e *feedback* da distância sobre a EP durante quatro provas de ciclismo de 4 km, um grupo de pesquisadores[18] dividiu 18 ciclistas em um grupo controle (conhecimento prévio e *feedback* da distância durante a prova; n = 9) e um grupo experimental (sem conhecimento prévio e *feedback* da distância, mas sabendo que todos os testes teriam a mesma distância; n = 9).

Os resultados do estudo mencionado anteriormente revelaram que o grupo experimental foi significativamente mais lento do que o grupo controle apenas no primeiro teste. Adicionalmente, a EP foi similar entre os grupos, visto que, no último teste, o grupo experimental foi apenas 2 segundos mais lento em relação ao grupo controle. Os autores atribuíram os seus achados à experiência prévia que os atletas adquirem ao longo de sucessivos testes da mesma distância. Contudo, embora no grupo controle a atividade eletromiográfica pareceu acompanhar as alterações na potência externa, estando de acordo com a hipótese de uma regulação central da intensidade do exercício, essa relação pareceu ser mais complexa no grupo experimental, quando os atletas regularam a sua EP baseada apenas na experiência prévia adquirida, reforçando a importância da realização de mais estudos dentro desse contexto.

Está bem estabelecida na literatura científica a influência do nível de aptidão física como um fator determinante do desempenho esportivo. Entretanto, pesquisas acerca da maneira como esse fator pode interferir na escolha da EP mais adequada são escassas. Nesse contexto, Lima-Silva et al.[15] analisaram a influência do nível de aptidão física sobre a EP adotada por corredores em uma corrida simulada de 10 km. Baseado no desempenho dos 10 km, 24 atletas foram divididos em tercis e, em seguida, classificados como grupo alta performance e grupo baixa performance. Alguns parâmetros fisiológicos foram determinados em testes preliminares (incremental e carga constante) à corrida. O primeiro grupo foi significativamente mais rápido do que o grupo baixa performance nos primeiros 400 m. Após o início, o perfil de velocidade foi similar entre ambos até o final da prova. Além disso, a velocidade de pico, a economia de corrida e o acúmulo de lactato foram significativamente diferentes entre os grupos e correlacionados com todas as partes da prova. A partir daí, os autores sugeriram que o grupo baixa performance pudesse ter escolhido subconscientemente um início mais conservador pelo fato de essa parte representar uma porção menor do tempo total de prova em relação ao grupo alta performance. A maior velocidade no início também pode ser um resultado do fato de os atletas de alta performance serem mais econômicos. Entretanto, pesquisas adicionais são requeridas para melhor elucidar a influência do nível de performance sobre a EP.

Talvez o fator ambiental mais estudado pela sua grande influência no desempenho seja a temperatura ambiente. Diversos estudos têm sido conduzidos na tentativa de explicar os mecanismos pelos quais este fator é tão importante no resultado final de um evento esportivo[1,26]. Em um desses trabalhos[26], os atletas foram submetidos a duas provas de ciclismo de 20 km a uma temperatura de 15°C (frio) e 35°C (quente). Sob essas condições, o desempenho foi prejudicado na condição quente. A partir dos primeiros 30% da prova, a potência começou declinar na condição quente, atingindo valores significativos de 80% da prova até o final. A atividade eletromiográfica também foi menor em 10 e 20 km no calor. Abbis et al.[1] encontraram resultados similares aos citados anteriormente após examinarem a influência da temperatura, quente (34°) ou fria (10°), na produção de potência e na ativação muscular em uma prova de 100 km de ciclismo. Foi observado um menor desempenho no ambiente quente, com redução na ativação muscular e na produção de potência a partir do quilômetro 28 até o final da prova. A explicação para esses achados parte do princípio de que em teste contrarrelógio, em que a intensidade é autosselecionada, a potência é ajustada na tentativa de impedir aumentos precoces na temperatura. Acredita-se que essa redução na produção de potência seja uma evidência de uma redução antecipatória na ativação muscular para evitar a obtenção de temperaturas centrais críticas[1,26]. Portanto, parece que este mecanismo de controle é compatível com a ideia da EP regulada centralmente, em que a redução na intensidade do exercício ocorre de forma a prevenir o desenvolvimento de um nível prejudicial de calor.

Por sua vez, os efeitos de diferentes manipulações dietéticas sobre a EP durante exercícios autosselecionados têm recebido atenção limitada[14,22], embora esse fator seja de extrema relevância para a prática do exercício físico. Recentemente, uma redução no desempenho foi observada durante um teste contrarrelógio de média distância após um protocolo de depleção de glicogênio muscular[14]. Essa redução foi acompanhada por um início de alta intensidade mais curto, seguido por um *sprint* final menos intenso. Os autores atribuíram o prejuízo no final da prova uma redução na atividade glicogenolítica. Esses resultados sugerem que a EP também possa ser determinada pelas concentrações iniciais de glicogênio muscular. O efeito ergogênico de outras substâncias sobre a EP também tem recebido mais atenção[22]. Nesse sentido, um trabalho recente[22] investigou os efeitos da ingestão de cafeína sobre a EP e o gasto energético durante uma prova de ciclismo de 4.000 m. Após a ingestão de cafeína, os ciclistas finalizaram a prova significativamente mais rápido quando comparados à condição placebo. A potência externa e a contribuição anaeróbia também foram maiores quando os atletas ingeriram cafeína. A partir desses resultados, os autores sugeriram que a cafeína aumenta a contribuição anaeróbia no terço médio de um teste contrarrelógio, resultando em uma melhora no desempenho total.

A inclusão de atletas marcadores de ritmo comumente chamados de "coelhos" é bastante comum nas competições de alto nível. Apesar da grande quantidade de evidências empíricas relatando a importância desse fato, ainda não há embasamento suficiente na literatura científica comprovando essa importância, com os poucos estudos existentes demonstrando resultados contraditórios. Por exemplo, em uma simulação de ciclismo de 12 minutos, foi mostrado que os competidores pedalavam mais rápido quando perdiam a liderança da prova. Os autores explicam que experimentar o chamando "impulso psicológico" (fator influenciado por motivação, confiança e percepção de controle) levava a uma melhora no desempenho em tarefas que exigem um alto grau de esforço[21]. Esses achados indicam que os atletas podem modificar a EP previamente estabelecida em resposta ao adversário, na tentativa de recuperar a posição de líder. Por sua vez, quando ciclistas treinados foram submetidos a um teste contrarrelógio de 2.000 m realizado individualmente ou em uma situação na qual o ciclista acreditava estar competindo contra outro atleta, o tempo de prova foi mais rápido nessa segunda situação[7]. Esse resultado foi acompanhado por uma modificação na EP, com velocidades maiores nos últimos 1.000 m da prova na situação contra outro competidor.

Empiricamente, pode-se afirmar que a simples presença da música durante a prática de exercícios ou competições amadoras tem a capacidade de interferir nos aspectos psicológicos das pessoas. Por outro lado, pesquisadores têm procurado desvendar quais os mecanismos que explicariam diferentes respostas psicológicas e de desempenho envolvendo a música, além de sua influência na EP adotada durante o exercício. Foi demonstrado previamente um efeito ergogênico da música em uma corrida de 400 m, com os melhores desempenhos na condição com música[24]. Além da influência sobre o desempenho total, Lima-Silva et al.[16] demonstraram que a música pode influenciar a EP adotada durante uma corrida de 5 km. Nesse estudo, foram realizadas duas corridas controle e duas com a presença da música no primeiro 1,5 km ($M_{início}$) ou no último 1,5 km (M_{final}). Os principais achados foram que a velocidade média do primeiro 1,5 km foi significativamente maior na condição $M_{início}$ quando comparada à condição controle, com uma redução nos pensamentos associativos neste trecho para a primeira condição. Todavia, a PSE não foi diferente entre as condições. Em conjunto, esses achados sugerem que a música afete fatores como o foco de atenção e afetividade, permitindo os participantes aumentarem a velocidade com uma mesma PSE[16]. Portanto, essas evidências demonstram a capacidade de a música agir positivamente como um auxílio ergogênico, influenciando no estado psicológico dos participantes, podendo resultar em um melhor desempenho durante provas de curta a média distância.

CONSIDERAÇÕES FINAIS

Ao considerar o impacto que o ritmo de prova pode promover no rendimento esportivo, o atleta deve levar em consideração diversos fatores ao escolher a melhor EP. Além dos fatores apresentados neste capítulo, outros menos estudados, porém, igualmente relevantes, merecem melhor atenção, como as oscilações de terreno, presença da torcida (adversária ou a favor), alterações bruscas de temperatura, nível de hidratação, suplementação durante a prova, dentre outros. Assim, o controle da EP ideal parece ser dependente de vários fatores intrínsecos e extrínsecos que determinam (antes da prova) e influenciam (durante a prova) a intensidade do exercício e a escolha da EP mais apropriada, fazendo com que o atleta seja capaz de finalizar a prova no menor tempo possível, mantendo a homeostase fisiológica.

REFERÊNCIAS BIBLIOGRÁFICAS

1. Abbiss CR, Burnett A, Nosaka K, Green JP, Foster JK, Laursen PB. Effect of hot versus cold climates on power output, muscle activation, and perceived fatigue during a dynamic 100-km cycling trial. J Sports Sci. 2010;28(2):117-25.
2. Abbiss CR, Laursen PB. Models to explain fatigue during prolonged endurance cycling. Sports Med. 2005;35(10):865-98.

3. Abbiss CR, Laursen PB. Describing and understanding pacing strategies during athletic competition. Sports Med. 2008;38(3):239-52.
4. Billat VL, Wesfreid E, Kapfer C, Koralsztein JP, Meyer Y. Nonlinear dynamics of heart rate and oxygen uptake in exhaustive 10.000 m runs: influence of constant vs. freely paced. J Physiol Sci. 2006;56(1):103-11.
5. Bishop D, Bonetti D, Dawson B. The influence of pacing strategy on VO2 and supramaximal kayak performance. Med Sci Sports Exerc. 2002;34(6):1041-7.
6. Coquart JB, Garcin M. Knowledge of the endpoint: effect on perceptual values. Int J Sports Med. 2008;29(12):976.
7. Corbett J, Barwood MJ, Ouzounoglou A, Thelwell R, Dicks M. Influence of competition on performance and pacing during cycling exercise. Med Sci Sports Exerc. 2012;44(3):509-15.
8. Damasceno MV, Correia-Oliveira CR, Narita T, Pasqua L, Bueno S, Lima-Silva AE, et al. Estratégia adotada em provas de natação estilo crawl: uma análise das distâncias de 800 e 1.500 m. Rev Bras Cineantropom Desempenho Hum. 2012;15(3):361-70.
9. De Koning JJ, Foster C, Bakkum A, Kloppenburg S, Thiel C, Joseph T, et al. Regulation of pacing strategy during athletic competition. PLoS One. 2011;6(1):e15863.
10. Faude O, Kindermann W, Meyer T. Lactate threshold concepts. How valid are they? Sports Med. 2009;39(6):469-90.
11. Foster CA, Snyder AC, Thompson NN, Green MA, Foley M, Schrager M. Effect of pacing strategy on cycle time trial performance. Med Sci Sports Exerc. 1993;25(3):383-8.
12. Hill AV, Lupton H. Muscular exercise, lactic acid, and the supply and utilization of oxygen. Q J Med. 1924;16:135-71.
13. Jeukendrup A, Saris WH, Brouns F, Kester AD. A new validated endurance performance test. Med Sci Sports Exerc. 1996;28(2):266-70.
14. Lima-Silva AE, Correia-Oliveira AE, Tenorio L, Melo AA, Bertuzzi R, Bishop D. Prior exercise reduces fast-start duration and end-spurt magnitude during cycling time-trial. Int J Sports Med. 2013;34(8):736-41.
15. Lima-Silva AE, Bertuzzi RC, Pires FO, Barros RV, Gagliardi JE, Hammond J, et al. Effect of performance level on pacing strategy during a 10-km running race. Eur J Appl Physiol. 2010;108(5):1045-53.
16. Lima-Silva AE, Silva-Cavalcante MD, Pires FO, Bertuzzi R, Oliveira RS, Bishop D. Listening to music in the first, but not the last 1.5 km of a 5-km running trial alters pacing strategy and improves performance. Int J Sports Med. 2012;33(10):813-8.

17. Mattern CO, Kenefick RW, Kertzer R, Quinn TJ. Impact of starting strategy on cycling performance. Int J Sports Med. 2001;22:350-5.
18. Mauger AR, Jones AM, Williams CA. Influence of feedback and prior experience on pacing during a 4-km cycle time trial. Med Sci Sports Exerc. 2009;41(2):451-8.
19. Mauger AR, Neuloh J, Castle PC. Analysis of pacing strategy selection in elite 400-m freestyle swimming. Med Sci Sports Exerc. 2012;44(11):2205-12.
20. Noakes TD, Myburgh KH, Schall R. Peak treadmill running velocity during the VO2max test predicts running performance. J Sports Sci. 1990;8(1):35-45.
21. Perrault S, Vallerand R. Coming from behind: on the effect of psychological momentum on sport performance. J Sport Exerc Psychol. 1998;20:421-36.
22. Santos R de A, Kiss MAPDM, Silva-Cavalcante MD, Correia-Oliveira CR, Bertuzzi R, Bishop DJ et al. Caffeine alters anaerobic distribution and pacing during a 4000-m cycling time trial. PLoS One. 2013;8(9):e75399.
23. Saunders PU, Pyne DB, Telford RD, Hawley JA. Factors affecting running economy in trained distance runners. Sports Med. 2004;34(7):465-85.
24. Simpson SD, Karageorghis CI. The effects of synchronous music on 400-m sprint performance. J Sports Sci. 2006;24(10):1095-102.
25. ST Clair Gibson A, Noakes TD. Evidence for complex system integration and dynamic neural regulation of skeletal muscle recruitment during exercise in humans. Br J Sports Med. 2004;38:797-806.
26. Tucker R, Rauch L, Harley YX, Noakes TD. Impaired exercise performance in the heat is associated with an anticipatory reduction in skeletal muscle recruitment. Pflugers Arch. 2004;448:42-430.
27. Tucker R, Lambert MI, Noakes TD. An analysis of pacing strategies during men's world-record performances in track athletics. Int J Sports Physiol Perform. 2006;1(3):233-45.
28. Tucker R, Noakes TD. The anticipatory regulation of performance: the physiological basis for pacing strategies and the development of a perception-based model for exercise performance. Br J Sports Med. 2009;43(6):392-400.
29. Ulmer HV. Concept of an extracellular regulation of muscular metabolic rate during heavy exercise in humans by psychophysiological feedback. Experientia. 1996;52(5):416-20.
30. Zamparo P, Bonifazi M, Faina M, Milan A, Sardella F, Schena F, et al. Energy cost of swimming of elite long-distance swimming. Eur J Appl Physiol. 2005;94(5-6):697-704.

17 Aquecimento e alongamento

Rômulo Bertuzzi
Adriano Eduardo Lima-Silva

INTRODUÇÃO

Durante a prática de muitos esportes individuais e coletivos, o gesto esportivo deve ser executado velozmente durante um período relativamente longo. Nesse sentido, treinadores e atletas têm adotado diversas práticas esportivas que antecedem a tarefa principal, no intuito de preparar o organismo para suportar maiores sobrecargas impostas tanto em sessões de treinamento como nas competições. Entre as principais práticas que antecedem a tarefa principal, possivelmente o aquecimento e o alongamento são as mais populares. Elas são comumente utilizadas por atletas com diferentes níveis competitivos nas mais variadas modalidades esportivas com o intuito de maximizar o rendimento atlético e prevenir lesões musculoesqueléticas relacionadas à prática esportiva. Inclusive, muitas vezes, essas duas formas de preparação do organismo são realizadas na mesma sessão que antecede a tarefa principal. Isso se deve, sobretudo, ao fato de elas influenciarem teoricamente em diferentes componentes que serão recrutados na tarefa principal.

Por sua vez, a flexibilidade tem sido considerada uma capacidade motora importante tanto para a manutenção da saúde quanto para o rendimento esportivo. Isso pelo fato de a restrição do movimento das articulação ser prejudicial para a realização das atividades diárias ou do gesto esportivo. De forma similar ao aquecimento, os programas de treinamento físico têm objetivado aumentar a flexibilidade dos participantes com o intuito de maximizar o rendimento atlético e prevenir lesões relacionas ao esporte. Para tanto, diversas técnicas de alongamento são utilizadas para atingir esse propósito. Isso torna relevante o conhecimento dos aspectos teóricos e práticos da prescrição do alongamento. Dessa maneira, a seguir, serão apresentadas as principais informações acerca da influência do aquecimento e da flexibilidade sobre o rendimento físico-esportivo

AQUECIMENTO

Muitos atletas incorporam em seus respectivos programas de treinamento alguma forma de atividade física de baixa intensidade e curta duração antes da realização do exercício extenuante presente na tarefa principal, seja ela uma sessão de treinamento ou a própria competição. Embora não exista um corpo de conhecimento consistente o suficiente para sugerir um protocolo ideal de aquecimento, acredita-se que a elevação da temperatura corporal entre 1 e 2° C seja ideal antes da realização da tarefa principal[4]. Como a mensuração da temperatura corporal logo após o aquecimento pode ser inviável em muitas situações, tem-se sugerido a realização de exercícios que induzem ao surgimento dos primeiros sinais de sudorese[4]. As técnicas de aquecimento são classificadas em duas grandes categorias: passivo e ativo. O aquecimento passivo envolve a elevação da temperatura muscular ou central por meio de algum equipamento ou técnica sem a realização da contração muscular dos segmentos a serem exercitados. Várias técnicas têm sido utilizadas no aquecimento passivo, incluindo a utilização de saunas, banhos quentes, calor produzido por corrente elétrica e bolsas de água quente. As principais vantagens do aquecimento passivo são a possibilidade de evitar a depleção de substratos energéticos e o acúmulo de metabólitos relacionados à fadiga, além da possibilidade de se elevar a temperatura de forma isolada no segmento corporal desejado. Isso parece ser especialmente importante na prática de exercícios físicos em ambientes quentes, em que a elevação prévia da temperatura central pode antecipar o ponto crítico relacionado ao término do exercício[1].

Em relação ao aquecimento ativo, assume-se que, durante a transição do estado de repouso para o exercício físico, diversos fenômenos fisiológicos ocorrem até iniciar a contração muscular e a movimentação dos segmentos corporais envolvidos na tarefa esportiva analisada. Entre as diversas etapas envolvidas na contração muscular, a transferência da energia química para mecânica se constitui como um processo importante e complexo. Em síntese, eventos bioquímicos garantem que quantidades adequadas de energia química sejam transferidas das moléculas de carboidratos e lipídios para o deslocamento dos filamentos de actina sobre os filamentos de miosina, proporcionando assim a aproximação dos sarcômeros e a contração muscular. As moléculas de ATP são as responsáveis pela disponibilidade dessa energia química para os processos biológicos ativos, liberando cerca de 7,3 kcal quando ocorre a liberação do fosfato mais externo contido em sua estrutura. Todavia, apenas 20 a 30% dessa energia é utilizada na contração muscular, sendo 70 a 80% liberados em forma de energia térmica.

Essa transferência da energia química em energia térmica é capaz de elevar a temperatura central, muscular e da pele. Dessa forma, quando se realiza o exercício físico, a elevação da temperatura corporal é resultante dessa grande quantidade de energia química que está sendo transformada em energia térmica durante a contração muscular. Dessa forma, o aquecimento ativo pode ser dividido em específico e geral. No aquecimento geral, os atletas utilizam movimentos com o envolvimento dos grandes grupos musculares. Os principais exercícios utilizados nas sessões de aquecimento geral são a corrida e o ciclismo estacionário de baixa intensidade, assim como os exercício pular corda e os calistênicos[3]. Por sua vez, o aquecimento específico tem sido definido como qualquer exercício que envolve movimentos similares ao gesto esportivo da tarefa principal, porém, com um reduzido nível de intensidade[4]. Assim, é comum os treinadores utilizarem a realização do próprio esporte em baixa intensidade ou exercícios educativos do gesto esportivo como aquecimento específico.

Acredita-se que a elevação da temperatura corporal seja capaz de promover adaptações agudas em nosso organismo que seriam capazes de otimizar o rendimento atlético. Por exemplo, tem-se sugerido que a elevação da temperatura muscular seja capaz de diminuir a rigidez (*stiffness*) das fibras musculares, a resistência dos músculos e das articulações durante a locomoção[1]. Em teoria, o aumento da temperatura local seria capaz de diminuir a resistência viscoelástica das estruturas corporais que possuem uma grande quantidade de células de cartilagem. Essa hipótese tem sido apresentada por meio de achados que indicaram o aumento da flexibilidade após uma sessão de alongamento[1]. Do ponto de vista prático, isso sugere que o aquecimento possa ser muito benéfico para as atividades esportivas que impõem uma elevada sobrecarga nas articulações ou que exigem consideráveis níveis de flexibilidade.

O aumento do transporte do oxigênio para a musculatura envolvida na tarefa analisada é uma outra hipótese que tem sido apresentada para elucidar o possível efeito benéfico do aquecimento para o rendimento esportivo. Sabe-se que a elevação da temperatura é capaz de promover a vasodilatação das arteríolas e o aumento do fluxo sanguíneo local. Como resultado, haveria uma maior remoção dos metabólitos relacionados com a fadiga e uma maior oferta de oxigênio local. Além disso, tem-se proposto que o oxigênio se dissocia mais rapidamente da hemoglobina quando há um aumento de temperatura local[3]. Coletivamente, essas adaptações poderiam aumentar o consumo de oxigênio em repouso e acelerar a cinética do consumo de oxigênio durante o exercício. Assim, os organismos dos atletas poderiam atender mais rapidamente à demanda energética imposta pelo exercícios físicos. Adicionalmente, haveria um menor déficit de oxigênio, o que indicaria uma menor contribuição do metabolismo anaeróbio e menor acúmulo intracelular de metabólitos associados com a fadiga periférica. Isso parece ocorrer especialmente em provas do atletismo de meio-fundo, em que a rápida ativação do metabolismo aeróbio parece ser um dos fatores determinantes do desempenho esportivo.

Existem outras evidências que indicaram que o desempenho no exercício de alta intensidade e breve duração também pode ser melhorado após o aquecimento. Acredita-se que adaptações neuromusculares e metabólicas podem estar associadas à otimização do exercício intenso após o aquecimento[1]. Tem sido sugerido que a elevação da temperatura muscular possa acelerar a quebra das moléculas de glicogênio muscular em virtude de uma maior atividade enzimática. Dessa forma, haveria uma maior ressíntese das moléculas de ATP por unidade de tempo para a contração muscular. Isso poderia ser especialmente importante para modalidades esportivas que necessitam de uma elevada taxa metabólica, tal como as provas de meio-fundo do atletismo. Além disso, o aumento da temperatura muscular também poderia facilitar a condução do impulso nervoso no sistema neural periférico[4]. Essa melhora no sistema nervoso periférico mediante o aquecimento poderia ser benéfica para que exigem uma alta demanda de movimentos complexos em um período breve de execução, tal como o treinamento de força aplicado para a melhora do rendimento nos esportes predominantemente aeróbios.

A potencialização pós-ativação é uma outra forma de aquecimento ativo que tem sido mais recentemente utilizada para melhorar o desempenho em tarefas de alta intensidade e curta duração, tal como a saída do bloco na natação. Ela consiste em uma tarefa prévia denominada atividade condicionante, na qual o atleta realiza poucas contrações em alta intensidade. Muitos estudos têm utilizado os *sprints*, a contração voluntária máxima ou um pequeno número (3 a 5) de repetições máximas como atividade condicionante[1]. Acredita-se que esse prévio estímulo de altíssima intensidade seja capaz de facilitar alguns eventos intracelulares relacionados à contração muscular. Em síntese, tem-se proposto que a potencialização pós-ativação é resultante do aumento do trânsito do Ca^+ no citosol ou da fosforilação da cabeça leve da miosina. Tem-se sugerido que a potencialização pós-ativação, realizada com a contração voluntária máxima ou próximo da máxima, seja capaz de maximizar o desempenho nas tarefas subsequentes que são dependentes, sobretudo, da força ou potência muscular[1].

Apesar das evidências que apontaram para o possível efeito benéfico do aquecimento para o rendimento esportivo, algumas variáveis, como a intensidade do aquecimento, o tempo de intervalo entre o aquecimento e a atividade principal, devem ser levadas em consideração na estruturação do protocolo de aquecimento. A combinação dessas duas variáveis não pode resultar na fadiga residual gerada a partir de uma alta intensidade do aquecimento ou pelo intervalo curto de repouso, bem como o desenvolvimento de uma baixa temperatura no início da tarefa principal em virtude de uma baixa intensidade do aquecimento ou um intervalo de repouso muito longo. Por exemplo, tem-se observado um aumento de aproximadamente 7% no desempenho do salto vertical mediante o protocolo de aquecimento composto por 3 a 5 minutos de corrida moderada com 3 a 5 minutos de descanso entre a corrida moderada e a salto vertical[2]. Por outro lado, o desempenho parece não ser alterado em protocolos de aquecimentos constituídos por exercício de baixa intensidade (~40 do $\dot{V}O_2$máx) com longo tempo de intervalo (5 a 10 minutos) entre as tarefas. Nesse sentido, tem-se sugerido intensidades entre 40 e 60% $\dot{V}O_2$máx com duração entre 3 e 5 minutos para atingir a temperatura muscular ideal[2]. Além disso, como o aumento da temperatura muscular atinge um platô com aproximadamente 10 minutos de exercício, parece que a duração entre 5 e 10 minutos é suficiente para a realização do aquecimento. Por fim, um período entre 5 e 10 minutos de recuperação parece ser suficiente para restabelecer as alterações celulares induzidas pelo aquecimento, porém, sem reduzir drasticamente a temperatura muscular.

Acredita-se que a intensidade e a duração do aquecimento devam ser individualizadas com base no de condicionamento físico dos atletas[4]. Como é sabido, atletas de provas de longa duração bem treinados possuem uma capacidade termorregulatória muito bem desenvolvida. Inclusive essa capacidade termorregulatória tem sido sugerida como uma das principais características responsáveis pelo sucesso dos atletas fundistas dos países localizados ao leste do continente africano. Se, por um lado, a capacidade termorregulatória bem desenvolvida pode auxiliar no desempenho, por outro lado, ela pode impor uma demanda específica na estruturação do protocolo de aquecimento. Em síntese, os mecanismos regulatórios da temperatura corporal desses atletas tem uma capacidade aprimorada de perder calor para o ambiente. Assim, é possível que a duração do protocolo de aquecimento desses atletas deve ser maior para que a temperatura muscular ideal seja alcançada.

ALONGAMENTO

Do ponto de vista esportivo, a flexibilidade pode ser definida como uma qualidade motora que depende da elasticidade muscular e da mobilidade articular, a qual pode ser expressa pela máxima amplitude de movimentos necessária para uma determinada tarefa. Shellock e Prentice[3] chamaram a atenção para o fato de a flexibilidade não ser uma qualidade global, mas específica às articulações analisadas. Esse autores descreveram que os atletas que possuem um alto grau de amplitude articular em certas articulações não possuiriam necessariamente um alto grau de amplitude articular em outras articulações. Dessa maneira, a análise da relação entre a flexibilidade articular e o desempenho esportivo deve ser realizada de acordo com as principais articulações solicitadas em um determinado gesto esportivo.

Em que pese a especificidade da flexibilidade, ela pode ser considerada uma das principais variáveis determinantes do rendimento atlético para certas modalidades esportivas. Isso se deve ao fato de os atletas terem de executar repetidamente o gesto esportivo próximos da sua amplitude articular máxima. Por exemplo, acredita-se que, durante o nado livre, uma elevada amplitude articular do ombro possa facilitar a execução da fase aérea da braçada sem perturbar a posição do corpo na água e, consequentemente, sem afetar a técnica do nado. Todavia, essa relação causal entre a amplitude articular e o desempenho esportivo parece ser dependente do esporte analisado. Por exemplo, achados prévios demonstraram que a flexibilidade estava inversamente correlacionada com a economia de corrida em atletas ingleses de alto nível. Supostamente, o alto nível de amplitude articular poderia estar associado a uma menor rigidez do complexo músculo-tendão. Isso resultaria em um menor armazenamento e restituição da energia elástica. Assim, atletas com maior flexibilidade poderiam possuir uma menor participação de uma fonte de energia não metabólica (ou seja, a energia elástica) e maior custo energético durante a corrida. Isso poderia ser prejudicial para as provas de longa duração, haja vista que a economia de movimento é um dos principais fatores do sucesso dos atletas engajados nesses esportes.

Parece que diversos fatores são capazes de determinar a flexibilidade de indivíduos saudáveis e atletas. Acredita-se que, além da estrutura física das articulações, o músculo estriado esquelético, o tecido conjuntivo, os tendões e os ligamentos sejam os principais fatores que limitam a amplitude articular. Em relação ao músculo esquelético, parece que as proteínas não contráteis, tais como a desmina e a titina, são as principais responsáveis pela geração da tensão passiva. Elas atuam como um sistema de mola que possui uma grande capacidade de retornar a sua forma inicial após a remoção da sobrecarga externa imposta pelo alongamento. Por sua vez, tanto o tecido conjuntivo responsável pela organização das estruturas do músculo esquelético (epimísio, perimísio e endomísio) quanto os tendões e ligamentos possuem uma grande quantidade de fibras de colágeno. Sabe-se que as principais características das fibras de colágeno são a sua grande força de tensão e a sua pequena extensibilidade. Assim, essas estruturas exercem uma influência direta sobre a flexibilidade.

Como as fibras de colágenos são sintetizadas a partir da expressão gênica, o componente genético parece ser outro fator determinante da flexibilidade. Collins e Posthumus[3] foram, provavelmente, os primeiros a demonstrar a associação entre a amplitude articular e um gene que codifica uma proteína estrutural da matriz extracelular, denominado *COL5A1*. Sabe-se que o gene *COL5A1* participa da codificação do colágeno do tipo V[6]. Embora seja encontrado em menor quantidade, o colágeno do tipo V desenvolve um papel crucial na regulação do tamanho e da configuração de outras formas abundantes de fibrilas de colágeno que suportam muitos tecidos em nosso corpo, tais como os tendões, os ligamentos e os músculos. Estudos prévios reportaram que um polimorfismo de nucleotídeo único que ocorre com a troca da base C para T na região não codificadora 3´ do gene *COL5A1* (rs12722) resulta em dois alelos (T e C)[5]. A forma não funcional do alelo C reduz substancialmente a estabilidade do RNA mensageiro e, consequentemente, a produção do colágeno tipo V[3]. Assim, essa diminuição na produção do colágeno do tipo V resulta em uma organização menos complexa das demais fibrilas de colágenos, diminuição da força e do *stiffness*. Dessa forma, atletas homozigotos para o alelo C poderiam possuir uma menor flexibilidade quando comparados com atletas homozigotos para o alelo T do gene *COL5A1* (rs12722).

Durante muitos anos, a flexibilidade também esteve relacionada com as lesões desenvolvidas durante a prática esportiva. Os cientistas do esporte acreditavam que a flexibilidade poderia desenvolver um papel importante na prevenção de distensões, estiramentos e lesões por excesso de treinamento. Supostamente, uma reduzida mobilidade articular poderia sobrecarregar as estruturas musculotendíneas durante a execução do gesto esportivo. Isso as tonaria mais suscetíveis às lesões por sobrecarga. Todavia, é difícil identificar claramente as relações de causa e efeito com base nos estudos disponíveis. Em síntese, esses estudos são retrospectivos e transversais. Portanto, eles não conseguiram controlar muitas variáveis intervenientes nos resultados. Além disso, existem outros estudos que sugeriram que um alto grau de flexibilidade pudesse resultar em uma hipermobilidade articular. Isso aumentaria as chances de os atletas sofrerem alguma lesão em virtude de uma instabilidade na articulação. Assim, a extrapolação desses achados que indicaram que o aumento da flexibilidade possa prevenir algumas lesões deve ser realizada com cautela.

Tradicionalmente, os exercícios de alongamento são incorporados na organização do treinamento físico com o objetivo de aumentar a flexibilidade. Esses exercícios promovem o aumento da amplitude articular mediante uma resposta neural de *feedback* denominada reflexo do estiramento. O músculo estriado esquelético possui diversos tipos de receptores periféricos que atuam enviando informações ao sistema nervoso central mediante diferentes estímulos. Alguns desses receptores, tais como os fusos musculares e os órgãos tendinosos de Golgi, são sensíveis às alterações mecânicas, incluindo o aumento da tensão gerada mediante a alteração no comprimento do músculo esquelético. Assim, quando um músculo é alongado, informações aferentes são enviadas ao sistema nervoso central (SNC) por meio dos fusos musculares. Por sua vez, o SNC envia impulsos nervosos eferentes que resultam em uma resistência a esse estímulo no intuito de preservar as estruturas envolvidas na tarefa. Contudo, se o alongamento persistir por mais de seis segundo, os órgãos tendinosos de Golgi respondem ao alongamento disparando impulsos sensoriais para o SNC. Diferentemente, dos estímulos nervosos enviados pelo fusos musculares, as informações aferentes do órgãos tendinosos de Golgi resultam em um relaxamento dos músculos antagonistas. Esse relaxamento também objetiva preservar as estruturas alongadas, permitindo que as estruturas envolvidas absorvam a sobrecarga mecânica imposta.

Os exercícios de alongamento são capazes de aumentar a flexibilidade de forma aguda e crônica. Esses exercícios podem ser didaticamente divididos em três grandes grupos: estáticos, dinâmicos e a facilitação neuromuscular proprioceptiva (FNP). Eles podem ser realizados de forma ativa, na qual o praticante é o responsável pela execução do movimento, ou passiva, na qual o praticante recebe uma ajuda externa para executar o movimento. Especificamente no caso dos alongamentos combinados, os praticantes necessitam de alguma forma de resistência externa para que os músculos agonistas do movimento possam realizar uma breve contração muscular e, em seguida, o relaxamento. Dessa maneira, os atletas comumente realizam os alongamentos combinados com o auxílio de equipamento, treinadores ou companheiros de equipe.

Durante o alongamento estático, os praticantes devem alcançar lentamente uma determinada posição que alongue as estruturas elásticas e sustentá-la entre 15 e 30 segundos e retornar lentamente à posição inicial. Frequentemente, esse procedimento é realizado entre 2 e 3 vezes por exercício e em sistema de rodízio. Em relação à intensidade, achados do nosso grupo de pesquisa demonstraram que a utilização da percepção subjetiva do esforço, especificamente o escore 8 da escala de Brog de 0 a 10, é capaz de agudamente aumentar em cerca de 10 a 15% o desempenho no teste de sentar e alcançar. Esse tipo de alongamento tem sido sugerido para a melhora da flexibilidade, como parte da sessão de alongamento e após o treinamento para aliviar o desconforto produzido pela tensão muscular.

Como o próprio nome sugere, durante o alongamento dinâmico, a sobrecarga nas estruturas elásticas é imposta por meio de movimentos balísticos controlados. Esse tipo de alongamento parece ser o mais antigo entre os três tipos descritos nesse texto[4]. Algumas restrições existem acerca da sua utilização, sobretudo por se acreditar que o estímulo proporcionado pelos movimentos balísticos possam sobrecarregar as estruturas tendineomusculares, resultando em microlesões e dor muscular tardia. Todavia, embora ele seja menos aceito que o alongamento estático, parece que o alongamento dinâmico tenha um menor efeito deletério no desempenho de atividades realizadas subsequentemente e que dependem, sobretudo, da força e da potência muscular. Além disso, como o praticante deve alongar e relaxar os grupos musculares diversas vezes, parece que esse tipo de alongamento é capaz de melhorar o desempenho por meio de mecanismos relacionados com o aumento da temperatura muscular. Assim, esse tipo de alongamento tem sido sugerido para esportes que exigem rápidas mudanças de direção e a manutenção constante do equilíbrio dinâmico.

No alongamento combinado, ou na facilitação neuromuscular proprioceptiva (FNP), o participante primeiro alonga até a posição desejada e, em seguida, realiza uma contração muscular com os músculos alongados e relaxa novamente. Ao final desse exercício, é comum se observar um aumento acentuado da amplitude articular. Acredita-se que esse aumento momentâneo seja resultante da maximização do reflexo do estiramento em virtude de uma diminuição da resistência neural sobre os músculos que pode ocorrer mediante o estímulo dos mecanorreceptores citados anteriormente (tal como os fusos musculares) durante a contração muscular. Acredita-se que esses *feedbacks* periféricos sejam enviados para o SNC, que, por sua vez, permite atingir um maior grau de alongamento. Diversas evidências científicas sugeriram que os três tipos de alongamentos citados anteriormente, realizados tanto de forma passiva quanto ativa, sejam eficazes no que tange ao aumento da amplitude articular de forma crônica. Embora exista uma tendência de o alongamento estático e a FNP serem mais bem aceitos entre os treinadores e cientistas do esporte, parece que não existe diferença entre os métodos em estudos crônicos, sobretudo aqueles com duração igual ou superior a seis semanas.

Todavia, deve-se destacar que as mais variadas formas de estruturação das sessões de alongamento, assim como os critérios de desempenho, têm sido utilizadas. É possível encontrar na literatura especializada investigações que adotaram diferentes números de séries e de exercícios por grupo muscular, tempo de duração de cada exercício, forma de controle da intensidade dos alongamentos e da organização da ordem de execução dos exercícios, podendo ser contínua ou em formato de rodízio. Adicionalmente, testes genéricos, como o banco de sentar e alcançar, e testes específicos de um articulação mensurados com o uso de flexímetros têm sido adotados como critérios de desempenho. Em virtude dessa grande variabilidade dos desenhos experimentais, é difícil propor, de forma pontual, um melhor protocolo de exercícios de alongamento com o objetivo de aumentar a amplitude articular.

De forma similar ao aquecimento geral e específico, o alongamento também tem sido amplamente utilizado como parte do treinamento físico com exercícios preparatórios para os exercícios principais de uma sessão de treinamento físico. Os alongamentos, sobretudo os estáticos, têm sido incorporados na sessão de aquecimento. Todavia, algumas evidências indicaram que a utilização prévia do alongamento pode ser prejudicial ao desempenho, sobretudo em tarefas que são dependentes da força e da potência muscular. Como o alongamento parece ser capaz de diminuir a rigidez do complexo músculo-tendão, alguns achados indicaram que o alongamento estático diminui agudamente a capacidade de os atletas gerarem força. Mais recentemente, um estudo do nosso grupo de pesquisa também demonstrou que o alongamento estático foi capaz de alterar a estratégia de prova adotada por corredores durante uma prova de 3 km, induzindo a uma saída mais lenta. Possivelmente, essa alteração na estratégia de corrida ocorreu pelo fato de os atletas terem de gerar maior potência na fase da corrida para romper a inércia. Todavia, é importante destacar que a maioria desses estudos que relataram o deletério efeito agudo do alongamento utilizou protocolos de alongamento que possuíam um número de exercícios e intensidades maiores que os comumente praticados durante um sessão de aquecimento. Assim, esses achados que sugerem que talvez não seja apropriado incorporar os alongamentos na sessão de aquecimento devem ser contemplados com cautela.

CONSIDERAÇÕES FINAIS

A realização do aquecimento antes da prática esportiva é amplamente aceita no sentido de maximizar o desempenho e para, possivelmente, prevenir lesões. O alongamento é uma outra prática esportiva comumente utilizada para o aumento da flexibilidade, para preparar os atletas para a atividade principal ou para prevenir lesões. Independentemente, do nível de condicionamento ou do esporte praticado, os atletas são orientados a realizar sistematicamente essas duas práticas esportivas antes dos treinamentos e das competições. Entretanto, existem poucos achados científicos que elucidaram a relação causal do efeito do aquecimento sobre o rendimento atlético. A maioria dos estudos iniciais acerca dessas temáticas possuía pouco controle das variáveis intervenientes, continha um baixo número de participantes com diferentes níveis de aptidão física e as análises estatística em alguns casos foram omitidas[2]. Além disso, essas atividades pré-exercício foram realizadas com diferentes intensidades, duração períodos de recuperação e modos de exercício. Assim, embora essas práticas façam parte da cultura esportiva, novos estudos devem ser conduzidos no intuito de elucidar os mecanismos responsáveis pela melhora do desempenho ou da flexibilidade.

REFERÊNCIAS BIBLIOGRÁFICAS

1. Bishop D. Warm Up I: Potential mechanisms and the effects of passive warm up on exercise performance. Sports Med. 2003;33:439-54.
2. Bishop D. Warm Up I: Potential mechanisms and the effects of passive warm up on exercise performance. Sports Med. 2003;33:483-98.
3. Collins M, Posthumus M. Type V collagen genotype and exercise-related phenotype relationships: a novel hypothesis. Exerc Sport Sci Rev. 2011;39(4):191-8.
4. Shellock FG, Prentice WE. Warming-up and stretching for improved physical performance and prevention of sports-related injuries. Sports Med. 1985;2:267-78.
5. Wenstrup RJ, Smith SM, Florer JB, Zhang G, Beason DP, Seegmiller RE, Soslowsky LJ, Birk DE. Regulation of collagen fibril nucleation and initial fibril assembly involves coordinate interactions with collagens V and XI in developing tendon. J Biol Chem. 2011;286(23):20455-65.

6. Wenstrup RJ, Florer JB, Davidson JM, Phillips CL, Pfeiffer BJ, Menezes DW, Chervoneva I, Birk DE. Murine model of the Ehlers-Danlos syndrome. col5a1 haploinsufficiency disrupts collagen fibril assembly at multiple stages. J Biol Chem. 2006;281(18):12888-95.

18 Treinamento aeróbio contínuo

Fabiano Tomazini

INTRODUÇÃO

No final do século XIX, o Barão Pierre de Coubertain fundou o Comitê Olímpico Internacional (COI) e organizou a realização da primeira edição dos Jogos Olímpicos da Era Moderna em 1896, com o objetivo de realizar uma confraternização entre os povos por meio do esporte. Com o passar dos anos, o objetivo de participação foi se tornando a competição entre os melhores atletas do mundo, como é atualmente[17,19]. Desde a primeira edição dos Jogos Olímpicos, as provas do atletismo, incluindo as provas de fundo, sempre foram consideradas os maiores destaques. Seguramente, a mais popular é a maratona (42.195 m), a qual encerra as edições dos Jogos desde o ano de 1908.

Mais recentemente, com a busca principalmente por qualidade de vida, houve um aumento significativo nas corridas de rua no Brasil e no mundo todo. A Federação Internacional das Associações de Atletismo define as corridas de rua como as disputadas em circuitos de rua, avenidas e estradas com distâncias oficiais variando entre 5 e 100 km[18]. Em provas de pistas, as distâncias (a partir do meio-fundo) variam entre 800 e 10.000 m (fundo). No Brasil, grande parte das provas de rua tem percurso de 10 km, algumas também têm distâncias menores que permitem a participação de pessoas que estão iniciando a prática da corrida[12].

A participação de corredores não profissionais tem aumentado significativamente no Brasil nos últimos anos. Esse público representa cerca de 90 a 95% dos participantes das corridas de rua[16]. Segundo dados publicados no *site* da entidade Corredores Paulistas Reunidos (Corpore)[4] da cidade de São Paulo/SP – Brasil, este crescimento é notado por meio do aumento do número de participantes em seus eventos. Em 1994, por exemplo, aproximadamente 4.000 pessoas competiram, ao passo que, em 2008, foram mais de 133.000 pessoas. A mesma evolução foi percebida no número de atletas cadastrados que, em 1994, era de 3.000 e, no ano de 2012, passou a ser de 392.000.

Já no esporte de alto rendimento, sobretudo no atletismo, aconteceu exatamente o inverso. Há alguns anos nosso país vem enfrentando dificuldades em formar novos talentos em provas de média e longas distâncias. Isso tem se refletido nas principais provas do nosso país e do mundo, na qual os africanos, em especial quenianos e etíopes, têm dominado as corridas de média e longas distâncias, ao passo que há pouquíssimos brasileiros competindo no mesmo nível. A boa safra (década de 1990) de atletas de longas distâncias do nosso país não se renovou a altura e o longo período necessário para formar um atleta de nível internacional (olímpico) leva em torno de 8 a 12 anos, o que dificulta fazer uma renovação a curto prazo.

Neste capítulo, discutiremos basicamente como é estruturada a preparação física (prescrição do treinamento aeróbio contínuo e suas variações) e a organização do treinamento ao longo da temporada de atletas corredores de alto rendimento.

METABOLISMO AERÓBIO

Durante os treinamentos de corrida, principalmente as de média e longas distâncias, os corredores se exercitam por longos períodos (minutos e até horas) de forma interrupta. Portanto, o metabolismo aeróbio é a fonte primária de energia nesses eventos. Assim, a capacidade física resistência predominante nesse tipo de exercício é desenvolvida por meio do treinamento aeróbio contínuo e suas variações. Um bom desenvolvimento do metabolismo aeróbio é fundamental para que o indivíduo consiga ter êxito em corridas de longas distâncias, bem como suportar treinos cada vez mais intensos, tais como os treinamentos intervalados de alta intensidade.

De acordo com Laursen[10], a transição da predominância do metabolismo anaeróbio para o aeróbio acontece em torno de 75 segundos de exercício. Assim, nas provas de média distância (800 e 1.500 m), existe uma complexa interação entre o metabolismo anaeróbio e aeróbio, com maior contribuição/participação do metabolismo aeróbio[2,6,7,9]. Por outro lado, nas provas de longas distâncias (800, 1.500, 5.000, 10.000 m e maratona – 42.195 m), o metabolismo aeróbio é predominante. A Tabela 18.1 apresenta algumas estimativas das contribuições dos sistemas energéticos em virtude da distância da prova.

Tabela 18.1 Contribuição energética de energia aeróbia e anaeróbia em eventos de média e longa duração de corrida em intensidade máxima.

Distância	Duração (h:min:s)	Velocidade média (km/h)	% aeróbio	% anaeróbio
800 m	1:40:91	28,7	60	40
1.500 m	3:26:00	26,2	80	20
5.000 m	12:37:35	23,7	95	5
10.000 m	26:17:53	22,8	97	3
42.195 m	2.03:23	20,5	99	1

Fonte: adaptada de Maughan et al.[13]
Obs.: recorde mundial da distância em provas olímpicas (homens)[8].

TREINAMENTO CONTÍNUO

O principal objetivo do treinamento aeróbio contínuo é aumentar a capacidade de se exercitar por longos períodos. Dessa forma, ao prescrever o treino, devemos obter algumas informações importantes, tais como: idade; hábitos alimentares (incluindo o uso de suplementos); quais os objetivos e as provas que pretende disputar; histórico de treinamento; melhor tempo na distância pretendida; caso trabalhe, qual a carga horária e profissão e horas de sono por dia. Com base nessas informações e nos princípios do treinamento desportivo, o treinador poderá prescrever o treino de forma mais eficaz.

Basicamente, a sessão de treinamento predominantemente aeróbio pode ser divida em três etapas, a saber: 1) preparação (aquecimento com atividades de trote leve, alongamento, exercícios educativos e acelerações); 2) principal, treino aeróbio contínuo do tipo "rodagem", treino aeróbio contínuo com variações de velocidade (*fartlek*), treino aeróbio contínuo progressivo, treino aeróbio contínuo de longa duração ("longão"), treino aeróbio contínuo regenerativo; 3) recuperação (alongamento, crioterapia, massagem, suplementos nutricionais).

PREPARAÇÃO

Trote de aquecimento

O trote de aquecimento, como o próprio nome sugere, é uma corrida de baixa intensidade realizada com o objetivo de aumentar a temperatura corporal, o fluxo sanguíneo periférico (músculos), a liberação de hormônios (adrenalina, noradrenalina e cortisol) e aumentar o estado de prontidão. Dessa forma, o atleta poderá otimizar o desempenho na sessão de treino ou reduzir a percepção do desconforto induzida pelo exercício físico. Geralmente, é realizado no início das sessões de treinamento com o volume, podendo chegar a até 3 km para atletas de alto rendimento.

Alongamento

Após o trote de aquecimento, os atletas comumente realizam uma série de alongamentos ativos que duram em torno de 15 minutos no total. Os atletas são orientados a não ultrapassar o tempo total de 20 minutos para não comprometer a elevação da temperatura corporal induzida pelo aquecimento. A série de alongamento tem como prioridade os membros inferiores e os seguintes grupos musculares: tríceps sural, quadríceps, isquiotibiais, abdutores, adutores e quadril. Os exercícios não são realizados necessariamente nessa ordem, mas é recomendado que comece da posição de pé, posteriormente sentada e, por última, deitada (Figura 18.1). Cada posição tem um tempo de duração em torno de 20 a 30 segundos. Após a parte principal (treino propriamente dito), os atletas realizam os mesmos alongamentos de uma forma menos intensa.

Exercícios educativos

Os exercícios educativos enfatizam as principais etapas da mecânica corrida (fase de apoio, decolagem, aérea, aterrissagem e balanço posterior). O seu objetivo principal é aumentar a eficiência do gesto esportivo e, por consequência, diminuir o gasto energético e melhorar a economia de corrida. Cada exercício é realizado, em média, 3 vezes em uma distância que varia de 25 a

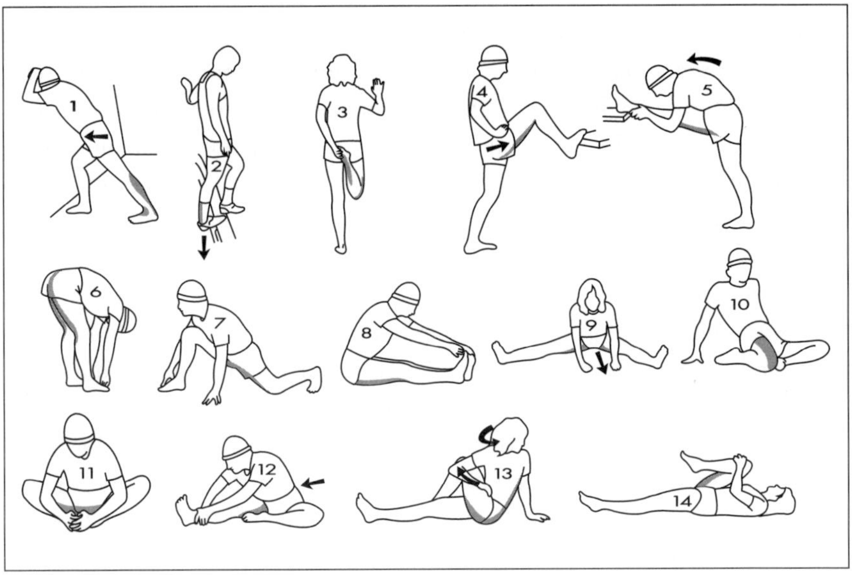

Figura 18.1 Exercícios de alongamento que são realizados antes e depois do treino.

30 metros. São realizados sem estado de fadiga e anteriormente à realização do treino principal para que ocorra transferência para a corrida. Os exercícios educativos frequentemente realizados pelos atletas de corrida são: *skipping*, *hopserlauf*, *anfersen*, soldadinho e corrida saltada (*hop*).

Acelerações

Terminado os exercícios educativos, para finalizar o aquecimento, os atletas realizam de 4 a 6 "acelerações" na qual a distância pode variar entre 50 (3 a 5) e 100 m (1 a 2) com uma intensidade de aproximadamente 90% do máximo, a velocidade pode variar entre 20 e 25 km/h. O objetivo principal desse tipo de exercício é gerar aquecimento específico em resistência de velocidade.

PRINCIPAL

Treino contínuo

O treino aeróbio contínuo, ou "rodagem" como é mais conhecido pelos treinadores e atletas, pode ser realizado com distâncias que variam entre 5 e 18 quilômetros e em baixa (próximo do primeiro limiar metabólico), moderada (entre o primeiro e o segundo limiar metabólico) e alta intensidade (muito próximo da intensidade de prova). Tem como objetivo desenvolver a capacidade e a resistência aeróbia. Esse tipo de treino é realizado durante toda temporada e, geralmente, desenvolvido em ritmo constante. Por exemplo, um atleta que tem como melhor marca os 10.000 m em 29 minutos, provavelmente, terá como meta realizar um treino de 10.000 m em um ritmo de aproximadamente 3:30 minutos por km, dependendo da distância. Geralmente os dois primeiros quilômetros são um pouco mais lentos (1° km em 4:00 e o 2° em 3:45) como forma de complementar o aquecimento.

Dependendo do período do treino (geral, pré-competitivo ou competitivo) os treinos são realizados em percurso com variação de terreno ou na pista de atletismo. Por exemplo, no período geral, também conhecido como "base", cerca de 70 a 80% do treino é realizado em percurso com piso de terra com variações de altimetria (subidas, descidas e plano). No período pré-competitivo, cerca de 50 a 60% dos treinos são realizados na pista e, no período competitivo, cerca de 90% do treino é realizado em percurso plano (terra, grama ou asfalto). A ideia central é aumentar a especificidade do treinamento à medida que se aproxima das principais competições. Os atletas realizam esse tipo de treino sozinhos ou em grupos pequenos com no máximo três atletas.

Treino contínuo com variações de velocidade

O treino aeróbio contínuo com variações de velocidade é mais conhecido como *fartlek*. Nesse tipo de treino, o atleta tem uma distância pré-determinada para cumprir, na qual ele deve realizar acelerações de alta intensidade esporádicas sem distância definida, seguida de recuperação ativa[20]. Os comandos para as acelerações podem ser definidos pelo(s) próprio(s) atleta(s) ou pelo treinador com a voz ou um apito durante a sessão de treino. Esse tipo de treino tem como objetivo desenvolver a resistência de velocidade, potência anaeróbia/aeróbia e simular situações de prova. Ele é realizado principalmente no período pré-competitivo como forma de adaptação aos treinos intervalados e no final do período geral. Pode ser desenvolvido tanto em percursos curtos (voltas de 1, 2, 3 km) e pista de atletismo (voltas de 400 m), em que o treinador pode acompanhar em um ponto fixo sem utilizar meios de transporte como bicicleta, moto ou carro, quanto em longos percursos, como estradas.

O *fartlek* realizado na pista de atletismo pode ser conduzido com variações de velocidade e com tempo total ou distância determinada, por exemplo, 50 m rápido e 50 m lento (relação 1:1), tempo total de 30 minutos; ou 100 m rápido e 100 m lento, quilometragem total de 8 km. Esse tipo de treino também pode ter uma relação de 2:1, por exemplo: 2 minutos rápido e 1 minuto lento ou 200 m rápido e 100 m lento; 3:2, 3 minutos rápido e 2 minutos lento; e 3:1, 300 m rápido e 100 m lento. Essas variações são as mais comuns, mas podem ser realizadas outras variações da relação esforço:recuperação.

Treino contínuo progressivo

No treino aeróbio contínuo progressivo, como o próprio nome sugere, a intensidade é implementada de forma progressiva e tem como objetivo desenvolver a resistência de velocidade e a capacidade/resistência aeróbia e simular situações de prova. Geralmente para os atletas fundistas (5 e 10 km) percorrem uma distância que varia entre 8 e 16 quilômetros. Por exemplo, 10 km progressivo: 1° km 4:00, 2° km 3:55, 3° km 3:50... 10° km em 3:15. Esse tipo de treino é realizado durante todo ano, alternando a intensidade, quanto mais próximo do período competitivo mais intenso será. Pode ser realizado em pista e local plano, de preferência sem fluxo de veículos. Como forma de aquecimento, os atletas apenas realizam um alongamento passivo de, no máximo, 15 minutos. O fato de realizar esse tipo de treino em grupo (4, 5, 6 atletas) é o principal fator motivacional, pelo fato de a sessão de treinamento se tornar mais competitiva.

Treino contínuo de longa duração

O treino aeróbio contínuo de longa duração, ou "longão" como é mais conhecido, tem como objetivo desenvolver a capacidade e resistência aeróbia. Nesse tipo de treino, os atletas percorrem elevadas quilometragens que podem variar de 20 a 36 km (maratonistas) em uma única sessão. As intensidades podem alterar entre baixa e moderada em um ritmo quase sempre constante. É realizado durante todo ano, porém com maior ênfase no período geral e no período pré-competitivo para os maratonistas. Para evitar a monotonia, os atletas preferem realizar esse tipo de treino em grupo e em local arborizado com piso de terra/grama, como parques públicos, campus universitários e em estradas de terra com variações de altimetria (subidas e descidas). Esse tipo de treino geralmente é realizado em grupos maiores de até 7 a 8 atletas. Às vezes, simula uma verdadeira competição de longa distância.

Treino contínuo regenerativo

O treino aeróbio contínuo regenerativo é um trote ou um trote "acelerado" em que o atleta o realiza em baixa intensidade (próximo do primeiro limiar metabólico), tem como objetivo complementar o volume de treino e/ou realizar uma recuperação ativa da(s) sessão(ões) anterior(es).

VOLTA À CALMA

A volta à calma é um trote ou um trote "acelerado" em que o atleta o realiza em baixa intensidade (próximo do primeiro limiar metabólico), como forma de complementar o volume de treino e/ou é realizado como "desaquecimento" ao final do treino e tem como objetivo acelerar a remoção de metabólitos. Após o treino intervalado, os atletas realizam um trote que pode variar entre 2 e 4 km em ritmo tranquilo. A volta à calma almeja principalmente acelerar a remoção de metabólitos, otimizar a recuperação muscular para a próxima sessão de treino e voltar o organismo ao estado de homeostasia.

PLANEJAMENTO DO TREINAMENTO

A organização do treinamento pode ser considerada como a sistematização da carga em um determinado período. A periodização de corredores de alto rendimento no Brasil geralmente segue um padrão clássico desenvolvido pelo russo Lev P. Matveev (periodização linear) com suas devidas adaptações dependendo do atleta, do tipo de prova e do calendário de competições. A Tabela 18.2 apresenta um exemplo ilustrativo da visão sistêmica de forma a organizar o treinamento de um atleta de elite que objetiva maratonas. Em síntese, existem 8 tipos de microciclos de treinamento, são eles: choque (CH) = 80 a 100% do máximo das cargas; ordinário (OR) = 60 a 80% do volume do microciclo de choque; estabilizador (ES) = 40 a 60% do volume do microciclo de choque; controle (CT) = em que são realizados testes e exames médicos; pré-competitivo (PC) = 30 a 60% do volume do microciclo de choque; competitivo (CP) = microciclo em que acontecerá a competição; recuperativo (RC) = 30 a 40% do volume do microciclo de choque; manutenção (MN) = microciclo de recuperação (férias), geralmente realizado no período de transição.

O processo de planejamento do treinamento para atletas de alto rendimento de longas distâncias é bem complexo, pois atualmente o calendário de competições é bem extenso e exige que o atleta atinja o "pico da forma"

Tabela 18.2 Exemplo típico de um macrociclo do treinamento aeróbio de um corredor de maratona de alto rendimento.

Período	Preparação												Competição									Preparação								
ETAPA	GERAL						TESTE FÍSICO		PRÉ-COMPETITIVA				COMPETITIVA									GERAL			TESTE FÍSICO EXAMES		PRÉ-COMP.			
COMPETIÇÕES	BRASILEIRO DE *CROSS-COUNTRY*								BRAS. DE FUNDO EM PISTA ½ MARATONA DE LISBOA				MARATONA DE LONDRES									CAMP. BRAS. DE ATLETISMO *D. LEAGUE* (ETAPA EUGENE-EUA)								
MESES	JANEIRO				FEVEREIRO				MARÇO				ABRIL					MAIO				JUNHO					JULHO			
SEMANAS	1	2	3	4	5	6	7	8	9	10	11	12	13	14	15	16	17	18	19	20	21	22	23	24	25	26	27	28	29	30
MICROCICLOS	E	O	O	C	E	C	E	C	E	P	C	E	P	C	R	R	R	E	E	O	O	E	E	O	C	C	P	C	R	R
	S	R	R	H	S	P	S	T	S	C	P	S	C	P	C	C	C	S	S	R	R	S	S	R	H	T	C	P	C	C

(continua)

Tabela 18.2 Exemplo típico de um macrociclo do treinamento aeróbio de um corredor de maratona de alto rendimento. *(continuação)*

Período	**Competição**																				**Trans.**	
ETAPA	COMPETITIVA																			EXAMES	TRANSIÇÃO	
COMPETIÇÕES	CAMPEONATO MUNDIAL DE ½ MARATONA										MARATONA DE NOVA YORK										REGENERAÇÃO (FÉRIAS)	
MESES	AGOSTO					SETEMBRO					OUTUBRO				NOVEMBRO				DEZEMBRO			
SEMANAS	31	32	33	34	35	36	37	38	39	40	41	42	43	44	45	46	47	48	49	50	51	52
MICROCICLOS	E	E	O	C	R	E	P	C	R	E	O	C	P	P	C	R	R	E	O	C	M	M
	S	S	R	H	C	S	C	P	C	S	R	H	C	C	P	C	C	S	R	P	N	N

Legenda: CH = choque (80 a 100% do máximo das cargas); ES = estabilizador (40 a 60% do volume do microciclo de choque); OR = ordinário (60 a 80%); CT = controle (testes); PC = pré-competitivo (30 a 60% do volume do microciclo de choque); CP = competitivo (competição); RC = recuperativo (30 a 40%); MN = manutenção/recuperação.

em pelo menos três momentos no ano. As principais provas são o *cross-contry* (fevereiro), pista (campeonato brasileiro) (junho-julho) e rua (durante todo o ano), com algumas provas sendo prioridade, por exemplo: maratona de Londres (abril) e Nova York (novembro). Atletas maratonistas de alto rendimento geralmente correm 2 ou 3 maratonas por ano, com intervalos que variam entre 3 e 5 meses. Além disso, deve-se considerar o calendário de competições internacionais, tais como os campeonatos sul-americanos, pan-americanos, jogos da lusofonia, mundiais e jogos olímpicos. Por outro lado, a periodização do treinamento de atletas corredores recreacionais de assessorias esportivas o planejamento do treinamento do macrociclo é bem mais simples, pois se divide basicamente em três etapas: geral, competitivo e transitório.

Períodos de preparação

O nível de especificidade está relacionado à similaridade do exercício de treino com a manifestação do movimento durante a competição. Os exercícios podem ser de preparação geral, pré-competitivo, especial (competitivo) e transição. O período de preparação geral, mais conhecido como "período de base", geralmente começa em novembro ou dezembro e termina em janeiro ou fevereiro dependendo do calendário de competições da próxima temporada. Dessa forma, ele tem a duração de aproximadamente 10 semanas. Nesse período, o foco do trabalho é o volume, a técnica e a força. Os atletas mais experientes têm um período de base menor em comparação com os atletas mais jovens ou menos experientes.

O período pré-competitivo geralmente tem duração de 1 a 2 meses dependendo do atleta e do calendário de competição. O foco principal é a técnica e alta intensidade. Nesse período, alguns atletas de elite brasileiros aproveitam para fazer um *camping* para aclimatação de aproximadamente 3 a 4 semanas na altitude nas cidades de Paipa (2.300 m) na Colômbia, Cochabamba (2.500 m) na Bolívia ou em Campos do Jordão (1.600 a 1.700 m), em São Paulo. O retorno para a cidade de origem varia entre os atleta, mas geralmente é em torno de 5 a 7 dias antes da competição. Mudar o local e ambiente de treino é importante para motivar o atleta.

Por sua vez, o período competitivo pode durar vários meses, sendo o mais longo, totalmente específico e voltado para as competições. Nesse período é que se atinge a maior intensidade nos treinos. Já o período de transição é o período de férias do atleta, geralmente tem duração de 10 a 15 dias, em que o atleta é aconselhado a realizar outros esportes (natação, andar de bicicleta, jogar basquete, etc.) que não seja a corrida, objetivando um descanso 'ativo'. Em síntese, a medida que o treinamento vai evoluindo ao longo da temporada, ele vai se tornando cada vez mais específico com a realidade da competição.

Volume da Carga

O volume da carga determina o aspecto quantitativo (minutos, horas, metros e quilômetros) do estímulo no processo de treinamento[3]. A progressão no volume da carga no mês não deve ultrapassar 10 a 15% na sessão para evitar lesões e síndrome do *overtraining*. Geralmente, o volume da carga é prescrito por tempo (minutos, horas) ou por distância (quilômetros). Cada treinador prefere prescrever de acordo com as características do atleta e com os objetivos do treino. A Tabela 18.3 apresenta um exemplo típico do volume das sessões de treino de atletas de alto rendimento de acordo com o tipo de prova, o tipo de treino e o período de treinamento.

O volume da carga dos atletas de alto rendimento varia de acordo com a idade, o tempo de prática (experiência), o período do treinamento e o tipo de prova. Vejamos alguns exemplos: um atleta fundista experiente corredor de 5 e 10 km, no período competitivo, realiza um volume semanal entre 140 e 160 km, divididos em 2 sessões/dia (exceto domingo e segunda-feira) totalizando 12 sessões/semana. Por outro lado, um maratonista experiente, no período pré-competitivo realiza um volume semanal entre 200 e 210 km, divididos em 2 sessões/dia (exceto domingo e segunda) totalizando 12 sessões/semana. Outro exemplo é um marchador experiente que realiza provas de 50 km; no período pré-competitivo, realiza um volume semanal entre 200 e 230 km, divididos em 2 sessões/dia (exceto domingo) totalizando 13 sessões/semana.

De acordo com as variáveis citadas anteriormente, entre as principais discussões sobre volume de treinamento mais adequado para atletas fundistas e maratonistas. Algumas décadas atrás era comum, principalmente entre os atletas maratonistas, realizar volumes exorbitantes (280 a 300 km/semana) de treinamento, mas com a evolução dos métodos de treinamento e maior conhecimento científico na área, foi observado que nem sempre quantidade é sinônimo de qualidade. Noakes[14] afirma que pesquisas indicam que os atletas fundistas e maratonistas que utilizam cargas de trabalho entre 150 e 200 km semanais atingem os melhores resultados. Além disso, para os corredores recreacionais que objetivam apenas completar uma prova de 10 km, o volume

Tabela 18.3 Exemplo do volume de uma sessão de treino de atletas de alto rendimento.

TIPOS DE TREINO AERÓBIO CONTÍNUO						
ATLETA	**Aquecimento Volta à calma**	**Rodagem**	***Fartlek***	**Progressivo**	**Longão**	**Regenerativo**
PERÍODO PREPARATÓRIO GERAL (km)						
Meio-fundistas (800 m)	2	6 a 15	4 a 8	4 a 6	–	4 a 5
Meio-fundistas (1.500 m)	2	6 a 16	4 a 10	5 a 10	20 a 22	6
Fundistas (5 e 10 km)	2 a 3	6 a 18	6 a 12	8 a 16	20 a 28	6 a 7
Maratonistas	2 a 3	6 a 18	6 a 12	8 a 18	20 a 30	6 a 7
PERÍODO PRÉ-COMPETITIVO (km)						
Meio-fundistas 800 m	3 a 3,5	6 a 10	4 a 6	4 a 6	–	4 a 5
Meio-fundistas 1.500 m	3 a 3,5	6 a 14	4 a 6	5 a 10	20 a 22	5 a 6
Fundistas 5 e 10 km	3 a 4	6 a 18	6 a 8	6 a 14	20 a 28	5 a 6
Maratonistas	3 a 4	6 a 18	6 a 8	6 a 18	20 a 36	6 a 7
PERÍODO COMPETITIVO (km)						
Meio-fundistas (800 m)	3 a 3,5	6 a 8	–	–	–	4
Meio-fundistas (1.500 m)	3 a 3,5	6 a 12	–	–	20	5 a 6
Fundistas (5 e 10 km)	3 a 4	6 a 16	–	6 a 12	20 a 24	5 a 6
Maratonistas	3 a 4	6 a 18	–	6 a 16	20 a 30	6 a 7

Obs.: O volume das sessões de treino é apresentado em quilômetros (km); o volume pode sofrer alterações em decorrência do calendário de competições e do nível de aptidão física de cada atleta. O volume das sessões de aquecimento e desaquecimento sofrem variação de acordo com o período de treinamento, o tipo de treino da sessão – por exemplo, em treinos intervalados, o aquecimento é maior e em decorrência da temperatura ambiente; em dias frios, o aquecimento é maior e a volta à calma é menor.

semanal varia entre 50 e 80 km (Tabela 18.4) e maratona entre 80 e 100 km, dependendo do nível de aptidão física e tempo de treinamento.

Polimento

A fase do treinamento conhecida como polimento é caracterizada pela diminuição no volume (entre 30 e 60%) e pela manutenção, ou até aumento da intensidade de treinamento, às vésperas das competições principais. Tem como objetivo aumentar o desempenho por meio da supercompensação. O período de polimento varia em função da prova do atleta, quanto maior for a distância da prova, maior será a fase de polimento. Por exemplo, em provas de 10 km, varia em torno de 5 a 7 dias, e maratona, em torno de 14 a 21 dias, esse último em virtude da alta quilometragem das sessões de treino e do curto período de recuperação entre cada sessão. Esse período pode variar de atleta para atleta pelo fato de o tempo de recuperação ser diferente de pessoa para pessoa.

Geralmente na última terça-feira que antecede a competição, o atleta realiza o último teste que é chamado de "apronto". No apronto, o atleta percorre uma distância menor, porém com uma maior intensidade. Por exemplo: para um atleta de 1.500 m, o apronto será de 1.000 ou 1.200 m, ao passo que, para o atleta de 10.000 m, o apronto será de 6.000 m. O fato de realizar uma distância menor que a da competição induz a uma intensidade supra-máxima a da prova. Para que o atleta ajuste o *pacing* e evite o desgaste excessivo no dia da competição. O apronto pode ser realizado sozinho, mas geralmente é feito em um grupo de atleta, no qual cada um cumpre uma distância em um tempo previamente determinado. Por exemplo, em apronto de 1.200 m realizado em um grupo de quatro atletas com três "coelhos", cada atleta deverá correr uma volta de 400 m em 1 minuto. O atleta que está realizando o apronto tem como meta cumprir a distância total em 3 minutos.

PRESCRIÇÃO DO TREINO AERÓBIO CONTÍNUO PARA O ALTO RENDIMENTO

Como descrito no início deste capítulo, um dos objetivos do treinamento aeróbio contínuo é desenvolver a capacidade/resistência aeróbia e aumentar o volume de treinamento. Aos atletas de alto rendimento que visam melhorar o desempenho, apenas o treinamento contínuo pode ser suficiente para promover melhora e manutenção do desempenho. Acredita-se que seja necessária a realização dos treinos de alta intensidade[11]. Um dos fatores relacionados ao

Tabela 18.4 Planilha de treinamento de um corredor recreacional de longa distância.

Equipe: .... Treinador: ....
Atleta: .... Data de nascimento: __/__/___
Provas: 10 km   Período: competitivo   Duração: 4 semanas

Segunda-feira	Terça-feira	Quarta-feira	Quinta-feira	Sexta-feira	Sábado	Domingo
8 km (leve) ou Descanso	Aquecimento Treino intervalado Volta à calma	M: rodagem 45′ (ritmo: 4:30/km) T: musculação	Aquecimento Treino intervalado Volta à calma	M: rodagem 45′ (ritmo: 4:25/km) T: musculação	M: "longão" 20 km (confortável)	Descanso
10 km (leve) ou Descanso	Aquecimento Treino intervalado Volta à calma	M: rodagem 50′ (ritmo: 4:25/km) T: musculação	Aquecimento Treino intervalado Volta à calma	M: rodagem 55′ (ritmo: 4:20/km) T: musculação	M: "longão" 21 km (ritmo: 4:50/km)	Descanso
12 km (leve) ou Descanso	Aquecimento Treino intervalado Volta à calma	M: rodagem 55′ (ritmo 4:20/km) T: musculação	Aquecimento Treino intervalado Volta à calma	M: rodagem 60′ (ritmo 4:15/km) T: musculação	M: "longão" 22 km (ritmo: 4:40/km)	Descanso
Repetir 1ª semana	Repetir 1ª semana	Repetir 1ª semana	Repetir 1ª semana	Repetir 1ª semana	Repetir 1ª semana	Repetir 1ª semana

Legenda: M = manhã; T = tarde; km = quilômetros.

sucesso dos corredores quenianos em eventos importantes em comparação aos atletas ocidentais é a diferença na quantidade de treinamento realizada em alta intensidade[1]. Segundo Noakes[15], o treino aeróbio contínuo para atletas de alto rendimento deve ser prescrito em intensidades mais elevadas em comparação com atletas menos treinados, a fim de auxiliar na manutenção das adaptações promovidas.

A prescrição do treinamento aeróbio contínuo e suas variações pode ser baseada no primeiro limiar metabólico e segundo limiar metabólico, já que os atletas de alto rendimento e seus treinadores não realizam o controle da intensidade por meio da frequência cardíaca. De acordo com Faude et al.[5], a intensidade pode ser dividida basicamente em três zonas, de acordo com o objetivo do treinamento (tipo de treino) (Tabela 18.5).

Tabela 18.5 Intensidade de trabalho de acordo com os tipos de treino aeróbio contínuo.

Tipos de treino aeróbio contínuo	Zona de intensidade	[La]
• Trote de aquecimento • Rodagem • "Longão" • Regenerativo • Volta à calma	Abaixo do 1° LM (baixa intensidade de treino)	2 mmol/L
• Rodagem • Progressivo • "Longão"	Transição 1° LM e 2° LM (moderada a intensa)	entre 2 e 3,5 a 4 mmol/L
• *Fartlek*	Acima do 2° LM (moderada a alta intensidade)	Acima de 3,5 a 4 mmol/L

Legenda: [La] = concentração de lactato; mmol/L = milimols por litro de sangue; 1° LM = primeiro limiar metabólico; 2° LM = segundo limiar metabólico.
Fonte: adaptada de Faude et al.[5].

Frequentemente, em nosso país, a prescrição do treinamento aeróbio contínuo não é realizada com base em índices fisiológicos, e, sim, no desempenho do(s) atleta(s), histórico do atleta, percepção subjetiva de esforço (sem uso de escala de Borg), nos treinos realizados e nas competições/provas disputadas (tempo-cronômetro). Com base nas concentrações de lactato geradas em cada tipo de treino (Tabela 18.5), pode-se ter uma ideia das "sensações" de fadiga e cansaço durante os treinos. Quando os treinos quando são prescritos com intensidade, por exemplo, à vontade e leve, o atleta deve treinar em baixa intensidade, e é esperado que a concentração de lactato fique próxima de 2 mmol/L. Quando o ritmo é determinado em minutos/km, entre moderado e intenso, é esperado que o atleta treine em uma concentração de lactato entre 2 e 3,5 a 4 mmol/L. Por sua vez, entre moderada e alta intensidade, é esperado que o atleta treine em uma concentração de lactato acima de 3,5 a 4 mmol/L. Dificilmente os atletas treinam fora da zona estabelecida, já que eles "se conhecem" muito bem e conseguem determinar a intensidade por meio das sensações e do tempo (ritmo).

Planilha de treinamento

A utilização de planilhas de treinamento tem-se tornado uma prática comum, sobretudo nas grandes cidades onde o deslocamento e tempo destinado ao treinamento são fatores que podem inibir a prática esportiva. A Tabela 18.6 apresenta um exemplo típico de planilha de treinamento de um corredor de longa distância de alto rendimento de 10.000 m no período competitivo com 12 sessões de treino por semana, divido em 2 períodos com um mesociclo composto por 4 semanas. Como pode ser observado, o treino aeróbio contínuo e suas variações estão presentes em pelo menos 75 a 85% das sessões de treino. Isso se deve ao fato da especificidade do treinamento, já que a capacidade física, predominante nesse tipo de atividade, é a resistência aeróbia. Porém, o atleta não treina apenas resistência, assim como qualquer outro atleta, independente da modalidade, ele também deve realizar outros tipos de treinos que complementam sua preparação física, tais como flexibilidade (alongamento), coordenação motora (exercícios educativos), força (resistência de força) e resistência de velocidade (treino progressivo, *fartlek* e intervalado).

A progressão de carga nesse caso segue a linha de três semanas (três microciclos) de aumento de caga (volume) com uma semana de redução (um microciclo), esse último tem como objetivo promover um descanso ao atleta e promover uma maior supercompensação, gerando maior desempenho. Esse é apenas um modelo, cada treinador adota o modelo que achar mais conveniente e que se adapte melhor a cada atleta. Essas planilhas servem apenas como um guia (exemplo) para consulta e não devem ser utilizadas como "receitas de bolo", na qual o treino descrito se aplica a qualquer pessoa. Como abordado anteriormente, o treinamento deve obedecer aos princípios do treinamento. O volume, a intensidade, a frequência etc. devem ser adequados às condições físicas (aptidão física) do indivíduo na qual se pretende trabalhar.

Tabela 18.6 Planilha de treinamento de um corredor de longa distância de alto rendimento.

Equipe: .... Treinador: ....
Atleta: .... Data de nascimento: ___/___/____
Provas: 5.000 m e 10.000 m Período: competitivo Duração: 4 semanas

Segunda-feira	Terça-feira	Quarta-feira	Quinta-feira	Sexta-feira	Sábado	Domingo
T: rodagem 10 km (contínuo-leve)	M: aquecimento Treino intervalado Volta à calma T: rodagem 8 km (à vontade)	M: rodagem 50′ (ritmo: 4/km) T: musculação e rodagem 8 km (à vontade	M: aquecimento Treino intervalado Volta à calma T: rodagem 12 km (à vontade)	M: rodagem 50′ (ritmo: 3:50/km) T: musculação e rodagem 8 km (à vontade)	M: aquecimento Treino progressivo 8 km Volta à calma T: rodagem 8 km (à vontade)	M: "longão" 20 km (confortável)
T: rodagem 12 km (contínuo-leve)	M: aquecimento Treino intervalado Volta à calma T: rodagem 10 km (moderado)	M: rodagem 55′ (ritmo: 3:50/km) T: musculação e rodagem 8 km (à vontade]	M: aquecimento Treino intervalado Volta à calma T: rodagem 14 km (à vontade)	M: rodagem 55′ (ritmo: 3:45/km) T: musculação e rodagem 10 km (à vontade)	M: aquecimento Treino intervalado Volta à calma T: rodagem 10 km (à vontade)	M: "longão" 22 km (ritmo: 4:00/ km)
T: rodagem 14 km (contínuo-leve)	M: aquecimento Treino intervalado Volta à calma T: rodagem 12 km (moderado)	M: rodagem 60′ (ritmo 3:40/km) T: musculação e rodagem 8 km (à vontade]	M: aquecimento Treino intervalado Volta à calma T: rodagem 16 km (à vontade)	M: rodagem 60′ (ritmo 3:30/km) T: musculação e rodagem 8 km (à vontade)	M: aquecimento Treino intervalado Volta à calma T: rodagem 12 km (à vontade)	M: "longão" 24 km (ritmo: 3:50)
Repetir 1ª semana	Repetir 1ª semana	Repetir 1ª semana	Repetir 1ª semana	Repetir 1ª semana	Repetir 1ª semana	Repetir 1ª semana

Legenda: M = manhã; T = tarde; km = quilômetros.

CONSIDERAÇÕES FINAIS

O treinamento aeróbio é a base para desenvolver a capacidade e a resistência, podendo ser realizado por iniciantes (caminhantes e corredores) até atletas de alto rendimento (meio-fundistas, fundistas e maratonistas), desde que respeitados os princípios básicos do treinamento. A grande vantagem desse tipo de treino é o fato de não necessitar de equipamentos caros e poder ser praticado baiscamente em qualquer lugar (parques, trilhas, ruas, avenidas, estradas de terra e pistas). Porém, para sua segurança, recomendamos que procure um profissional de Educação Física antes de iniciar os treinos até a elaboração de treinos mais complexos.

REFERÊNCIAS BIBLIOGRÁFICAS

1. Berg G. Endurance training and performance in runners. Research limitations and unanswered questions. Sports Med. 2003;33:59-73.
2. Billat VL, Lepretre P, Heugas A, Koralsztein JP. Energetics of middle-distance running performances in male and female junior using track measurements. Japanese J Physiol. 2004;54(2):125-35.
3. Bompa TO. Periodização: teoria e metodologia do treinamento. 4.ed. São Paulo: Phorte; 2002.
4. [CORPORE] Corredores Paulistas Reunidos. Disponível em: <http://www.corpore.org.br/cor_corpore_estatisticas.asp>. Acessado em: 27 jan. 2014.
5. Faude O, Kindermann W, Meyer T. Lactate threshold concepts. Sports Med. 2009;39(6):469-90.
6. Gastin PB. Energy system interaction and relative contribution during maximal exercise. Sports Med. 2001;31(10):725-41.
7. Hill DW. Energy system contributions in middle-distance running events. J Sports Sci. 1999;17(6):477-83.
8. [Iaaf] International Association of Athletics Federations. Records and lists. Disponível em: <http://www.iaaf.org/records/by-category/worldrecords# results -tab-sub-men=0>. Acessado em: 6 mar. 2014.
9. Lacour JR, Padilla-Magunacelaya S, Barthélémy JC, Dormois D. The energetics of middle-distance running. Eur J Appl Physiol. 1990;60:38-43.
10. Laursen PB. Training for intense exercise performance: high-intensity or high-volume training? Scan J Med Sci Sports. 2010;20(2):1-10.
11. Londeree BR. Effect of training on lactate/ventilator thresholds: a meta-analysis. Med Sci Sports Exerc. 1997;29(6):837-43.

12. Massarela FL, Winterstein PJ. A motivação intrínseca e o estado mental flow em corredores de rua. Movimento. 2009;15(2):45-68.
13. Maughan R, Gleeson M, Greenhaff PL. Bioquímica do exercício e treinamento. Barueri: Manole; 2000.
14. Noakes T. Lore of running. Cape Town: Oxford University Press; 1986.
15. Noakes T. Lore of running. Champaign: Leisure Press; 1991.
16. Pazin J, Duarte MFS, Poeta LS, Gomes MA. Corredores de rua: características demográficas, treinamento e prevalência de lesões. Rev Bras Cineantropom Desempenho Hum. 2008;10(3):277-82. Disponível em: <http://www.periodicos.ufsc.br/index.php/rbcdh/article/view/4210/3516>. Acessado em: 27 out. 2009.
17. Rúbio K. Jogos olímpicos da era moderna: uma proposta de periodização. Rev Bras Educ Física Esporte. 2010;24(1):55-68.
18. Salgado JVV, Mikahil MPTC. Corrida de rua: análise do crescimento do número de provas e de praticantes. Conexões: Educação, Esporte e Lazer. 2006;4(1):90-9.
19. Silva ML, Rubio K. Superação no esporte: limites individuais ou sociais? Rev Portug Ciênc Desporto. 2003;3(3):69-76.
20. Sunderland D. High performance: middle-distance running. Ramsbury: Crowood Press; 2005.

19 Treinamento aeróbio intervalado

Rogério Carvalho da Silva

INTRODUÇÃO

Sabe-se que o treinamento desportivo tem por objetivo elevar o potencial atlético e, consequentemente, melhorar o desempenho de um atleta ou de uma equipe em relação a uma determinada modalidade esportiva. Para tanto, profissionais do esporte e treinadores planejam e controlam os diferentes métodos de treinamento. Acredita-se que essa melhora no rendimento físico ocorra por meio de inúmeras alterações nas funções metabólicas em diversos sistemas fisiológicos[13]. Em particular, o treinamento intervalado é capaz de promover melhoras significativas na economia de corrida (EC), na velocidade pico em esteira rolante (VP), e na velocidade relacionada ao início do acúmulo de lactato sanguíneo (OBLA)[5,8,11,40,41].

Por exemplo, existem evidências científicas que sugerem que se aplicarmos o treinamento intervalado aeróbio, durante quatro semanas, em corredores fundistas bem treinados, podemos obter melhoras importantes na VP, no $\dot{V}O_2$máx e na EC[40,41], o que irá se transferir em melhoras no desempenho.

Portanto, torna-se importante trazer à luz da intervenção profissional os aspectos relevantes do treinamento intervalado, enfatizando suas características de aplicação e controle, os diferentes tipos, seus componentes, além das principais adaptações promovidas por esse método de treinamento, principalmente em esportes predominantemente aeróbios e de longa duração.

TREINAMENTO INTERVALADO AERÓBIO

O treinamento físico é definido como a participação sistemática em sessões de exercícios que visam melhorar o desempenho esportivo[15]. Quando esses exercícios envolvem os componentes intensidade, duração, períodos de pausa ou recuperação ativa, dentro de uma mesma sessão, é denominado treinamento intervalado[5,28]. Em outras palavras, o treinamento intervalado é caracterizado por repetidas séries (curtas ou longas) de exercícios de alta intensidade, intercaladas por períodos de recuperação, que envolvem exercícios leves ou descanso passivo.

Largamente popularizado a partir da década de 1950, sobretudo pelo corredor e campeão olímpico Emil Zatopek, que realizava treinamento com variação de velocidade, o treinamento intervalado é muito utilizado por corredores de meio-fundo e fundo como método de treinamento que os possibilitem aplicar velocidades próximas ou superiores àquelas atingidas durante as competições[5]. Com o avanço das ciências do esporte, em que o principal objetivo é elevar o atleta a níveis máximos (ou ótimos) das capacidades físicas, técnica, tática e psicológica, passou-se a sugerir que as variáveis fisiológicas $\dot{V}O_2$máx, $\dot{V}O_2$pico e v$\dot{V}O_2$máx pudessem ser utilizadas na elaboração de um programa de treinamento intervalado aeróbio para atletas de esportes de longa duração[5,7,28,40]. Pelo fato de esse método de treinamento ativar predominantemente o metabolismo aeróbio, ele acaba sendo o mais utilizado por corredores de longa distância[5].

O treinamento intervalado aeróbio pode ser classificado em curta, média, ou longa duração[5]. O treinamento intervalado de curta duração caracteriza-se por estímulos de até um minuto e com intensidade situada entre 100 a 110% do $\dot{V}O_2$máx. Tem por característica prevenir a depleção do glicogênio muscular[18], quando comparado a exercícios contínuos realizados na mesma velocidade ou intensidade[5]. Em relação às adaptações periféricas, 60 minutos desse tipo de treinamento promovem maior ativação dos três tipos de fibra muscular (tipo I, IIa e IIb), se comparado ao treinamento contínuo de mesmo volume total, mesma intensidade, e até a exaustão, em que as fibras do tipo II ("a" e "b") são mais ativadas e depletadas[5]. Por causa de um marcante aumento da densidade mitocondrial[10], esse tipo de treinamento contribui para melhora do $\dot{V}O_2$máx[5], além de uma concomitante melhora na taxa de remoção do lactato sanguíneo[10].

Quando a duração dos estímulos se situar entre 1 e 8 minutos, e em intensidades variando de 90 a 100% do v$\dot{V}O_2$máx, denominamos treinamento intervalado de média duração[5]. Uma vez que se utilizam velocidades associadas ao $\dot{V}O_2$máx e ao OBLA (ambos indicadores de desempenho aeróbio) para modelar a sessão de treino, o treinamento intervalado de média duração passa a ser mais efetivo no aumento do $\dot{V}O_2$máx, bem como na melhora do desempenho de corredores de meio-fundo e fundo[21]. Contudo, apelo fato de a duração do estímulo ser consideravelmente longa e de intensidade alta, esse tipo de treinamento promove elevada acidose nos atletas ao fim da sessão[5].

No treinamento intervalado de longa duração, as séries são realizadas em velocidades situadas entre o segundo limiar metabólico e a v$\dot{V}O_2$máx, e com duração maior que oito minutos. Também chamado de *tempo running* e muito utilizado por corredores de longa distância altamente treinados, esse tipo de treinamento permite que os atletas atinjam o VO_2máx e o mantenham por mais tempo quando comparado a séries realizadas na vVO_2máx. Adicionalmente, os corredores conseguem se exercitar mais tempo acima da velocidade crítica[5]. Pelo fato de a duração do estímulo ser longa, o treinamento intervalado de longa duração pode ser visto como método de repetição, uma vez que se aproxima dos treinamentos contínuos[20].

O próprio desempenho do atleta é também uma forma alternativa e muito utilizada por treinadores para se determinar a intensidade do estímulo a ser utilizada durante as sessões de treinamento intervalado aeróbio. Se tomarmos como exemplo um corredor de 5.000 m, a velocidade média dessa distância tem sido empregada em uma sessão de treinamento intervalado composta por seis repetições de 800 m nessa mesma velocidade[3]. Dessa forma, podemos afirmar que os diferentes tipos de treinamento intervalado aeróbio se diferenciam entre si com base na duração dos estímulos, na intensidade aplicada e na forma pela qual a sessão de treinamento é elaborada.

COMPONENTES DO TREINAMENTO INTERVALADO

Os seguintes componentes devem ser considerados na estruturação de uma sessão de treinamento intervalado aeróbio[38]:

- Intensidade: definida como a velocidade média aplicada durante o estímulo ou recuperação ativa. A intensidade também pode ser quantificada tomando-se como base as variáveis frequência cardíaca (FC), percepção subjetiva de esforço (escala de Borg) ou percentual do VO_2máx[20]. Em conjunto com o componente duração, descreve a magnitude do estresse fisiológico e de ativação dos sistemas metabólicos.
- Densidade: é a razão estímulo-pausa. A manipulação desse componente visa, sobretudo, enfatizar quais metabolismos serão mais ativados, bem como quais adaptações agudas serão priorizadas durante a sessão de treinamento.
- Amplitude: é a razão da diferença entre a intensidade dos diferentes períodos (estímulo e recuperação) pela velocidade média. Em termos práticos, a amplitude descreve a variação da intensidade nos diferentes períodos de exercício em relação à velocidade média[9].
- Duração e/ou distâncias percorridas durante as fases de estímulo e de recuperação, descritas em metros/quilômetros, ou unidades de tempo (minutos ou segundos). A duração e a intensidade, inter-relacionadas, definem as adaptações agudas objetivadas com a sessão de treinamento, bem como a taxa de ativação dos metabolismos aeróbio e anaeróbio.

Em uma típica sessão de treinamento intervalado, a manipulação de tais componentes pode alterar as demandas metabólicas dos músculos exercitados, bem como o transporte de O_2 para os grupos musculares em atividade[28]. Dessa forma, as adaptações subsequentes ao treinamento, no âmbito celular e sistêmico, tornam-se específicas do programa de treinamento empregado[28].

Tão importante quanto o estímulo, o tipo e a duração da recuperação podem resultar em diversas adaptações, atuando em diferentes sistemas quando uma sessão de treinamento intervalado aeróbio é aplicada. Sabe-se que a recuperação do tipo ativa facilita a remoção do lactato[4], uma vez que o treinamento intervalado produz elevada concentração desse metabólito apelo fato de a intensidade do treino se situar acima do limiar de lactato. Adicionalmente, sabe-se também que esse tipo de recuperação permite que os atletas tolerem exercícios de altíssima intensidade por longos períodos[5,9]. Um exemplo claro da importância da recuperação ativa é quando aplicamos, em corredores bem treinados, uma sessão de treinamento intervalado aeróbio composta por séries de 3 e 6 minutos de duração, intensidade variando entre 90 e 100% do VO_2máx e recuperação ativa de 120 segundos (em média). Esse modelo promove recuperação da FC, a ressíntese parcial da CP[42], a mudança na concentração plasmática de potássio[30] e a recuperação intracelular das concentrações dos íons Pi e H_2PO_4,[14] possibilitando assim que todos os estímulos sejam mantidos próximos ao VO_2máx durante toda a sessão de treinamento[39]. Em linhas gerais, quanto menor a recuperação, maior o acúmulo e menor a remoção de metabólitos[43].

Considerando a densidade (razão estímulo-recuperação), sabe-se que a manipulação desse componente visa promover diferentes respostas agudas frente ao treinamento intervalado. Em séries intervaladas de intensidade próxima de 100 a 110% do VO_2máx, duração média ou longa e densidade 1:1,5 (estímulo:recuperação), é observado um elevado estresse cardiovascular (*drift* cardíaco). Um *drift* cardíaco de aproximadamente 10 bpm pode ser observado desde a primeira até a última repetição, e é responsável por um notável aumento do VO_2[43]. Dessa forma, quando um atleta, durante uma sessão de treinamento intervalado aeróbio, tem o seu desempenho comprometido ao longo das séries, isso é decorrente da elevada utilização de glicogênio muscular (e subsequente depleção desse substrato) e pelo notório aumento da FC[37].

Portanto, deve-se ter em mente que os componentes do treinamento intervalado são manipulados e inter-relacionados conforme o objetivo da sessão de treinamento. Em termos práticos, tais objetivos são aumentar a tolerância ao acúmulo de lactato, melhorar/acelerar a remoção desse metabólito, aumentar a velocidade média sustentada pelo atleta durante o treinamento e, posteriormente, durante a competição. Em termos fisiológicos, visa promover adaptações positivas nas variáveis preditoras do desempenho aeróbio, tais como a EC, o VO_2máx, a vVO_2máx e os limiares metabólicos (Lan, OBLA e MLSS). Adicionalmente, para a elaboração de um programa de treinamento intervalado, treinadores e profissionais do esporte devem saber otimizar e personalizar as sessões de treinamento. Isso significa que é necessário saber analisar e quantificar os componentes intensidade, duração e número de repetições, tipo de intervalo de recuperação (ativo *versus* passivo), tempo de recuperação, sempre levando em conta a fase da periodização, o nível de treinamento do atleta e a resposta de cada um em relação ao dado estímulo.

ADAPTAÇÕES AGUDAS AO TREINAMENTO INTERVALADO

Toda intervenção que tem por objetivo melhorar o desempenho esportivo promove alterações agudas e crônicas em diversos sistemas fisiológicos. Com o treinamento intervalado aeróbio não acontece diferente. Se aplicarmos, por exemplo, uma sessão de treinamento intervalado a uma intensidade equivalente a 100% do vVO_2máx e com pausas ativas, o atleta permanece por um longo período na intensidade do VO_2máx durante toda a sessão[5]. Em séries intervaladas com duração de três minutos entre 90 e 92% da vVO_2máx e recuperação passiva e completa (em torno de dois minutos), o VO_2máx é manifestado somente nas últimas repetições[5]. Dessa forma, se o objetivo da sessão de treino for promover respostas agudas associadas ao VO_2máx e que, para tal, seja necessário manter o atleta mais tempo nessa intensidade, a recuperação ativa mostra-se mais vantajosa comparada às séries com descanso passivo.

Outro exemplo de adaptações agudas ao treinamento intervalado aeróbio é quando aplicamos descanso passivo em uma série intervalada (30 segundos de estímulo para 30 segundos de recuperação) realizada a 120% da vVO_2máx. O atleta atinge então 70% do VO_2máx máximo durante os períodos de estímulo, ao mesmo tempo em que se observa uma concentração de lactato sanguíneo [La] de aproximadamente 14 mmol/L[22]. Por outro lado, quando a sessão de treinamento é caracterizada por séries de dois minutos de corrida na vVO_2máx alternadas com períodos de recuperação passiva e de mesma duração, o VO_2máx se manifesta a uma intensidade similar a 95% do seu valor máximo, ao mesmo tempo que se observa baixa [La] (~ 2,2 mmol/L)[1]. Dessa forma, é importante saber programar a quantidade e a intensidade dos estímulos, bem como o tipo e a duração da recuperação, tentado assim evitar um acúmulo excessivo e precoce de metabólitos[7], que pode vir a prejudicar o desempenho do atleta durante a sessão de treinamento. De modo geral, em termos de adaptações agudas, se o objetivo da sessão de treinamento for induzir o atleta a atingir o VO_2máx logo na primeira repetição da série, a duração dos estímulos deve ser, pelo menos, igual a 50% do $TLimvVO_2$máx[6].

Portanto, sabendo que o desempenho aeróbio está relacionado à velocidade de utilização e ao consumo máximo de O_2, devemos ter em mente que séries intervaladas de alta intensidade, curta duração e recuperação ativa são mais eficientes na promoção de importantes adaptações agudas ao sistema cardiorrespiratório. Adicionalmente, esse tipo de treinamento é considerado um dos mais efetivos para se promover melhoras no VO_2máx, visto que todas as variáveis cardiorrespiratórias são exigidas ao máximo[2]. Por outro lado, em séries intervaladas de longa duração (oito minutos ou mais) e acima da velocidade crítica[38] é possível se atingir o VO_2máx e mantê-lo por longos períodos[7].

Por essa perspectiva, esse tipo de treinamento intervalado mostra-se mais eficiente na promoção de melhoras no VO_2máx em indivíduos moderadamente treinados[15], quando comparado àqueles com estímulos de menor duração[24]. Porém, em atletas de elite ou indivíduos altamente treinados, para que os mesmos atinjam o VO_2máx durante a sessão de treinamento, os estímulos devem ser mais intensos[5].

Após 60 minutos de treinamento intervalado intenso, nota-se significante e similar ativação e depleção das fibras musculares do tipo I e II (A e B). Em comparação com a resposta intramuscular a um exercício contínuo até a exaustão, verifica-se que, nesse último, a depleção do glicogênio é mais marcante somente nas fibras do tipo II (A e B) e em menor magnitude nas do tipo I[5]. A menor depleção do glicogênio durante o exercício intermitente pode ser explicada pelo relativo aumento da contribuição dos lipídios via metabolismo oxidativo[19]. Adicionalmente, ao final de cada período de recuperação durante uma série intervalada, nota-se um aumento nos níveis de ATP, CP e da enzima citratosintase (CS), o que poderia explicar a supressão da glicólise nas fases primárias das séries subsequentes[5]. Portanto, com base em tais evidências, notamos que o treinamento intervalado aeróbio apresenta vantagens sobre o treinamento contínuo de mesma intensidade, principalmente no que diz respeito a adaptações fisiológicas agudas, tanto centrais quanto periféricas.

ADAPTAÇÕES CRÔNICAS AO TREINAMENTO INTERVALADO

A proposta do treinamento intervalado aeróbio é estressar repetidamente os sistemas fisiológicos que serão utilizados durante uma atividade predominantemente aeróbia e de longa duração, cuja duração do evento é maior do que a dos estímulos aplicados durante a sessão do treinamento[28]. Tomemos o seguinte exemplo. Quando aplicamos uma sessão de treinamento intervalado de intensidade entre 60 e 100% da vVO_2máx, e com estímulos de 50% do $TLimvVO_2$máx até a exaustão, corredores de longa distância são capazes de duplicarem a metragem percorrida na intensidade do VO_2máx, quando comparamos com uma sessão de treinamento contínuo e de mesma intensidade[6]. Estudos prévios também demonstraram que com apenas uma sessão por semana de treinamento intervalado aeróbio, ao longo de quatro semanas (estímulos de 50 a 75% do $TLimvVO_2$máx), podemos obter consideráveis aumentos na vVO_2máx (20,5 ± 0,7 para 21,1 ± 0,8 $km.h^{-1}$) em um grupo de corredores meio-fundistas e fundistas[8,41].

Diversos estudos conduziram sessões de treinamento intervalado aeróbio e obtiveram respostas positivas em variáveis associadas à aptidão aeróbia. Por exemplo, Smith, McNaughton e Marshall.[41] submeteram corredores meio-fundistas a quatro semanas de treinamento intervalado. Os atletas realizaram duas sessões semanais caracterizadas por 5 a 6 séries com duração de 60 a 75% do TLimvVO_2máx, e com densidade 2:1. Ao final do período, os atletas demonstraram significativas melhoras da vVO_2máx e do desempenho na corrida de 3.000 m. Billat et al.[8] também examinaram o efeito de quatro semanas de treinamento intervalado aeróbio em corredores bem treinados. Para isso, aplicaram uma única sessão semanal com séries de duração de 50% do TLimvVO_2máx, e puderam verificar melhoras significativas na VO_2máx e na EC. Em relação aos corredores amadores, estudos também descreveram adaptações positivas na EC[5] e no VO_2máx[11] com aproximadamente quatro semanas e meia de treinamento intervalado, aeróbio intercalado com treinamento aeróbio contínuo submáximo[5]. Desta forma, podemos sugerir que uma sessão semanal de treinamento intervalado aeróbio, em que as repetições variem entre 50 e 75% do TLimvVO_2máx, é capaz de promover melhoras significativas no desempenho aeróbio de corredores de meio-fundo e fundo.

Para atletas de elite, entretanto, simples aumentos no volume dos treinos em intensidades submáximas não conseguem melhorar o desempenho, tampouco alterar as variáveis VO_2máx, Lan, EC e enzimas oxidativas do músculo esquelético[32], uma vez que estes já expressam valores elevados para essas variáveis[29]. Tais melhoras só são significativas se a intensidade do treinamento intervalado for igual ou superior ao VO_2máx[17,40], visto que a vVO_2máx é considerada a menor velocidade em que o VO_2máx se manifesta[5,6,18]. Se o objetivo do treino for maximizar a taxa do sistema de transporte de O_2 em atletas de elite, do ponto de vista conceitual, corridas intervaladas de alta intensidade, com duração de dez segundos, e intercaladas com pausas de cinco segundos são suficientes para que se atinja o VO_2máx e o mantenha ao longo de uma sessão de aproximadamente 30 minutos ininterruptos[3]. Pelo fato de o treinamento intervalado na intensidade associada ao VO_2máx contribuir para aumentos na densidade mitocondrial[10] e, consequentemente, na melhora da captação e do transporte do O_2, a taxa de remoção do lactato também é potencializada[10]. Dessa forma, para que a recuperação oxidativa seja estimulada, são mais indicadas as pausas do tipo ativas, caminhada ou trote[35].

A ativação dos metabolismos aeróbio e anaeróbio é uma das vantagens que podemos destacar desse método de treinamento, que resulta em uma maior transferência de energia na musculatura em atividade[25]. Por causa de melhoras nas atividades das enzimas oxidativa e glicolítica, é possível aumentar a capacidade de exercício em indivíduos destreinados, bem como em atletas recreacionais, por meio de sessões de treinamento intervalado aeróbio[31,33]. Como exemplo, podemos referenciar um estudo em que alguns indivíduos treinaram intervalado ao longo de sete semanas[33]. Eram realizadas quatro sessões semanais de treinamento intervalado que, progressivamente, tornavam-se mais extenuantes por causa do aumento gradativo no número de séries (iniciando com quatro e chegando até dez séries de 30 segundos de *sprints all-out* em cicloergômetro), e também da redução gradativa do tempo de recuperação entre as séries (iniciando com quatro minutos e finalizando com dois minutos e 30 segundos). Com esse programa, os pesquisadores conseguiram melhorar a potência anaeróbia pico, o trabalho total realizado em 30 segundos, o VO_2máx, além de notáveis aumentos nas atividades enzimáticas da citrato sintase, hexoquinase (HK), fosfofrutoquinase (PFK), sucinatodesidrogenase e malatodesidrogenase.

Diante dessas evidências, podemos entender que treinos intervalados, relativamente curtos, e supramáximos conseguem promover melhoras nas atividades de enzimas glicolíticas e oxidativas, na potência máxima de curto prazo e no VO_2máx, principalmente em indivíduos destreinados[28]. O aumento da capacidade de tamponamento do músculo esquelético tem sido notado em atletas altamente treinados, quando submetidos a sessões de treinamento intervalado[32]. Essa adaptação promove melhoras no desempenho, pois possibilita que o atleta se exercite por mais tempo, em alta intensidade, e tolere uma maior acidose decorrente da diminuição do pH intramuscular.

Indivíduos destreinados ou moderadamente ativos que são submetidos a sessões de treinamento intervalado melhoram a capacidade aeróbia por causa de um aumento do VO_2máx[11] concomitantemente ao aumento da expressão das fibras do tipo I, ou fibras de contração "lenta"[31]. Também é possível notar um aumento da capilarização e da atividade das enzimas oxidativas[33]. Contudo, tais adaptações dificilmente ocorrem (e em grande magnitude) em atletas bem treinados ou de elite, por causa do nível de treinamento em que estes se encontram.

Outras adaptações crônicas promovidas pelo treinamento intervalado aeróbio são o aumento na dessaturação de oxigênio arterial[16] e a consequente diminuição na hiperventilação durante exercícios intensos, descrita por menores valores da variável ventilação minuto (VE)[27]. Podemos verificar também uma diminuição na pressão alveolar parcial (PAO_2) quando atletas são submetidos a sessões de treinamento intervalado[27].

Em atletas de elite, o treinamento intervalado pode melhorar o desempenho também pelo fato de aumentar a tolerância ao calor[36], que está relacionada ao aumento do fluxo sanguíneo e da taxa de sudorese[23]. Ao treinar intervalado, o atleta produz considerável elevação da temperatura central (~40 °C), expandindo o volume plasmático[26], e criando uma parcial aclimatação ao calor[13]. Isso ocorre por causa do aumento no fluxo sanguíneo cutâneo, que, por sua vez, eleva a taxa de sudorese[23].

CONSIDERAÇÕES FINAIS

Apesar das diferentes respostas adaptativas ao treinamento intervalado aeróbio, esse método de treinamento parece ser capaz de promover importantes melhoras nas principais variáveis fisiológicas preditoras do desempenho aeróbio, tais como VO_2máx, vVO_2máx, EC, VP e OBLA em atletas de elite, atletas recreativos, indivíduos fisicamente ativos e também em sedentários. Para aqueles que objetivam melhoras no desempenho esportivo, mais especificamente em provas de longa duração, fica evidente que o referido método de treinamento é eficiente em promover mudanças significativas. Contudo, treinadores e profissionais do esporte devem saber individualizar as sessões de treinamento, sempre levando em conta a fase da periodização, o nível de treinamento do atleta, a resposta de cada um em relação aos estímulos e os objetivos a serem alcançados.

REFERÊNCIAS BIBLIOGRÁFICAS

1. Astrand I, Astrand PO, Christensen EH. Myohemoglobin as an oxygen-store in man. Acta Physiol Scand. 1960;25(48):454-60.
2. Astrand PO, Rodahl K. Textbook of work physiology. 3.ed. New York: McGraw-Hill; 1986.
3. Babineau C, Léger L. Physiological response of 5/1 intermittent aerobic exercise and its relationship to 5 km endurance performance. Int J Sports Med. 1997;18(1):13-9.

4. Belcastro AN, Bonen A. Lactic acid removal rates during controlled and uncontrolled recovery exercise. J Appl Physiol. 1975;39(6):932-6.
5. Billat LV. Interval training for performance: a scientific and empirical practice special recommendations for middle- and long-distance running. Part I: aerobic interval training. Sports Med. 2001;31(1):13-31.
6. Billat LV, Koralsztein JP. Significance of the velocity at VO_2max and time to exhaustion at this velocity. Sports Med. 1996;22(2):90-108.
7. Billat VL, Blondel N, Berthoin N. Determination of the velocity associated with the longest time to exhaustion at maximal oxygen uptake. Eur J Appl Physiol Occup Physiol. 1999;80(2):159-61.
8. Billat VL, Flechet B, Petit B, Muriaux G, Koralsztein JP. Interval training at VO_2max: effects on aerobic performance and overtraining markers. Med Sci Sports Exerc. 1999;31(1):156-63.
9. Billat VL, Slawinski J, Bocquet V, Demarle A, Lafitte L, Chassaing P, et al. Intermittent runs at vVO2max enables subjects to remain at VO2max for a longer time than submaximal runs. Eur J Appl Physiol, Berlin. 2000;81(3):188-96.
10. Brooks GA, Fahey TD, White TP. Exercise physiology: human bioenergetics and its application. 2.ed. Mountain View: Mayfield Publishing; 1996.
11. Burgomaster KA, Howarth KR, Phillips SM, Rakobowchuk M, Macdonald MJ, Mcgee SL, et al. Similar metabolic adaptations during exercise after low volume sprint interval and traditional endurance training in humans. J Physiol. 2008;586(1):151-60.
12. Convertino VA, Greenleaf JE, Bernauer EM. Role of thermal and exercise factors in the mechanism of hypervolemia. J Appl Physiol. 1980;48(4):657-64.
13. De Feo P, Di Loreto C, Lucidi P, Murdolo G, Parlanti N, De Cicco A, et al. Metabolic response to exercise. J Endocrinol Invest. 2003;26(9):851-4.
14. Degroot M, Massie BM, Boska M, Gober J, Miller RG, Weiner MW. Dissociation of $[H^+]$ from fatigue in human muscle detected by high time resolution 31P-NMR. Muscle and Nerve. 1993;16(1):91-8.
15. Demarie S, Koralsztein JP, Billat VL. Time limit and time at VO_2max during a continuous and an intermittent running. J Sports Med Physic Fitness. 2000;40(2):96-102.
16. Dempsey JA, Hanson PG, Henderson KS. Exercise-induced arterial hypoxemia in healthy human subjects at sea level. J Physiol. 1984;355:161-75.

17. Esfarjani F, Laursen PB. Manipulating high-intensity interval training: effects on VO2max, the lactate threshold and 3.000 m running performance in moderately trained males. J Sci Med Sport/Sports Med Austr. 2007;10(1):27-35.
18. Essen B. Glycogen depletion of different fibre types in human skeletal muscle during intermittent and continuous exercise. Acta Physiol Scand. 1978;103(4):446-55.
19. Essen B, Hagenfeldt L, Kaijser L. Utilization of blood-borne and intramuscular substrates during continuous and intermittent exercise in man. J Physiol. 1977;265(2):489-506.
20. Evangelista AL. Treinamento de corrida de rua. São Paulo: Phorte; 2009.
21. Fox EL, Bartels RL, Billing CE, O'Brien R, Bason R, Mathews DK. Frequency and duration of interval training programs and changes in aerobic power. J Appl Physiol. 1975;38(3):481-4.
22. Fox EL, Bartels RL, Klinzing J, Ragg K. Metabolic responses to interval training programs of high and low power output. Med Sci Sports Exerc. 1977;9(3):191-6.
23. Fritzsche RG, Coyle EF. Cutaneous blood flow during exercise is higher in endurance-trained humans. J Appl Physiol. 2000;88(2):738-44.
24. Gaesser GA, Poole DC. The slow component of oxygen uptake kinetics in humans. Exerc Sport Sci Rev. 1996;24:35-71.
25. Green HJ. Altitude acclimatization, training and performance. J Sci Med Sport/Sports Med Aust. 2000;3(3):299-312.
26. Hargreaves M, Febbraio M. Limits to exercise performance in the heat. Int J Sports Med. 1998;19(Sup. 2):S115-S116.
27. Katayama K, Sato Y, Ishida K, Mori S, Miyamura M. The effects of intermittent exposure to hypoxia during endurance exercise training on the ventilatory response to hypoxia and hypercapnia in humans. Eur J Appl Physiol. 1998;63(3):101-7.
28. Laursen PB, Jenkins DG. The scientific basis for high-intensity interval training: optimising training programmes and maximising performance in highly trained endurance athletes. Sports Med. 2002;32(1):53-73.
29. Laursen PB, Rhodes EC. Factors affecting performance in an ultraendurance triathlon. Sports Med. 2001;31(3):195-209.
30. Lindinger MI. Potassium regulation during exercise and recovery in humans: implications for skeletal and cardiac muscle. J Mol Cel Cardiol. 1995;27(4):1011-22.
31. Linossier MT, Dennis C, Dormois D, Geyssant A, Lacour JR. Ergometric and metabolic adaptation to a 5-s sprint training programme. Eur J Appl Physiol. 1993;67(5):408-14.

32. Londeree BR. Effect of training on lactate/ventilatory thresholds: a meta-analysis. Med Sci Sports Exerc. 1997;29(6):837-43.
33. Macdougall JD, Hicks AL, Macdonald JR, Mckelvie RS, Green HJ, Smith KM. Muscle performance and enzymatic adaptations to sprint interval training. J Appl Physiol. 1998;84(6):2138-42.
34. Moritani T, Nagata A, Devries HA, Muro M. Critical power as a measure of physical working capacity and anaerobic threshold. Ergonomics. 1981;24(5):339-50.
35. Newsholm EA. Application of principles of metabolic control to the problem of metabolic limitations in sprinting, middle distance, and marathon running. Int J Sports Med, Stuttgart. 1986;7(Sup. 1):66-70.
36. Pandolf KB. Effects of physical training and cardiorespiratory physical fitness on exercise-heat tolerance: recent observations. Med Sci Sports. 1979;11(1):60-5.
37. Price M, Halabi K. The effects of work – rest duration on intermittent exercise and subsequent performance. J Sports Sci. 2005;23(8):835-42.
38. Saltin B, Essen B, Pedersen PK. Intermittent exercise: its physiology and some practical applications. In: Joekle E, Anand RL, Stoboy H. (Eds.) Advances in exercise physiology. Basel: Karger; 1976. p. 23-51.
39. Seiler S, Hetlelid KJ. The impact of rest duration on work intensity and RPE during interval training. Med Sci Sports Exerc. 2005;37(9):1601-7.
40. Smith TP, Coombes JS, Geraghty DP. Optimising high-intensity treadmill training using the running speed at maximal O_2 uptake and the time for which this can be maintained. Eur J Appl Physiol. 2003;89(3-4):337-43.
41. Smith TP, Mcnaughton LR, Marshall KJ. Effect of 4-week training using Vmax/Tmax on VO_2max and performance in athletes. Med Sci Sports Exerc. 1999;31(6):892-6.
42. Taylor DJ, Bore PJ, Styles P, Gadian DG, Radda GK. Bioenergetics of intact human muscle. A 31P nuclear magnetic resonance study. Mol Biol Med. 1983;1(1):77–94.
43. Zavorsky GS, Montgomery DL, Pearsall DJ. Effect of intense interval workouts on running economy using three recovery durations. Eur J Appl Physiol Occup Physiol. 1998;77(3):224-30.

20 Treinamento de força aplicado à aptidão aeróbia

Mayara Vieira Damasceno
Valmor Tricoli

INTRODUÇÃO

Historicamente, o treinamento realizado por atletas de provas de longa duração tem levado em consideração o princípio da especificidade, ou seja, as características que compõem o treinamento são similares ao tipo de prova realizada. Portanto, esses atletas geralmente treinam por longos períodos em menor intensidade ou, ainda, realizam treinos mais intensos, porém, com um volume menor. Um aspecto marcante em provas de longa duração é a predominância do metabolismo aeróbio na transferência de energia. Assim, é bem documentado na literatura científica que o treinamento específico para esses atletas tem a capacidade de melhorar parâmetros determinantes da aptidão aeróbia, como o consumo máximo de oxigênio ($\dot{V}O_2$máx), os limiares metabólicos e a economia de movimento[1,9,24].

Todavia, diversas evidências sugerem que fatores relacionados à produção de força e à potência muscular também têm considerável importância para os atletas engajados nas provas de longa duração[22]. Apesar de muitos corredores hesitarem em realizar o treinamento de força, estudos publicados a partir da década de 1980 já demonstravam que esse tipo de treinamento traz benefícios em variáveis tradicionalmente relacionadas com a melhora da aptidão aeróbia, sem necessariamente haver modificações significativas na massa muscular[12]. Assim, se um maior nível de força pode ser alcançado sem hipertrofia, não há razão para o desempenho em provas de longa duração ser prejudicado, uma vez que se acredita que o aumento da massa muscular e, consequentemente, da massa corporal (peso corporal) afetaria negativamente as provas em que o atleta deve deslocar o seu corpo por longos e contínuos períodos. Dessa forma, a adição desse tipo de treinamento vem sendo cada vez mais aceita no meio esportivo, dada a quantidade de dados científicos e de resultados positivos que vem sendo observados em relação à melhora em variáveis da aptidão aeróbia[6,13,14,23].

Inclusive, acredita-se que alguns fatores neuromusculares possam ser mais relevantes que o consumo máximo de oxigênio ($\dot{V}O_2$máx), especialmente quando os atletas possuem o mesmo nível de desempenho físico[22]. Tem sido frequentemente encontrado que adaptações neuromusculares envolvendo aumentos na força e na ativação muscular, melhor eficiência do ciclo alongamento-encurtamento, bem como a diminuição no tempo de contato com o solo[23], estão entre as principais modificações oriundas do treinamento de força responsáveis pela melhora da economia de corrida, da velocidade associada ao $\dot{V}O_2$máx (v$\dot{V}O_2$máx), do tempo até a exaustão na v$\dot{V}O_2$máx e da velocidade no MART (vMART, do inglês *maximal anaerobic running test*). A Figura 20.1 demonstra quais os principais parâmetros neuromusculares influenciados pelo treinamento de força e as variáveis fisiológicas responsáveis pela melhora da aptidão aeróbia que são modificadas em resposta a um período de treinamento.

Portanto, é importante considerar quais variáveis são modificadas pelo treinamento de força, bem como os mecanismos responsáveis por essas modificações, na tentativa de compreender como o treinamento pode influenciar na melhora da aptidão aeróbia e, consequentemente, no desempenho dos atletas. Nesse sentido, os tópicos a seguir discorrem sobre a influência do treinamento de força em variáveis neuromusculares e a sua relação com os fatores determinantes da aptidão aeróbia.

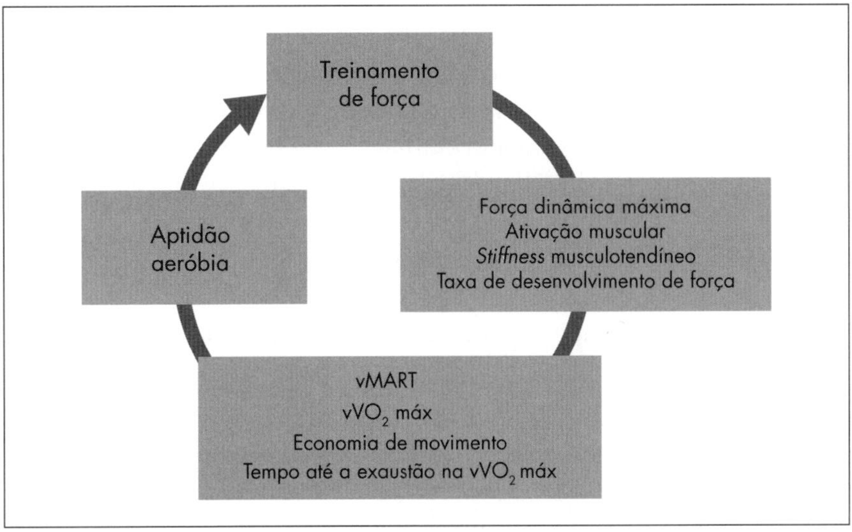

Figura 20.1 Efeito do treinamento de força sobre parâmetros neuromusculares e sua influência em variáveis fisiológicas determinantes da aptidão aeróbia.

CONSUMO MÁXIMO DE OXIGÊNIO ($\dot{V}O_2$MÁX)

O $\dot{V}O_2$máx é um dos principais componentes da aptidão aeróbia, sendo uma importante variável preditora do desempenho quando o grupo de atletas em questão é heterogêneo em termos de rendimento físico[28]. Portanto, altos valores nessa variável são comuns entre atletas de elite de diversas modalidades esportivas, tais como as corridas de longa distância[5] e o *ski cross-country*[14], por exemplo.

Em relação aos métodos de treinamento para a melhora o $\dot{V}O_2$máx, sabe-se que o treinamento aeróbio é capaz de modificá-lo positivamente[9]. Por outro lado, quando se observa a influência de treinamentos de força máxima ou explosiva, notam-se que, na maioria das vezes, esses treinamentos não são capazes de modificar o $\dot{V}O_2$máx, principalmente quando a amostra estudada já possui um alto valor dessa variável[13] e quando o treinamento é realizado com altas intensidades[13,14].

De fato, um dos primeiros estudos descrevendo os efeitos do treinamento de força máxima sobre a aptidão aeróbia não observaram mudanças no $\dot{V}O_2$máx após 10 semanas de treinamento de força em um grupo de indivíduos treinados e que possuíam $\dot{V}O_2$máx de 60 $ml.kg^{-1}.min.$[13] A manutenção do $\dot{V}O_2$máx após um período de treinamento de força é algo que vem se repetindo em vários trabalhos, em que pesquisadores encontraram resultados semelhantes aos descritos na década de 1980 por Hickson et al.[6,14,19,23]. Treinamentos de força realizados com intensidades acima de 80% da força dinâmica máxima[13,14] e com duração de 8[14] a 12 semanas[6] não foram capazes de promover mudanças no $\dot{V}O_2$máx de corredores e ciclistas treinados, respectivamente, mesmo com um aumento considerável na força dinâmica máxima nos dois grupos.

Por outro lado, quando o treinamento de força foi realizado com intensidades mais baixas e utilizando indivíduos destreinados, é possível observar mudanças no $\dot{V}O_2$máx[10]. Por exemplo, quando o protocolo adotado foi composto por uma intensidade de 50% da força máxima medida no teste de 1RM, um grupo de indivíduos destreinados ($\dot{V}O_2$máx <40 $ml.kg^{-1}.min^{-1}$) aumentou o $\dot{V}O_2$máx em 12% após 12 semanas de treinamento.

Quando tentamos compreender o porquê dos valores similares de $\dot{V}O_2$máx pré e pós-treinamento de força observados na maioria dos estudos, observamos que esse tipo de treinamento solicita um percentual de aproximadamente 50% do $\dot{V}O_2$máx[15]. Esse estímulo é substancialmente inferior ao dos treinamentos predominantemente aeróbios tradicionais realizados em intensidades entre 70 e 85% do $\dot{V}O_2$máx[4]. Assim, a incapacidade do treinamento de força em aprimorar o $\dot{V}O_2$máx pode estar relacionada à baixa sobrecarga que esse tipo de treinamento é capaz de impor sobre o sistema cardiorrespiratório.

Portanto, parece que, na grande maioria dos casos, a adição de um período de treinamento de força não tem efeitos sobre o $\dot{V}O_2$máx quando se utilizam intensidades máximas ou próximas da máxima, bem como quando o grupo analisado possui um grande histórico de treinamento aeróbio e altos valores desta variável, o que dificultaria a sua melhora por meio do treinamento de força aplicado.

ECONOMIA DE MOVIMENTO

Tem-se sugerido que a EM seja uma das principais variáveis que determina o sucesso em provas de longas distâncias, especialmente entre atletas altamente treinados que possuem valores similares de $\dot{V}O_2$máx[21]. Do ponto de vista prático, atletas energeticamente mais econômicos apresentam um menor custo de O_2 em velocidades submáximas e, consequentemente, tendem a percorrer mais rápido determinadas distâncias ou percorrer maiores distâncias em uma velocidade constante se comparados aos menos econômicos[11].

As diferenças encontradas na EM podem ser atribuídas a uma grande variedade de fatores[26] e muitos deles podem ser influenciados pelo treinamento de força[20,26,27]. Apesar de a resposta da EM frente a um período de treinamento de força ainda não ser consenso entre os estudos, com diferentes resultados sendo vistos na literatura, essa é uma variável amplamente estudada, dada a sua importância para a aptidão aeróbia. A Tabela 20.1 apresenta as alterações na EM em diferentes estudos após um período de treinamento de força.

Tabela 20.1 Adaptações na economia de movimento após um período de treinamento de força.

Estudo	População estudada	Duração do treinamento	Economia de movimento
Guglielmo et al.[11]	Corredores	4 semanas	↑ 6%
Storen et al.[27]	Corredores	8 semanas	↑ 5%
Mikkola et al.[19]	Corredores	8 semanas	↔
Damasceno et al.[8]	Corredores	8 semanas	↔
Hoff et al.[14]	Esquiadores *cross-country*	8 semanas	↑ 27%
Kelly et al.[17]	Corredoras	10 semanas	↔
Johnston et al.[16]	Corredoras	10 semanas	↑ 4%
Millet et al.[20]	Triatletas	14 semanas	↑ 7%

↑ Aumento; ↔ Manutenção.

Os resultados apresentados na Tabela 20.1 não apontam para uma resposta da EM na mesma direção, pois alguns trabalhos encontraram aumentos, ao passo que outros não observaram mudanças para essa variável. Essas discrepâncias não são totalmente compreendidas, podendo ser atribuídas, parcialmente, a diferenças nos protocolos de treinamento, características da amostra estudada e aos métodos de mensuração da EM. Por exemplo, alguns estudos[19,29] sugeriram que a magnitude de diferenças detectadas na força muscular pudesse ser responsável por essa falta de consistência nos achados, haja vista que foi observado um aumento de 33% no teste de força dinâmica máxima[27], ao passo que, em trabalhos que não houve mudança na EM, o aumento da força no teste de 1RM foi de apenas 3,6%[19]. Deve-se deixar claro que tanto nos estudos com amplo ganho de força quanto nos que encontraram apenas um pequeno aumento, o treinamento de força teve duração de oito semanas e a amostra estudada compreendia corredores em nível recreativo, mostrando que, mesmo com tais similaridades e encontrando mudanças significantes nas características neuromusculares (aumento de força máxima e atividade eletromiográfica), a resposta da EM foi distinta nos trabalhos citados.

Entre os mecanismos que explicam a melhora da EM após um programa de treinamento de força, está a modificação nos fatores neurais, tais como aumento da ativação neural, mudanças no padrão de recrutamento das unidades motoras e alteração na coordenação intra e intermuscular[23]. Tais alterações podem reduzir o percentual da força aplicada no momento da corrida. Por exemplo, após um período de treinamento de força máxima, há um aumento na força sem concomitante aumento na massa muscular (hipertrofia). Isso permite que os músculos gerem mais força sem um aumento proporcional na demanda energética, visto que as fibras musculares serão capazes de realizar contrações com um menor percentual da força máxima[14]. Isso torna uma carga submáxima relativamente menor, fazendo com que o indivíduo diminua de forma percentual a força relativa aplicada em cada ciclo da passada, pois, com o aumento na força máxima, seria necessário um menor percentual desta força para um mesmo nível de tensão muscular.

A conversão entre os tipos de fibras (de IIb para IIa) após o treinamento de força também é um dos fatores apontados na melhora na EC, já que um aumento proporcional no percentual de fibras IIa e diminuição proporcional das fibras tipo IIb pode levar a um aumento na capacidade oxidativa dos músculos treinados[7]. Isso ocorre pelo fato de as fibras IIa serem menos fatigáveis e ainda capazes de um alto poder contrátil[7] quando comparadas às fibras IIb. Assim, uma maior proporção de fibras IIa permitiria uma maior eficiência aeróbia, resultando, assim, em uma melhora da EM.

Além dos mecanismos anteriormente citados, as modificações na EM após a realização de um período de treinamento de força podem ser causadas a partir de mudanças no *stiffness* musculotendíneo. O termo *stiffness* tem origem na física e significa "propriedade de um sistema de resistir a um alongamento aplicado"[18]. Assim, acredita-se que um maior *stiffness* seja capaz de elevar o armazenamento e a restituição da energia elástica acumulada pelas estruturas passivas do músculo esquelético, reduzindo o gasto energético na corrida[23]. Essas suposições estão apoiadas em alguns estudos que indicam uma correlação negativa entre EC e flexibilidade[30], sugerindo que corredores com um maior *stiffness* possuam uma melhor EC.

Em resumo, embora seja bem estabelecido que a EC possa ser influenciada por uma grande quantidade de fatores, parece claro que, após um período de treinamento de força, modificações nas características neuromusculares são as que desempenham um papel fundamental na melhora dessa variável.

VELOCIDADE E TEMPO ATÉ A EXAUSTÃO NO $\dot{V}O_2$MÁX

A velocidade associada ao $\dot{V}O_2$máx (v$\dot{V}O_2$máx) pode ser definida como a velocidade mínima em que se atinge o $\dot{V}O_2$máx em um protocolo com incremento da intensidade até a exaustão voluntária. Por sua vez, o tempo até a exaustão na v$\dot{V}O_2$máx, denominado tempo limite (Tlim), representa o tempo em que o indivíduo consegue manter se exercitando nessa velocidade[3]. Esses parâmetros são frequentemente utilizados para prescrição de treinamentos de alta intensidade[14], pois eles estão fortemente correlacionados ao desempenho de corredores de longa distância[21].

Acredita-se que o Tlim esteja relacionado com a contribuição do metabolismo anaeróbio durante exercícios aeróbios de alta intensidade, haja vista que a capacidade anaeróbia desempenha um papel fundamental na capacidade de sustentar a corrida na velocidade aeróbia máxima[25]. Além disso, também já foi observado que a capacidade de gerar força rapidamente com os membros inferiores é um parâmetro importante para o Tlim de corredores fundistas em nível recreativo[2], deixando clara a importância desses parâmetros para o sucesso em corridas de fundo.

Os mecanismos responsáveis pela melhora na v$\dot{V}O_2$máx e no Tlim após um programa de treinamento de força dizem respeito a modificações nas características neuromusculares, já que um aumento na força muscular e uma maior atividade eletromiográfica (EMG) acompanham a melhora nessas variáveis[19,29]. Além disso, o que tem sido observado é que, após um período de treinamento de força, a v$\dot{V}O_2$máx e o Tlim estão entre as variáveis que mais respondem pela melhora no desempenho em provas de longa duração[14,19,29].

Como já foi mostrado que a combinação do treinamento aeróbio com o treinamento de força máxima resultou em aumentos na força de 1RM, na EMG e na v$\dot{V}O_2$máx, sem um aumento significativo do O_2máx de corredores recreativos[29], é provável que as melhoras encontradas na força e na EMG tenham contribuído para uma melhora na v$\dot{V}O_2$máx, já que o aumento do

$\dot{V}O_2$máx não foi significante. Em outras palavras, é possível afirmar que uma melhora na função neuromuscular induzida pelo treinamento de força, tal como o aumento da ativação e a coordenação muscular, tenha levado a uma maior eficiência dos músculos, melhorando a v$\dot{V}O_2$máx. Considerando que em corridas de meia e longa distância a prova é realizada em intensidades muito próximas a v$\dot{V}O_2$máx[28], uma melhora no tempo em que o atleta consegue se manter nesta velocidade é de extrema importância para o desempenho total na prova.

Outra possibilidade é que o treinamento de força possa modificar o Tlim por aumentar o *stiffness* musculotendíneo, diminuindo o custo metabólico por meio de um ciclo alongamento-encurtamento mais eficiente[27]. Isso foi sugerido, de acordo com estudos que observaram que corredores mais experientes possuíam uma maior pré-ativação muscular e EMG relativa e um menor tempo de contato com o solo em cada passada quando comparados a corredores menos experientes[23], sugerindo que fatores neuromusculares poderiam exercer um importante papel no desempenho de corredores de 10 km.

Em síntese, parece que a adição de um período de treinamento de força é capaz de melhorar a v$\dot{V}O_2$máx e o Tlim sem modificações no $\dot{V}O_2$máx, enfatizando a importância das características neuromusculares relacionadas à ativação neural reflexa e voluntária, força e elasticidade muscular, bem como o papel das características anaeróbias em atletas de fundo.

CONSIDERAÇÕES FINAIS

Tradicionalmente, diversas variáveis determinantes da aptidão aeróbia como o $\dot{V}O_2$máx, os limiares metabólicos e a economia de movimento são maximizadas pelo treinamento aeróbio. Contudo, evidências relativamente mais recentes vêm demonstrando a importância de parâmetros relacionados à produção de força e à potência muscular para os atletas que têm como objetivo uma melhora na aptidão aeróbia. A maior parte dos estudos demonstrou que a utilização de um programa tradicional de treinamento de força para membros inferiores composto por 2 a 3 exercícios por grupo muscular, 8 a 10 repetições máximas e 3 a 5 séries é capaz de melhorar o desempenho em esportes predominantemente aeróbios.

Por meio de modificações nas características neuromusculares, tais como aumento na ativação neural, recrutamento mais eficiente de unidades motoras e maior eficiência do ciclo alongamento-encurtamento, indivíduos com diferentes níveis de treinamento obtêm mudanças significativas na economia de movimento, velocidade associada ao $\dot{V}O_2$máx e tempo até a exaustão na v$\dot{V}O_2$máx. Coletivamente, esses achados científicos demonstram a importância do treinamento de força para a melhora do desempenho aeróbio.

REFERÊNCIAS BIBLIOGRÁFICAS

1. Bassett DR, Howley ET. Limiting factors for maximum oxygen uptake and determinants of endurance performance. Med Sci Sports Exerc. 2000;32(1):70-84.
2. Bertuzzi R, Bueno S, Pasqua LA, Acquesta FM, Batista MB, Roschel H, et al. Bioenergetics and neuromuscular determinants of the time to exhaustion at velocity corresponding to O_2max in recreational long-distance runners. J Strength Cond Res. 2012;26(8):2096-102.
3. Billat VL, Koralsztein P. Significance of the velocity at O_2max and time to exhaustion at this velocity. Sports Med. 1996;22(2):90-108.
4. Billat VL, Sirvent P, Lepretre PM, Koralsztein JP. Training effect on performance, substrate balance and blood lactate concentration at maximal lactate steady state in master endurance runners. Pflugers Arch. 2004;447:875-83.
5. Billat VL. Interval training for performance: a scientific and empirical practice. Part I: aerobic interval training. Sports Med. 2001;31:13-31.
6. Bishop D, Jenkins DG, Mackinnon LT, McEniery M, Carey MF. The effects of strength training on endurance performance and muscle characteristics. Med Sci Sports Excrc. 1999;31(6):886-91.
7. Bottinelli R, Pellegrino MA, Canepari R, Rossi R, Reggiani C. Specific contributions of various muscle fibre types to human muscle performance: an in vitro study. J Elect Kinesiol. 1999;9:87-95.
8. Damasceno MV, Lima-Silva AE, Pasqua LA, Tricoli V, Duarte M, Bishop DJ, et al. Effects of resistance training on neuromuscular characteristics and pacing during 10-km running time trial. Eur J Appl Physiol. 2015;115(7):1513-22.
9. Enoksen E, Shalfawi SA, Tønnessen E. The effect of high- vs. low-intensity training on aerobic capacity in well-trained male middle-distance runners. J Strength Cond Res. 2011;25(3):812-8.
10. Gettman LR, Ward P, Hagan RD. A comparison of combined running and weight training with circuit weight training. Med Sci Sports Exerc. 1982;14(3):229-34.
11. Guglielmo LGA, Greco CC, Denadai BS. Effects of strength training on running economy. Int J Sports Med. 2009;30:27-32.

12. Hickson RC, Rosenkoetter MA, Brown MM. Strength training effects on aerobic power and short-term endurance. Med Sci Sports Exerc. 1980;12:336-9.
13. Hickson RC, Dvorak BA, Gorostiaga EM, Kurowski TT, Foster C. Potential for strength and endurance training to amplify endurance performance. J Appl Physiol. 1988;65:2285-90.
14. Hoff J, Gran A, Helgerud J. Maximal strength training improves aerobic endurance performance. Scand J Med Sci Sports. 2002;12:288-95.
15. Hurley BF, Seals DR, Ehsani AA, Cartier LJ, Dalsky GP, Hagberg JM, et al. Effects of high-intensity strength training on cardiovascular function. Med Sci Sports Exerc. 1984;16:483-8.
16. Johnson RE, Seals DR, Ehsani AA, Cartier LJ, Dalsky GP, Hagberg JM. Strength training in female distance runners: impact on running economy. J Strength Cond Res. 1997;11(4):224-9.
17. Kelly CM, Burnett AF, Newton MJ. The effect of strength training on three-kilometer performance in recreational women endurance runners. J Strength Cond Res. 2008;22(2):396-403.
18. Latash ML, Zatsiorski VM. Joint stiffness: myth or reality? Human Mov Sci. 1993;12:653-92.
19. Mikkola J, Vesterinen V, Taipale V, Capostagno B, Häkkinen K, Nummela A. Effect of resistance training regimens on treadmill running and neuromuscular performance in recreational endurance runners. J Sports Sci. 2011;29:1359-71.
20. Millet GP, Jaouen B, Borrani F, Candau R. Effects of concurrent endurance and strength training on running economy and O_2 kinetics. Med Sci Sports Exerc. 2002;34:1351-9.
21. Morgan DW, Baldini FD, Martin PE, Kohrt WM. Ten kilometer performance and predicted velocity at VO_2max among well-trained male runners. Med Sci Sports Exerc. 1989;21:78-83.
22. Noakes TD. Implications of exercise testing for prediction of athletic performance: a contemporary perspective. Med Sci Sports Exerc. 1988;20:319-30.
23. Paavolainen L, Häkkinen K, Hämäläinen I, Nummela A, Rusko H. Explosive-strength training improves 5-km running time by improving running economy and muscle power. J Appl Physiol. 1999;86(5):1527-33.
24. Ramsbottom R, Williams C, Fleming N, Nute ML. Training induced physiological and metabolic changes associated with improvements in running performance. Br J Sports Med. 1989;23(3):171-6.

25. Renoux JC, Petit B, Billat V, Koralsztein JP. Oxygen deficit is related to the exercise time to exhaustion at maximal aerobic speed in middle distance runners. Arch Physiol Biochem. 1999;107(4):280-5.
26. Saunders PU, Pyne DB, Telford RD, Hawley JA. Factors affecting running economy in trained distance runners. Sports Med. 2004;34(7):465-85.
27. Støren O, Helgerud J, Støa EM, Hoff J. Maximal strength training improves running economy in distance runners. Med Sci Sports Exerc. 2008;40:1087-92.
28. Stratton E, O'Brien BJ, Harvey J, Blitvich J, McNicol AJ, Janissen D, et al. Treadmill velocity best predicts 5000-m run performance. Int J Sports Med. 2009;30(1):40-5.
29. Taipale RS, Mikkola J, Nummela A, Vesterinen V, Capostagno B, Walker S, et al. Strength training in endurance runners. Int J Sports Med. 2010;31:468-76.
30. Trehearn TL, Buresh RJ. Sit-and-reach flexibility and running economy of men and women collegiate distance runners. J Strength Cond Res. 2009;23(1):158-62.

PARTE 3

Saúde

21 Exercício físico e saúde: introdução ao atual estado da arte

Christiano Robles Rodrigues Alves
Patricia Chakur Brum

Mais de 30% dos adultos não atingem a quantidade de atividade física diária recomendada pelas principais diretrizes de saúde pública. Assim, a inatividade física se tornou uma epidemia mundial, sendo considerada um forte indicador de morbidade e mortalidade precoce em diferentes populações[7,8,13,14]. De fato, a inatividade física é um dos principais fatores de risco para as doenças crônicas não transmissíveis, como a insuficiência cardíaca, a hipertensão arterial, a síndrome metabólica, a obesidade, o diabete melito e diferentes tipos de câncer. Essas doenças crônicas são as principais causas de morte no mundo atual[1-4,10]. Em contrapartida, o envolvimento em programas de treinamento físico aeróbio (TFA) é capaz de prevenir as doenças citadas anteriormente e melhorar drasticamente a qualidade de vida durante o processo de envelhecimento[6,15]. Além do efeito preventivo do TFA, destaca-se o seu papel terapêutico, atenuando o desfecho primário das doenças crônicas não transmissíveis já existentes. Isso acontece em virtude de uma ação homeostática, regulando a produção de energia, o fluxo sanguíneo e a utilização de substratos em resposta ao movimento para a musculatura em atividade[5].

Estudos prévios que reportaram a relação entre condicionamento físico e a promoção da saúde geralmente utilizam o consumo máximo de oxigênio ($\dot{V}O_2$máx) como a principal variável para estimar a aptidão aeróbia de um indivíduo. Com o intuito de investigar essa associação com maior controle de variáveis intervenientes, uma seleção artificial de ratos para desenvolver baixo e alto $\dot{V}O_2$máx (LCR: *low capacity runners* e HCR: *high capacity runners*, respectivamente) foi realizada por pesquisadores da Universidade de Michigan (EUA) por meio de intercruzamentos rotacionais de matrizes de animais LCR e HCR[12]. A partir da vigésima geração, os animais LCR e HCR diferiram em mais de quatro vezes na capacidade máxima de corrida. Utilizando esse modelo experimental, diversos estudos têm demonstrado que os animais HCR apresentam menores fatores de risco para doenças crônicas e uma maior sobrevida (~45%) quando comparados aos animais LCR[9,12,16,17]. Portanto, esses estudos indicam uma relação direta entre a aptidão aeróbia e a saúde. Esses resultados com o modelo HCR/LCR associados à vasta quantidade de ensaios clínicos comprovam definitivamente a importância da manutenção da aptidão aeróbia para que o organismo permaneça saudável.

Diante desse impacto na saúde, nos últimos anos, a comunidade científica apresentou um expressivo interesse em entender diferentes aspectos que envolvem o fenômeno TFA e a saúde. Atualmente, nos deparamos com trabalhos acadêmicos que abordam desde questões mais amplas como "Por que as pessoas (não) se exercitam?" ou "O que faz um indivíduo ter (ou não) vontade de se exercitar?" até questões mais fisiológicas, como "Por que o organismo adoece mais rápido quando não é exercitado?" ou "Como o treinamento físico altera a sinalização e a integração dos sistemas biológicos?". Durante o desenvolvimento dessa obra, realizamos uma busca no site www.pubmed.com, o *website* do *National Center for Biotechnology Information* (NCBI, EUA) destinado à busca de artigos científicos na área biomédica (pesquisa realizada em julho de 2015), utilizando a expressão "*Aerobic exercise and health*". Foram identificados quase 90.000 trabalhos científicos dentre estudos originais e revisões de literatura. Como pode ser observado na Figura 21.1, o crescimento do número de artigos científicos publicados nessa área está se tornando cada vez mais vertical, sendo que os artigos publicados nos últimos cinco anos correspondem a ~40% de toda a literatura científica. Apenas no ano de 2014

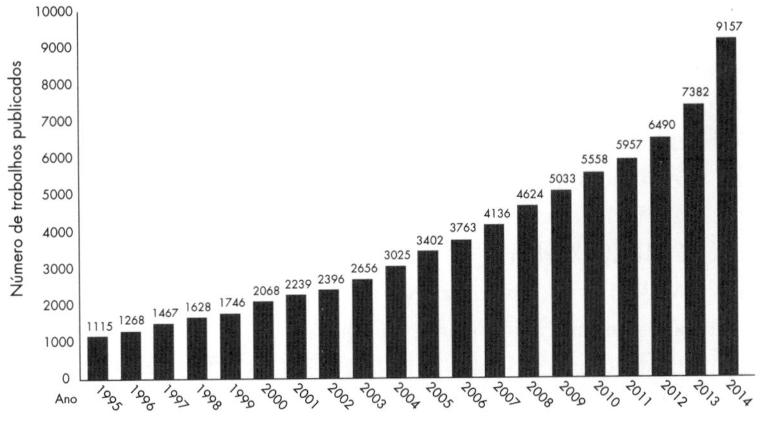

Figura 21.1 Número de trabalhos científicos publicados nos últimos anos na área de exercício físico aeróbio e saúde. Busca realizada com a expressão-chave *"Aerobic exercise and health"* no *website* www.pubmed.com, em julho de 2015.

foram publicados mais de 9.000 trabalhos, correspondendo a ~10% de todos os trabalhos encontrados nessa busca.

Ao mesmo tempo que esse crescimento vertical dos estudos ajuda a entender cada vez mais o papel do treinamento físico para a promoção da saúde, a tarefa de sintetizar a literatura científica torna-se cada vez mais difícil. Dessa forma, nesse módulo convidamos pesquisadores brasileiros que atualmente mantêm grupos de pesquisa ativos e produtivos nessa área do conhecimento para escrever capítulos sobre o papel do TFA para a manutenção da saúde.

No próximo capítulo, o grupo da Professora Maria Urbana Pinto Brandão Rondon discutirá os aspectos epidemiológicos da relação entre a aptidão aeróbia e a saúde. Em seguida, abordaremos de forma didática o papel do TFA sobre algumas das principais doenças crônicas não transmissíveis de alta prevalência na sociedade atual, iniciando pela insuficiência cardíaca, a via final comum da maioria das doenças cardiovasculares. O grupo liderado pela Professora Claudia Lucia de Moraes Forjaz sintetizou a sua vasta experiência sobre o papel do TFA na hipertensão arterial, uma doença multifatorial que acomete ~30% dos adultos no Brasil. Em dois capítulos independentes, os grupos das Professoras Ivani Credidio Trombetta e Kátia De Angelis discutem o papel do TFA sobre a síndrome metabólica e a obesidade e sobre o diabete melito, respectivamente. Em um capítulo destinado ao lúpus eritematoso sistêmico, uma doença autoimune reumática, o Professor Bruno Gualano discutirá com propriedade a sua experiência adquirida nessa área nos últimos anos. Por fim, dois capítulos foram então destinados para abordar os efeitos do TFA sobre diferentes tipos de câncer, uma doença que está se tornando o maior problema de saúde pública do mundo.

REFERÊNCIAS BIBLIOGRÁFICAS

1. Bailey DM, Marley CJ, Brugniaux JV, Hodson D, New KJ, Ogoh S, et al. Elevated aerobic fitness sustained throughout the adult lifespan is associated with improved cerebral hemodynamics. Stroke. 2013;44(11):3235-8.
2. Blair SN, Kampert JB, Kohl HW, Barlow CE, Macera CA, Paffenbarger RS, et al. Influences of cardiorespiratory fitness and other precursors on cardiovascular disease and all-cause mortality in men and women. Jama. 1996;276(3):205-10.
3. Booth FW, Roberts CK, Laye MJ. Lack of exercise is a major cause of chronic diseases. Comp Physiol. 2012;2(2):1143-211.
4. Colberg SR, Sigal RJ, Fernhall B, Regensteiner JG, Blissmer BJ, Rubin RR, et al. Exercise and type 2 diabetes: the American College of Sports Medicine and the American Diabetes Association: joint position statement executive summary. Diabetes Care. 2010;33(12):2692-6.
5. Egan B, Zierath JR. Exercise metabolism and the molecular regulation of skeletal muscle adaptation. Cell Metab. 2013;17(2):162-84.
6. Fiuza-Luces C, Garatachea N, Berger NA, Lucia A. Exercise is the real polypill. Physiol. 2013;28(5):330-58.
7. Gulati M, Pandey DK, Arnsdorf MF, Lauderdale DS, Thisted RA, Wicklund RH, et al. Exercise capacity and the risk of death in women: the St James Women Take Heart Project. Circulation. 2003;108(13):1554-9.
8. Hallal PC, Andersen LB, Bull FC, Guthold R, Haskell W, Ekelund U. Global physical activity levels: surveillance progress, pitfalls, and prospects. Lancet. 2012;380(9838):247-57.
9. Haram PM, Kemi OJ, Lee SJ, Bendheim MØ, Al-Share QY, Waldum HL, et al. Aerobic interval training vs. continuous moderate exercise in the metabolic syndrome of rats artificially selected for low aerobic capacity. Cardiovasc Res. 2009;81(4):723-32.
10. Haskell WL, Lee I-M, Pate RR, Powell KE, Blair SN, Franklin B A, et al. Physical activity and public health: updated recommendation for adults from the Ameri-

can College of Sports Medicine and the American Heart Association. Med Sci Sports Exerc. 2007;39(8):1423-34.

11. Koch LG, Britton SL. Artificial selection for intrinsic aerobic endurance running capacity in rats. Physiol Gen. 2001;5(1):45-52.
12. Koch LG, Kemi OJ, Qi N, Leng SX, Bijma P, Gilligan LJ, et al. Intrinsic aerobic capacity sets a divide for aging and longevity. Circ Res. 2011;109(10):1162-72.
13. Kokkinos P, Myers J, Kokkinos JP, Pittaras A, Narayan P, Manolis A, et al. Exercise capacity and mortality in black and white men. Circulation. 2008;117(5):614-22.
14. Myers J, Prakash M, Froelicher V, Do D, Partington S, Atwood JE. Exercise capacity and mortality among men referred for exercise testing. New Eng J Med. 2002;346(11):793-801.
15. Pahor M, Guralnik JM, Ambrosius WT, Blair S, Bonds DE, Church TS, et al. Life Study Investigators. Effect of structured physical activity on prevention of major mobility disability in older adults: the Life study randomized clinical trial. Jama. 2014;311(23):2387-96.
16. Thyfault JP, Rector RS, Uptergrove GM, Borengasser SJ, Morris EM, Wei Y, et al. Rats selectively bred for low aerobic capacity have reduced hepatic mitochondrial oxidative capacity and susceptibility to hepatic steatosis and injury. J Physiol. 2009;587(Pt 8):1805-16.
17. Wisløff U, Najjar SM, Ellingsen O, Haram PM, Swoap S, Al-Share Q, et al. Cardiovascular risk factors emerge after artificial selection for low aerobic capacity. Science. 2005;307(5708):418-20.

22 Aptidão aeróbia e saúde: aspectos epidemiológicos

Maria Urbana Pinto Brandão Rondon
Larissa Ferreira dos Santos
Eduardo Rondon

INTRODUÇÃO

Durante o processo evolutivo, os seres humanos, assim como outras espécies, adquiriram adaptações morfológicas, estruturais e funcionais com o claro objetivo de terem condições favoráveis de sobrevivência no meio ambiente que habitavam e, com isso, perpetuarem a espécie[4]. Nessa luta por sobrevivência, desde os nossos antepassados mais remotos (Australopithecus, 3,5 milhões de anos) até chegarmos ao que somos hoje (Homo Sapiens, 50.000 a 10.000 anos), o uso da força física esteve sempre presente ao dia a dia do homem, tanto nas atividades de caça e coleta de alimento quanto em rituais de guerra ou agradecimento por uma farta colheita (Figura 22.1)[5,7,10,26].

Contudo, ao longo de nossa história evolutiva, a atividade física passou a mostrar sua relevância tanto no desempenho físico quanto na saúde do indivíduo, indo além da associação à condição de "*viver ou morrer*". Sua importância tem sido evidenciada em diversas civilizações antigas, tais como a do

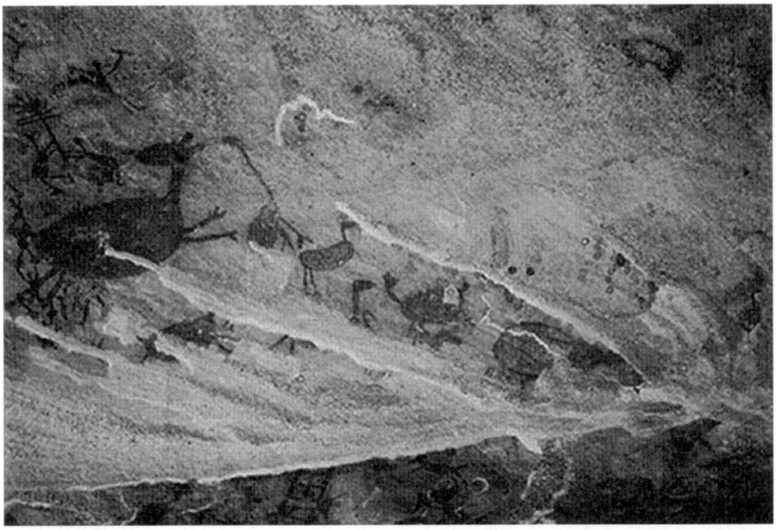

Figura 22.1 Registro do cotidiano do homem pré-histórico. Sítio: Toca da Entrada do Baixão da Vaca – Serra da Capivara, Piauí, Brasil (30 a 25 mil anos). Fonte: Arte rupestre – Associação Brasileira de Arte Rupestre. Disponível em: http://www.globalrockart2009.ab-arterupestre.org.br/arterupestre.asp.

Império Persa (549 a.C.), que associou o treinamento físico dos soldados à vitória nas batalhas; a da Índia (3000 a.C.), em que a Ioga foi desenvolvida com base em exercícios que promoveriam equilíbrio físico e mental ao indivíduo, e a Chinesa (618 a 906 a.C.), por meio das técnicas de artes marciais, como o Tai Chi, utilizado para aprimorar o sucesso nos combates[6,14,15].

Apesar do grande número de evidências históricas associando a prática do exercício físico e seus benefícios ao desempenho humano, foram os estudos realizados pelos médicos gregos entre o século V a.C. e II d.C. que tiveram o maior impacto nas civilizações futuras, já que passaram a relacionar a prática da atividade física à prevenção de doenças e melhor condição de saúde do indivíduo[2,14,15,28,29].

De fato, nossa história científica mais recente relacionada à fisiologia do exercício tem progressivamente demonstrado, por meio do refinamento de novas metodologias investigativas, os benefícios e relevância da atividade física regular na saúde dos indivíduos.

Neste capítulo, procuraremos abordar alguns relatos históricos sobre a medida da aptidão aeróbia e como ela tem sido associada à saúde.

MEDIDA DA APTIDÃO AERÓBIA

É conhecido que o ser humano depende, sobretudo, do metabolismo aeróbio para realizar atividades e exercícios de média a longa duração, como corrida, natação, andar de bicicleta, entre outras atividades[16]. Para avaliarmos essa capacidade de exercitar-se, o método mais eficaz encontrado até os dias de hoje, é a medida direta do consumo máximo de oxigênio ($\dot{V}O_2$máx). Nesse sentido, ao longo dos dois últimos séculos, os investigadores se ocuparam em descobrir métodos de análise e protocolos de exercício que melhor avaliassem esta capacidade. Interessante ressaltar que essa vontade e necessidade de descobrir diferentes abordagens metodológicas para a avaliação da aptidão aeróbia persistem até os dias de hoje.

Flint Jr.[9], fisiologista norte-americano, publicou um dos primeiros relatos da fisiologia relacionados à atividade física demonstrando que durante o exercício ocorre a eliminação de nitrogênio e que o consumo alimentar poderia restaurar essa energia perdida. Em uma das conclusões do seu estudo, o autor afirma que quando o indivíduo realiza um exercício até a exaustão e não faz uma reposição energética adequada, várias substâncias musculares que foram perdidas não são repostas e que a medida de nitrogênio excretada, a qual apresenta uma razoável acurácia em detectar mudanças metabólicas, poderia permitir uma avaliação do gasto energético do indivíduo decorrente da atividade física realizada[9].

Já na virada do século XX, o fisiologista alemão Nathan Zuntz criou um sistema de medida de gases que foi descrito como um dos primeiros sistemas de espirometria portátil capaz de medir, indiretamente, o dispêndio de energia quantificada a partir do consumo de oxigênio medido durante diferentes situações de esforço físico como marchando, pedalando ou mesmo nadando[28]. Posteriormente, em 1940, outros dois pesquisadores alemães melhoraram este sistema portátil tornando-o mais compacto e leve[13].

Após a Segunda Guerra Mundial, os estudos se ocuparam em avaliar os parâmetros fisiológicos envolvidos na capacidade cardiorrespiratória que até então eram desconhecidos. Dessa forma, foram executados trabalhos que procuraram examinar diferentes tipos de protocolos de esforço com o objetivo de detectar o mais adequado para a avaliação do desempenho físico e também as relações entre o $\dot{V}O_2$máx e sua interação com o sistema cardiovascular, para, assim, determinar com maior precisão o real valor fisiológico do $\dot{V}O_2$máx[17,27].

Nesse período, com toda evolução metodológica alcançada, a avaliação do $\dot{V}O_2$máx passa a ter um interesse também na avaliação do desempenho físico, conforme já documentado em capítulos anteriores.

Atualmente, sistemas modernos de medida do consumo de oxigênio a cada ciclo respiratório não só obtêm uma medida mais precisa do $\dot{V}O_2$máx, mas também fornecem um padrão respiratório e metabólico do indivíduo durante o exercício[1].

APTIDÃO AERÓBIA E SAÚDE

Os primeiros estudos com a finalidade de avaliar as implicações fisiológicas cardiorrespiratórias no organismo impostas pelo esforço físico são relatados desde o início do século XX[28]. Contudo, somente a partir da década de 1950 foram descritos os primeiros relatos demonstrando que a atividade física influenciava a saúde dos indivíduos. De fato, um dos artigos que marcaram o começo da linha de investigação sobre a importância da atividade física na doença cardiovascular foi descrito por Morris e Heady[20], em que estes autores demonstraram que os cobradores dos clássicos ônibus londrinos de dois andares, por causa de suas atividades diárias de subir e descer as escadas do veículo (em média, 500 a 750 degraus por dia), apresentavam metade da taxa de mortalidade por doença coronariana quando comparados aos motoristas. Além disso, quando os cobradores apresentavam doença coronariana, eram mais brandas e apareciam mais tardiamente[20]. Em outro estudo, Morris e Heady[19] avaliaram 70 tipos de trabalhos ocupacionais, entre 1930 e 1932, os quais foram classificados em: "pesado", "moderado" e "leve". Nesse acompanhamento, quase 2.500 trabalhadores morreram por doença cardiovascular, sendo que a morte foi duas vezes e meia maior naqueles que tinham uma ocupação considerada leve em comparação com aqueles trabalhadores que tinham atividade ocupacional considerada pesada[19] (Figura 22.2).

Alguns anos mais tarde, Morris e Crawford[18] reforçaram esses achados anteriores que relacionavam o tipo de atividade física de trabalhadores britânicos e a presença da doença arterial coronariana e/ou infarto do miocárdio. Nesse estudo, ficou caracterizado que aqueles indivíduos mais ativos fisicamente morriam menos por problemas cardíacos, ou seja, tinham menor incidência de coronárias obstruídas, fato observado por meio da necropsia dos corações[18].

Com base nesses achados clássicos que relacionaram o nível de atividade física com menor mortalidade, nas últimas décadas, vários investigadores

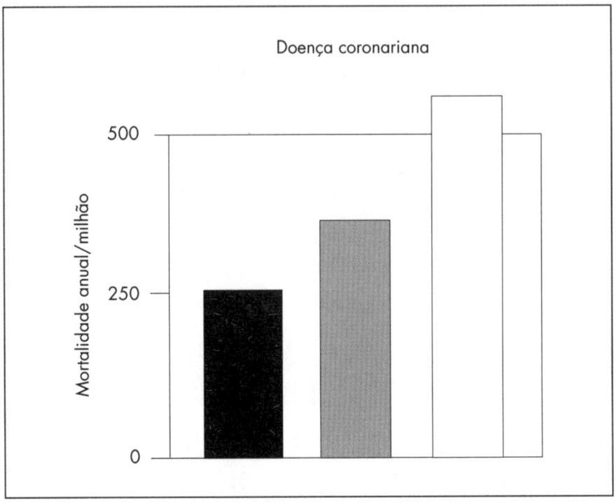

Figura 22.2 Média de mortalidade anual de trabalhadores ingleses (por milhão de homens), na faixa etária de 45 a 64 anos, que realizavam trabalho pesado (barra preta), moderado (barra cinza) e leve (barra branca). Note que os trabalhadores que tinham uma ocupação envolvendo trabalho pesado apresentavam menor mortalidade que os demais trabalhadores. Fonte: adaptada de Morris e Heady[19].

passaram a estudar o $\dot{V}O_2$máx como medida da aptidão aeróbia e sua relação com a taxa de mortalidade não só por doenças cardiovasculares, mas também por todas as causas[3,8,24,30].

Vanhees et al.[30] investigaram o significado prognóstico do $\dot{V}O_2$máx realizando um teste de esforço até a exaustão em pacientes do sexo masculino, com doença arterial coronariana, chegando à conclusão de que a capacidade de exercício é um preditor independente de mortalidade cardiovascular e de todas as causas. Os autores observaram que pacientes com maiores níveis de $\dot{V}O_2$máx tiveram menor mortalidade quando comparados aos pacientes com menor $\dot{V}O_2$máx[30].

Posteriormente, no estudo de Keteyian et al.[11], além de demonstrarem que o $\dot{V}O_2$máx é um preditor independente de mortalidade, eles também demonstraram que esse fato ocorria independentemente do sexo dos pacientes. Nesse estudo, foram avaliados 2.812 pacientes com doença arterial coronariana, sendo observado que a cada 1 mLO_2/kg/min de aumento no $\dot{V}O_2$pico correspondia a aproximadamente 15% de decréscimo na taxa de mortalidade cardiovascular ou por todas as causas[11].

Outro estudo, realizado por Myers et al.[21], demonstrou que a capacidade de um indivíduo se exercitar, medida em unidades metabólicas (MET, 1

MET= 3,5 mLO_2/kg/min de consumo de oxigênio), é um dos mais poderosos preditores de mortalidade entre homens, quando comparados com outros fatores de risco para doenças cardiovasculares já estabelecidos, como hipertensão e diabete melito. Nesse estudo, os autores acompanharam mais de 6.000 homens durante, aproximadamente, seis anos e observaram que quanto maior o nível de atividade física (medida em MET), menor a taxa de mortalidade e/ou morbidade. Interessantemente, esse fato foi observado tanto em pacientes com doença cardiovascular quanto em indivíduos saudáveis, mostrando, portanto, a importância da prática regular de exercícios físicos não só na prevenção mas também na reabilitação cardiovascular (Figura 22.3, painel A e B, respectivamente)[21].

Em outro estudo, Myers et al.[22] acompanharam por 5,5 anos, 842 homens, saudáveis, com idade média de 59±11 anos[22]. Esses autores demonstraram que, quanto menor a capacidade de exercício, determinada em teste realizado em esteira rolante, e quanto menor o gasto calórico nas atividades semanais, determinado por questionário proposto por Paffenbarger et al.[24], maior era a taxa de mortalidade nesse grupo de homens[22].

Mais recentemente, Kodama et al.[12] realizaram meta-análise em que foram analisados estudos entre 1966 e 2008, sendo selecionados, ao final, 33 artigos que preenchiam os critérios de inclusão. Esses autores observaram que a melhor capacidade cardiorrespiratória estava associada com menor risco de mortalidade por todas as causas e por doença coronária ou cardiovascular. E ainda verificaram que o valor de capacidade cardiorrespiratória maior ou igual a 7,9 MET era um marcador para os participantes apresentarem taxas substancialmente menores de mortalidade, em comparação com aqueles participantes com valores inferiores a 7,9 MET[12].

Esses estudos demonstram, portanto, a importância do nível de aptidão aeróbia na sobrevida dos indivíduos com doença cardiovascular preestabelecida ou não.

Dessa forma, considerando os estudos realizados associando o maior $\dot{V}O_2$máx do indivíduo à menor taxa de mortalidade geral ou por doença cardiovascular, fica fácil entender a importância da prática da atividade física no prognóstico do indivíduo.

Nesse sentido, estudo clássico acompanhando 32.421 pessoas demonstrou que indivíduos saudáveis com baixa capacidade física, caracterizados como sedentários, apresentavam um risco relativo de morte mais alto do que indi-

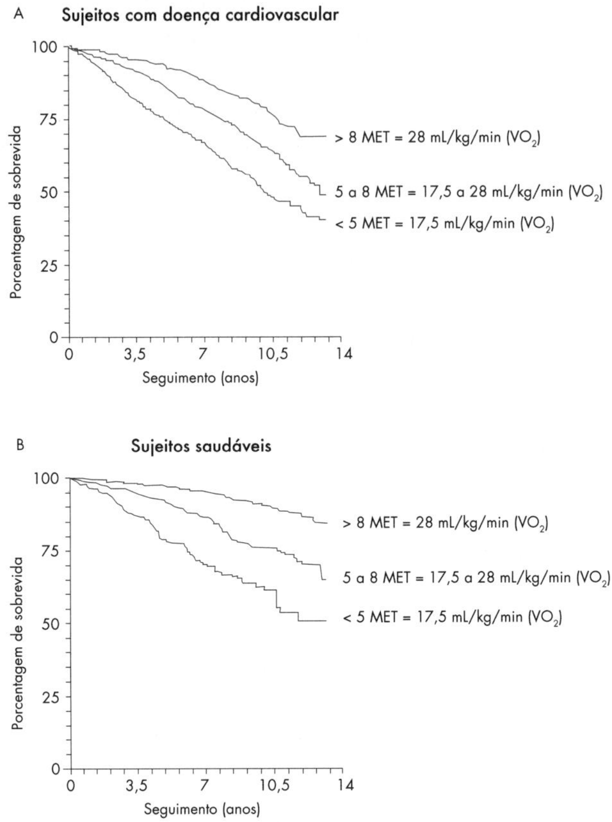

Figura 22.3 Curvas de sobrevida associada ao nível de capacidade aeróbia, em METs, de pacientes com doença cardiovascular (Painel A) e indivíduos saudáveis (Painel B). MET = unidade metabólica = 3,5 mL/kg/min.
Fonte: adaptada de Myers et al.[21].

víduos com outros fatores de risco de doença cardiovascular, tais como fumo, hipertensão, hipercolesterolemia ou obesidade, mas que eram ativos[3].

É importante notar que, em uma meta-análise realizada por Nocon et al.[23], foram avaliados 33 estudos envolvendo 883.372 pacientes, homens e mulheres, em um período de seguimento de 4 a 20 anos. Os autores demonstraram que a prática da atividade física foi associada com uma redução na ordem de 33% nas mortes de origem cardiovascular e de 35% para todas as causas[23].

E, mais recentemente, também avaliando o impacto do exercício físico na sobrevida, meta-análise realizada por Samitz et al.[25], procurou-se demonstrar a associação entre o tipo, a quantidade e a energia gasta no exercício e a sobrevida dos indivíduos. Os autores observaram alta associação na dose-resposta entre atividade física e mortalidade por todas as causas, ou seja, quanto maior o volume e a intensidade do exercício, maior era a redução no risco de mortalidade por todas as causas[25].

CONSIDERAÇÕES FINAIS

Tendo em vista os diferentes estudos realizados ao longo de décadas, pode-se estabelecer a importância da prática da atividade física regular e melhora na aptidão aeróbia na sobrevida dos indivíduos. De fato, hoje, várias instituições de saúde pública, tais como a Organização Mundial da Saúde (OMS), a *American Heart Association* (AHA), o *American College of Sports Medicine* (ACSM), a *European Cardioloy Society* (ESC), a Sociedade Brasileira de Cardiologia (SBC), dentre outras, têm um consenso sobre a importância da atividade física para a saúde. Assim, tem-se recomendado à população realizar uma atividade física aeróbia regularmente, durante 30 min/dia com intensidade moderada, 5x/semana ou 20 min/dia de atividade física com intensidade vigorosa, 3x/semana, ou, ainda, a combinação de atividades moderadas e vigorosas. Vale ressaltar que, para indivíduos com fatores de risco e/ou sabidamente com doenças cardiovasculares, é recomendável uma avaliação clínica cardiológica antes de iniciar a prática da atividade física regular. Com essas recomendações, pretende-se alcançar os benefícios da atividade física, como a melhora da aptidão aeróbia e diminuição do risco cardiovascular.

REFERÊNCIAS BIBLIOGRÁFICAS

1. Balady GJ, Arena R, Sietsema K, Myers J, Coke L, Fletcher GF, et al. American Heart Association Exercise, Cardiac Rehabilitation, and Prevention Committee of The Council on Clinical Cardiology; Council on Epidemiology and Prevention; Council on Peripheral Vascular Disease; Interdisciplinary Council on Quality of Care and Outcomes Research. Clinician's guide to cardiopulmonary exercise testing in adults: a scientific statement from the American Heart Association. Circulation. 2010;122(2):191-225.

2. Berryman JW. Exercise is medicine: a historical perspective. Curr Sports Med Rep. 2010;9(4):195-201.
3. Blair SN, Kampert JB, Kohl HW, Barlow CE, Macera CA, Pattenbarger RS Jr, et al. Influences of cardiorespiratory fitness and other precursors on cardiovascular disease and all-cause mortality in men and women. J Am Med Assoc. 1996;276(3):205-10.
4. Chakravarthy MV, Booth FW. Eating, exercise, and "thrifty" genotypes: connecting the dots toward an evolutionary understanding of modern chronic diseases. J Appl Physiol. 2004;96(1):3-10.
5. Cordain L, Cordain L, Gotshall RW, Eaton SB, Eaton SB 3RD. Physical activity, energy expenditure and fitness: an evolutionary perspective. Int J Sports Med. 1998;19(5):328-35.
6. Das MK. History of cardiology in India. Ind Heart J. 2015;67(2):163-9.
7. Eaton SB, Konner M, Shostak M. Stone agers in the fast lane: chronic degenerative diseases in evolutionary perspective. Am J Med. 1988;84(4):739-49.
8. Erikssen G, Liestøl K, Bjørnholt J, Thaulow E, Sandvik L, Erikssen J. Changes in physical fitness and changes in mortality. Lancet. 1998;352(9130):759-62.
9. Flint A. The source of muscular power, as deduced from observations upon the human subject under conditions of rest and of muscular exercise. J Anat Physiol. 1877;12(1):91-141.
10. Frassetto LA, Schloetter M, Mietus-Synder M, Morris RC Jr, Sebastian A. Metabolic and physiologic improvements from consuming a paleolithic, hunter-gatherer type diet. Eur J Clin Nut. 2009;63(8):947-55.
11. Keteyian SJ, Brawner CA, Savage PD, Ehrman JK, Schairer J, Divine G, et al. Peak aerobic capacity predicts prognosis in patients with coronary heart disease. Am Heart J. 2008;156(2):292-300.
12. Kodama S, Saito K, Tanaka S, Maki M, Yachi Y, Asumi M, et al. Cardiorespiratory fitness as a quantitative predictor of all-cause mortality and cardiovascular events in healthy men and women. J Am Med Assoc. 2009;301(19):2024-35.
13. Kofrányi E, Michaelis HF. Ein tragbarer apparat zur bestimmung des gasstoffwechsels. Arbeitsphysiol. 1940;11:148-50.
14. Kokkinos P, Myers J. Exercise in cardiovascular disease: exercise and physical activity: clinical outcomes and applications. Circulation. 2010;122(16):1637-48.
15. Kokkinos P. Physical activity and cardiovascular disease: prevention. Sudbury: Jones and Bartlett Publishers; 2010.

16. Maughan R, Gleessom M, Greenhaff PL. Bioquímica do exercício e do treinamento. Barueri: Manole; 2000.
17. Mitchell JR, Sproule BJ, Chapman CB. The physiological meaning of the maximal oxygen intake test. J Clin Invest. 1957;37:538.
18. Morris JN, Crawford MD. Coronary heart disease and physical activity of work; evidence of a national necropsy survey. Br Med J. 1958;2(5111):1485-96.
19. Morris JN, Heady JA. Mortality in relation to the physical activity of work: a preliminary note on experience in middle age. Br J Ind Med. 1953;10(4):245-54.
20. Morris JN. Coronary heart-disease and physical activity of work. Lancet. 1953;265(6796):1111-20.
21. Myers J. Exercise capacity and mortality among men referred for exercise testing. New Engl J Med. 2002;346(11):793-801.
22. Myers J, Kaykha A, George S, Abella J, Zaheer N, Lear S, et al. Fitness versus physical activity patterns in predicting mortality in men. Am J Med. 2004;117(12):912-8.
23. Nocon M. Association of physical activity with all-cause and cardiovascular mortality: a systematic review and meta-analysis. Eur J Card Prev Rehabil. 2008;15(3):239-46.
24. Paffenbarger RS Jr, Hyde RT, Wing AL, Lee IM, Jung DL, Kampert JB. The association of changes in physical-activity level and other lifestyle characteristics with mortality among men. New Engl J Med. 1993;328(8):538-45.
25. Samitz G, Egger M, Zwahlen M. Domains of physical activity and all-cause mortality: systematic review and dose-response meta-analysis of cohort studies. Int J Epidemiol. 2011;40(5):1382-400.
26. Sockol MD, Raichlen DA, Pontzer H. Chimpanzee locomotor energetics and the origin of human bipedalism. Proceedings of the National Academy of Sciences of the United States of America. 2007;104(30):12265-69.
27. Taylor HL, Burkirk E, Henschel A. Maximal oxygen intake as an objective measure of cardio-respiratory performance. J Appl Physiol. 1955;8(1):73-80.
28. Tipton CM. History of exercise physiology: University of Arizona. Champaign: Human Kinects; 2014.
29. Tipton CM. The history of "Exercise is Medicine" in ancient civilizations. Adv Physiol Educat. 2014;38(2):109-17.
30. Vanhees L, Fagard R, Thijs L, Staessen J, Amery A. Prognostic significance of peak exercise capacity in patients with coronary artery disease. J Am Coll Cardiol. 1994;23(2):358-63.

23 Treinamento aeróbio e insuficiência cardíaca

Nathalie Alves da Paixão
Telma Fátima da Cunha
Daniele Gabriel Costa
Andrea Somolanji Vanzelli
Patricia Chakur Brum

INTRODUÇÃO

Doenças cardiovasculares consistem em uma das maiores causas de morte em todo o mundo, apesar dos avanços no tratamento dessas doenças nos últimos anos. O aumento da incidência de diferentes doenças cardíacas tem sido atribuído à elevação dos fatores de risco, como sedentarismo, obesidade, hipertensão e tabagismo[28], sendo a insuficiência cardíaca (IC) a via final comum da maioria das doenças cardiovasculares. No Brasil, a IC foi responsável por cerca de 30% das mortes associadas a doenças do aparelho circulatório no ano de 2007[15].

A IC é uma síndrome clínica de alta incidência e mau prognóstico caracterizada por alterações na estrutura e função cardíacas, prejudicando a capacidade do ventrículo esquerdo bombear sangue. Inicialmente, ela foi considerada apenas como um distúrbio hemodinâmico, relacionado à perfusão tecidual inadequada, ao remodelamento cardíaco (perda de cardiomiócitos e aumento da fração de colágeno) e ao baixo débito cardíaco. Dentre essas alterações, a redução do débito cardíaco era considerada a causa principal desse distúrbio hemodinâmico por estar diretamente relacionada à redução do fluxo renal, desencadeando edemas (periférico e pulmonar) por acúmulo de sódio e água. Diante desse quadro clínico, eram utilizados digitálicos e diuréticos para a redução da retenção hídrica e, assim, redução dos edemas. No entanto, apesar do uso desses medicamentos, a IC progredia, levando o paciente ao óbito[5].

Os consecutivos insucessos no tratamento, somados aos avanços tecnológicos, contribuíram para que, no início da década de 1990, houvesse uma mudança de paradigma ao se conceituar a IC. Em paralelo, diversos trabalhos mostravam que o distúrbio hemodinâmico na síndrome era acompanhado por hiperativação de sistemas neuro-humorais: sistema nervoso simpático e sistema renina-angiotensina-aldosterona. Apesar de benéfica em situações agudas (pois exerce efeito inotrópico positivo, o que aumenta o débito cardíaco), a ativação desses sistemas é deletéria quando crônica, por levar à diminuição da contratilidade cardíaca, a arritmias e ao remodelamento cardíaco[11,31]. Dessa forma, visando minimizar esses efeitos, foram desenvolvidos medicamentos para reduzir a atuação desses sistemas, tais como os betabloqueadores e os inibidores da enzima conversora de angiotensina, os quais se tornaram os principais agentes utilizados na terapia da IC, contribuindo para o aumento da sobrevida dos pacientes.

Além de desencadear diversas alterações cardíacas, a IC também causa alterações em outros órgãos e tecidos, como pulmões, rins, vasos e musculatura esquelética. Na musculatura esquelética, as alterações morfofuncionais consistem em mudança do tipo de fibra de oxidativa para glicolítica, redução de enzimas oxidativas, redução do número e volume das mitocôndrias e perda de massa muscular (atrofia)[16,63], as quais estão relacionadas à fadiga, dispneia e grande limitação aos esforços físicos[39,58].

Entre as diversas estratégias de tratamento utilizadas na IC, o treinamento físico aeróbio (TFA) apresenta-se como importante intervenção não farmacológica para a prevenção e reabilitação cardiovascular, promovendo inúmeros benefícios ao coração e à musculatura esquelética, melhorando a tolerância aos esforços e a qualidade de vida dos pacientes[18,43]. No entanto, até o início da década de 1970, os pacientes com IC eram aconselhados a restringir suas atividades físicas para evitar um aumento exacerbado da frequência cardíaca.

Já no início da década de 1980, o efeito crônico do exercício físico na IC começou a despertar interesse. Nesse período, demonstrou-se que um programa regular de exercícios físicos (treinamento físico) é seguro e, sobretudo, eficaz para aumentar a capacidade funcional de pacientes com IC (classe funcional II e III da New York Heart Association)[9,32,59].

Neste capítulo, será abordado o papel do TFA na prevenção e tratamento da IC, relacionando os diferentes aspectos envolvidos na reversão dessas alterações e na melhora da qualidade de vida dos pacientes.

LIMITAÇÃO DA CAPACIDADE FUNCIONAL EM PACIENTES DE IC: FATORES QUE INFLUENCIAM A TOLERÂNCIA AO ESFORÇO FÍSICO

Na IC, a perfusão tecidual inapropriada é manifestada, sobretudo, pela intolerância aos esforços físicos, com fadiga e dispneia precoces tanto durante a realização de atividades da vida diária quanto de exercícios físicos[18,19]. Essa intolerância aos esforços decorre de alterações funcionais e estruturais no coração (alterações centrais) e na musculatura esquelética (alterações periféricas), as quais se relacionam ao seu metabolismo e à sua perfusão.

Como a tolerância aos esforços é determinada, em grande parte, pela capacidade dos sistemas cardiovascular e metabólico aumentarem o consumo de oxigênio celular, índices que refletem a capacidade máxima de captação e consumo de oxigênio, como o $\dot{V}O_2$máx, têm sido bastante utilizados na clínica médica. Para a determinação desses índices, é utilizado o teste ergoespirométrico no qual o indivíduo é submetido a intensidades crescentes de exercício físico até que atinja a exaustão. Durante a realização do teste ergoespirométrico ou de um esforço físico, é necessária a interação entre o sistema cardiovascular e a musculatura esquelética. O débito cardíaco (DC) gerado pelo coração fornece sangue carregado de oxigênio e nutrientes à musculatura esquelética, que extrai o oxigênio do sangue e utiliza os nutrientes fornecidos como substratos para gerar energia e realizar o movimento. A difusão do oxigênio no sangue está relacionada a um conceito físico, de onde é derivada a equação de Fick (Adolf Eugen Fick foi um fisiologista alemão que propôs a lei de difusão de gases através das membranas, o que permitiu o desenvolvimento da técnica de medida do DC):

$$\dot{V}O_2 = DC \times \text{dif. a-v } O_2$$

Nessa equação, o consumo de oxigênio é o produto do DC pela diferença arteriovenosa de oxigênio (dif. a-v O_2). Em pacientes com IC, a capacidade máxima de consumir oxigênio durante o exercício físico está reduzida e as alterações centrais e periféricas que contribuem para a redução do $\dot{V}O_2$máx serão abordadas a seguir.

Fatores Centrais

Como descrito anteriormente, as alterações morfofuncionais cardíacas estão atreladas à redução da capacidade física nos pacientes com IC. Durante a realização de exercícios físicos, tem-se observado uma redução do DC e do $\dot{V}O_2$máx, sendo que alguns trabalhos apontam para uma correlação significante entre essas variáveis[41,63]. Resultados semelhantes foram verificados em modelo experimental de IC, onde ratos infartados foram submetidos a exercício físico progressivo até a exaustão. Observou-se uma redução do consumo de oxigênio e do débito cardíaco; sendo a redução do débito resultante da redução no volume sistólico nesses animais[52].

Os mecanismos moleculares envolvidos na deterioração da capacidade de bombeamento cardíaco durante o exercício físico em pacientes com IC tem sido alvo de investigação nos últimos anos. Várias vias de sinalização estão envolvidas e parecem estar relacionadas, direta ou indiretamente, com a regulação intracelular de cálcio pelo retículo sarcoplasmático (RS), sendo o cálcio um dos responsáveis pela contração muscular[20]. Em modelo genético de IC induzida por hiperatividade simpática em camundongos, foi observada que a redução na fração de encurtamento relacionava-se à redução nos transientes de cálcio intracelular induzidos por alterações tanto na liberação quanto na recaptação de cálcio pelo RS[53]. Além disso, as alterações na ultraestrutura cardíaca decorrentes de um remodelamento cardíaco caracterizado por perda de cardiomiócitos, aumento da fracção de colágeno e ativação de vias de sinalização, como a da calcineurina/NFAT, acarretaram redução do DC[51].

A tolerância à realização de esforços em pacientes com IC não resulta somente da redução da resposta do DC durante o exercício. Alguns estudos demonstram que a capacidade física em pacientes com importante redução da fração de ejeção varia amplamente[23]. Outros trabalhos com intervenções terapêuticas, objetivando o aumento agudo do DC, por administração de agentes inotrópicos, não têm observado aumento significante do $\dot{V}O_2$máx[44]. Esse fato pode ser explicado pelo comprometimento periférico observado na IC[33].

A deterioração da função cardíaca levaria a alterações periféricas secundárias, o que limitaria o desempenho físico nesses pacientes. De fato, dados da literatura demonstram que a intolerância aos esforços em pacientes com IC leve a moderada é determinada, predominantemente, pela disfunção cardíaca, especialmente do DC. Já em pacientes com IC grave, além do DC, os fatores periféricos assumem grande importância na intolerância aos esforços[21].

Fatores Periféricos

A hipótese que orienta o envolvimento da musculatura esquelética na intolerância aos esforços de pacientes com IC ficou conhecida como hipótese muscular[64]. No início do estabelecimento da síndrome, mecanismos compensatórios são ativados para manter o DC e a perfusão tecidual, tais como a hiperativação dos sistemas neuro-humorais, o aumento do estresse oxidativo e da inflamação, os quais estão associados também a uma redução na biodisponibilidade de óxido nítrico. Porém, em um determinado momento, esses mecanismos deixam de ser eficazes e a síndrome progride, causando alterações na musculatura esquelética e uma disfunção endotelial[12]. De fato, a miopatia esquelética na IC agrava o quadro clínico dos pacientes, piorando o seu prognóstico, não apenas pela piora na qualidade de vida, mas também pela perda de autonomia.

Entre as alterações observadas no tecido muscular de pacientes com IC, destacam-se as alterações no metabolismo energético, como o acúmulo precoce de lactato durante a execução de exercícios físicos resultante de uma sobreposição antecipada do metabolismo anaeróbio sobre o aeróbio. Para confirmar essas alterações no metabolismo energético, alguns pesquisadores têm mensurado a capacidade oxidativa de pacientes com IC durante o exercício físico, por meio de uma técnica não invasiva denominada espectroscopia por ressonância magnética com fósforo 31[42]. Esses pesquisadores observaram uma reduzida utilização e ressíntese da fosfocreatina (PCr), um aumento na razão de fosfato inorgânico e fosfocreatina (Pi/PCr) e menores níveis de pH durante o exercício em pacientes com IC. Além disso, as alterações morfofuncionais na musculatura esquelética, como mudança do tipo de fibra de oxidativa para glicolítica, redução de enzimas oxidativas, do número e volume das mitocôndrias e atrofia[6,62], também contribuem para essas mudanças no metabolismo energético. De fato, estudos que utilizaram biópsia muscular verificaram uma redução na distribuição de fibras do tipo 1 (de contração lenta, oxidativas) e aumento na distribuição de fibras do tipo 2 (de contração rápida, glicolíticas), assim como redução da capilarização, da densidade e do volume mitocondrial, e da atividade enzimática da succinato desidrogenase, da citrato sintase e da 3-hidroxiacil-CoA desidrogenase, reduzindo a capacidade oxidativa em pacientes com IC[29,30].

Quanto ao fluxo sanguíneo muscular, este encontra-se discretamente reduzido na IC leve (classe funcional II da NYHA) e significantemente reduzido nas fases mais avançadas da síndrome (classe funcional III-IV da NYHA). Durante um exercício de preensão manual, utilizando-se 10 e 30% da contração voluntária máxima, observou-se menor aumento do fluxo nesses pacientes quando comparados aos indivíduos saudáveis[49]. Essa limitação evidencia uma resposta vasodilatadora diminuída durante o exercício que pode ser explicada por menor liberação de fatores relaxantes derivados do endotélio e aumento na ação de componentes neuro-humorais, com propriedades vasoconstritoras, tais como a endotelina, a renina, a angiotensina II, a vasopressina e a noradrenalina[28,36,38,57].

A musculatura esquelética representa cerca de 40 a 45% da massa corporal total em humanos, sendo constituída por mais de 600 músculos[3]. Esses músculos estão envolvidos em todos os aspectos do movimento, incluindo respiração, alimentação, postura, locomoção e reflexos[57]. Ela é também fundamental para a manutenção do equilíbrio metabólico, pois, além de conter a maior quantidade de proteínas do organismo, serve como importante fonte de calor, já que a taxa metabólica basal desse tecido contabiliza cerca de 20 a 30% do consumo de oxigênio de todo o corpo[64]. Dessa forma, a perda sustentada de massa muscular acarreta um impacto negativo na saúde de um indivíduo. Em quadros mais graves de IC, a perda excessiva de massa muscular associada a um reduzido $\dot{V}O_2$máx é considerada preditor independente de mortalidade[2].

Portanto, a intolerância aos esforços está diretamente relacionada às alterações desencadeadas pela IC na musculatura esquelética, destacando-se a fadiga precoce, a reduzida capacidade oxidativa, a diminuição do fluxo sanguíneo e a perda de massa muscular.

EFEITOS DO TFA EM PORTADORES DE INSUFICIÊNCIA CARDÍACA

Durante os últimos anos, têm-se acumulado evidências sobre os benefícios do TFA no tratamento da IC. Esse tipo de treinamento tem sido considerado uma importante estratégia não farmacológica e adjuvante aos tratamentos convencionais sobre os efeitos deletérios da síndrome, não somente por promover importantes adaptações no controle neuro-hormonal e na função cardíaca, mas também por propiciar adaptações bioquímicas, estruturais e funcionais na musculatura esquelética. Essas adaptações proporcionam o alívio dos sintomas, o aumento da tolerância aos esforços físicos e da qualidade de vida, reduzindo o número de hospitalizações e a mortalidade dos pacientes com IC.

Fatores Centrais

O TFA tem sido relacionado à prevenção e reabilitação cardiovascular por reduzir a atividade nervosa simpática e aumentar o tônus vagal, reduzindo a frequência cardíaca de repouso. Esse efeito do TFA apresenta implicações clínicas importantes, uma vez que um melhor balanço simpato-vagal pode diminuir a incidência de arritmias e, consequentemente, de morte súbita em pacientes com IC[10,34]. Além da atenuação da atividade simpática cardíaca, o TFA provoca diminuição na atividade simpática renal e melhora a recuperação da frequência cardíaca no período pós-esforço, o que evidencia uma recuperação vagal mais rápida nesses pacientes[17]. Essas alterações nas modulações vagal e simpática após o TFA são, em parte, decorrentes de uma melhora na sensibilidade barorreflexa arterial. Embora ainda não se saiba ao certo os mecanismos envolvidos nessa melhora da sensibilidade barorreflexa, alguns estudos sugerem que ela ocorra em função da diminuição nos níveis plasmáticos e centrais de angiotensina II[37]. Já Rondon et al.[54] mostraram que essa melhora no controle barorreflexo pode estar relacionada ao aumento na sensibilidade do nervo depressor aórtico durante variações da pressão arterial em ratos com IC submetidos ao TFA[54].

Para alguns investigadores, o TFA tem efeito modesto no volume sistólico e no débito cardíaco, em pacientes com IC. No entanto, estudos mais recentes têm mostrado que o TFA aumenta o volume sistólico e o DC no repouso e durante o exercício e diminui o diâmetro diastólico final, em pacientes com IC em estágio avançado. Essa melhora na função ventricular e no remodelamento cardíaco pode ser atribuída à diminuição da pós-carga em decorrência da redução de resistência vascular periférica e de alterações celulares que resultam em melhora na contratilidade cardíaca. Recentemente, em nosso laboratório, observamos uma melhora nos transientes intracelulares de cálcio cardíaco em camundongos com IC induzida por hiperatividade simpática.

Essa resposta estava associada a uma melhora na recaptação de cálcio pelo RS (representada por uma melhora na expressão proteica da bomba de cálcio do RS, a SERCA2) e redução na sua extrusão pelo sarcolema (representada pela redução na expressão proteica do trocador sódio-cálcio)[53]. Esses ajustes celulares dão sustentação à melhora na função ventricular sistólica e diastólica[46].

Fatores Periféricos

O incremento na capacidade funcional desencadeado pelo TFA em pacientes com IC também tem sido atribuído, em grande parte, a alterações na musculatura esquelética. Em indivíduos saudáveis, o TFA reduz a frequência cardíaca de repouso e a submáxima, sendo que este ajuste na frequência se deve ao aumento do volume sistólico e, em menor intensidade, à diferença arteriovenosa de oxigênio[1]. Já em pacientes com disfunção ventricular, há predomínio do aumento da diferença arteriovenosa de oxigênio, após 4 a 6 meses de TFA, e aumento bem menos expressivo no débito cardíaco[16,59].

O incremento na diferença arteriovenosa de oxigênio está relacionado ao aumento no fluxo sanguíneo muscular, em consequência da redução da resistência vascular periférica. Essa melhora no fluxo sanguíneo na musculatura é tão expressiva que não ocorre apenas na musculatura diretamente envolvida no TFA. Em estudos do nosso grupo, verificamos que um período de TFA de quatro meses em bicicleta ergométrica provocou aumento expressivo no fluxo sanguíneo do antebraço e diminuição significativa na resistência vascular nessa região[24,55].

O aumento de fluxo na circulação muscular pode ser atribuído a alterações nos controles extrínsecos e intrínsecos dos vasos sanguíneos. Em relação aos controles extrínsecos, foi observado que seis meses de TFA diminui os níveis plasmáticos de noradrenalina no repouso e durante o exercício, além de diminuir dramaticamente o nível de atividade nervosa simpática muscular nos pacientes com IC[30]. O mesmo pôde ser observado por Roveda et al.[55], que avaliou a atividade nervosa simpática do nervo peroneiro após 4 meses de treinamento físico (Figura 23.1). O TFA diminui também os níveis circulantes de angiotensina, aldosterona, vasopressina e endotelina[8,40,56]. Quanto às alterações nos controles intrínsecos, o TFA reduz os níveis de citocinas pró-inflamatórias, entre elas o fator de necrose tumoral alfa (TNF-alfa) e a interleucina-6, que estão diretamente associadas à maior ativação do sistema renina-angiotensina e à disfunção endotelial[36,61,45]. Essa redução nas citocinas

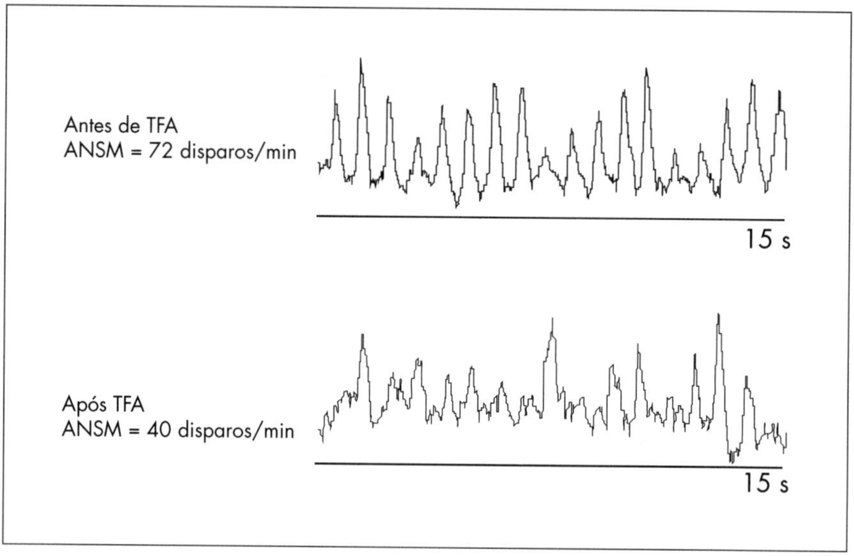

Figura 23.1 Atividade nervosa simpática muscular de paciente com IC antes e depois de quatro meses de TFA.
ANSM = atividade nervosa simpática muscular.
Fonte: adaptada de Roveda et al.[55].

diminui a produção de espécies reativas de oxigênio e a degradação de óxido nítrico, auxiliando no aumento do fluxo sanguíneo muscular.

O TFA provoca ainda ajustes na própria fibra muscular, tais como aumento na densidade total de mitocôndrias, na atividade da citocromo c e na redistribuição de fibras musculares do tipo 1 e do tipo 2 em pacientes com IC[29]. Além disso, o TFA reduz a expressão gênica de TNF-alfa e de interleucina-1, reduzindo o estresse oxidativo e melhorando o balanço redox muscular[27]. Essas adaptações promovidas pelo TFA tem um papel importante na regulação da massa muscular, auxiliando na prevenção da atrofia. O TFA *per se* não aumenta a área de secção transversa do músculo esquelético em indivíduos saudáveis, como observado pelo TF de força[22]. No entanto, o TFA foi capaz de restaurar ou aumentar a massa muscular para níveis considerados eutróficos, em animais com IC em estado hipotrófico[14,15]. Essa regulação da massa muscular ocorre por um equilíbrio entre as vias de síntese e degradação de proteínas. Na IC, há um aumento da degradação e uma redução da síntese proteica. Esse aumento da degradação do músculo esquelético está relacionado à hiperativação do sistema ubiquitina proteassoma dependente de ATP[14,27], principal sistema de degradação de proteínas intracelulares do organismo. Já a redução da síntese está associada à diminuição da atividade de vias de sinalização, como a PI3K-Akt-mTOR[6]. Além disso, o TFA de baixa a moderada intensidade é considerado seguro, principalmente, por minimizar riscos cardiovasculares[2]. Mesmo o TFA intervalado em alta intensidade tem sido recomendado por alguns grupos de pesquisadores[47,48,60] por desencadear maiores benefícios ao paciente com IC.

Efeitos na Qualidade de Vida

Conforme já evidenciado, a qualidade de vida do paciente com IC apresenta declínio progressivo com a evolução da síndrome em virtude da presença de dispneia e fadiga durante a realização de atividades diárias e dos quadros de depressão e isolamento social[4]. Mesmo com tratamento adequado, o alívio dos sintomas não é completo, provocando prejuízo na qualidade de vida desses pacientes. Contudo o TFA foi capaz de melhorar a tolerância ao esforço e, consequentemente, levar à maior independência e à menor incidência de quadros depressivos, quando comparados a pacientes não submetidos ao treinamento[35,50]. Esses efeitos benéficos do TFA na qualidade de vida se mantêm por um determinado período, ocorrendo paralelamente um aumento no $\dot{V}O_2$máx, uma redução na mortalidade e no número de internações hospitalares[7].

CONSIDERAÇÕES FINAIS

A IC causa diversas alterações em diferentes órgãos e tecidos, como o coração e a musculatura esquelética, sendo caracterizada por intolerância aos esforços, fadiga e dispneia, o que prejudica a qualidade de vida dos pacientes. Apesar dos avanços na terapêutica dessa síndrome, sua incidência continua bastante alta e responsável por 30% das mortes associadas a doenças cardiovasculares. Uma estratégia que tem sido bastante utilizada para minimizar essas alterações desencadeadas pela IC é o TFA, o qual tem sido considerado importante adjuvante ao tratamento farmacológico dessa síndrome. O TFA promove diversos benefícios ao organismo, principalmente ao coração e à musculatura esquelética, atuando no alívio dos sintomas e na prevenção da perda de massa muscular, melhorando a tolerância aos esforços e a qualidade de vida (Figura 23.2).

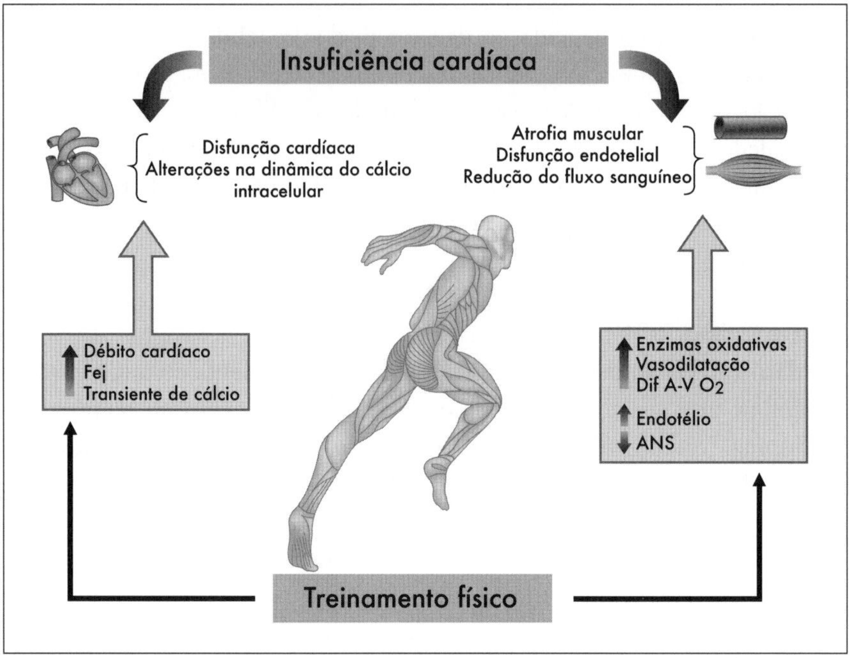

Figura 23.2 Sumário das principais adaptações desencadeadas pelo TFA na IC. ANS: atividade nervosa simpática. Dif. a-vO_2: diferença arteriovenosa de oxigênio. Fej: fração de ejeção.

REFERÊNCIAS BIBLIOGRÁFICAS

1. Afzal A, Brawner CA, Keteyian SJ. Exercise training in heart failure. Prog Cardiovasc Dis. 1998;41(3):175-90.
2. Anker SD, Swan JW, Volterrani M, Chua TP, Clark AL, Poole-Wilson P, et al. The influence of muscle mass strength, fatigability and blood flow on exercise capacity in cachetic and non-cachetic pacients with heart failure. Eur Heart J. 1997;18(2):259-69.
3. Arthur PG, Grounds MD, Shavlakadze T. Oxidative stress as a therapeutic target during muscle wasting: considering the complex interactions. Cur Opinion Clin Nut Metabolic Care. 2008;11(4):408-16.
4. Artinian NT, Artinian CG, Saunders NM. Identifying and treating depression in patients with heart failure. J Cardiovasc Nurs. 2004;19(S6):S47-56.
5. Augustyniak RA, Tuncel M, Zhang W, Toto RD, Victor RG. Sympathetic overactivity as a cause of hypertension in chronic renal failure. J Hypert. 2002;20(1):3-9.

6. Jannig PR, de Moraes WM, Cunha TF, Medeiros A, Barberi L, et al. Akt/mTOR pathway contributes to skeletal muscle anti-atrophic effect of aerobic exercise training in heart failure mice. Int J Cardiol. 2016;214:137-47.
7. Belardinelli R, Georgiou D, Cianci G, Pucaro A. Randomized, controlled trial of long-term moderate exercise training in chronic heart failure: effects on funcional capacity, quality of life, and clinical outcome. Circulation. 1999;99(9):1173-82.
8. Braith RW, Welsch MA, Feigenbaum MS, Kluess HA, Pepine CJ. Neuroendocrine activation in heart failure is modified by endurance exercise training. J Am Coll Cardiol. 1999;34(4):1170-5.
9. Coats AJ, Adamopoulos S, Meyer TE, Conway J, Sleight P. Effects of physical training in chronic heart failure. Lancet. 1990;335(8681):63-6.
10. Coats AJ, Adamopoulos S, Radaelli A, Mccance A, Meyer TE, Bernardi L, et al. Controlled trial of physical training in chronic heart failure. Exercise performance, hemodynamics, ventilation, and autonomic function. Circulation. 1992;85(6):2119-31.
11. Colucci WS. The effects of norepinephrine on myocardial biology: implications for therapy of heart failure. Clin Cardiol. 1998;21(12):I20-24.
12. Conraads VM, Van Craenenbroeck EM, Maeyer CD, Van Berendoncks AM, Beckers PJ, Vrints CJ. Unraveling new mechanisms of exercise intolerance in chronic heart failure. Role of exercise training. Heart Failure Rev. 2013;18(1):65-77.
13. Cunha TF, Bacurau AV, Moreira JB, Paixão NA, Campos JC, Ferreira JC, et al. Exercise training prevents oxidative stress and ubiquitin-proteasome system overactivity and reverse skeletal muscle atrophy in heart failure. PLoS One. 2012;7(8):e41701.
14. Cunha TF, Moreira JB, Paixão NA, Campos JC, Monteiro AW, Baurau AV, et al. Aerobic exercise training upregulates skeletal muscle calpain and ubiquitin-proteasome systems in healthy mice. J Appl Physiol. 2012;112(11):1839-46.
15. Datasus (Site do governo federal). Disponível em: http://www2.datasus.gov.br/Datasus/index.php. Acessado em: 20 set. 2014.
16. Detry JM, Rousseau M, Vandenbroucke G, Kusumi F, Brasseur LA, Bruce RA. Increased arteriovenous oxygen difference after physical training in coronary heart disease. Circulation. 1971;44(1):109-18.
17. Dimopoulos S, Anastasiou-Nana M, Sakellariou D, Drakos S, Kapsimalakou S, Maroulidis G, et al. Effects of exercise rehabilitation program on heart rate recovery in patients with chronic heart failure. Eur J Cardiovasc Prev Rehabilit. 2006;13(1):67-73.

18. Drexler H, Hornig B. Importance of endothelial function in chronic heart failure. J Cardiovasc Pharmacol. 1996;27(S2):9-12.
19. Drexler H, Riede U, Munzel T, Konig H, Funke E, Just H. Alterations of skeletal--muscle in chronic heart-failure. Circulation. 1992;85(5):1751-9.
20. Engelhardt S, Hein L, Dyachenkow EG, Kranias EG, Isenberg G, Lohse MJ. Altered calcium handling is critically involved in the cardiotoxic effects of chronic beta-adrenergic stimulation. Circulation. 2004;109(9):1154-60.
21. Florea VG, Mareyev VY, Achilov AA, Popovici MI, Coats AJ, Belenkov YN. Central and peripheral components of chronic heart failure: determinants of exercise tolerance. Int J Cardiol. 1999;70(1):51-6.
22. Folland JP, Willians AG. The adaptations to strength training: morphological and neurological contributions to increased strength. Sports Med. 2007;37(3):145-68.
23. Franciosa JA, Park M, Levine TB. Lack of correlation between exercise capacity and indexes of resting left ventricular performance in heart failure. Am J Cardiol. 1981;47(1):33-9.
24. Franco FGM, Santos AC, Rondon UM, Trombetta IC, Strunz C, Braga AM, et al. Effects of home-based exercise training on neurovascular control in patients with heart failure. Eur J Heart Failure. 2006;8(8):851-5.
25. Garber CE, Blissmer B, Deschenes MR, Franklin BA, Lamonte MJ, Lee IM, et al. American College of Sports Medicine. American College of Sports Medicine position stand. Quantity and quality of exercise for developing and maintaining cardiorespiratory, musculoskeletal, and neuromotor fitness in apparently healthy adults: guidance for prescribing exercise. Med Sci Sports Exerc. 2011;43(7):1334-59.
26. Gielen S, Sandri M, Kozarez I, Kratzsch J, Thiery J, Erbs S, et al. Exercise training attenuates Murf-1 expression in the skeletal muscle of patients with chronic heart failure independent of age: the randomized Leipzig exercise intervention in chronic heart failure and aging catabolism study. Circulation. 2012;125(22):2716-27.
27. Gielen S, Walther C, Schuler G, Hambrecht R. A new mechanism to explain the benefits of cardiac rehabilitation? J Cardiopulm Rehabilit. 2005;25(6):339-42.
28. Go AS, Mozaffarian D, Roger VL, Benjamin EJ, Berry JD, Blaha MJ, et al. Heart disease and stroke statistics--2014 update: a report from the American Heart Association. Circulation. 2014;29(3):e28-e292.
29. Hambrecht R, Fiehn E, Yu J, Niebauer J, Weigl C, Hilbrich L, et al. Effects of endurance training on mitochondrial ultrastructure and fiber type distribution in skeletal muscle of patients with stable chronic heart failure. J Am Coll Cardiol. 1997;29(5):1067-73.

30. Hambrecht R, Niebauer J, Fiehn E, Kalberer B, Offner B, Hauer K, et al. Physical training in patients with stable chronic heart: effects on cardiorespiratory fitness and ultrastructural abnormalities of leg muscles. J Am Coll Cardiol. 1995;25(6):1239-49.
31. Harrington LB, Lutrell LM, Rockman HA. Dual inibition of beta adrenergic and angiotensin II receptor by a single antagonist. Circulation. 2003;103(13):1611-18.
32. Jette M, Heller R, Landry F, Blümchen G. Randomized 4-week exercise program in patients with impaired left ventricular function. Circulation. 1991;84(4):1561-7.
33. Jondeau G, Katz SD, Zohman L, Goldberger M, Mccarthy M, Bourdarias JP, et al. Active skeletal muscle mass and cardiopulmonary reserve. Failure to attain peak aerobic capacity during maximal bicycle exercise in patients with severe congestive heart failure. Circulation. 1992;86(5):1351-6.
34. Killavuori K, Toivinen L, Naveri H, Leinonen H. Reversal of autonomic derangements by physical training in chronic heart failure assessed by heart rate variability. Eur Heart J. 1995;16(4):490-5.
35. Koch M, Douard H, Brouslet JP. The benefit of grades physical exercise in chronic heart failure. Chest. 1992;101(S5):231S-235S.
36. Levine B, Kalman J, Mayer L, Filit HM, Packer M. Elevated circulating levels of tumor necrosis factor in sever chronic heart failure. New Eng J Med. 1990;323(4):236-41.
37. Liu JL, Irvine S, Reid IA, Patel KP, Zucker IH. Chronic exercise reduces sympathetic nerve activity in rabbits with pacing-induced heart failure: a role for angiotensin II. Circulation. 2000;102(15):1854-62.
38. Love MP, Mcmurray JJV. Endothelin in congestive heart failure. Basic Res Cardiol. 1996;91(S1):21-9.
39. Lunde PK, Sjaastad I, Schiotz Thorud HM, Sejersted OM. Skeletal muscle disorders in heart failure. Acta Physiol Scand. 2001;171:277-94.
40. Maeda S, Miyauchi T, Kakiyama T, Sugawara J, Iemitsu M, Murakami H, et al. Effects of exercise training of 8 weeks and detraining on plasma levels of endothelium-derived factors, endothelin-1 and nitric oxide, in healthy young humans. Life Sci. 2001;69(9):1005-16.
41. Mancini D, Katz S, Donchez L, Aaronson K. Coupling of hemodynamic measurements with oxygen consumption during exercise does not improve risk stratification in patiens with heart failure. Circulation. 1996;94(10):2492-6.
42. Mancini DM, Coyle E, Goggan A, Beltz J, Ferraro N, Montain S, et al. Contribution of intrinsic skeletal muscle changes to 31P NMR skeletal muscle

metabolic abnormalities in patients with chronic heart failure. Circulation. 1989;80(5):1338-46.

43. Mandic S, Myers J, Selig SE, Levinger I. Resistence versus aerobic exercise training in chronic heart failure. Cur Heart Failure Reports. 2012;9(1):57-64.
44. Maskin CS, Forman R, Sonnenblick EH, Frishman WH, Lejemtel TH. Failure of dobutamine to increase exercise capacity despite hemodynamic improvement in severe chronic heart failure. Am J Cardiol. 1983;51(1):177-82.
45. Mann DL, Young JB. Basic mechanisms in congestive heart failure. Recognizing the role of proinflammatory cytokines. Chest. 1994;105(3):897-904.
46. Medeiros A, Rolim NP, Oliveira RS, Rosa KT, Mattos KC, Casarini DE, et al. Exercise training delays cardiac dysfunction and prevents calcium handling abnormalities in sympathetic hyperactivity-induced heart failure mice. J Appl Physiol. 2008;104(1):103-9.
47. Mohold T, Aamot IL, Granoien I, Gjerde L, Myklebust G, Walderhaug L, et al. Aerobic interval training increases peak oxygen uptake more than usual care exercise training in myocardial infarction patients: a randomized controlled study. Clin Rehabilit. 2012;26(1):33-44.
48. Moreira JB, Bechara LR, Bozi LH, Jannig PR, Monteiro AW, Dourado PM, et al. High- versus moderate-intensity aerobic exercise training effects on skeletal muscle of infarted rats. J Appl Physiol (1985). 2013;114(8):1029-41.
49. Negrão CE, Rondon MU, Tinucci T, Alves MJ, Roveda F, Braga AM, et al. Abnormal neurovascular control during exercise is linked to heart failure severity. Am J Physiol Heart Circ Physiol. 2001;280(3):H1286-1292.
50. North TC, Mccullagh P, Tran ZV. Effect of exercise on depression. Exerc Sport Sci Rev. 1990;18:379-415.
51. Oliveira RSF, Ferreira JCB, Gomes ERM, Paixão NA, Rolim NPL, Medeiros A, et al. Cardiac anti-remodelling effect of aerobic training is associated with a reduction in the calcineurin/NFAT signalling pathway in heart failure mice. J Physiol. 2009;587(15):3899-910.
52. Rolim NP, Mattos KC, Brum PC, Baldo MV, Middlekauff HR, Negrão CE. The decreased oxygen uptake during progressive exercise in ischemia-induced heart failure is due to reduced cardiac output rate. B J Med Biol Res. 2006;39(2):297-304.
53. Rolim NPL, Medeiros A, Rosa KT, Mattos KC, Irigoyen MC, Krieger EM, et al. Exercise training improves the net balance of cardiac Ca2+ handling protein expression in heart failure. Physiol Gen. 2007;29(3):246-52.
54. Rondon E, Brasileiro-Santos MS, Moreira ED, Rondon MUPB, Mattos KC, Coelho MA, et al. Exercise training improves aortic depressor nerve sensitivity

in rats with ischemia-induced heart failure. Am J Physiol/Heart Circ Physiol. 2006;291(6):H2801-6.

55. Roveda F, Middlekauff HR, Rondon MU, Reis SF, Souza M, Nastari L, et al. The effects of exercise training on sympathetic neural activation in advanced heart failure. J Am Coll Cardiol. 2003;42(5):854-60.
56. Rush JW, Denniss SG, Graham DA. Vascular nitric oxide and oxidative stress: determinants of endothelial adaptations to cardiovascular disease and to physical activity. Can J Appl Physiol. 2005;30(4):442-74.
57. Santos A, Munhoz R, Rondon M, Franco F, Matos L, Negrão C, et al. Increased muscle sympathetic nerve activity predicts mortality in heart failure patients. Circulation. 2004;110(17):III-84.
58. Shavlakadze T, Grounds M. Of bears, frogs, meat, mice and men: complexity of factors affecting skeletal muscle mass and fat. Bioessays. 2006;28(10):994-1009.
59. Sullivan MJ, Higginbotham MB, Cobb FR. Exercise training in patients with severe left ventricular dysfunction. Hemodynamic and metabolic effects. Circulation. 1988;78(3):506-15.
60. Tjønna AE, Stølen TO, Volden M, Slørdahl SA, Odegard R, Skogvoll E, et al. Aerobic interval training reduces cardiovascular risk factors more than a multitreatment approach in overweight adolescence. Clin Scie (London). 2009;116(4):317-26.
61. Tsutamoto T, Hisanaga T, Wada A, Maeda K, Ohnishi M, Fukai D, et al. Interleucin-6 spillover in the peripheral circulation increases with the severity of heart failure, and the high plasma level of interleucin-6 is important prognostic predictor in patients with congestive heart failure. J Am Coll Cardiol. 1998;31(2):391-8.
62. Vescovo G, Serafini F, Dalla Libera L, Leprotti C, Facchin L, Tenderini P, et al. Skeletal muscle myosin heavy chains in heart failure: correlation between magnitude of the isozyme shift, exercise capacity, and gas exchange measurements. Am Heart J. 1998;135(1):130-7.
63. Weber KT, Kinasewitz GT, Janicki JS, Fishman AP. Oxygen utilization and ventilation during exercise in patients with chronic cardiac failure. Circulation. 1982;65(6):1213-23.
64. Wilson JR, Martin JL, Schwartz D, Ferraro N. Exercise tolerance in patients with heart failure: role of impaired nutritive flow to skeletal muscle. Circulation. 1984;69(6):1079-87.
65. Zurlo F, Larson K, Bogardus C, Ravussin C, Ravussin E. Skeletal muscle metabolism is a major determinant of resting energy expenditure. J Clin Invest. 1990;86(5):1423-7.

24 Treinamento aeróbio e hipertensão arterial

Tiago Peçanha
Andréia Cristiane Carrenho Queiroz
Leandro Campos de Brito
Claudia Lucia de Moraes Forjaz

HIPERTENSÃO ARTERIAL

A hipertensão arterial é uma doença assintomática e multifatorial definida pela manutenção de níveis elevados de pressão arterial. Como se observa na Tabela 24.1, existem diferentes classificações dos níveis de pressão arterial e os indivíduos são considerados hipertensos quando possuem pressão arterial sistólica e/ou diastólica superior a 140 e 90 mmHg, respectivamente[15,24].

A hipertensão arterial acomete 32,5% dos adultos no Brasil e de 30 a 45% dos adultos nos países europeus. Seu desenvolvimento é facilitado pela presença de alguns fatores, sendo considerados fatores de risco não modificáveis da hipertensão: a idade – a prevalência de hipertensão aumenta para 60% nos idosos; o gênero – a hipertensão é mais frequente em homens do que em mulheres no período pré-menopausa; e a etnia – a prevalência e gravidade da hipertensão são maiores na população negra do que na caucasiana. Quanto aos fatores de risco modificáveis, destacam-se: a presença de obesidade; o

Tabela 24.1 Classificação da pressão arterial.

Classificação	PAS (mmHg)	PAD (mmHg)
Normal	≤ 120	≤ 80
Pré-hipertensão	121 a 139	81 a 89
Hipertensão estágio 1	140 a 159	90 a 99
Hipertensão estágio 2	160 a 179	100 a 109
Hipertensão estágio 3	≥ 180	≥110

* Se as pressões sistólicas e diastólicas situarem-se em categorias diferentes, a maior deve ser utilizada para a classificação da pressão arterial.
PAS = pressão arterial sistólica; PAD = pressão arterial diastólica.
Fonte: adaptada da VII Diretriz Brasileira de Hipertensão[24].

consumo elevado de sal ou álcool, a presença de tabagismo e a inatividade física[15,24].

A manutenção de níveis elevados de pressão arterial provoca, em longo prazo, alterações prejudiciais na estrutura e função de diversos órgãos, como: retina, rim, coração e cérebro. Esses efeitos deletérios fazem com que a hipertensão arterial seja um fator de risco independente para eventos cardiovasculares fatais e não fatais[15,24]. Dessa forma, a alta prevalência e o prognóstico desfavorável tornam a hipertensão arterial um problema de saúde pública que deve ser prevenido e tratado.

O tratamento da hipertensão arterial baseia-se em duas estratégias: a terapia medicamentosa (uso de drogas anti-hipertensivas) e a não medicamentosa (mudança para um estilo de vida mais saudável)[15,24]. Considerando-se a terapia medicamentosa, ela pode envolver o uso de apenas um medicamento (monoterapia) ou a combinação de medicamentos (politerapia). Quando a monoterapia não é eficaz mesmo após o aumento da dose ou a troca do medicamento, a politerapia é empregada. As principais classes de medicamentos anti-hipertensivos utilizadas são os bloqueadores de receptor AT_1 da angiotensina II, bloqueadores de canais de cálcio, inibidores da enzima conversora de angiotensina, diuréticos e os inibidores adrenérgicos[15,24]. Quanto à terapia não medicamentosa, sugere-se ao paciente o abandono do tabagismo, o controle do peso corporal, a reeducação alimentar, a moderação no consumo de sal e álcool e a prática regular de exercícios físicos, que será destacada neste capítulo[15,24].

A adoção isolada das condutas não medicamentosas é indicada em indivíduos propensos a desenvolver hipertensão arterial e nos hipertensos grau

1 (pressão arterial sistólica/diastólica entre 140 e 159/90 e 99 mmHg) que não tenham comorbidades ou lesões de órgãos-alvo, e possuam, no máximo, um ou dois fatores de risco cardiovascular. A terapia não medicamentosa é também indicada em associação à medicamentosa para todos os níveis de hipertensão, com ou sem a presença de outros fatores de risco, comorbidades e lesão de órgãos-alvo. Assim, a prática regular de exercícios físicos (isolada ou associada ao uso de medicamentos) é sempre recomendada na prevenção e no tratamento da hipertensão arterial.

Os exercícios aeróbios são os recomendados na hipertensão arterial por causa de seus comprovados efeitos benéficos na prevenção e no controle dessa doença. Os exercícios resistidos são recomendados, em complemento aos aeróbios, mas não serão discutidos neste capítulo por estarem fora do escopo do livro.

PAPEL DO EXERCÍCIO AERÓBIO NA PREVENÇÃO DA HIPERTENSÃO ARTERIAL

A prática regular de exercícios físicos melhora a condição física e reduz o risco cardiovascular. Indivíduos que apresentam maior potência aeróbia (consumo máximo de oxigênio – $\dot{V}O_2$máx) têm menor risco de ocorrência de eventos cardiovasculares. Blair et al.[4] calcularam que um aumento de 2 METS no $\dot{V}O_2$máx reduz em 30% o risco de mortalidade cardiovascular. Assim, sugere-se que um adulto deva manter seu $\dot{V}O_2$máx entre 32 e 35 $mL.kg^{-1}.min^{-1}$ para ter uma boa proteção cardiovascular[4].

Considerando-se, especificamente, a prevenção da hipertensão arterial, os indivíduos praticantes de atividades físicas regulares têm menor chance de se tornarem hipertensos do que os inativos[19]. Essa redução de risco é mais evidente com a prática de atividades físicas de lazer e, especialmente, com a prática de atividades vigorosas, o que reduz em cerca de 30% a chance de desenvolver hipertensão arterial[10]. De fato, existe uma forte associação positiva entre o nível de aptidão aeróbia e a incidência de hipertensão arterial[19], de modo que indivíduos com baixa aptidão aeróbia apresentam um risco relativo 1,5 vez maior de desenvolver hipertensão arterial do que indivíduos com alta aptidão[3].

Dessa forma, a associação entre atividade física/aptidão aeróbia e incidência de hipertensão arterial dá suporte à recomendação da prática regular de exercícios físicos para a prevenção da doença. De fato, estudos com populações propensas a desenvolver hipertensão arterial (obesos, pré-hipertensos, filhos de hipertensos) têm comprovado os benefícios dos exercícios nessa prevenção. Rosa et al.[21] demonstraram que filhos de hipertensos que eram fisicamente ativos não apresentavam alterações cardiovasculares, que já estavam presentes em filhos de hipertensos que se mantinham inativos[21]. Em pré-hipertensos, o treinamento físico aeróbio (TFA) diminui significantemente a pressão arterial[8,9]. Da mesma forma, em sujeitos com sobrepeso e obesidade, o treinamento reduz a pressão arterial mesmo na ausência de redução do peso corporal[6]. Assim, o exercício físico aeróbio é uma importante ferramenta terapêutica na prevenção da hipertensão arterial.

EXERCÍCIO AERÓBIO NO TRATAMENTO DA HIPERTENSÃO ARTERIAL

Quando o treinamento físico é pensado como ferramenta no tratamento de uma doença, torna-se importante ponderar os riscos e os benefícios de sua prática. Considerando-se a hipertensão arterial, o risco reside na elevação da pressão arterial que ocorre durante a execução do exercício. Se essa elevação for muito grande e abrupta, pode levar ao rompimento de um possível aneurisma que exista no organismo do indivíduo[28]. Esta perspectiva é importante no hipertenso porque a presença de hipertensão arterial é um fator de risco para o desenvolvimento de aneurismas[24]. Por outro lado, os benefícios do exercício residem na redução da pressão arterial, que pode ocorrer de forma aguda, em decorrência da execução de cada sessão de exercício, reduzindo a pressão arterial após o exercício, ou de forma crônica, em decorrência de um período de treinamento regular, que promove menores valores de pressão arterial, independentemente da execução aguda do exercício. Os riscos e benefícios relacionados ao exercício aeróbio na hipertensão arterial serão discutidos a seguir.

Resposta da pressão arterial durante o exercício aeróbio na hipertensão arterial

A execução de um exercício aeróbio aumenta o consumo de oxigênio na musculatura ativa e, para suprir essa demanda, o fluxo sanguíneo para essa musculatura precisa se elevar. Para tanto, uma série de alterações fisiológicas são desencadeadas durante o exercício. Já no início do exercício, a atividade nervosa parassimpática para o coração diminui, enquanto que a atividade nervosa simpática aumenta. Essas alterações promovem aumento da frequência cardíaca e da força de contração do miocárdio. Além disso, as contrações cíclicas da musculatura durante o exercício aeróbio facilitam o retorno venoso, aumentando a pré-carga, o que, com o aumento da contratilidade cardíaca, resulta no aumento do volume sistólico, que, somado ao aumento da frequência cardíaca, culmina em aumento expressivo do débito cardíaco. Concomitantemente, alterações autonômicas e metabólicas agem nos vasos sanguíneos periféricos promovendo a redistribuição do débito cardíaco para a região ativa. Observa-se, portanto, vasoconstrição nas regiões inativas (como a região esplâncnica) e vasodilatação na região ativa (músculo esquelético), o que produz manutenção ou redução da resistência vascular periférica total. Como resultado, a pressão arterial sistólica aumenta no exercício aeróbio, sendo esse aumento proporcional à intensidade do exercício, enquanto a pressão arterial diastólica não se altera ou diminui em relação aos valores pré-exercício (Figura 24.1)[20].

O comportamento das diversas variáveis fisiológicas durante o exercício aeróbio em hipertensos é similar ao observado em normotensos. No entanto, em decorrência dos níveis elevados de pressão arterial sistólica e diastólica no repouso, ambas, durante o exercício aeróbio, demonstram valores superiores em indivíduos hipertensos comparados aos normotensos. Isso ocorre na hipertensão arterial, principalmente pelo fato da diminuição da resistência vascular periférica estar prejudicada durante o exercício[17].

Resposta da pressão arterial após o exercício aeróbio na hipertensão arterial

Após uma sessão de exercício aeróbio, a pressão arterial diminui abaixo dos valores pré-exercício e daqueles obtidos em uma sessão controle (sem a realização de exercício) (Figura 24.1). Esse fenômeno denomina-se hipotensão pós-exercício, apesar de os valores de pressão arterial atingidos não caracterizarem uma hipotensão com consequências clínicas, como a tontura.

Em hipertensos, a magnitude da hipotensão sistólica/diastólica pós-exercício aeróbio é, em média, 15/4 mmHg[14,19]. Além disso, nessa população, o efeito hipotensor pós-exercício perdura por várias horas, tendo sido registrada redução por até 16 horas pós-exercício[26] e diminuição da média da pressão arterial nas 24 horas subsequentes ao exercício. Assim, por ter magnitude significante e perdurar por muitas horas pós-exercício, a hipotensão pós-exercício tem relevância clínica no tratamento de hipertensos[19].

Alguns fatores podem potencializar a hipotensão pós-exercício. Assim, ela é maior em indivíduos jovens, com maior aptidão física e com valores iniciais de pressão arterial mais elevados[11]. Adicionalmente, após exercícios de maior

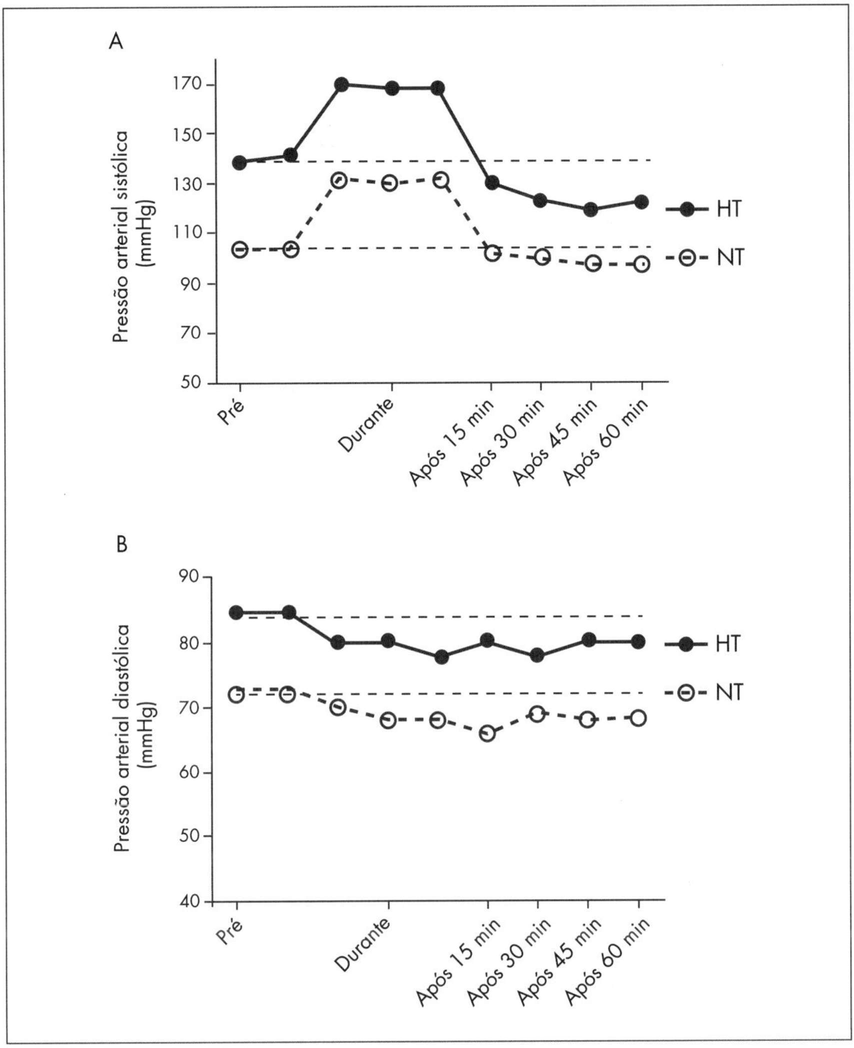

Figura 24.1 Pressão arterial sistólica (painel A) e diastólica (painel B) medidas em um indivíduo hipertenso (HT) e um normotenso (NT) antes, durante e após a execução de uma sessão de exercício aeróbio realizado em cicloergômetro por 45 min em 50% do $\dot{V}O_2$máx.

duração, de menor intensidade e que utilizem maior grupamento muscular, a redução da pressão arterial é mais expressiva[13].

Os mecanismos responsáveis pela redução da pressão arterial pós-exercício ainda não estão totalmente determinados. A redução da pré-carga, acompanhada de alteração da sensibilidade barorreflexa e da manutenção da vasodilatação muscular, parece estar envolvida. Na literatura, a maioria dos estudos relatou diminuição da resistência vascular periférica pós-exercício, mas algumas situações favorecem a diminuição da pressão arterial pela redução do débito cardíaco, o que parece ocorrer na hipertensão arterial, na presença de sobrepeso e quando a recuperação pós-exercício acontece na posição sentada[5]. Contudo, estudos futuros precisam elucidar esses mecanismos.

Efeito do treinamento aeróbio na hipertensão arterial

Cronicamente, o TFA apresenta importante efeito hipotensor, reduzindo a pressão arterial clínica, ambulatorial e em condições de estresse (Tabela 24.2). Uma recente meta-análise[9], que envolveu 26 estudos controlados e randomizados que avaliaram o efeito do TFA na pressão arterial clínica de hipertensos, constatou uma redução média de -8,3 mmHg na pressão arterial sistólica e -5,2 mmHg na pressão arterial diastólica. Apesar de parecerem discretas, essas reduções são semelhantes às encontradas com o uso das principais classes de anti-hipertensivos em monoterapia[15] e também equivalem às observadas com outras medidas não medicamentosas, tais como redução da ingestão de sal, redução do peso corporal e modificação do padrão alimentar[24]. Vale ainda

Tabela 24.2 Efeitos do TFA sobre a pressão arterial.

	PAS	PAD
Clínica	↓	↓
Ambulatorial		
Vigília	↓	↓
Sono	↓↔	↓↔
Variabilidade	↓	↓
Durante o exercício		
Mesma carga absoluta	↓	↓
Mesma carga relativa	↓	↓
Durante o estresse mental/emocional	↓	↓

PAS = pressão arterial sistólica; PAD = pressão arterial diastólica; ↓ = diminui; ↔ = não altera.

destacar que a redução de 3 mmHg na pressão arterial sistólica clínica já é capaz de reduzir em 5% o risco de doença arterial coronariana, em 8% o risco de um acidente vascular encefálico e em 4% o risco de mortalidade geral[29].

Além de reduzir a pressão arterial de repouso, a prática de exercícios aeróbios também diminui a pressão arterial ambulatorial[7]. Uma meta-análise recente[8] relatou redução média de -3,2/-2,7 mmHg nas pressões arteriais sistólica/diastólica de vigília após o TFA. Além disso, também tem sido demonstrada queda da pressão arterial de sono após o TFA em indivíduos *não dippers* (ou seja, que não apresentam queda da pressão arterial quando dormem)[7]. Observa-se ainda redução da variabilidade da pressão arterial ambulatorial após o TFA[27]. Esses efeitos sobre a pressão arterial ambulatorial têm grande importância clínica, visto que os níveis médios e a variabilidade da pressão arterial ambulatorial têm maior valor prognóstico para o aparecimento de complicações da hipertensão arterial, em comparação aos valores da pressão arterial clínica[18].

Além dos efeitos anteriores, nos hipertensos, o TFA também reduz a pressão arterial durante a realização do exercício aeróbio máximo, submáximo realizado na mesma carga absoluta (mesma potência) e submáximo realizado na mesma intensidade relativa (mesma porcentagem do $\dot{V}O_2$máx)[19]. Ele também diminui o aumento da pressão arterial em testes de estresse psicológico[12]. Dessa forma, o TFA reduz a chance de eventos cardiovasculares em situações de estresse físico, mental e emocional.

Diversos fatores podem modificar a magnitude do efeito hipotensor do TFA. As evidências existentes sugerem que exercícios de intensidade moderada (45 a 60% do $\dot{V}O_2$máx) promovem reduções da pressão arterial semelhantes aos de alta intensidade (60 a 75% do $\dot{V}O_2$máx)[9]. Por outro lado, sessões mais duradouras (acima de 30 min) parecem ser mais efetivas em reduzir a pressão arterial, embora a duração de 30 min já traga efeitos importantes[9]. De forma semelhante, a maior frequência semanal de treino também parece promover maior efeito, apesar de uma frequência de 3 vezes/semana já ser efetiva[19]. Deve-se atentar, no entanto, que, de modo geral, os estudos que avaliaram a influência da intensidade, duração e frequência do exercício na resposta hipotensora ao treinamento físico não controlaram o gasto energético total do treinamento, de modo que o maior efeito hipotensor pode se relacionar ao maior trabalho total realizado e não à intensidade, duração ou frequência, o que ainda precisa ser investigado.

Quanto ao tempo de treinamento necessário para a redução crônica da pressão arterial com o TFA, uma duração mínima de 12 semanas (cerca de 30 sessões) parece ser necessária[22]. No entanto, observa-se comumente nos estudos uma estabilização do efeito hipotensor do treinamento físico ou até mesmo uma reversão parcial desse efeito após 6 meses de treinamento[8,9]. Isso pode ser explicado pela diminuição da aderência ao treinamento ou mesmo pela deterioração de outros hábitos de vida. Essa questão evidencia a importância de estratégias para a manutenção da motivação do indivíduo hipertenso com o programa de treinamento físico.

Considerando-se a modalidade de treinamento, o efeito hipotensor do TFA tem sido classicamente relatado com o treinamento de caminhada/corrida ou bicicleta[9]. Além disso, alguns estudos têm também observado redução significante da pressão arterial de hipertensos com o treinamento de natação[9,25]. Recentemente, o TFA intervalado em alta intensidade tem sido sugerido para populações de alto risco cardiovascular. Um estudo comparando o efeito desse tipo de treinamento (p. ex., 4 séries de 4 min em 90 a 95% da frequência cardíaca máxima, intercaladas por 3 min em 50% da frequência cardíaca máxima) ao efeito do treinamento contínuo de intensidade moderada (47 min em 70% da frequência cardíaca máxima) sobre a pressão arterial de indivíduos hipertensos[16] relatou reduções de -12/-8 e -4,5/-3,5 mmHg nas pressões sistólica/diastólica, respectivamente. A análise desse resultado estimula a prática do exercício intervalado na hipertensão arterial, no entanto, a reprodutibilidade desses dados precisa ser verificada, bem como os riscos envolvidos nesse tipo de exercício.

Diversos mecanismos fisiológicos podem ajudar a explicar a queda da pressão arterial após o TFA (Figura 24.2). Do ponto de vista hemodinâmico, reduções do débito cardíaco, principalmente da resistência vascular periférica têm sido observadas[19]. Essas adaptações geralmente são acompanhadas de modificações 1) neurais, como redução da atividade nervosa simpática periférica, melhora da sensibilidade barorreflexa e redução do balanço simpatovagal cardíaco; 2) hormonais, como redução da concentração plasmática de catecolaminas e redução da atividade do sistema renina-angiotensina; 3) endoteliais, como aumento na produção de óxido nítrico e prostaglandina E; 4) estruturais, como redução da relação parede/luz das arteríolas e aumento da densidade capilar e 5) funcionais, como redução da rigidez arterial, aumento da vasodilatação e redução da frequência cardíaca[19].

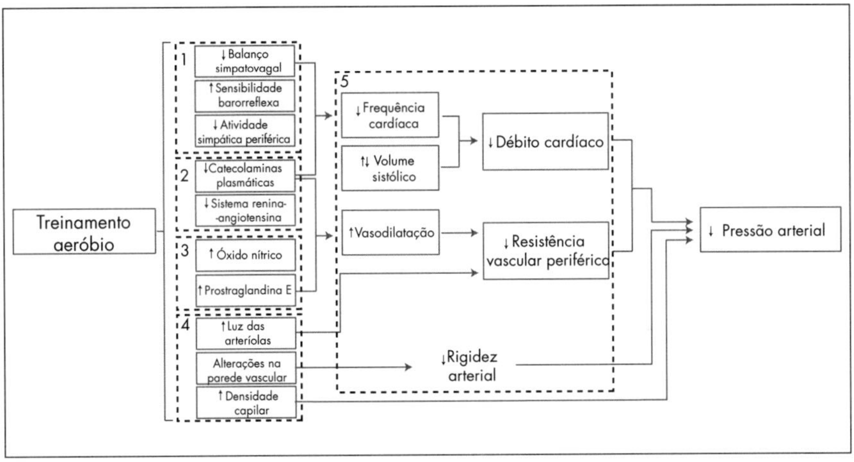

Figura 24.2 Possíveis mecanismos responsáveis pela redução da pressão arterial após o TFA. 1 = adaptações neurais; 2 = adaptações hormonais; 3 = adaptações endoteliais; 4 = adaptações estruturais; 5 = adaptações funcionais.

É interessante notar que enquanto os medicamentos anti-hipertensivos comumente exercem sua ação sobre apenas uma via fisiológica de controle da pressão arterial, o TFA apresenta efeito em várias vias. Como a hipertensão arterial tem causa multifatorial, o efeito mais abrangente do TFA nas vias de regulação da pressão arterial fortalece seu papel no controle e tratamento dessa doença. No entanto, assim como ocorre com o efeito dos medicamentos, os efeitos do TFA também são revertidos com sua interrupção, reforçando a necessidade de manutenção da prática regular para o adequado controle da hipertensão arterial.

CONSIDERAÇÕES PRÁTICAS PARA A REALIZAÇÃO DO EXERCÍCIO AERÓBIO NA HIPERTENSÃO ARTERIAL

Como a hipertensão arterial é um fator de risco para as doenças cardiovasculares, o hipertenso pode possuir doenças cardíacas, diagnosticadas ou desconhecidas, que aumentem o risco da ocorrência de um evento cardiovascular agudo durante o treinamento físico. Dessa forma, recomenda-se uma triagem do risco cardiovascular do hipertenso antes de se iniciar a prática[1,23] (Tabela 24.3). Nessa triagem, os hipertensos que apresentam sintomas cardiovasculares não devem se exercitar até que esses sintomas sejam investigados; e

Tabela 24.3 Modelo de triagem de risco cardiovascular para iniciar a prática de exercícios aeróbios em hipertensos.

Características	Condutas
Presença de sintomas	Não fazer exercício Procurar médico
Cardiopatas Diabéticos	Avaliação médica Realizar teste ergométrico
Com outro FR PAS e/ou PAD ≥180/110 mmHg Lesão de órgãos-alvo	Avaliação médica Recomenda-se teste ergométrico
Jovens (H ≤45 anos; M ≤55 anos) Sem outro FR	Prescrição sem restrições

PAS = pressão arterial sistólica; PAD = pressão arterial diastólica; H = homem; M = mulher; FR = fator de risco cardiovascular (idade = homens ≥45 e mulheres ≥55 anos; hereditariedade; pré-diabetes; dislipidemia; tabagismo; obesidade).

aqueles que possuem doenças cardíacas ou diabetes precisam de liberação médica e da realização de um teste ergométrico máximo para iniciar a prática. Além disso, os hipertensos que possuem outros fatores de risco cardiovasculares, pressão arterial sistólica e/ou diastólica maiores que 180 e 110 mmHg e/ou lesão de órgãos-alvo, devem consultar um médico e recomenda-se a realização de um teste ergométrico máximo antes de iniciar a prática de exercícios físicos. Por fim, os hipertensos jovens sem nenhuma das características mencionadas anteriormente não precisam de nenhum cuidado especial para iniciar a prática.

Em todos os casos, a execução de um teste ergométrico máximo possibilitará uma prescrição mais individualizada de TFA. É importante salientar ainda que para ser usado na prescrição de TFA, o teste precisa ser realizado em uso dos medicamentos tomados regularmente pelo hipertenso, visto que esses medicamentos podem influenciar a resposta cardiovascular ao exercício[25]. Além disso, para poder ser utilizado na prescrição, o teste deve ter sido interrompido por cansaço físico intenso (exaustão) ou por algum problema de saúde que contraindique a continuação do esforço[23]. Por fim, se o laudo do teste ergométrico indicar a presença de isquemia ou arritmias, a presença de doença cardíaca deve ser investigada antes de se iniciar o treinamento e, se esse diagnóstico for confirmado, a doença precisa ser tratada e a prescrição do treinamento deve seguir a recomendação específica para cardiopatas.

Em virtude dos inegáveis benefícios crônicos e do baixo risco do TFA em hipertensos, esse é o tipo de exercício recomendado para o tratamento da hipertensão arterial. Como prescrição (Tabela 24.4), recomenda-se que o hipertenso realize exercícios aeróbios de 3 a 5 vezes/semana. A prática desses exercícios, inicialmente, deve ser de, pelo menos, 30 minutos por sessão, sendo recomendado o aumento progressivo para até 40 a 50 minutos. Além disso, recomenda-se que os exercícios sejam realizados com intensidade leve a moderada. A intensidade pode ser controlada pela respiração (fazer um exercício que não promova hiperventilação, ou seja, o mais intenso possível, conseguindo conversar), pelo cansaço subjetivo (12 a 16 na tabela de cansaço subjetivo de Borg de 20 pontos) e/ou pela frequência cardíaca (entre 50 e 70% da frequência cardíaca de reserva)[1,19,24]. No caso de exercícios no meio líquido, a faixa de frequência cardíaca de treinamento deve ser ajustada, reduzindo-se dez batimentos do cálculo feito para o ambiente terrestre.

Alguns cuidados precisam ser tomados nas sessões de treinamento. A pressão arterial deve ser medida nos hipertensos que estejam mal controlados em repouso e naqueles que são hiperreativos ao esforço (atingem pressão arterial

Tabela 24.4 Recomendação de prescrição de TFA para o hipertenso.

Tipo	Grandes grupos musculares (caminhada, corrida, ciclismo, remo, atividades aquáticas)
Frequência	3 a 5 vezes/semana
Intensidade	Leve a moderada Pode ser controlada: • Pela respiração (fazer um exercício que não promova hiperventilação, não fique ofegante) • Pelo cansaço subjetivo (12 a 16 na escala de Borg 6-20) • Pela FC (entre 50 e 70% da FC de reserva) • Fórmula: FCt = (FCmax – FCrep) x % + FCrep No meio líquido: ↓ 10 bpm do resultado da fórmula
Duração	Iniciar com 30 min Progredir para 40 a 50 min
Cuidados	Iniciar com PAS e PAD abaixo de 160 e 105 mmHg Durante o exercício, a PAS e/ou PAD não devem ultrapassar 180 e 105 mmHg

FC = frequência cardíaca; FCt = frequência cardíaca de treinamento; FCmáx = frequência cardíaca máxima; FCrep = frequência cardíaca de repouso; % = porcentagem de esforço desejada; PAS = pressão arterial sistólica; PAD = pressão arterial diastólica.

sistólica acima de 220 mmHg no teste ergométrico máximo). Assim, o treinamento no meio líquido não é indicado para esses hipertensos, pois não é possível medir a pressão arterial na água. Para se iniciar as sessões de exercício, as pressões arteriais sistólica e diastólica devem estar abaixo de 160 e 105 mmHg, respectivamente. Durante a realização do exercício aeróbio, as pressões arteriais sistólica e diastólica não devem ultrapassar 180 e 105 mmHg, respectivamente. Caso isso ocorra, a intensidade do exercício deve ser diminuída[1,24].

O uso de alguns medicamentos pode interferir nos efeitos do exercício físico. De modo geral, os anti-hipertensivos reduzem a pressão arterial não só em repouso, mas também durante os exercícios aeróbios. Assim, os hipertensos devem sempre estar sob a vigência dos medicamentos prescritos nas sessões de treinamento. Os betabloqueadores e os bloqueadores de canal de cálcio não di-hidropiridínicos reduzem a resposta da frequência cardíaca ao exercício. Assim, nos indivíduos que utilizam esses medicamentos, a prescrição de frequência cardíaca de treinamento precisa ser feita com base no resultado de um teste ergométrico máximo realizado sob a vigência desses medicamentos. Os diuréticos podem, ocasionalmente, causar hipocalemia e hipomagnesemia, predispondo ao aparecimento de câimbras e arritmias ventriculares durante o exercício, sendo importante prestar atenção à presença desses sintomas nas sessões de treinamento[1,2,24,30].

CONSIDERAÇÕES FINAIS

Considerando-se o exposto neste capítulo, é possível concluir que o exercício aeróbio é uma importante ferramenta para a prevenção e o tratamento da hipertensão arterial, sendo recomendado em diretrizes nacionais e internacionais. Considerando-se a prevenção, principalmente as atividades físicas vigorosas de lazer e o aumento do $\dot{V}O_2$máx se relacionam à redução da incidência de hipertensão arterial. Considerando-se o tratamento de hipertensos, é importante ponderar riscos e benefícios. Nesse sentido, o exercício aeróbio impõe baixo risco ao paciente hipertenso, pois embora a pressão arterial sistólica aumente durante sua execução, é possível fazer a medida auscultatória da pressão arterial e controlar seu aumento a partir do controle da intensidade do exercício. Considerando-se os benefícios, eles são evidentes tanto de forma aguda quanto crônica. Uma única sessão de exercício aeróbio promove hipotensão pós-exercício com magnitude significante e longa duração, revelando a importância clínica desse fenômeno. Além disso, cronicamente, o TFA reduz a pressão arterial clínica, ambulatorial e durante situações de estresse *físico, emocional e mental*, reduzindo o risco cardiovascular do hipertenso. Para o início do treinamento em hipertensos, é importante a triagem do risco cardiovascular. Recomenda-se a execução de um teste ergométrico máximo em uso dos medicamentos de uso regular. A prescrição recomendada consta de exercícios aeróbios de diversas modalidades (caminhada, corrida, bicicleta, entre outros) realizados, pelo menos, 3 vezes/semana, por pelo menos 30 min e em intensidade leve a moderada (50 a 70% da frequência cardíaca de reserva). Cuidados devem ser tomados com os valores de pressão arterial no início e durante o exercício.

REFERÊNCIAS BIBLIOGRÁFICAS

1. American College Sports Medicine. ACSM's guidelines for exercise testing and prescription. 8.ed. Philadelphia: Lippincott Williams & Wilkins; 2010.
2. Arita M, Hashizume T, Wanaka Y, Handa S, Nakamura C, Fujiwara S, et al. Effects of antihypertensive agents on blood pressure during exercise. Hypertension Res. 2001;24(6):671-8.
3. Blair SN, Goodyear NN, Gibbons LW, Cooper KH. Physical fitness and incidence of hypertension in healthy normotensive men and women. Jama. 1984;252(4):487-90.
4. Blair SN, Kohl HW 3RD, Barlow CE, Paffenbarger RS Jr, Gibbons LW, Macera CA. Changes in physical fitness and all-cause mortality. A prospective study of healthy and unhealthy men. Jama. 1995;273(14):1093-8.
5. Brito LC, Queiroz AC, Forjaz CL. Influence of population and exercise protocol characteristics on hemodynamic determinants of post-aerobic exercise hypotension. B J Med Biolog Res. 2014;47(8):626-36.
6. Bündchen DC, Panigas CF, Dipp T, Panigas TF, Richter CM, Belli KC, et al. Ausência de influência da massa corporal na redução da pressão arterial após exercício físico. Arq Bras Card. 2010;94(5):678-83.
7. Cardoso CG Jr, Gomides RS, Queiroz AC, Pinto LG, Da Silveira Lobo F, Tinucci T, et al. Acute and chronic effects of aerobic and resistance exercise on ambulatory blood pressure. Clinics (São Paulo). 2010;65(3):317-25.
8. Cornelissen VA, Buys R, Smart NA. Endurance exercise beneficially affects ambulatory blood pressure: a systematic review and meta-analysis. J Hypert. 2013;31(4):639-48.

9. Cornelissen VA, Smart NA. Exercise training for blood pressure: a systematic review and meta-analysis. J Am Heart Assoc. 2013;2(1):e004473.
10. Fagard RH. Physical activity, physical fitness and the incidence of hypertension. J Hypert. 2005;23(2):265-7.
11. Forjaz CL, Tinucci T, Ortega KC, Santaella DF, Mion D Jr, Negrao CE. Factors affecting post-exercise hypotension in normotensive and hypertensive humans. Blood Press Monit. 2000;5(5-6):255-62.
12. Georgiades A, Sherwood A, Gullette EC, Babyak MA, Hinderliter A, Waugh R, et al. Effects of exercise and weight loss on mental stress-induced cardiovascular responses in individuals with high blood pressure. Hypertension. 2000;36(2):171-6.
13. Gomes Anunciacao P, Doederlein Polito M. A review on post-exercise hypotension in hypertensive individuals. Arq Bras Cardiol. 2011;96(5):e100-109.
14. Halliwill J, Buck TM, Lacewell AN, Romero SA. Post-exercise hypotension and sustained post-exercise vasodilation: what happens after we exercise? Exper Physiol. 2013;98(1):7-18.
15. Mancia G, Fagard R, Narkiewicz K, Redon J, Zanchetti A, Bohm M, et al. 2013 ESH/ESC guidelines for the management of arterial hypertension: the task force for the management of arterial hypertension of the European Society of Hypertension (ESH) and of the European Society of Cardiology (ESC). Eur Heart J. 2013;34(28):2159-219.
16. Molmen-Hansen HE, Stolen T, Tjonna AE, Aamot IL, Ekeberg IS, Tyldum GA, et al. Aerobic interval training reduces blood pressure and improves myocardial function in hypertensive patients. Eur J Prev Cardiol. 2012;19(2):151-60.
17. Montain SJ, Jilka SM, Ehsani AA, Hagberg JM. Altered hemodynamics during exercise in older essential hypertensive subjects. Hypertension. 1988;12(5):479-84.
18. Parati G, Pomidossi G, Albini F, Malaspina D, Mancia G. Relationship of 24-hour blood pressure mean and variability to severity of target-organ damage in hypertension. J Hypert. 1987;5(1):93-8.
19. Pescatello LS, Franklin BA, Fagard R, Farquhar WB, Kelley GA, Ray CA. American College of Sports Medicine position stand. Exercise and hypertension. Med Sci Sports Exerc. 2004;36(3):533-53.
20. Plowman SA, DL S. Fisiologia do exercício para a saúde, aptidão e desempenho. 2.ed. Rio de Janeiro: Guanabara Koogan, 2009.
21. Rosa FAS, Sartori M, Rocha AC, Francica J, Angelis K. Variabilidade da frequência cardíaca em indivíduos com histórico familiar positivo de hipertensão: impacto do estilo de vida fisicamente ativo. Anais do XXII Congresso Brasileiro de Hipertensão

Arterial. Disponível em: http://www.hipertensao2014.com.br. Acessado em: 24 jul. 2014.

22. Seals DR, Silverman HG, Reiling MJ, Davy KP. Effect of regular aerobic exercise on elevated blood pressure in postmenopausal women. Am J Cardiol. 1997;80(1):49-55.
23. Sociedade Brasileira de Cardiologia. III Diretrizes da Sociedade Brasileira de Cardiologia sobre Teste Ergométrico. Arq Bras Cardiol. 2010;95(5 supl.1):1-26.
24. Malachias MV, et al. VII Diretriz Brasileira de Hipertensão Arterial. Arq Bras Cardiol. 2016;7(3 Supl 3):1-83.
25. Tanaka H, Bassett DR Jr, Howley ET, Thompson DL, Ashraf M, Rawson FL. Swimming training lowers the resting blood pressure in individuals with hypertension. J Hypert. 1997;15(6):651-7.
26. Taylor-Tolbert NS, Dengel DR, Brown MD, Mccole SD, Pratley RE, Ferrell RE, et al. Ambulatory blood pressure after acute exercise in older men with essential hypertension. Am J Hypert. 2000;13(1 Pt 1):44-51.
27. Van Hoof R, Hespel P, Fagard R, Lijnen P, Staessen J, Amery A. Effect of endurance training on blood pressure at rest, during exercise and during 24 hours in sedentary men. Am J Cardiol. 1989;63(13):945-9.
28. Vlak MH, Rinkel GJ, Greebe P, Van Der Bom JG, Algra A. Trigger factors and their attributable risk for rupture of intracranial aneurysms: a case-crossover study. Stroke. 2011;42(7):1878-82.
29. Whelton PK, He J, Appel LJ, Cutler JA, Havas S, Kotchen TA, et al. Primary prevention of hypertension: clinical and public health advisory from The National High Blood Pressure Education Program. Jama. 2002;288(15):1882-8.
30. Zipes DP, Libby P, Bonow RO. Braunwald: tratado de doenças cardiovasculares 7.ed. Rio de Janeiro: Elsevier; 2006.

25 Treinamento aeróbio, síndrome metabólica e obesidade

Ivani Credidio Trombetta
Sara Rodrigues

OBESIDADE

A obesidade pode ser definida como o acúmulo de tecido adiposo prejudicial à saúde. Sua classificação em adultos se dá pelo cálculo do índice de massa corpórea (IMC) que estabelece uma relação entre peso e altura (IMC = peso (kg)/altura^2 (m)). Além de a obesidade trazer importantes prejuízos do ponto de vista social e psicológico, está fortemente associada às doenças que mais matam no mundo, como as cardiovasculares e o câncer.

A busca por um corpo bonito é uma constante na nossa sociedade e o apelo da mídia nos faz acreditar que o magro é belo, impondo uma série de dietas e exercícios da moda para que possamos alcançar esse fim. No entanto, apesar da principal motivação para emagrecer ser estética, o emagrecimento tem como principal objetivo a saúde, pois a obesidade é uma doença e está associada a um maior risco de doenças cardiovasculares e diabete melito tipo II. Bray[8] propôs uma curva em "J" para a relação peso e taxa de mortalidade, em que o IMC entre 20 e 25 está relacionado com menor risco, enquanto que, com o aumento do IMC, há um aumento exponencial do risco de morte por doenças crônico-degenerativas[8]. Essa relação da obesidade e prejuízos na saúde foi tema de estudos de Hipócrates desde antes de Cristo. No primeiro século depois de Cristo, estudos do médico e filósofo Galeno já apontavam para a importância do controle do peso corporal entre os cuidados com a saúde.

Segundo a Organização Mundial da Saúde (OMS), a população de obesos dobrou desde 1980, sendo que o crescimento da população obesa/sobrepeso mundial foi alarmente entre os anos de 1982 e 2002[20]. Desde então, o ritmo de aumento da prevalência da obesidade diminuiu. Porém, a obesidade representa um dos maiores problemas de saúde pública, cuja solução ainda está longe de ser alcançada.

No Brasil, segundo levantamento do Ministério da Saúde feito em 2006, o percentual de pessoas acima do peso (IMC >25 kg/m^2) era de 43%, sendo a maioria representada por homens (54%). Nesse levantamento, a prevalência de indivíduos obesos (IMC >30 kg/m^2) era de 11%. Dados mais recentes mostram que o número de pessoas com excesso de peso superou, pela primeira vez, mais da metade da população brasileira. A pesquisa da Vigilância de Fatores de Risco e Proteção para Doenças Crônicas por Inquérito Telefônico, do Ministério da Saúde, mostra que 51% da população acima de 18 anos está acima do peso ideal, sendo que 17% estão obesos[23,24].

Nos dias de hoje, pesquisas sobre a obesidade e as possíveis condutas para combatê-la têm merecido crescente atenção, à medida que a prevalência da doença obesidade aumenta. A OMS reconhece o ambiente que predispõe ao sedentarismo como principal vilão na etiologia da obesidade. Estudos prospectivos demonstram uma relação inversamente proporcional entre o ganho de peso e o nível de atividade física ao longo dos anos de vida[19]. A relação da modernidade com hábitos sedentários também é muito estreita, dessa forma, pode-se dizer que a obesidade está ligada, pelo menos em parte, à modernização tecnológica como causa-efeito.

TECIDO ADIPOSO

O tecido adiposo branco estoca energia e é um órgão endócrino que sintetiza e secreta hormônios (adipocinas) responsáveis pelo controle da ingestão alimentar, da sensibilidade à insulina, e de processos inflamatórios. As principais adipocinas são a leptina, responsável pelo controle do apetite em longo prazo e pelo dispêndio de energia, e a adiponectina, que melhora a sensibilidade à insulina, aumenta a oxidação de ácidos graxos livres no tecido adiposo, aumenta a captação de glicose no tecido muscular e adiposo branco, diminui a produção hepática de glicose e tem ação anti-inflamatória nas artérias (antiaterogênico).

O tecido adiposo branco (TAB) está mais relacionado às doenças metabólicas. Outro componente do tecido adiposo recentemente tem merecido atenção. Trata-se do tecido adiposo marrom (TAM). Sabe-se que o TAM se apresenta com abundância nos primeiros anos de vida e sua função e presença em indivíduos adultos têm sido muito discutida na literatura. As células do TAM são ricas em ferro e mitocôndrias, o que garante sua função termogênica.

Parece ser possível a indução de adipócitos semelhantes aos marrons (conhecidos como células beges) no TAB, denominado *browning* do TAB e o treinamento físico aeróbio (TFA) pode ter responsabilidade nesse processo[7]. A contração muscular aumenta a expressão do fator de transcrição PGC1-alfa no próprio músculo esquelético. O PGC1-alfa, por sua vez, estimula a expressão da proteína FNDC5, que é clivada e secretada na forma de hormônio, a irisina (assim denominada em homenagem à deusa grega mensageira, Iris). Sua ação se dará no TAB, induzindo o *browning* e o remodelamento metabólico[7,36]. A irisina é produzida no tecido muscular e, em menor quantidade, no próprio TAB. Os níveis circulantes desse hormônio são negativamente associados com obesidade e resistência à insulina[25].

SÍNDROME METABÓLICA

Em meados do século XX, o médico e professor Jean Vague categorizou a obesidade em dois tipos principais: androide/maçã e ginecoide/pera, sendo a do tipo maçã característica da síndrome metabólica (SMet) e mais relacionada ao risco cardiovascular.

A SMet foi denominada inicialmente como síndrome X por Reaven[28]. Ele identificou a resistência à insulina como uma desordem metabólica associada não somente a diabetes tipo II, mas também como contribuinte para o desenvolvimento de outras doenças cardiovasculares[28]. Atualmente a sobreposição de fatores de risco cardiovascular como dislipidemia, hipertensão arterial, resistência à insulina e obesidade visceral é o que caracteriza a síndrome metabólica, classificada de acordo com algumas especificidades etnoculturais. Listamos as classificações de algumas das organizações de saúde mais seguidas:

International Diabetes Federation (IDF, 2006):

Obesidade central, definida pela circunferência abdominal de acordo com os valores específicos para cada etnia, seguida de ao menos dois dos fatores que seguem:

- Triglicérides aumentados em valores ≥150 mg/dL (≥1,7 mmol/L) ou em tratamento.
- HDL colesterol reduzido: <40 mg/dL (<1,03 mmol/L) em homens e <50 mg/dL (<1,29 mmol/L) nas mulheres, ou em tratamento.
- Pressão arterial elevada, sendo a sistólica ≥130 mmHg e/ou diastólica^{3} 85 mmHg, ou em tratamento para hipertensão.
- Glicemia de jejum elevada, com valores ≥100 mg/dL (≥5,6 mmol/L) ou em tratamento para diabetes.

Obs.: Se o IMC for >30 kg/m², pode-se assumir a presença da obesidade central, não sendo necessária a medida da circunferência abdominal.

World Health Organization (WHO): identifica a resistência à insulina por:

- Diabetes tipo II.
- Glicemia de jejum ou tolerância à glicose alterada.
- Para aqueles com níveis normais de glicose em jejum (<110 mg/dL), a captação de glicose abaixo do quartil mais baixo para a população sob investigação em condições euglicêmico hiperinsulinêmica.

Mais dois dos fatores que seguem:

- Pressão arterial aumentada (sistólica ≥140 mmHg ou diastólica ≥90 mmHg) ou em tratamento medicamentoso.
- Triglicérides ≥150 mg/dL (≥1,7 mmol/L).
- HDL-c <35 mg/dL (<0,9 mmol/L) em homens e <39 mg/dL (<1,0 mmol/L) nas mulheres.
- Índice de massa corporal >30 kg/m² e/ou relação cintura/quadril >0,9 em homens, >0,85 nas mulheres.
- Excreção de albumina urinária ≥20 µg/min ou relação albumina creatinina ≥30 mg/g.

European Group for the Study of Insulin Resistance (Egir)[11]: tem como requisito básico para a caracterização da síndrome metabólica a resistência à insulina, definida por 25% acima da insulina de jejum dos valores de indivíduos não diabéticos e dois ou mais fatores dos que seguem:

- Obesidade central: circunferência abdominal ≥94 cm (≥37 polegadas) em homens e ≥80 cm (≥31,5 polegadas) nas mulheres.
- Dislipidemia: triglicérides ≥180 mg/dL (≥2,0 mmol/L) e/ou HDL-c <40 mg/dL (<1,0 mmol/L) ou em tratamento para dislipidemia.
- Hipertensão: pressão arterial ≥140/90 mmHg, ou em tratamento medicamentoso.
- Glicemia de jejum ≥110 mg/dL (≥6,1 mmol/L).

US National Cholesterol Education Program Adult Treatment Panel III (NCEP – ATPIII, 2001): considera síndrome metabólica quando há ao menos três dos seguintes fatores:

- Obesidade central: circunferência de cintura ≥102 cm (≥40 polegadas) em homens e ≥88 cm (≥35 polegadas) nas mulheres.
- Dislipidemia: Triglicérides ≥150 mg/dL (≥1,7 mmol/L).
- Dislipidemia: HDL-c <40 mg/dL em homens e <50 mg/dL nas mulheres.
- Pressão arterial: sistólica ≥130 mmHg ou diastólica ≥85 mmHg ou em tratamento medicamentoso para hipertensão.
- Glicemia de jejum: ≥100 mg/dL.

TFA NO TRATAMENTO DA OBESIDADE

A etiologia da obesidade envolve fatores genéticos, ambientais, idade, sexo, metabolismo de repouso, oxidação lipídica, atividade nervosa simpática, metabolismo do tecido adiposo e do músculo esquelético, tabagismo, níveis hormonais de leptina, insulina, esteroides sexuais e cortisol. Contudo, a multifatoriedade das causas que compõem a obesidade não a faz menos tratável que outras doenças. Os tratamentos podem ser direcionados para um ou mais desses fatores. De qualquer forma, a dieta hipocalórica e o TFA têm demonstrado serem indispensáveis. A continuidade do TFA após programas de emagrecimento tem se mostrado de grande importância, principalmente para o não reganho de peso. O acúmulo energético aumenta com a idade, o que pode estar associado à redução nos níveis de testosterona e do hormônio de crescimento e, certamente, ao estilo de vida que leva à diminuição da atividade física.

Considerando o desequilíbrio energético entre consumo e gasto calórico como uma das causas primárias da obesidade e sobrepeso, o exercício físico e a dieta hipocalórica são as principais opções para se reestabelecer esse equilíbrio. O TFA é responsável pelo evidente gasto energético representado pela conversão dos estoques energéticos, na presença de oxigênio, em dióxido de carbono, água, calor e trabalho orgânico, e é composto de três constituintes: o metabolismo de repouso, o efeito térmico dos alimentos e o metabolismo voluntário/atividade física (Figura 25.1)[6].

O metabolismo voluntário (ou trabalho físico de um modo geral) é o mais variável dos componentes do gasto energético diário e está relacionado às contrações musculares voluntárias, sejam elas espontâneas ou programadas. No metabolismo voluntário, o gasto energético se dá por causa de todo movimento corporal, porém a maior demanda despendida é de responsabilidade das atividades esportivas e de condicionamento físico. Para a maioria dos indivíduos adultos sedentários corresponde a 15 a 30% do gasto energético diário total, podendo aumentar para até 40% em indivíduos ativos. Apesar de constituir uma porção relativamente pequena do total da demanda energética, a atividade física tem grande importância no controle da obesidade. Isso porque além de depender da vontade individual, ela pode aumentar a massa

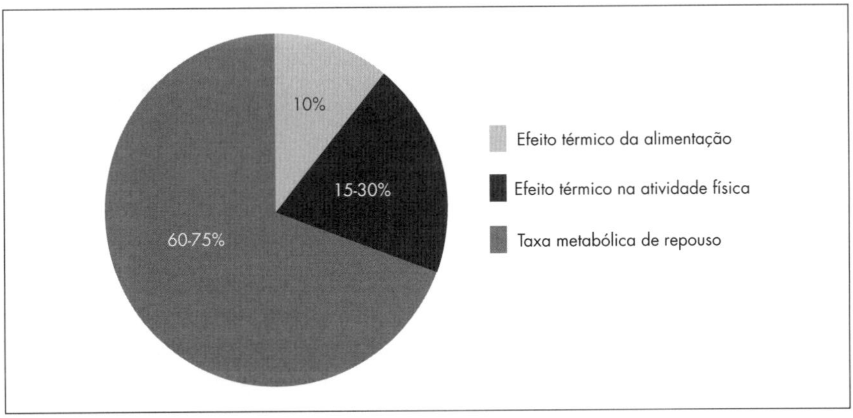

Figura 25.1 Componentes do gasto energético total: metabolismo de repouso, efeito térmico dos alimentos e metabolismo voluntário/atividade física[6].

magra e, com isso, aumentar o metabolismo de repouso, com consequências em longo prazo no balanço energético (Figura 25.2)[32]. Em programas de emagrecimento, indivíduos que realizam dieta associada ao treinamento físico têm uma manutenção da massa magra, o que não ocorre quando apenas a dieta é realizada.

O exercício produz gasto de energia por meio do efeito direto no nível metabólico, o qual, sem o aumento correspondente no consumo energético, pode reduzir efetivamente o peso corporal. No entanto, qualquer perda de peso alcançada com exercício físico moderado pode ser facilmente revertida por pequeno aumento compensatório no consumo de alimentos. Na nossa experiência e na maioria dos estudos, o treinamento físico provoca gasto calórico adicional pouco expressivo na redução do peso corporal em indivíduos obesos sob orientação dietética hipocalórica. De qualquer forma, o exercício é importante na prevenção da obesidade, pois pessoas que se mantêm ativas ao longo da vida têm menores chances de se tornarem obesas, têm melhor distribuição corporal, com menores depósitos de gordura intra-abdominal.

Outro aspecto de interesse é o papel do exercício no controle do reganho de peso após programas de emagrecimento. Nesse sentido, o exercício físico regular tem se mostrado extremamente eficiente. A manutenção de peso corporal após um período de dieta hipocalórica é mais efetivamente alcançado com o treinamento físico.

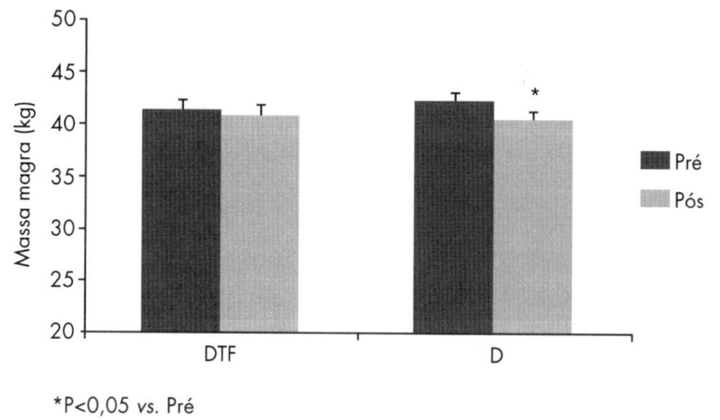

Figura 25.2 Efeito de quatro meses de intervenção por dieta hipocalórica (D) ou dieta hipocalórica associada ao treinamento físico (DTF) na quantidade de massa magra de mulheres obesas.

Fonte: adaptada de Trombetta et al.[33]

Mais do que seu efeito direto na perda de peso corporal, a prática de exercício físico apresenta aspectos importantes relacionados ao efeito agudo e também crônico sobre a mobilização e utilização de gordura, que influenciam o emagrecimento. Além do efeito direto no gasto calórico, a atividade física mantém o metabolismo aumentado por um longo período após a sua execução. Isso significa dizer que, mesmo após o exercício, a mobilização e oxidação de lipídios permanecem aumentadas. Porém, os principais efeitos do TFA no controle do peso corporal são obtidos cronicamente. Alguns efeitos de grande importância se referem ao aumento da atividade da enzima lipase hormônio sensível (enzima responsável pela maior mobilização de lipídios no tecido adiposo)[31] e ao aumento da densidade mitocondrial, potencializando a oxidação de lipídios, favorecendo, assim, o emagrecimento[35]. Além disso, o TFA acelera a perda de massa gorda por causa do aumento da capacidade de oxidação de ácidos graxos livres nas células musculares[31].

Sobre o benefício alcançado pela associação da dieta hipocalórica e treinamento físico em relação à redistribuição da gordura corporal, observa-se em programas de exercício físico que, apesar da redução de todos os depósitos de gordura, há uma preferência para a redução de gordura na região abdominal.

Está bem documentada na literatura a redução no metabolismo de repouso com a perda de peso por dietas hipocalóricas[5,12]. Essa redução é de cerca de 20% e permanece em níveis inferiores por longo período, mesmo após se restabelecer a ingestão calórica normal[11]. Os mecanismos que regulam uma menor taxa metabólica por baixo consumo calórico não estão totalmente esclarecidos. No entanto, sabe-se que seu decréscimo é proporcional à perda de massa magra, representada na sua maior proporção pelo tecido muscular esquelético[17]. Como ocorre em um destreinamento, a perda de tecido muscular é consequência da menor carga de peso a ser carregada após o emagrecimento[19]. Soma-se a isso menor quantidade de energia gasta nos movimentos por deslocar um peso corporal menor, e a diminuição do efeito térmico dos alimentos pela diminuição das calorias ingeridas[17].

É proposto que esse ajuste energético do metabolismo de repouso nas diversas situações nutricionais serviria como defesa do organismo contra o ganho ou a perda do peso e representaria uma característica individual de cada ser humano, talvez de origem genética.

A inclusão de exercícios físicos nos programas de controle do peso corporal pode minimizar a redução da taxa metabólica de repouso que ocorre como consequência das dietas hipocalóricas[5]. Os mecanismos que norteiam o efeito protetor do treinamento físico sobre o metabolismo de repouso ainda não são totalmente claros. Entretanto, é possível que a preservação de massa magra, provocada pelo exercício físico, auxilie na manutenção do metabolismo de repouso, uma vez que a musculatura esquelética é um dos componentes corporais que mais contribui para o metabolismo energético[5]. Além disso, o aumento do metabolismo de repouso pelo treinamento físico está associado a um maior *turnover* de noradrenalina.

Mecanismos envolvidos

O exercício físico aumenta a sensibilidade do receptor beta-adrenérgico na célula adiposa, favorecendo a modulação do sistema nervoso simpático no tecido adiposo e a lipólise na região abdominal graças à grande quantidade de receptores beta-3-adrenérgicos nessas células, melhorando o padrão de distribuição de gordura corporal. A perda de gordura abdominal é importante, pois diminui a resistência à insulina por meio da maior secreção de incretinas que estimulam a produção de insulina pelo pâncreas. Além disso, o TFA também aumenta a capacidade de oxidação de gorduras nas células adiposas[14].

Um dos fatores a ser considerado no gasto energético total do exercício é o consumo excessivo de oxigênio após o exercício (Epoc, em inglês, *excess postexercise oxygen consumption*). O Epoc é o reflexo do nível de metabolismo anaeróbico no exercício realizado e dos ajustes fisiológicos e metabólicos (respiratórios, circulatórios, hormonais, iônicos e térmicos) durante a recuperação. Quanto maior a sua magnitude, maior será o gasto energético total. Dessa forma, o Epoc também fomenta a discussão do tipo de treinamento adequado para o emagrecimento. Esse princípio (efeito Epoc) tem norteado as novas abordagens do treinamento físico, que é o TFA intervalado em alta intensidade, com efeitos mais pronunciados que o TFA contínuo em intensidade moderada, principalmente sobre o aumento da capacidade física[32].

TFA E FATORES DE RISCO

Efeitos da obesidade na resposta ao exercício físico

Durante o exercício físico, indivíduos obesos apresentam sobrecarga adicional nas adaptações no sistema respiratório, cardíaco e locomotor para que ocorra o adequado funcionamento da máquina motora.

Os indivíduos obesos sentem maior desconforto respiratório ao se exercitarem. A capacidade desses indivíduos para realizar exercício físico é diminuída, pois grandes esforços geram dispneia desproporcional em virtude do possível quadro de insuficiência respiratória instalado.

Em relação à capacidade física, indivíduos obesos têm maior consumo de oxigênio ($\dot{V}O_2$) absoluto, por causa da sobrecarga extra de peso que eles carregam. Porém, o $\dot{V}O_2$ corrigido pelo peso corporal ($\dot{V}O_2$ por quilo de peso) é menor em obesos em comparação com indivíduos de peso normal. Há, portanto, um ciclo vicioso no qual indivíduos obesos se movimentam menos e engordam. Indivíduos mais pesados apresentam menor disposição para o movimento físico, prejudicando ainda mais o controle de peso corporal.

Outra alteração fisiopatológica da obesidade é o aumento do débito cardíaco, ajuste necessário para suportar o intenso metabolismo do tecido adiposo e o elevado $\dot{V}O_2$. Essas adaptações hemodinâmicas levam ao remodelamento cardíaco, resultando no desenvolvimento de hipertrofia ventricular esquerda (HVE) do tipo excêntrica[2]. A HVE apresenta uma correlação positiva com a elevação do IMC e com o tempo de obesidade[1]. Além das alterações hemodinâmicas, os mecanismos fisiopatológicos da obesidade podem ser atribuídos às alterações autonômicas. Em nossa experiência, temos observado que indivíduos obesos apresentam tanto em repouso quanto durante o exercício de preensão de mãos a 10 e 30% da contração voluntária máxima, níveis aumentados da atividade nervosa simpática, além de concomitante aumento da resistência vascular periférica e consequente aumento nos níveis de pressão arterial[26]. Essas alterações neurovasculares têm implicações clínicas, pois podem predispor os indivíduos obesos a um risco cardiovascular aumentado durante o exercício físico ou até mesmo durante atividades diárias. Quanto ao sistema osteomioarticular do obeso, a sobrecarga imposta à coluna e a ocorrência de degeneração articular resultam no disparo de sensibilidade a dor, levando esse indivíduo a desenvolver má postura, disfunção em tecidos moles e articulações, facilitando o surgimento de patologias degenerativas[21]. A prevenção de síndromes dolorosas pode ser realizada por meio da conscientização precoce da postura e do desenvolvimento de programas de exercícios equilibrados em termos de força e flexibilidade.

Exercício e fatores de risco

Muitas vezes, a diminuição do peso corporal é suficiente para normalizar a glicemia sanguínea e os níveis de pressão arterial[34]. No entanto, a prática regular de exercício físico tem efeitos favoráveis nos fatores de risco de doenças cardiovasculares, mesmo quando não há diminuição do peso corporal[13]. Estilo de vida ativo e capacidade física elevada podem atenuar o risco de morbidade e mortalidade em indivíduos com sobrepeso e obesos. Além disso, existem evidências de que a taxa de mortalidade é menor em indivíduos com sobrepeso ou moderadamente obesos ativos do que em indivíduos de peso normal sedentários[18]. Um dos principais mecanismos na diminuição de risco após o emagrecimento é a redução da atividade nervosa simpática. Experiência em nosso laboratório concordam com o estudo de Hautala et al.[15] que afirma que o treinamento físico diminui a atividade nervosa simpática e que a adaptação decorrente do treinamento no comando central acarreta aumento da modulação parassimpática. Além disso, o treinamento aumenta a complacência arterial incluindo os seios carotídeos e o arco aórtico, que, por sua vez, aumenta o tráfego no nervo barorreceptor e o tônus parassimpático. Também em virtude da adaptação do comando central, há uma queda na atividade nervosa simpática no coração. Há ajustes nas propriedades intrínsecas que podem ser vistas pelas mudanças no nodo sinusal, como a bradicardia intrínseca do nodo sinoatrial.

Outra importante adaptação provocada pelo exercício físico diz respeito ao aumento da sensibilidade à insulina. A prática regular de atividade física está associada a um menor peso corporal e maior sensibilidade à insulina. Adicionalmente, o efeito sobre a sensibilidade à insulina ocorre mesmo sem o emagrecimento, o que sugere que o exercício físico isoladamente ou associado à perda de peso corporal retarde a transição da diminuição da tolerância à glicose para o diabetes tipo II[32]. O aumento da sensibilidade à insulina ocasionado já é observado 14 a 48 horas após uma única sessão de exercícios aeróbios[3]. Porém, o efeito do TFA sobre a sensibilidade à insulina reflete uma adaptação crônica. Cizmic et al.[9] mostraram que 2 semanas de atividades física com frequência de 5 vezes/semana são suficientes para se obter melhora na sensibilidade à insulina e na capacidade aeróbia em obesos diabéticos. Acredita-se que os mecanismos responsáveis pelo efeito do treinamento físico em aumentar a ação da insulina sobre a captação de glicose são: aumento do fluxo sanguíneo muscular[9]; aumento da agregação da insulina ao seu receptor, por causa de um maior número de receptores, aumento do metabolismo não oxidativo da glicose, em virtude do aumento da atividade da enzima glicogênio-sintase e o aumento da concentração de transportadores de glicose (GLUT4) na membrana celular[10].

Existe uma alta associação entre a obesidade e a hipertensão arterial. Indivíduos normotensos obesos apresentam maior chance de se tornarem hipertensos do que indivíduos normotensos não obesos. A prática regular de exercícios físicos é recomendada como uma conduta não farmacológica no tratamento da hipertensão arterial, tanto em obesos quanto em não obesos. O TFA entre 50 e 70% do consumo máximo de oxigênio ($\dot{V}O_2$máx) pode resultar em um decréscimo de 4 a 10 mmHg na pressão arterial sistólica[30]. No entanto, os dados da literatura são controversos sobre a relativa contribuição do exercício físico e da dieta hipocalórica sobre o efeito hipotensor em indivíduos obesos.

Logo após a realização de exercícios físicos dinâmicos, há uma queda da pressão arterial a níveis inferiores aos encontrados em repouso, fenômeno conhecido como hipotensão pós-exercício. Entretanto, alguns fatores devem ser considerados no efeito quanto à magnitude e duração desse fenômeno. O nível inicial de pressão arterial parece ser determinante, isto é, indivíduos com níveis pressóricos mais elevados apresentam maior magnitude de redução. Quanto ao tipo, intensidade e duração do exercício, tem sido observado que exercícios dinâmicos (caminhada, natação ou cicloergômetros), realizados em intensidade moderadas (40 a 70% do $\dot{V}O_2$máx) e em sessões mais prolongadas (de 20 a 60 minutos) provocam quedas mais expressivas e duradouras da pressão arterial.

Além do efeito agudo, desde a década de 1960, vários estudos têm documentado o efeito crônico do exercício sobre a hipertensão arterial. Reid et al.[29] por exemplo, observaram que a queda pressórica em indivíduos obesos, alcançada com o TFA ou com a associação do TFA com a dieta hipocalórica, deve-se à redução da resistência vascular periférica, em decorrência da diminuição dos níveis de norepinefrina plasmática.

O TFA contínuo em intensidade moderada mostra-se benéfico para indivíduos obesos, não só pela mudança na composição corporal como também na atenuação dos outros fatores de risco associados. Contudo, a literatura recente propõe um novo modelo de treinamento. Trata-se do TFA intervalado em alta intensidade. Esse protocolo intervalado em alta intensidade, mais recentemente utilizado nos estudos com resultados promissores, preconiza cinco minutos de aquecimento, intervalos de alta intensidade de quatro minutos a 85 a 95% $FC_{máx}$ intercalados com três minutos (recuperações ativas) a 60 a 70% da $FC_{máx}$.

O TFA intervalado em alta intensidade apresenta como vantagem a possibilidade de abreviar o tempo da sessão de exercício com equivalente gasto calórico do TFA contínuo em intensidade moderada. Além disso, em nossa experiência, o TFA intervalado em alta intensidade pode ser mais motivante, pois permite atingir maiores distâncias de exercício em menor tempo e antes da fatiga. Os intervalos de alta intensidade promovem um maior gasto energético agudo e na recuperação (Epoc), e as recuperações permitem uma maior tolerância ao exercício. Adicionalmente, exercícios mais intensos são mais indicados para o aprimoramento do $\dot{V}O_2$máx[32].

Existem evidências de que o TFA intervalado em alta intensidade melhora a sensibilidade e ação da insulina[4,22], a oxidação de gorduras e carboidratos em indivíduos previamente não treinados[27]. Em indivíduos com gordura visceral e peso corporal excessivos, o TFA intervalado em alta intensidade levou a uma melhor aderência ao programa, redução da circunferência da cintura e maior queda da PA sistólica quando comparado ao TFA contínuo em intensidade moderada[16].

Indivíduos jovens, após seis semanas de TFA intervalado em alta intensidade apresentaram aumento da atividade enzimática participativa do metabolismo de gordura (a beta-HAD, por exemplo) e das proteínas de transporte de ácidos graxos (FAT/CD36 e FABPpm). Os mesmos indivíduos melhoraram o metabolismo do carboidrato por meio do aumento do aspartato aminotransferase (m-AspAt), PDHt, glicogênio de repouso e a translocação do GLUT4 para a periferia, o MCT1 e MCT4[27]. Dessa forma, pode-se dizer que o TFA intervalado em alta intensidade aumenta a capacidade oxidativa mitocondrial, aumenta o metabolismo oxidativo e reduz a fosforilação do substrato durante o exercício além de melhorar a capacidade física de indivíduos previamente sedentários.

Em pacientes com SMet, o TFA intervalado em alta intensidade, quando comparado ao TFA contínuo em intensidade moderada, apresentou resultados mais acentuados no aprimoramento do $\dot{V}O_2$máx, dilatação fluxo mediada, função endotelial, glicemia de jejum, FATP-1 e redução da PA e aumento da produção de HDL[32]. Na biopsia do músculo vasto lateral desses pacientes, ficou evidenciado aumento na taxa de captação de Ca^2 pelo retículo sarcoplasmático e aumento dos níveis de expressão de proteínas fosforiladas, como a PGC-1alfa, que controla o uso de substratos e a biogênese mitocondrial, além de ser um fator importante na cascata da síntese da irisina.

RECOMENDAÇÕES DE EXERCÍCIO FÍSICO PARA A PERDA DE GORDURA

As adaptações individuais ao treinamento físico são alcançadas com um planejamento focalizado na frequência, duração das sessões, tipo de treinamento, velocidade, intensidade, duração do treinamento e repetição da atividade, levando em conta os princípios do treinamento físico, que são os seguintes:

- Princípio da sobrecarga: a carga de trabalho, obtida por meio da manipulação da frequência, intensidade e duração do treinamento, deve ser suficiente para promover as respostas fisiológicas desejadas. No caso de indivíduos com sobrepeso/obesos, exercícios com sustentação do peso corporal (como a caminhada, por exemplo) impõem um custo energético mais elevado que o mesmo tipo de exercício se realizado por indivíduos magros. Ou seja, representa intensidade mais alta.
- Princípio da especificidade: as respostas fisiológicas e metabólicas dependem da modalidade e sobrecarga impostas ao indivíduo. Dessa forma, para o grupo específico com objetivo de perder peso, o treinamento deve levar a uma melhora na capacidade oxidativa de maior número possível de músculos.
- Princípio das diferenças individuais: nem todos os indivíduos respondem da mesma forma a determinado tipo de exercício. Deve-se considerar, por exemplo, a aptidão física ao início do treinamento.
- Princípio da reversibilidade: assim como o treinamento promove aprimoramentos nas funções metabólicas e fisiológicas, o destreinamento acarreta a perda desses aprimoramentos incluindo reganho de peso. Dessa forma, é fundamental para o grupo em questão que não abandone o treinamento.

A prescrição de exercícios para indivíduos obesos/sobrepeso preconizada pelo Colégio Americano de Medicina do Esporte (ACSM) considera os fatores mencionados, denominando-os como arcabouço Fitt (frequência, intensidade, tempo, tipo):

- Frequência: ao menos 5 dias/semana.
- Intensidade: de moderada à vigorosa, iniciando com 40 a 60% do $\dot{V}O_2$ de reserva ($\dot{V}O_{2R}$) ou da FC de reserva (FC_R), com progressão adequada.
- Tempo (duração): considerar a relação dose resposta. De 30 a 60 min/dia, até um total de 150 min/semana, visando alcançar 300 min/semana de ati-

vidade física moderada, 150 da vigorosa, ou uma combinação equivalente das intensidades. Como alternativa, também pode-se realizar ao menos 10 minutos de exercício intermitente. Devemos levar em conta que um indivíduo obeso acrescenta um dispêndio calórico considerável à medida que aumenta progressivamente a duração do exercício, ainda que leve, como uma caminhada.

- Tipo: atividades aeróbias, envolvendo grandes grupos musculares. Devem-se acrescentar alguns exercícios resistidos visando principalmente à manutenção da massa muscular. A corrida proporciona maior dispêndio de energia.

A perda de peso inicial deve ser de 5 a 15% do peso corporal inicial.

Em nossa experiência, quatro meses de treinamento físico aeróbio associado à dieta hipocalórica, mesmo sem haver a normalização do peso corporal, propiciam grandes benefícios adaptativos, principalmente pelo aumento da capacidade física representado pelo aumento do $\dot{V}O_2$máx.

Antes de iniciar um programa de exercício físico, sugerimos para o paciente obeso submeter-se a um teste ergométrico ou, melhor ainda, a um teste ergoespirométrico, para a avaliação do funcionamento do sistema cardiovascular durante o exercício e a análise da capacidade física. A avaliação cardiovascular tem por objetivo diagnosticar uma doença cardiovascular subclínica, enquanto a avaliação cardiopulmonar determina a capacidade física, além de fornecer parâmetros para a prescrição mais adequada e individualizada do treinamento físico.

A intensidade de exercício deve se basear no resultado do teste ergométrico/ergoespirométrico e deverá ser de 40 a 70% da frequência cardíaca de reserva. Essa frequência cardíaca de treino é calculada pela fórmula de Karvonen, que corresponde a: $FC_{Alvo} = (FC_{Máx} - FC_{Rep}) \times \% + FC_{Rep}$, em que FC_{Alvo} = frequência cardíaca de treino, $FC_{Máx}$ = frequência cardíaca máxima atingida no teste ergométrico, FC_{Rep} = frequência cardíaca de repouso.

A progressão do exercício pode ser feita do limiar anaeróbio ao ponto de compensação respiratória obtidos no teste ergoespirométrico e controlados por meio da medida da frequência cardíaca.

Durante a sessão de treinamento, deve-se evitar atividades de maior impacto nas articulações dos tornozelos e joelhos. Como a termoregulação está prejudicada na obesidade, ambiente bem ventilado e vestimentas adequadas são importantes cuidados para se evitar a hipertemia.

CONSIDERAÇÕES FINAIS

O aumento do tecido adiposo está intimamente relacionado a fatores de risco cardiovascular, síndrome metabólica e doenças crônico-degenerativas. A multifatoriedade das causas da obesidade atribui um caráter mais complexo a seu tratamento, contudo o exercício físico se torna uma conduta imprescindível seja para a prevenção, o tratamento ou a manutenção da perda de peso corporal conquistada. O tipo de exercício físico mais recomendado é o aeróbio contínuo de moderada intensidade, com progressão prudente, considerando os princípios do treinamento físico. Contudo, novas propostas de treinamento têm demonstrado sucesso no combate à obesidade e suas comorbidades. Sua adequada aplicação deve ser criteriosamente indicada, mas apontam como estratégias interessantes na conquista de mais saúde e qualidade de vida.

REFERÊNCIAS BIBLIOGRÁFICAS

1. Alpert MA, Lambert CR, Terry BE, Kelly DL, Panayiotou H. Relationship of duration of morbid obesity to left ventricular mass, systolic function and diastolic filling and effect of weight loss. Am J Cardiol. 1995;76(16):1194-7.
2. Alpert MA. Obesity cardiomyopathy: pathophysiology and evolution of the clinical syndrome. Am J Med Sci. 2001;321(4):225-36.
3. Arciero PJ, Vukovich MD, Holloszy JO, Racette SB, Kohrt WM. Comparison of short-term diet and exercise on insulin action in individuals with abnormal glucose tolerance. J Appl Physiol. 1999;86(6):1930-5.
4. Babraj JA, Vollaard NB, Keast C, Guppy FM, Cotrell G, Timmons JA. Extremely short duration high intensity interval training substantially improves insulin action in young healthy males. BMC Endocrine Disorders. 2009;9:3.
5. Ballor DL, Poehlman ET. A meta-analysis of the effects of exercise and/or dietary restriction on resting metabolic rate. Eur J Appl Physiol Occup Physiol. 1995;71(6):535-42.
6. Barsh GS, Farooqi IS, O¢Rahilly S. Genetics of body-weight regulation. Nature. 2000;404(6778):644-51.
7. Bostrom P, WU J, Jedrychowski MP, Korde A, Ye L, Lo JC, et al. A PGC1-α-dependent myokine that drives brown-fat-like development of white fat and thermogenesis. Nature. 2012;481(7382):463-8.
8. Bray, GA. Pathophysiology of obesity. Am J Clin Nutr. 1992;55(2 Suppl):488S-94S.
9. Cizmic M, Zivotic-Vanovic M, Zivanic S, Dragojevic R. Effect of a two-week program of individually monitored physical activity on insulin resistance in obese non-insulin-dependent diabetics. Vojnosanitetski Pregled. 2003;60(6):683-90.

10. Dela F, Prats C, Helge JW. Exercise interventions to prevent and manage type 2 diabetes: physiological mechanisms. Med Sport Sci. 2014;60:36-47.
11. Balkau B, Charles MA, [Egir] The European Group for the Insulin Resistance. Comment on the provisional report from the WHO consultation. Diabete Med. 1999;16:442-3.
12. Elliot, D.L. Sustained depression of resting metabolic rate after massive weight loss. Am J Clin Nutr. 1989;49(1):93-6.
13. Grundy SM, Blackburn G, Higgins M, Lauer R, Perri M G, Ryan D. Physical activity in the prevention and treatment of obesity and its comorbities. Med Sci Sports Exerc. 1999;31(11Suppl):S502-8.
14. Grundy SM, Blackburn G, Higgins M, Lauer R, Perri MG, Ryan D. Physical activity in the prevention and treatment of obesity and its comorbities. Med Sci Sports Exerc. 1999;31(11Suppl):S502-8.
15. Hautala AJ, Kiviniemi AM, Mäkikallio TH, Tiinanen S, Seppänen T, Huikuri HV, et al. Muscle sympathetic nerve activity at rest compared to exercise tolerance. Eur J Appl Physiol. 2008;102(5):533-8.
16. Irving BA, Davis CK, Brock DW, Wetman JY, Swift D, Barret EJ, et al. Effect of exercise training intensity on abdominal visceral fat and body composition. Med Sci Sports Exerc. 2008;40(11):1863-72.
17. Kathleenmahan L, Escott-Stump S. Weight management and eating disorders. In: Krause's food, nutrition & diet therapy. 9.ed. Philadelphia: W.B. Saunders Company; 1996. p. 451-88.
18. Lafontan M, Berlan M. Fat cell adrenergic receptors and the control of white and brown fat cell function. J Lipid Res. 1993;34(7):1057-91.
19. Margetts, B. WHO global strategy on diet, physical activity and health. Public Health Nutr. 2004;7:361-3.
20. Marie NG, Fleming T, Robinson M, Thomson B, Graetz N, Margono C, et al. Global, regional, and national prevalence of overweight and obesity in children and adults during 1980-2013: a systematic analysis for the Global Burden of Disease Study 2013. Lancet. 2014;384(9945):766-81.
21. Marks R. Obesity profiles with knee osteoarthritis: correlation with pain, disability, disease progression. Obesity (Silver Spring). 2007;15(7):1867-74.
22. Metcalfe RS, Babraj JA, Fawkner SG, Vollaard NBJ. Towards the minimal amount of exercise for improving metabolic health: beneficial effects of reduced-exertion high intensity interval training. Eur J Appl Physiol. 2012,112(7):2767-75.

23. Ministério da Saúde. Obesidade atinge mais da metade da população brasileira, aponta estudo. Disponível em: http://www.brasil.gov.br/saude/2013/08/obesidade--atinge-mais-da-metade-da-populacao-brasileira-aponta-estudo. Acessado em: 28 mar. 2016.
24. Ministério da Saúde, Secretaria de Vigilância em Saúde, Departamento de Vigilância de Doenças e Agravos não Transmissíveis, Promoção de Saúde. Vigitel Brasil 2012: vigilância de fatores de risco e proteção para doenças crônicas por inquérito telefônico. Brasília: Ministério da Saúde; 2013. p. 47-50.
25. Moreno-Navarrete JM, Ortega F, Serrano M, Guerra E, Pardo G, Tinahones F, et al. Irisin is expressed and produced by human muscle and adipose tissue in association with obesity and insulin resistance. J Clin Endocrinol Metab. 2013; 98(4):E769-E778.
26. Negrão CE, Trombetta IC, Batalha LT, Ribeiro MM, Rondon MU, Tinucci T, et al. Muscle metaboreflex control is diminished in normotensive obese women. Am J Physiol Heart Circ Physiol. 2001;281(2):469-75.
27. Perry CGR, Heigenhauser GJF, Bonen A, Spriet LL. High- intensity aerobic interval training increases fat and carbohydrate metabolic capacities in human skeletal muscle. Appl Physiol Nutrit Metabol. 2008;33(6):1112-23.
28. Reaven GM. Banting lecture 1988. Role of insulin resistance in human disease. Diabetes.1988;37(12):1595-607.
29. Reid CM, Dart AM, Dewar EM, Jennings GL. Interactions between the effects of exercise and weight loss on risk factors, cardiovascular hemodynamics and left ventricular structure in overweight subjects. J Hypert. 1994;12(3):291-301.
30. Rondon MU, Alves MJ, Braga AM, Teixeira OT, Barretto AC, Krieger EM, et al. Postexercise blood pressure reduction in elderly hypertensive patients. J Am Coll Cardiol. 2002;39(4):676-82.
31. Seip RL, Semenkovich CF. Skeletal muscle lipoprotein lipase: molecular regulation and physiological effects in relation to exercise. Exerc Sport Sci Rev. 1998;26:191-218.
32. Tjønna AE, Lees J, Rognmo O, Stolen TO, Bye A, Haram PM, et al. Aerobic interval training versus continuous moderate exercise as a treatment for the metabolic syndrome. Circulation. 2008;118(4):346-54.
33. Trombetta IC, Batalha LT, Rondon MU, Laterza MC, Kuniyoshi FH, Gowdak MM, et al. Weight loss improves neurovascular and muscle metaboreflex control in obesity. Am J Physiol/Heart Circ Physiol. 2003;285(3):974-82.

34. Tuck ML, Sowers JR, Dornfeld L, Whitfield L, Maxwell M. Reductions in plasma catecholamines and blood pressure during weight loss in obese subjects. Acta Endocrinol. 1983;102(2):252-7.
35. Van Aggel-Leijssen DP, Saris WH, Wagenmakers AJ, Senden JM, Van Baak MA. Effect of exercise training at different intensities on fat metabolism of obese men. J Appl Physiol. 2002;92(3):1300-9.
36. Villarroya F. Irisin, turning up the heat. Cell Metab. 2012;15(3):277-8.

26 Treinamento aeróbio e diabete melito

Kátia De Angelis
Bruno Rodrigues
Denise de Oliveira Alonso
Maria Cláudia Irigoyen

INTRODUÇÃO

O diabete melito é uma síndrome de etiologia múltipla, decorrente da falta de insulina e/ou da resistência à ação deste hormônio, isto é, da incapacidade de a insulina exercer seus efeitos de modo adequado. O diabete é caracterizado por níveis de glicose sanguínea elevados (hiperglicemia) e distúrbios do metabolismo de carboidratos, lipídios e proteínas[2,42]. Segundo os critérios da American Diabete Association (ADA), os dois principais tipos de diabete são o diabete do tipo 1 (DMT1) e o diabete do tipo 2 (DMT2). O DMT1 é decorrente de processo autoimune ou idiopático que induz destruição das células beta-pancreáticas, causando deficiência absoluta de insulina e tendência à cetose. No DMT2, há graus variados de deficiência e resistência à ação da insulina[2]. O diabete está associado a complicações agudas, como a cetoacidose diabética, em situações de extrema deficiência da ação insulínica, e a complicações tardias, que acometem olhos, rins, nervos, coração e vasos sanguíneos, que são frequentemente incapacitantes para a vida. As complicações crônicas do diabete podem ser divididas em: doenças microvasculares (retinopatia diabética e nefropatia diabética), doenças macrovasculares e neuropatia diabética[2,42].

Vale destacar que atualmente observa-se um aumento da incidência mundial de DMT2, o qual tem sido relacionado à obesidade e ao sedentarismo. Nesse sentido, o tratamento da hiperglicemia e dos demais fatores de risco predisponentes de doença cardiovascular, geralmente associados ao diabete (DMT1 ou DMT2), em conjunto com a prática regular de exercício físico, pode prevenir e/ou retardar o desenvolvimento do diabete e/ou de suas complicações[2,11,42]. Os efeitos benéficos do exercício físico aeróbio no diabete podem ser observados após uma sessão de exercício (efeito agudo) ou após um período de treinamento físico (efeito crônico) e devem ser levados em consideração na prescrição de exercício aeróbio para esses pacientes.

EFEITOS AGUDOS DO EXERCÍCIO FÍSICO AERÓBIO NO DIABETE

O exercício físico regular tem muitos efeitos positivos na saúde, incluindo a melhora da aptidão física, do controle de peso e maior sensibilidade à insulina, bem como importantes benefícios psicológicos. Os programas de exercícios físicos oferecem oportunidades para interações sociais e têm sido associados ao aumento da autoestima. Contudo, o exercício físico cria desafios para as pessoas com DMT1, principalmente em razão do aumento do risco de hipoglicemia e hiperglicemia.

Durante o exercício físico, vários hormônios (como insulina, glucagon, catecolaminas, hormônio do crescimento e cortisol) controlam o metabolismo energético e proporcionam um equilíbrio entre a absorção de glicose pelos músculos acionados e sua produção hepática. Vale destacar que o equilíbrio entre a secreção de insulina e os hormônios contrarreguladores variam de acordo com o tipo, intensidade e duração do exercício físico[8].

Em sujeitos saudáveis, assim como em portadores de DMT2, a secreção de insulina diminui ao ser iniciada uma sessão de exercício físico, sendo a captação de glicose no tecido muscular realizada principalmente pela via não insulínica, estimulada pela contração muscular. Nessa via, a translocação do transportador de glicose (GLUT-4) para a membrana celular está relacionada ao aumento do cálcio intracelular e da enzima quinase estimulada por AMP (AMPK), desencadeados pela contração muscular, bem como à enzima óxido-nítrico-sintase, ou até mesmo à hipóxia[34]. Portanto, a captação de glicose para o tecido muscular durante o exercício físico aeróbio depende da via não insulino dependente, a qual não está prejudicada em portadores de diabete. Dessa forma, o exercício representa uma oportunidade de captação e utilização de glicose pelo tecido muscular de forma eficiente, sem a necessidade de depender da via da insulina, a qual se apresenta caracteristicamente com resistência no portador de DMT2 e depende da reposição de insulina exógena no portador de DMT1.

É importante destacar que a resposta hormonal típica ao exercício físico observada em não diabéticos ou em portadores de DMT2, caracterizada por uma diminuição da liberação de insulina e aumento da liberação dos hormônios contrarreguladores, é deficitária em portadores de DMT1, pela ausência de insulina endógena e utilização de insulina exógena. Tal fato pode resultar em um desequilíbrio entre a glicose produzida e/ou liberada pelos tecidos hepático e muscular, bem como sua captação e utilização, gerando incapacidade de manter a estabilidade glicêmica durante e após o exercício físico. Inúmeras variáveis – incluindo duração e intensidade do exercício, tempo de início do exercício em relação às refeições, dosagem e tipo de insulina utilizada, tempo de início do exercício em relação à administração de insulina, estresse e hidratação – podem influenciar na resposta glicêmica ao exercício físico em portadores de DMT1[19]. Nesse sentido, a prática de exercícios físicos aeróbios, com intensidade de leve a moderada, em portadores de DMT1 bem controlados e com níveis de glicemia ligeiramente aumentados, contribui para diminuição da glicemia durante ou após o exercício físico. No entanto, a magnitude dessa resposta é influenciada pela insulinemia durante o exercício físico. Dessa forma, no portador de DMT1, a administração da insulina exógena e o aporte de carboidratos pré-exercício devem ser ajustados, sendo estes fatores fundamentais para que não ocorra uma rápida captação de glicose pelos músculos ativos e para que o fígado consiga liberar glicose na mesma proporção que sua captação, permitindo a prática do exercício físico sem efeitos adversos, como a hipoglicemia durante ou mesmo horas após a sua realização.

Em indivíduos sem diabete, os níveis de insulina na circulação normalmente diminuem após o início do exercício aeróbio, conforme comentado anteriormente, e essa diminuição contribui para sensibilizar o fígado às concentrações crescentes de glucagon. No portador de diabete dependente de insulina, cujo exercício físico é frequentemente iniciado de 0 a 4 horas após a injeção de insulina, as concentrações desse hormônio normalmente não diminuem durante a prática e podem até aumentar em razão de sua cinética de ação, podendo causar hipoglicemia. Um segundo fator relacionado à hiperinsulinemia e hipoglicemia é a acelerada absorção de insulina a partir dos tecidos subcutâneos em função do aumento do fluxo sanguíneo. A hiperinsulinemia durante o exercício físico no portador de DMT1 limita o efeito do glucagon sobre a produção hepática de glicose e promove a absorção de glicose periférica induzida pela insulina, diminuindo ainda mais os níveis glicêmicos[5]. Além disso, uma resposta adrenérgica prejudicada ao exercício físico, um baixo nível de glicogênio hepático, uma redução da gliconeogênese e/ou um aumento da disponibilidade de glicose periférica em face à hiperinsulinemia podem contribuir para a hipoglicemia induzida pelo exercício físico em portadores de DMT1[10]. Portanto, se o portador de DMT1 apresentar insulinemia aumentada em associação a menor concentração plasmática de hormônios contrarreguladores, a produção hepática de glicose poderá ser inferior à sua captação periférica, provocando diminuição acentuada da glicemia, favorecendo um quadro de hipoglicemia durante o exercício físico.

Embora o exercício aeróbio seja tipicamente associado com um risco aumentado de hipoglicemia, certos tipos de atividade física podem promover a hiperglicemia. Esta resulta de excesso de hormônios contrarreguladores associado a níveis plasmáticos insuficientes de insulina, levando à produção hepática excessiva de glicose e limitações no aumento da captação de glicose pelo músculo esquelético. A hiperglicemia pode ocorrer antes, durante e após vários tipos de exercício físico em portadores de DMT1. Nesse sentido, especificamente o exercício físico aeróbio de alta intensidade tende a aumentar os níveis de glicose no sangue. Está bem estabelecido que o exercício aeróbio de alta intensidade provoca elevações de catecolaminas plasmáticas, que, por sua vez, aumentam a produção hepática de glicose e limitam a absorção periférica[40]. Em situações de hipoinsulinemia prolongada e severa (esquecimento das injeções de insulina, bloqueios na bomba de insulina etc.), os portadores de DMT1 podem apresentar elevações importantes dos corpos cetônicos circulantes e urinários. Nessas situações, o exercício físico vigoroso pode causar ainda mais hiperglicemia e cetoacidose, especialmente se os níveis elevados de cetonas estiverem presentes no momento do exercício físico em portadores de DMT1[40]. Por conseguinte, a atividade física vigorosa deve ser evitada na presença de hiperglicemia severa e cetose[8].

Vale ressaltar que, após o exercício físico, parte dos GLUTs-4 translocados durante o exercício ainda permanecem na membrana plasmática por horas, sendo a via não dependente de insulina mais importante para manutenção da homeostase glicêmica neste momento[18,25]. De fato, estudos mostram aumento da atividade da AMPK e da fosforilação do substrato da Akt (AS160)[25], mas ainda não são conclusivos os dados referentes às moléculas sinalizadoras da via insulínica, como o substrato do receptor de insulina (IRS-1) ou a enzima fosfatidilinositol-3-quinase (PI3K)[49]. Dessa forma, a captação de glicose permanece aumentada em pessoas portadoras de DMT2, por essa via não insulínica, por pelo menos 2 a 24 horas após uma sessão de exercício[11]. Esse aumento na captação de glicose contribui para a síntese de glicogênio após o exercício, porém, em pessoas com diabete, ele é inferior a sujeitos saudáveis por causa da resistência à insulina[35].

A capacidade aeróbia parece estar prejudicada em portadores de diabete, especialmente nos que não apresentam um bom controle glicêmico a longo prazo, provavelmente associada ao prejuízo na função muscular esquelética (miopatia diabética) e na função cardiovascular desses sujeitos. Em indivíduos saudáveis, o consumo máximo de oxigênio ($\dot{V}O_2$máx) pode ser afetado por limitações na troca gasosa pulmonar, no débito cardíaco, na redistribuição do fluxo sanguíneo para músculo esquelético ativo, bem como na extração de oxigênio no músculo esquelético em uso. No DMT1, os mecanismos centrais e periféricos são potenciais contribuintes para redução de $\dot{V}O_2$máx, dentre eles: ventilação reduzida no pico do exercício, capacidade de difusão pulmonar prejudicada, reduzida frequência cardíaca máxima, disfunção diastólica durante o exercício, bem como limitações do volume sistólico e do débito cardíaco. A desoxigenação mais rápida do músculo ativo e o fluxo sanguíneo reduzido para membros inferiores, independentemente do débito cardíaco, também podem refletir em uma capacidade aeróbia limitada em portadores de DMT1[33]. Além disso, o crescimento e desenvolvimento muscular são significativamente prejudicados no DMT1, resultando em redução da massa muscular e tamanho das miofibrilas, prejuízo no controle metabólico e mudanças no sentido de um fenótipo glicolítico. Essas alterações na estrutura muscular e no metabolismo muitas vezes estão associadas à redução da função muscular, como perda de força e desempenho durante o exercício físico. Além do crescimento e função, a capacidade de reparação de danos também é afetada adversamente pelo DMT1, conduzindo a uma pior reparação muscular após as sessões de exercício físico[13].

É importante ressaltar que o exercício físico pode falsamente aumentar a excreção de albumina, um marcador de nefropatia em portadores de diabete. A excreção urinária de albumina normalmente ocorre após o exercício. Essa excreção de albumina urinária é explicada por uma maior permeabilidade da membrana do capilar glomerular como resultado de um aumento da pressão de filtração e maior carga de proteína filtrada, bem como redução da absorção tubular. Em indivíduos normais, a proteinúria é melhor relacionada à intensidade do exercício físico e produção de lactato, retornando a valores normais aproximadamente de 24 horas após o esforço. No DMT1, os rins são mais sensíveis ao estresse hemodinâmico do exercício físico. Sob exercício, os portadores de DMT1 mostram um esgotamento parcial de cargas negativas na parede do capilar glomerular, que permite o aumento da excreção urinária de albumina. Dessa forma, o teste de esforço pode ser útil para detectar pacientes propensos à microalbuminúria, mas é preciso uma avaliação mais criteriosa em razão do risco de falsos diagnósticos[44].

EFEITOS CRÔNICOS DO EXERCÍCIO FÍSICO NO DIABETE TIPO 1

Grande parte dos estudos que investigaram o efeito do treinamento físico sobre o controle glicêmico no DMT1 não conseguiu demonstrar um benefício substancial, seja na glicemia de jejum ou nos valores de hemoglobina glicosilada (HbA1c). Uma série de fatores pode contribuir para a ausência de benefícios detectáveis no controle glicêmico. Um possível aumento do consumo energético nos períodos próximos à realização das sessões de treinamento físico, seja como uma fonte de energia para a atividade física ou mesmo para tentar evitar a hipoglicemia, pode negligenciar qualquer efeito hipoglicemiante do exercício físico. Além disso, a maioria dos estudos falhou em incorporar a prática de exercícios físicos em um programa global de dieta e alterações no estilo de vida, fato esse que poderia ajudar a melhorar o controle glicêmico em longo prazo. Nesse sentido, a redução inadequada das doses de insulina para evitar hipoglicemia relacionada ao exercício físico, já que não existem protocolos bem estabelecidos para redução da dose de insulina, pode contribuir para a não observância de resultados positivos nos estudos envolvendo treinamento físico em portadores de DMT1. Adicionalmente, como a maioria dos estudos sobre o efeito da atividade física em DMT1 tiveram duração inferior a seis meses, sugere-se que possa ser necessário um período mais prolongado de atividade física regular antes do efeito no controle metabólico ser observado. Por fim, o tempo de diabete e a presença de complicações associadas devem ser considerados na análise de resultados. Vale salientar que alguns dos estudos que relatam algum benefício no controle glicêmico em portadores de DMT1 têm envolvido o exercício vigoroso[9]. No entanto, ainda não está claro se a incorporação de um programa global (dieta, adequação terapêutica da insulina e treinamento físico), ou mesmo a prática regular de exercícios físicos em intensidade mais adequada, estaria associada a um benefício efetivo no controle glicêmico do DMT1[9].

Por outro lado, de forma importante, tem sido consistentemente demonstrado que o treinamento físico está associado com uma necessidade reduzida de reposição de insulina em portadores de DMT1, redução essa apontada entre 6% a mais de 15% no tratamento. Os principais mecanismos associados com a melhor ação insulínica após o treinamento físico estão relacionados ao aumento da densidade capilar; da expressão e translocação do GLUT4 nas células musculares esqueléticas; sensibilização das fibras musculares à insulina; possíveis alterações na composição de fosfolípides do sarcolema; aumento da acetilcarnitina intracelular, que é uma molécula envolvida na regulação da oxidação de ácidos graxos e carboidratos no músculo esquelético durante o exercício físico; bem como atividade aumentada de enzimas glicolíticas, oxidativas e da glicogênio sintetase[44].

Vale destacar que portadores de DMT1 podem ser mais resistentes à insulina do que indivíduos não diabéticos. A resistência à insulina está associada, de forma independente, com o risco de desenvolvimento de ambas as complicações macro e microvasculares em diabéticos. Nesse sentido, o treinamento físico aeróbio (TFA) parece melhorar a resistência à insulina em até 23%. Os efeitos benéficos de atividade física na resistência à insulina, bem como nos níveis lipídicos e na função endotelial, sugerem que a atividade física reduz as complicações vasculares em portadores de DMT1[9].

A doença cardiovascular é a causa mais frequente de morte associada ao DMT1. Os dados epidemiológicos apontam um aumento de 10 vezes na mortalidade relacionada à doença cardiovascular em comparação com a população não diabética. Jovens com DMT1 demonstram evidências de desenvolvimento de doença vascular, especificamente a aterosclerose, acelerada pelo aparecimento do DMT1. Em adultos, a doença arterial coronariana é 4 vezes mais incidente em homens, e 8 vezes mais provável em mulheres com DMT1 em comparação com a população em geral[36]. No curso temporal das complicações relacionadas ao DMT1, muitos portadores dessa doença apresentam hipertensão. Nesse sentido, portadores de DMT1 limítrofes para hipertensão apresentavam aumento do $\dot{V}O_2$máx, redução da pressão arterial e da frequência cardíaca, com melhora do perfil lipídico, independentemente de melhora glicêmica, após um programa de exercícios aeróbios por 3 meses[26].

O papel benéfico do exercício físico regular na prevenção da doença cardiovascular é, em geral, bem aceito. Na verdade, o TFA reduz a morbidade da doença vascular por meio de sua ação nos diferentes fatores predisponentes como: níveis elevados de pressão arterial, perfil lipídico alterado, estresse oxidativo, disfunção endotelial, bem como alterações estruturais de vasos dos mais variados calibres. Além disso, o TFA mostra importante influência sobre a disfunção cardíaca associada ao diabete, como melhora do volume sistólico, da fração de ejeção e do débito cardíaco, além de prevenir a redução dos volumes diastólico e sistólico final[44]. Os mecanismos associados à melhora da função cardíaca têm sido observados por meio de estudos de biologia molecular em roedores, no qual as proteínas associadas ao manejo do cálcio intracelular melhoram a sua expressão, promovendo uma melhor força de contração e relaxamento[21]. O TFA possui também a capacidade de manter o débito cardíaco por atenuar a redução da frequência cardíaca e da força de contração e relaxamento do miocárdio[14].

Além disso, estudos experimentais e clínicos têm evidenciado atenuação da disfunção autonômica no controle cardiovascular induzida pelo DMT1[14,31,43], a qual tem sido associada a maior mortalidade[48]. Howorka et al.[22] verificaram que 12 semanas de exercícios em bicicleta ergométrica induziram aumento na variabilidade da frequência cardíaca em diabéticos do tipo 1 sem neuropatia ou com disfunção autonômica cardíaca recente, independentemente da melhora no controle glicêmico. Todavia, esse benefício não foi observado em pacientes com DMT1 com neuropatia definitiva ou severa. Vale destacar que a melhora no controle autonômico cardiovascular após um programa de TFA foi associada à menor mortalidade em modelo animal de DMT1[22,31,45].

Finalmente, as alterações estruturais, funcionais, bioquímicas e moleculares da musculatura esquelética e do sistema cardiovascular pelo TFA conduzem a um aumento do $\dot{V}O_2$máx em sujeitos portadores de DMT1 bem como em atletas, entre os quais o $\dot{V}O_2$máx de atletas com DMT1 não difere de atletas normoglicêmicos[44]. Concluindo, apesar de normalmente não melhorar o controle glicêmico, a atividade física aeróbia regular é recomendada para portadores de DMT1 em razão de seus vários efeitos benéficos sobre o controle metabólico e sobre o risco cardiovascular, além de seu papel importante na prevenção das complicações crônicas do diabete[2,11,42] (Figura 26.1).

EFEITOS CRÔNICOS DO EXERCÍCIO FÍSICO AERÓBIO NO DIABETE TIPO 2

Estudos têm demonstrado que mudanças no estilo de vida, as quais incluem a prática de exercício físico, melhoram o controle glicêmico e a capacidade funcional de pessoas com DMT2[7,24]. Além disso, a prática de exercício físico, especificamente, promove efeitos que auxiliam na prevenção e no tratamento do DMT2 e de suas complicações.

O principal efeito do exercício físico está na redução da resistência à insulina (ou aumento da sensibilidade a esse hormônio), melhorando o controle glicêmico e o prognóstico da pessoa com diabete (Figura 26.1). Esse efeito é particularmente importante no DMT2, uma vez que sua patogenia está fundamentada no aumento da resistência à insulina. É importante destacar que, mesmo na ausência de redução do peso corporal, o treinamento físico melhora a glicemia de DMT2[45]. Os mecanismos que explicam essa melhora pós-treinamento físico envolvem diversas modificações fisiológicas, celulares e moleculares, como a melhora do fluxo sanguíneo para a musculatura[27,38] e da captação de glicose dependente e não dependente de insulina[18]. Nesse aspecto, na via insulínica tem-se observado aumento na atividade das enzimas PI3K e Akt[20] e melhor utilização da gordura intracelular, por melhora na capacidade oxidativa, diminuindo o efeito de seus subprodutos na sinalização insulínica pós-TFA no DMT2[23]. Com relação aos efeitos do TFA na via independente da insulina em portadores de DMT2, tem-se observado aumento da atividade da AMPK[6], e maior expressão proteica do GLUT-4[18].

Vale salientar que a combinação de exercício aeróbio com exercício de força tem demonstrado trazer maiores benefícios do que um dos tipos de treinamento físico realizado isoladamente. Além de melhora no controle glicêmico e do perfil lipídico[39], o treinamento físico combinado melhora o $\dot{V}O_2$máx, o limiar anaeróbio, e reduz o risco cardiovascular, o estresse oxidativo[47] e a espessura da parede de artérias superficiais[27,38]. Loimaala et al.[27] verificaram que o treinamento físico combinado por 12 meses atenuou a disfunção dos pressorreceptores, o mais importante regulador momento-a-momento da pressão arterial, em portadores de DMT2[27]. Além disso, estudos que combinaram o TFA com treinamento de resistência ou de força muscular têm evidenciado melhora no controle glicêmico, nas funções cardíaca e endotelial, na capacidade física, na massa magra e na força muscular em diabéticos tipo 2[28,41,46].

Embora as evidências atuais suportem a combinação do exercício aeróbio com o exercício de força, ambos de moderada intensidade, como recomendação para o tratamento do diabete, outras possibilidades de exercício têm sido estudadas, como o treinamento intervalado em alta intensidade que também tem mostrado melhora do controle glicêmico em portadores de DMT2[16]. De fato, o aumento da intensidade está relacionado à melhora na hemoglobina glicada[42], mas é preciso avaliar a segurança do exercício de alta intensidade, especialmente em diabéticos com hipertensão ou cardiopatia associadas ou com complicações da própria doença.

O TFA atua sobre diversos parâmetros fisiológicos, reduzindo o risco cardiovascular. Estudos evidenciam que ele reduz a pressão arterial, o índice de massa corporal[29], os lipídios plasmáticos[15], o estresse oxidativo[47], as citocinas inflamatórias[1] e aumenta as defesas antioxidantes[32] em portadores de DMT2. Outra vantagem dessa abordagem não farmacológica é a melhora do balanço simpato-vagal e a variabilidade da frequência cardíaca, dois importantes marcadores de controle autonômico cardiovascular, em diabéticos com e sem neuropatia autonômica[4,17] (Figura 26.1).

O TFA também previne a osteopenia e a osteoporose em mulheres diabéticas menopausadas[3], além de melhorar a passada, o tempo de reação e o equilíbrio, o que poderia contribuir para reduzir o risco de quedas em DMT2 com e sem neuropatia[30].

PRESCRIÇÃO DE EXERCÍCIOS FÍSICOS E CUIDADOS NA PRÁTICA ASSISTENCIAL

De uma forma global, de acordo com a ADA (2014), pessoas com diabete devem seguir as mesmas recomendações que a população em geral, ou seja, 150 minutos semanais de exercício de intensidade moderada (50 a 70% da frequência cardíaca máxima, ou 40 a 60% da frequência cardíaca de reserva, ou 11 a 13 da Escala Subjetiva de Esforço – Borg), pois trabalhos do *Diabete Prevention Program Research Group* (DPP) mostraram melhor controle glicêmico com essa intervenção[24]. É possível também realizar uma quantidade menor de tempo (60 a 75 minutos por semana), porém com atividade aeróbia de intensidade vigorosa. A frequência deve ser diária ou, pelo menos, na maior parte dos dias da semana[42]. Crianças com diabete também devem

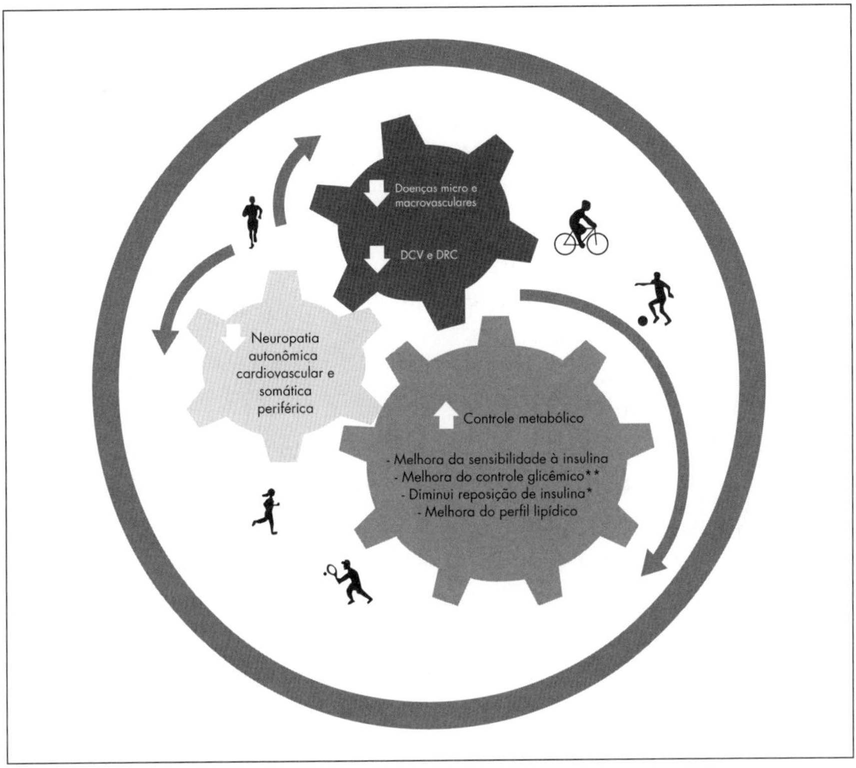

Figura 26.1 Possíveis benefícios do treinamento físico aeróbio em portadores de diabete. O treinamento físico aeróbio pode induzir melhora do controle metabólico e prevenir/atenuar a neuropatia autonômica cardiovascular e somática periférica, bem como as doenças micro e macrovasculares (como a doença cardiovascular, DCV, e a doença renal crônica, DRC). *DM tipo 1; **DM tipo 2.

seguir as mesmas recomendações que crianças em geral, ou seja, ser incentivadas a participar em pelo menos 60 minutos de atividade física diária[8].

Exercícios físicos de maior intensidade promovem melhor efeito sobre a hemoglobina glicada[11,42]. Especialmente quando há complicações do diabete, é preciso avaliar a adequação do uso dessa possibilidade. Recomenda-se, ainda, que a pessoa com diabete realize a combinação de TFA com treinamento de força, com frequência mínima de duas vezes na semana para o treinamento de força, pois essa combinação promove efeitos mais benéficos do que a realização do TFA ou treinamento de força isoladamente[11,42]. O treinamento de flexibilidade também pode ser incluído[8].

AVALIAÇÃO PRÉ-EXERCÍCIO

Os indivíduos, principalmente adultos e os que apresentam complicações e comorbidades, devem ser avaliados para o risco cardiovascular e a presença de complicações que possam limitar a realização do exercício. O teste de esforço (ergométrico ou ergoespirométrico) é indicado se a pessoa com diabete tiver mais de 35 anos, se tiver mais de 25 anos e 10 anos de DMT1 ou 15 anos de DMT2, se apresentar hipertensão arterial, dislipidemia, tabagismo, suspeita de doença arterial coronariana, cerebral ou periférica, neuropatia autonômica, retinopatia ou nefropatia grave[42].

CONSIDERAÇÕES FINAIS

Portadores de diabete de todas as idades (ou seus cuidadores, no caso de crianças ou idosos) devem ser educados sobre a prevenção e gestão de hipoglicemia, que pode ocorrer durante ou após o exercício. O indivíduo com DMT1 ou com DMT2 em uso de insulina deve realizar a medida da glicemia em glicosímetros portáteis antes, durante e, principalmente, depois das sessões de exercício. Os valores adequados para início da atividade física são entre 100 e 250 mg/dL em adultos e 125 e 250 mg/dL para adolescentes e crianças. É contraindicada a realização da sessão de exercícios quando os níveis de glicemia forem inferiores a 80 mg/dL. Para glicemia de 80 a 100 mg/dL, o paciente deve ingerir carboidrato e repetir a medida[8].

A dose e o tipo de insulina precisam ser ajustados, sob orientação médica. Cada indivíduo precisa ter seu próprio ajuste. A redução da dose de insulina prandial para a refeição/lanche anterior ao exercício físico e/ou o aumento da ingestão de alimentos antes do exercício físico podem ser usados para ajudar a elevar o nível glicêmico e reduzir a hipoglicemia durante o exercício. Além disso, uma redução na insulina basal durante a noite após a sessão de exercício físico pode diminuir o risco de hipoglicemia induzida pelo exercício. É importante enfatizar que fontes de carboidratos simples devem estar prontamente disponíveis antes, durante e depois do exercício físico para prevenir e tratar a hipoglicemia[8].

Vale destacar que estudo de Cunha et al.[12] mostrou que o uso de metformina ou glibenclamida não induziu alteração nas respostas cardiovasculares, metabólicas e hormonais durante o exercício, nem hipoglicemia após a realização de 45 min de exercício a 50% do $\dot{V}O_2$máx, evidenciando a segurança dessas classes de drogas com relação à possibilidade de hipoglicemia pós-exercício físico em portadores de DMT2[12].

As recomendações podem ser modificadas em função da presença de complicações macro e microvasculares do diabete. Na presença de complicações do diabete (doenças macro ou microvascular e neuropatias) são necessários cuidados adicionais, como evitar exercícios de alta intensidade e longa duração[11,42]. Atividades com impacto e com contato físico devem ser evitadas por diabéticos com retinopatia; atividades que envolvam realização de Manobra de Valsalva ou que, de alguma forma, elevem demasiadamente a pressão arterial sistólica devem ser evitadas por diabéticos com retinopatia, nefropatia e neuropatia autonômica. Diabéticos com neuropatia periférica devem evitar atividades prolongadas, com repetição de movimentos, e devem avaliar seus pés após a prática de exercício físico[11,42]. Na presença de retinopatia diabética grave não proliferativa ou proliferativa, o exercício aeróbio vigoroso ou de força pode ser contraindicado pelo risco de desencadear hemorragia vítrea ou descolamento de retina. A diminuição da sensação de dor e um limiar da dor mais elevado nas extremidades resulta em risco aumentado de infecção e ruptura da pele com algumas formas de exercício. No entanto, os estudos têm mostrado que caminhadas de moderada intensidade não levam ao aumento do risco de úlceras no pé ou reulceração em pessoas com neuropatia periférica. Além disso, 150 minutos por semana de exercício moderado parece melhorar os resultados em pacientes com formas mais leves de neuropatia[2].

REFERÊNCIAS BIBLIOGRÁFICAS

1. Abd El-Kader S, Gari A, Salah El-Den A. Impact of moderate versus mild aerobic exercise training on inflammatory cytokines in obese type 2 diabetic patients: a randomized clinical trial. African Health Sci. 2013;13(4):857-63.
2. American Diabete Association. Standards of medical care in diabete – 2014. Diabete Care. 2014;37(Suppl 1):S14-80.
3. Bello M, Sousa MC, Neto G, Oliveira L, Guerras I, Mendes R, et al. The effect of a long-term, community-based exercise program on bone mineral density in postmenopausal women with pre-diabete and type 2 diabete. J Human Kinetics. 2014;12(43):43-8.
4. Bhagyalakshmi S, Nagaraja H, Anupama B, Ramesh B, Prabha A, Niranjan M, et al. Effect of supervised integrated exercise on heart rate variability in type 2 diabete mellitus. Kardiol Polska. 2007;65(4):363-8.

5. Camacho RC, Galassetti P, Davis SN, Wasserman DH. Glucoregulation during and after exercise in health and insulin-dependent diabete. Exerc Sports Sci Rev. 2005;33(1):17-23.
6. Cao S, Li B, Yi X, Chang B, Zhu B, Lian Z, et al. Effects of exercise on AMPK signaling and downstream components to PI3K in rat with type 2 diabete. PloS One. 2012;7(12):e51709.
7. Chen L, Pei JH, Kuang J, Chen HM, Chen Z, Li ZW, et al. Effect of lifestyle intervention in patients with type 2 diabete: a meta-analysis. Metabolism. 2015;64(2):338-47.
8. Chiang JL, Kirkman MS, Laffel LM, Peters AL, Type 1 diabete sourcebook authors. Type 1 diabete through the life span: a position statement of the American Diabete Association. Diabete Care. 2014;37(7):2034-54.
9. Chimen M, Kennedy A, Nirantharakumar K, Pang TT, Andrews R, Narendran P. What are the health benefits of physical activity in type 1 diabete mellitus? A literature review. Diabetologia. 2012;55(3):542-51.
10. Chokkalingam K, Tsintzas K, Snaar JE, Norton L, Solanky B, Leverton E, et al. Hyperinsulinaemia during exercise does not suppress hepatic glycogen concentrations in patients with type 1 diabete: a magnetic resonance spectroscopy study. Diabetologia. 2007;50(9):1921-9.
11. Colberg SR, Sigal RJ, Fernhall B, Regensteiner JG, Blissmer BJ, Rubin RR, et al. American College of Sports Medicine, American Diabete Association. Exercise and type 2 diabete: the American College of Sports Medicine and the American Diabete Association: joint position statement. Diabete Care. 2010;33(12):e147-67.
12. Cunha MR, Da Silva ME, Machado HA, Fukui RT, Correa MR, Santos RF, et al. The effects of metformin and glibenclamide on glucose metabolism, counter--regulatory hormones and cardiovascular responses in women with Type 2 diabete during exercise of moderate intensity. Diabetic Medicine. 2007;24(6):592-9.
13. D'Souza DM, Al-Sajee D, Hawke TJ. Diabetic myopathy: impact of diabete mellitus on skeletal muscle progenitor cells. Frontiers Physiol. 2013;4:379.
14. De Angelis KL, Oliveira AR, Dall'ago P, Peixoto LR, Gadonski G, Lacchini S, et al. Effects of exercise training on autonomic and myocardial dysfunction in streptozotocin-diabetic rats. Br J Med Biol Res. 2000;33(6):635-41.
15. De Sousa MV, Fukui R, Krustrup P, Pereira RM, Silva PR, Rodrigues AC, et al. Positive effects of football on fitness, lipid profile, and insulin resistance in Brazilian patients with type 2 diabete. Scand J Med Sci Sports. 2014;24(1supl.):57-65.

16. François ME, Little JP. Effectiveness and safety of high-intensity interval training in patients with type 2 diabete. Diabete Spec. 2015;28(1):39-44.
17. Goit RK, Paudel BH, Khadka R, Roy RK, Shrewastwa MK. Mild-to-moderate intensity exercise improves cardiac autonomic drive in type 2 diabete. J Diabete Invest. 2014;5(6):722-7.
18. Hawley JA, Lessard SJ. Exercise training-induced improvements in insulin action. Acta Physiol (Oxford). 2008;2(1):127-35.
19. Hayes C, Kriska A. Role of physical activity in diabete management and prevention. J Am Dietetic Assoc. 2008;108(4 Suppl 1):S19-23.
20. Henriksen EJ. Exercise effects of muscle insulin signaling and action. Invited review: effects of acute exercise training on insulin resistance. J Appl Physiol. 2002;93(2):788-96.
21. Howarth FC, Almugaddum FA, Qureshi MA, Ljubisavljevic M. Effects of varying intensity exercise on shortening and intracellular calcium in ventricular myocytes from streptozotocin (STZ)-induced diabetic rats. Mol Cell Biochem. 2008;317(1-2):161-7.
22. Howorka K, Pumprla J, Haber P, Koller-Strametz J, Mondrzyk J, Schabmann A. Effects of physical training on heart rate variability in diabetic patients with various degrees of cardiovascular autonomic neuropathy. Cardiovasc Res. 1997;34(1):206-214.
23. Kelley GA, Kelley KS. Effects of aerobic exercise on lipids and lipoproteins in adults with type 2 diabete: a meta-analysis of randomized-controlled trials. Public Health, 2007;121(9);643-55.
24. Knowler WC, Barrett-Connor E, Fowler SE, Hamman RF, Lachin JM, Walker EA, Nathan DM. Diabete Prevention Program Research Group. Reduction in the incidence of type 2 diabete with lifestyle intervention or metformin. New England J Med. 2002;346(6):393-403.
25. Krook A, Wallberg-Henriksson H, Zierath JR. Sending the signal: molecular mechanisms regulating glucose uptake. Med Sci Sports Exerc. 2004;36(7):1212-7.
26. Lehmann R, Kaplan V, Bingisser R, Bloch KE, Spinas GA. Impact of physical activity on cardiovascular risk factors in IDDM. Diabete Care. 1997;20(10):1603-11.
27. Loimaala A, Huikuri HV, Kööbi T, Rinne M, Nenonen A, Vuori I. Exercise training improves baroreflex sensitivity in type 2 diabete. Diabete. 2003;52(7):1837-42.
28. Maiorana A, O'driscoll G, Cheetham C, Dembo L, Stanton K, Goodman C, Taylor R, Green D. The effect of combined aerobic and resistance exercise training on vascular function in type 2 diabete. J Am Coll Cardiol. 2001;38(3):860-6.

29. Mobasseri M, Yavari A, Najafipoor F, Aliasgarzadeh A, Niafar M. Effect of a long-term regular physical activity on hypertension and body mass index in type 2 diabete patients. J Sports Med Physical Fitness. 2015;55(1-2):84-90.
30. Morrison S, Colberg SR, Parson HK, Vinik AI. Exercise improves gait, reaction time and postural stability in older adults with type 2 diabete and neuropathy. J Diabete Compl. 2014;28(5):715-22.
31. Mostarda C, Rogow A, Silva IC, De La Fuente RN, Jorge L, Rodrigues B, Heeren MV, Caldini EG, De Angelis K, Irigoyen MC. Benefits of exercise training in diabetic rats persist after three weeks of detraining. Auton Neurosci. 2009;145(1-2):11-16.
32. Pittaluga M, Sgadari A, Dimauro I, Tavazzi B, Parisi P, Caporossi D. Physical exercise and redox balance in type 2 diabetics: effects of moderate training on biomarkers of oxidative stress and DNA damage evaluated through comet assay. Ox Med Cell Long. 2015;2015:981242.
33. Rissanen AP, Tikkanen HO, Koponen AS, Aho JM, Peltonen JE. Central and peripheral cardiovascular impairments limit VO2peak in type 1 diabete. Med Sci Sports Exerc. 2015;47(2):223-30.
34. Röckl KS, Witczak CA, Goodyear LJ. Signaling mechanisms in skeletal muscle: acute responses and chronic adaptations to exercise. Int Union Biochem Mol Biol Life. 2008;60(3):145-53.
35. Rothman DL, Shulman RG, Shulman GI. 31P nuclear magnetic resonance measurements of muscle glucose-6-phosphate. Evidence for reduced insulin-dependent muscle glucose transport or phosphorylation activity in non-insulin-dependent diabete mellitus. J Clin Invest. 1992;89(4):1069-75.
36. Rydén L, Grant PJ, Anker SD, Berne C, Cosentino F, Danchin N, et al. ESC Guidelines on diabete, pre-diabete, and cardiovascular diseases developed in collaboration with the Easd: the task force on diabete, pre-diabete, and cardiovascular diseases of the European Society of Cardiology (ESC) and developed in collaboration with the European Association for the Study of Diabete (Easd). Eur Heart J. 2013;34(39):3035-87.
37. Schreuder TH, Green DJ, Nyakayiru J, Hopman MT, Thijssen DH. Time-course of vascular adaptations during 8 weeks of exercise training in subjects with type 2 diabete and middle-aged controls. Eur J Appl Physiol. 2014;115(1):187-96.
38. Schreuder TH, Van Den Munckhof I, Poelkens F, Hopman MT, Thijssen DH. Combined aerobic and resistance exercise training decreases peripheral but not central artery wall thickness in subjects with type 2 diabete. Eur J Appl Physiol. 2014;115(2):317-26.

39. Schwingshackl L, Missbach B, Dias S, König J, Hoffmann G. Impact of different training modalities on glycaemic control and blood lipids in patients with type 2 diabete: a systematic review and network meta-analysis. Diabetologia. 2014;57(9):1789-97.
40. Sigal RJ, Armstrong MJ, Colby P, Kenny GP, Plotnikoff RC, Reichert SM, Riddell MC. Physical activity and diabete. Canadian Diabete Association Clinical Practice Guidelines Expert Committee. Can J Diabete. 2013;37(Suppl 1):S40-4.
41. Sigal RJ, Kenny GP, Boulé NG, Wells GA, Prud'homme D, Fortier M, et al. Effects of aerobic training, resistance training, or both on glycemic control in type 2 diabete: a randomized trial. Annals of Internal Med. 2007;147(6):357-69.
42. Sociedade Brasileira de Diabete. Diretrizes da Sociedade Brasileira de Diabete. São Paulo: AC Farmacêutica; 2015.
43. Souza SBC, Flues K, Paulini J, Mostarda C, Rodrigues B, Souza LE, Irigoyen MC, De Angelis K. Role of exercise training in cardiovascular autonomic dysfunction and mortality in diabetic ovariectomized rats. Hypertension. 2007;50:786-91.
44. Stehno-Bittel L. Organ-based response to exercise in type 1 diabete. ISRN Endocrinol. 2012;2012:318194.
45. Sukla P, Shrivastava SR, Shrivastava PS. A longitudinal study to assess the impact of exercise on clinical, biochemical, and anthropometric parameters among the type 2 diabete patients of South India. Avicenna J Med. 2015;5(1):16-20.
46. Tokmakidis SP, Zois CE, Volaklis KA, Kotsa K, Touvra AM. The effects of a combined strength training and aerobic exercise program on glucose control and insulin action in women with type 2 diabete. Eur J Appl Physiol. 2004;92(4-5):437-42.
47. Vinetti G, Mozzini C, Desenzani P, Boni E, Bulla L, Lorenzetti I, Romano C, Pasini A, Cominacini L, Assanelli D. Supervised exercise training reduces oxidative stress and cardiometabolic risk in adults with type 2 diabete: a randomized controlled trial. Sci Rep. 2015;5:9238.
48. Vinik AI, Maser RE, Mitchell BD, Freeman R. Diabetic autonomic neuropathy. Diabete Care. 2003;26(5):1553-79.
49. Wojtaszewski JFP, Jørgensen SB, Frøsig C, Macdonald C, Birk JB, Richter EA. Insulin signalling: effects of prior exercise. Acta Physiol Scand. 2003;178(4):321-8.

27 Treinamento aeróbio e lúpus eritematoso sistêmico

Bruno Gualano

INTRODUÇÃO

O interesse nos efeitos terapêuticos do treinamento físico tem crescido vertiginosamente, sobretudo em doenças de etiologia cardiovascular, tais como hipertensão, diabetes do tipo 2 e cardiopatias. Em menor escala, evidências também apontam para os benefícios da prática de atividade física em doenças reumatológicas, entre as quais se destacam osteoporose, osteoartrite e artrite reumatoide, cujos tratamentos de primeira escolha já incluem treinamento físico regular. Recentemente, nosso grupo de pesquisa e alguns outros têm demonstrado que o exercício também exerce efeitos terapêuticos em pacientes com lúpus eritematoso sistêmico (LES). Neste capítulo, serão apresentadas importantes características do LES, com ênfase nas manifestações clínicas mais comuns, bem como nos efeitos deletérios impostos pela doença *per se* ou seu tratamento medicamentoso sobre a capacidade física. Além disso, serão analisadas as evidências científicas acerca da efetividade e segurança de um programa de treinamento físico, em especial o aeróbio (TFA), em pacientes lúpicos.

PRINCIPAIS CARACTERÍSTICAS DO LES

O LES é o protótipo de doença autoimune sistêmica de herança poligênica caracterizada por perda da tolerância imunológica a vários autoantígenos e formação de autoanticorpos e complexos imunes que se depositam nos tecidos com consequente inflamação em diferentes órgãos e sistemas[11,16]. A disfunção imune do lúpus envolve apoptose dos linfócitos B e linfócitos T do sistema imune adaptativo[12], elementos do sistema imune inato como células dendríticas, deficiências de proteínas do sistema complemento e ainda polimorfismos das interleucinas, dos receptores Fc das imunoglobulinas e alterações no processo de apoptose celular[11,16]. Umas das características dessa doença é a formação de múltiplos autoanticorpos gerais e específicos, alguns destes com papel patogênico na nefrite (como anticorpos antinucleossomo e anti-C1q) e nas tromboses (como anticorpos anti-fosfolípides)[1,3,4,9,].

Estima-se que a prevalência de LES seja de um a cinco pacientes para cada 10.000 habitantes. A doença acomete mais frequentemente mulheres do que homens (9:1), especialmente entre as idades de 15 e 45 anos. No entanto, nenhuma faixa etária está isenta do acometimento dessa doença, que pode incidir tanto na infância quanto em idade mais avançada[22]. Apesar da melhora de sobrevida observada nos últimos dez anos (maior que 80%), o LES continua sendo uma doença incurável com potencial de morbidade e mortalidade decorrente da própria doença ou de complicações terapêuticas. O tratamento conservador inclui antimaláricos, corticosteroides e imunossupressores, tais como: azatioprina, ciclosporina, micofenolato mofetil e pulsoterapia com ciclofosfamida[22]. Pacientes em atividade da doença são convencionalmente orientados a reduzir a prática de atividade física.

CAPACIDADE FÍSICA EM PACIENTES COM LES

Pacientes com LES apresentam baixa capacidade física quando comparados a seus pares saudáveis[2]. Estudos têm observado reduzidos valores de consumo máximo de oxigênio ($\dot{V}O_2máx$), função pulmonar e limiares ventilatórios em pacientes lúpicos[2,7,18-20]. Nosso grupo recentemente observou incompetência cronotrópica durante o exercício e lenta recuperação da frequência cardíaca pós-esforço físico nessa população (dados não publicados). Interessantemente, ambas as variáveis têm sido consideradas forte preditoras de mortalidade por doenças cardiovasculares e por todas as causas em coortes de indivíduos saudáveis e em outras doenças. Dados preliminares obtidos em nosso laboratório também sugerem que pacientes com LES apresentem valores mais baixos de força máxima e função muscular quando comparados a sujeitos saudáveis pareados por gênero, idade e índice de massa corporal.

Diversos fatores atuam em conjunto e de maneira cíclica sobre a perda da capacidade física e a gravidade das comorbidades em pacientes com LES[8]. Algumas manifestações da doença – como artralgia e mialgia – impõem ao paciente um estilo de vida mais sedentário, o qual é incentivado por uma conduta inapropriada de "superproteção" adotada pelos pais e médicos, que temem que o exercício possa, de alguma forma, prejudicar o quadro clínico do paciente. A inatividade física, por sua vez, é capaz de agravar os sintomas inerentes à doença, como obesidade, depressão, baixa autoestima, redução de capacidade física e fadiga. Coletivamente, esses sintomas tendem a reduzir ainda mais a participação do paciente em atividades físicas, completando, assim, o ciclo vicioso. Nesse contexto, especula-se que a adição de exercício físico na vida do paciente com LES seria de fundamental importância para interromper esse ciclo, atenuando os sintomas da doença[8].

EFEITOS DO TFA EM PACIENTES COM LES

Três estudos-pilotos reportaram melhoras nos níveis de fadiga e bem-estar em pacientes com LES[6,17,18]. Infelizmente, sérias limitações metodológicas – como pequena amostra e ausência de grupo controle – não permitem que maiores conclusões sejam traçadas. Ao nosso conhecimento, apenas dois estudos clínicos controlados foram publicados sobre o tema. Tench et al.[21] investigaram os efeitos de três meses de treinamento físico não supervisionado sobre a fadiga em 93 pacientes com LES (16 a 55 anos), divididos aleatoriamente em três grupos: 1) exercícios aeróbios (3 a 5 vezes/semana a 60% do $\dot{V}O_2$máx), 2) exercícios de relaxamento mental, 3) não exercitado (controle). Os autores demonstraram que os pacientes engajados no primeiro grupo apresentaram maior redução na fadiga quando comparados aos demais[21]. Esses achados sugerem que a prática regular de atividade física, ainda que não supervisionada, deva ser considerada no tratamento do paciente com LES.

No único trabalho publicado com treinamento físico supervisionado, Carvalho et al.[5] submeteram 41 pacientes lúpicos (18 a 55 anos) a um programa de exercício aeróbio por três meses. As sessões de treino ocorreram 3 vezes/semana e tiveram duração de 60 minutos cada. Um grupo de pacientes (n = 19) não treinados serviu de controle. Foram avaliados qualidade de vida, depressão, dor, fadiga e condicionamento aeróbio. Os autores observaram que o TFA promoveu melhoras na tolerância ao esforço, capacidade aeróbia, qualidade de vida e nos sintomas de depressão. A limitação do estudo se refere à ausência de um grupo controle randomizado[5].

Recentemente, nosso grupo realizou uma série de estudos com pacientes com LES, na tentativa de aumentar nossa compreensão sobre a eficácia e segurança do exercício aeróbio nessa população. Nossos principais achados indicaram que: 1) uma sessão aguda de exercício aeróbio de intensidade moderada (~50% do $\dot{V}O_2$máx) ou alta (~70% do $\dot{V}O_2$máx) não exacerbou a inflamação em pacientes com doença aguda (n = 12) ou remissão (n = 11)[14]; 2) o TFA de intensidade moderada por 12 semanas reduziu o "milieu" inflamatório, ao invés de exacerbá-lo, o que era nossa preocupação inicial[15]; 3) o exercício aeróbio agudo modulou a expressão gênica de leucócitos circulantes de pacientes com LES, porém a resposta dos genes foi menos "flexível" àquela observada no grupo controle (n = 10) composto por voluntários saudáveis, provavelmente pela imunossupressão induzida pelo tratamento medicamentoso; as repercussões dessa resposta menos plástica são ainda desconhecidas (dados não publicados). Esses achados, em conjunto, indicam que o exercício aeróbio, aguda e cronicamente, não exacerba a inflamação em pacientes com LES, de fato, nossos dados sugerem que o TFA possa atenuar esse quadro.

No geral, os estudos existentes corroboram o potencial terapêutico do exercício físico em pacientes com LES. Contudo, a literatura carece de estudos randomizados e controlados de longo prazo para que o treinamento físico se estabeleça como tratamento nessa doença.

PRESCRIÇÃO DE EXERCÍCIOS FÍSICOS PARA PACIENTES COM LES

Com base nos achados obtidos em pacientes lúpicos submetidos a programas de treinamento físico e, principalmente, nos benefícios bem consolidados da prática regular de atividade física em outras doenças que cursam com sintomas semelhantes ao observados em LES, é possível planejar um programa de treinamento seguro e eficaz para essa doença.

Certamente, o TFA deve ser empregado, com o intuito de melhorar não somente o baixo condicionamento aeróbio e a fadiga, mas também a pressão arterial, a sensibilidade à insulina, o perfil lipídico e a composição corporal. Estudos preliminares têm indicado que exercícios aeróbios, como caminhada ou natação, 3 vezes/semana, de intensidade moderada (70 a 80% da frequência cardíaca máxima) e duração progressiva (25 a 40 minutos por sessão), são seguros e eficazes em reduzir fadiga e melhorar a capacidade física.

Embora não haja estudos envolvendo treinamento de força, acredita-se que esse tipo de treino possa ser fundamental ao paciente com LES, tendo em vista que o este pode apresentar redução de força[20] e atrofia acentuada de fibras do tipo II[10]. Programas envolvendo exercícios de força para os grandes grupos musculares, 2 a 3 vezes/semana, com intensidades moderadas (8 a 15 repetições máximas – RM), incremento gradual de carga e volume (1 a 3 séries por exercício) e intervalos de recuperação de 90 a 120 segundos por série podem ser efetivos em melhorar a composição corporal e força, com segurança. Por fim, recomendam-se exercícios de flexibilidade estáticos para os principais grupamentos musculares (1 a 3 séries, 15 a 20 segundos por exercício), já que encurtamentos musculares são comuns em pacientes sedentários, sofrendo de artralgia e mialgia.

Vale salientar que os programas devem respeitar a individualidade de cada paciente. Especial atenção deve ser dada às comorbidades, como hipertensão, osteoporose e artralgia. Um exame clínico minucioso pré-participação é altamente recomendado. A progressão gradual de intensidade e volume deve ser considerada. O exercício deve ser realizado sob orientação profissional, ainda que não seja supervisionado a cada sessão.

GARANTINDO UMA PRÁTICA SEGURA

Antes de iniciar os exercícios físicos, a pressão arterial deve ser mensurada e, caso o paciente faça uso de medicamentos, deve ser verificado se o faz regularmente. A sessão de exercício físico não deverá ser iniciada quando a pressão estiver descontrolada (pressão arterial acima de 140 x 90 mmHg). Durante a realização dos exercícios físicos, os maiores cuidados em pacientes com LES devem levar em consideração os critérios de atividade da doença, bem como a terapia medicamentosa utilizada no momento da prescrição.

Uma das manifestações mais frequentes na atividade do LES é o eritema malar desencadeado por exposição à luz solar e lâmpadas fluorescentes que emitem raios ultravioletas. Nesses casos, quando a prática de exercícios físicos for realizada em local aberto ou em espaços com lâmpadas fluorescentes, o uso de filtro solar é indispensável para evitar o aparecimento ou agravamento do eritema malar.

Outra manifestação importante é a artralgia das grandes articulações. Nesses casos, a carga do exercício aeróbio deve ser diminuída e a amplitude do movimento nos exercícios de força deve seguir a orientação do exame físico.

Quando o paciente lúpico apresentar um quadro de osteoporose, os exercícios que promovam uma sobrecarga vertical na coluna vertebral do paciente devem ser evitados. A flexão de coluna também deve ser evitada. Ambas as contraindicações ocorrem por causa do risco de uma fratura de vértebra pela redução significativa da densidade mineral óssea.

Nos casos em que o paciente precise fazer um pulso de corticosteroide durante o período de treinamento, a dose do treinamento deve ser reduzida por causa da depressão causada no sistema imune, o que deixa o organismo mais suscetível a infecções. O exercício intenso e prolongado também leva à redução da atividade do sistema imune. Dessa forma, nos dois casos, a dose do treinamento e o intervalo entre as sessões devem ser organizados para que se tenha uma recuperação satisfatória.

CONSIDERAÇÕES FINAIS

Ao contrário do que ocorre em doenças de etiologia cardiovascular, o estudo do exercício físico como agente terapêutico em doenças autoimunes caminha a passos lentos. Não por falta de um bom referencial teórico; de fato, há inúmeras manifestações clínicas da doença que poderiam ser teoricamente tratadas pelo exercício, tais como obesidade, dislipidemia, fadiga e baixa qualidade de vida. O exercício físico, no entanto, é uma ferramenta terapêutica de baixo custo, não patenteável e geralmente eficaz em reduzir comorbidades, tornando-o pouco atrativo para a indústria privada, como a farmacêutica, por exemplo. Assim, a viabilização de grandes estudos clínicos randomizados em LES exigem claramente esforços adicionais, com maior estímulo de agências públicas de fomento à ciência.

Seria também interessante investigar se o treinamento físico poderia atuar não apenas na prevenção terciária (tratamento de sintomas), mas também na prevenção secundária (alteração do curso natural da doença) no LES. De fato, há um crescente corpo de conhecimento demonstrando que a prática regular de atividade física reduz sobremaneira a inflamação sistêmica em condições como diabetes do tipo 2 e obesidade[13]. Estudos futuros precisam avaliar essa possibilidade em pacientes lúpicos, empregando-se desfechos primários mais robustos, como morbimortalidade. Por fim, é possível que as respostas ao treinamento físico dependam da atividade da doença. Novas investigações devem analisar a eficácia e segurança de um programa de exercícios em pacientes com exacerbação da doença, para os quais se preconiza convencionalmente o repouso.

REFERÊNCIAS BIBLIOGRÁFICAS

1. Avcin T, Cimaz R, Silverman ED, Cervera R, Gattorno M, Garay S, et al. Pediatric antiphospholipid syndrome: clinical and immunologic features of 121 patients in an international registry. Pediatrics. 2008;122(5):e1100-1107.
2. Ayán C, Martín V. Systemic lupus erythematosus and exercise. Lupus. 2007;16:5-9
3. Campos LM, Kiss MH, D'Amico EA, Silva CA. Antiphospholipid antibodies and antiphospholipid syndrome in 57 children and adolescents with systemic lupus erythematosus. Lupus. 2003;12(11):820-6.
4. Campos LM, Kiss MH, Scheinberg MA, Mangueira CL, Silva CA. Antinucleosome antibodies in patients with juvenile systemic lupus erythematosus. Lupus. 2006;15(8):496-500.
5. Carvalho M, Sato E, Tebexreni A, Heidecher RT, Schenkman S, Neto TL. Effects of supervised cardiovascular training programme on exercise tolerance, aerobic capacity and quality of life in patients with systemic lupus erythematosus. Arthritis Rheum. 2005;53(6):838-44.
6. Clarke-Jenssen AC, Fredriksen PM, Lilleby V, Mengshoel AM. Effects of supervised aerobic exercise in patients with systemic lupus erythematosus: a pilot study. Arthritis Rheum. 2005;53(2):308-12.
7. Forte S, Carlone S, Vaccaro F, Onorati P, Manfredi F, Serra P, et al. Pulmonary gas exchange and exercise capacity in patients with systemic lupus erythematosus. J Rheumatol. 1999;26(12):2591-4.
8. Gualano B, Sá Pinto AL, Perondi B, Leite Prado DM, Omori C, Almeida RT, et al. Evidence for prescribing exercise as treatment in pediatric rheumatic diseases. Autoim Rev. 2010;9(8):569-73.
9. Jesus AA, Silva CA, Carneiro-Sampaio M, Sheinberg M, Mangueira CL, Marie SK, et al. Anti-C1q antibodies in juvenile-onset systemic lupus erythematosus. Ann N Y Acad Sci. 2009;1173:235-8.
10. Lim K, Abdul-Wahab R, Lowe J, Powell R. Muscle biopsy abnormalities in systemic lupus erythematosus: correlation with clinical and laboratory parameters. Ann Rheumatic Dis. 1994;53(3):178-82.

11. Liphaus BL, Goldstein-Schainberg C. Lúpus eritematoso sistêmico juvenil e lúpus neonatal. In: Silva CA. Doenças reumáticas na criança e no adolescente. Barueri: Manole; 2008. p. 126-43.
12. Liphaus BL, Kiss MH, Carrasco S, Goldenstein-Schainberg C. Increased Fas and Bcl-2 expression on peripheral mononuclear cells from patients with active juvenile-onset systemic lupus erythematosus. J Rheumatol. 2007;34(7):1580-4.
13. Pedersen BK, Saltin B. Evidence for prescribing exercise as therapy in chronic disease. Scand J Med Sci Sports. 2006;(Suppl 1):3-63.
14. Perandini LA, Sales-de-Oliveira D, Mello S, Camara NO, Benatti FB, Lima FR, et al. Inflammatory cytokine kinetics to single bouts of acute moderate and intense aerobic exercise in women with active and inactive systemic lupus erythematosus. Exerc Immunol Rev. 2015;21:174-85.
15. Perandini LA, Sales-de-Oliveira D, Mello SB, Camara NO, Benatti FB, Lima FR, et al. Exercise training can attenuate the inflammatory milieu in women with systemic lupus erythematosus. J Appl Physiol. 2014;117(6):639-47.
16. Petty RE, Laxer RM. Systemic lupus erythematosus. In: Cassidy JT, Petty RE. Textbook of pediatric rheumatology. 5.ed. Philadelphia: WB Saunders; 2005. p. 342-91.
17. Ramsey R, Schilling E, Dunlop D, Langman C, Greenland P, Thomas RJ, et al. A pilot study on the effects of exercise in patients with systemic lupus erythematosus. Arthritis Care Res. 2000;13(5):262-9.
18. Robb-Nicholson L, Daltroy L, Eaton H, Gall V, Wright E, Hartley LH, et al. Effects of aerobic conditioning in lupus fatigue: a pilot study. Br J Rheumatol. 1989;28(6):500-5.
19. Sakauchi M, Matsumara T, Yamaoka T, Koami T, Shibata M. Reduced muscle uptake oxygen during exercise in patients with systemic lupus erythematosus. J Rheumatol. 1995;22(8):1483-7.
20. Tench C, Bentley D, Vleck V, Mccurdie I, White P, D'Cruz D. Aerobic fitness, fatigue, and physical disability in systemic lupus erythematosus. J Rheumatol. 2002;29(3): 474-81.
21. Tench CM, Mccarthy J, Mccurdie I, White PD, D'Cruz DP. Fatigue in systemic lupus erythematosus: a randomized controlled trial of exercise. Rheumatol (Oxford). 2003;42(9):1050-4.
22. Tsokos GC. Overview of cellular immune function in systemic lupus erythematosus. In: Lahita RG. Systemic lupus erythematosus. 4.ed. California: Elsevier; 2004. p. 29-92.

28 Treinamento aeróbio e câncer

Christiano Robles Rodrigues Alves
Gabriel Cardial Tobias
Patricia Chakur Brum

INTRODUÇÃO

O câncer (também conhecido como neoplasia) é um dos principais problemas de saúde pública nos países considerados desenvolvidos ou emergentes, incluindo o Brasil. As estatísticas mais recentes indicam que foram diagnosticados 14,1 milhões de novos casos de câncer e que 8,2 milhões de mortes ocorreram como consequência direta dessa doença em 2012. As Tabelas 28.1 e 28.2 sumarizam os principais tipos de câncer diagnosticados naquele ano para homens e mulheres, respectivamente. Embora nas últimas duas décadas seja notório o progresso na detecção, no diagnóstico e no tratamento do câncer, as estimativas indicam que milhões de novos casos e mortes ocorrerão nos próximos anos. Em 2030, estima-se 21,4 milhões de novos casos e 13,2 milhões de mortes como resultado direto dessa doença, superando as doenças cardiovasculares e fazendo do câncer a principal causa de morte no mundo. Portanto, mesmo com todos os esforços das ciências médicas, ainda estamos tratando de um problema de saúde pública alarmante para os próximos anos. Diante desse impacto, entender as principais características dessa doença faz-se necessário com o intuito de prevenir ou pensar em possíveis terapias para o quadro já existente[41,44].

Tabela 28.1 Número de novos casos diagnosticados e número de mortes em decorrência do câncer em homens em 2012[44].

Tipo de câncer	Novos casos	Mortes	Responsável pelas mortes
Total (todos os tipos)	7.427.100	4.653.400	–
Pulmão, brônquios e traqueia	1.241.600	1.098.700	1º
Próstata	1.111.700	307.500	5º
Colo e reto	746.300	373.600	4º
Estômago	631.300	469.000	3º
Fígado	554.400	521.000	2º

Tabela 28.2 Número de novos casos diagnosticados e número de mortes em decorrência do câncer em mulheres em 2012[44].

Tipo de câncer	Novos casos	Mortes	Responsável pelas mortes
Total (todos os tipos)	6.663.000	3.548.200	–
Mama	1.676.600	521.900	1º
Colón e reto	614.300	320.300	3º
Pulmão, brônquios e traqueia	583.100	491.200	2º
Colo do útero	527.600	265.700	4º
Estômago	320.300	254.100	5º

Em linhas gerais, o câncer é um conjunto de doenças caracterizadas pelo acúmulo de mutações no genoma de uma célula. Essas mutações induzem mudanças no ambiente intracelular, que induzem vantagens na sua proliferação, bem como maior resistência aos mecanismos de morte celular programada (apoptose). Um aglomerado disfuncional dessas células é classicamente conhecido como tumor. Contudo, atualmente o câncer é entendido como um microambiente, no qual as interações entre os elementos celulares que o compõem são determinantes na progressão tumoral. Exemplos desses elementos seriam a interação das células geneticamente alteradas, das células normais como os fibroblastos, das células do sistema imune, dos vasos sanguíneos e de diferentes moléculas produzidas localmente ou provenientes da capilarização[9,35].

Durante a progressão da doença, as células tumorais desenvolvem uma série de alterações biológicas fundamentais conhecidas como *hallmarks* do câncer[21,22]. Inicialmente, Hanahan e Weinberg[22] haviam proposto seis *hallmarks* que compõem uma estrutura lógica comum dentre as diferentes neoplasias, a saber: 1) sinalização de proliferação sustentada, 2) resistência a supressores de crescimento, 3) resistência à apoptose, 4) potencial replicativo ilimitado, 5) angiogênese sustentada e 6) invasão tecidual e metástase[22]. Mais recentemente, foram adicionadas nessa lista duas outras alterações, a saber: 1) instabilidade do genoma celular e 2) inflamação. Além disso, diante dos progressos científicos, dois *hallmarks* emergentes também devem ser considerados, sendo eles 1) reprogramação do metabolismo energético e 2) evasão da destruição pelo sistema imune. Em suma, atualmente consideramos então pelo menos dez alterações fundamentais comumente observadas para sustentar uma neoplasia[21]:

1. Sinalização de proliferação sustentada.
2. Resistência a supressores de crescimento.
3. Resistência a apoptose.
4. Potencial replicativo ilimitado.
5. Angiogênese sustentada.
6. Invasão tecidual e metástase.
7. Instabilidade do genoma celular.
8. Inflamação.
9. Reprogramação do metabolismo energético.
10. Evasão da destruição pelo sistema imune.

As pesquisas sobre o microambiente tumoral avançaram muito nos últimos anos. Cabe ainda ressaltar que a decodificação do genoma humano associado ao desenvolvimento de novas técnicas de biologia molecular capazes de explorar o microambiente tumoral trouxeram novas perspectivas para a área. Assim, entender melhor esses *hallmarks* está resultando no desenvolvimento de novos tratamentos farmacológicos para combater o câncer. Muitas dessas drogas já estão disponíveis no mercado e diversas outras estão sendo testadas em grandes estudos clínicos (*clinical trials*). No *website* do National Cancer Institute (NCI) dos Estados Unidos (http://www.cancer.gov/about-cancer/treatment/clinical-trials) é possível identificar os principais ensaios clínicos que estão sendo conduzidos atualmente para cada tipo de tumor. Para pacientes com câncer de pulmão (um dos principais responsáveis pela alta taxa de mortalidade do câncer), por exemplo, existem atualmente 12 *clinical trials* que estão cadastrados no NCI e que têm como objetivo primário a avaliação de uma droga específica para o tratamento desse tipo de tumor (pesquisa realizada em julho de 2015).

No âmbito da biologia molecular, as abordagens mais revolucionárias sem dúvida são as diferentes técnicas para avaliar o perfil de transcriptomas, ou seja, o conjunto completo de transcritos (RNAs mensageiros, RNAs ribossômicos, RNAs transportadores e os microRNAs). Dentre essas técnicas, destaca-se o sequenciamento de RNAs (RNA-Seq)[46]. Com essa abordagem torna-se possível aprimorar e individualizar o tratamento de muitos casos específicos de câncer, aumentando cada vez mais a expectativa de vida dos pacientes. Em outras palavras, uma biópsia tumoral do paciente é realizada e o perfil dos transcritos desse tumor é avaliado. Com base nesses dados, é então possível entender mais sobre a biologia daquele tumor específico e selecionar um tratamento que apresente melhor eficácia. Embora ainda seja uma tecnologia de alto custo, a tendência para os próximos anos é se tornar cada vez mais acessível para os pacientes[30,46].

Mesmo com todos os avanços anteriormente citados, dois pontos essenciais continuam em pauta. O primeiro refere-se às estimativas dos milhões de novos casos de câncer que serão diagnosticados nos próximos anos, fazendo dessa doença uma epidemia mundial. Assim, é evidente a necessidade de uma maior ação preventiva na sociedade atual, sendo esse o tema abordado no próximo tópico. A segunda pauta trata-se da falta de associação entre a expectativa de vida e a qualidade de vida. Ou seja, nem sempre o aumento da longevidade vem acompanhado de um aumento na qualidade de vida do paciente. Além da própria neoplasia, a maioria dos tratamentos cirúrgicos, quimioterápicos e/ou radioterápicos aplicados culmina em uma série de morbidades associadas ao câncer que diminuem drasticamente a qualidade de vida do paciente. Um exemplo dessas comorbidades é a "caquexia", uma síndrome que será abordada no próximo capítulo[1]. Outra comorbidade que não será aprofundada nesse livro, mas que merece ser citada é a toxicidade cardiovascular induzida pelos agentes quimioterápicos. Em última instância, essa cardiotoxicidade pode resultar na própria insuficiência cardíaca. Portanto, estratégias capazes de diminuir essas comorbidades do câncer e aumentar a qualidade de vida dos pacientes se fazem necessárias. Entre essas estratégias, destaca-se o papel terapêutico do treinamento físico aeróbio (TFA) que será abordado mais adiante.

PREVENÇÃO DO CÂNCER: QUAIS OS REAIS BENEFÍCIOS DA ATIVIDADE FÍSICA?

A carcinogênese (formação de uma neoplasia) é um processo extremamente complexo[9,21,22,35]. Os genes são segmentos do DNA que governam todas as funções celulares, porém, quando uma célula é danificada e os mecanismos de reparo celular falham, os genes podem ser alterados e a célula passa a se dividir descontroladamente produzindo as células cancerosas. Os agentes indutores desses "danos" podem ser químicos, físicos ou patológicos. Além disso, esses agentes podem ser iniciadores ou promotores. Um exemplo de agente iniciador é a radiação solar. Quando um indivíduo se expõe por um longo tempo à radiação solar, é gerado um processo inflamatório no qual ocorre uma série de alterações celulares locais. Em longo prazo, a radiação pode então ser um fator iniciador do tumor. Já os agentes promotores não causam danos por eles mesmos, mas atuam sobre a célula já danificada pelo agente iniciador. Um bom exemplo seria o consumo de álcool. Em adição, não podemos descartar o *background* genético de cada indivíduo. Um sujeito pode ser mais ou menos responsivo a um determinado agente iniciador de carcinogênese. Vamos imaginar os indivíduos que são expostos aos hidrocarbonetos, como aqueles presentes no tabaco. Após o estudo pioneiro de Doll e Hill[16], diversos outros estudos também observaram associações estreitas entre o tabagismo e as neoplasias[16,49]. Portanto, é evidente que os indivíduos expostos às toxinas do cigarro como os hidrocarbonetos apresentam maiores chances de desenvolver um câncer no sistema respiratório por causa da ação rotineira de um agente iniciador. Contudo, isso não significa que esses sujeitos vão obrigatoriamente desenvolver uma neoplasia, pois os sistemas de reparo podem eventualmente funcionar adequadamente durante toda a sua vida. Essa ação dos sistemas de reparo são dependentes do *background* genético de cada organismo.

Embora o *background* genético de fato influencie no surgimento e no desenvolvimento de um tumor, a exposição (ou não) aos agentes iniciadores torna-se uma questão-chave para a prevenção de neoplasias. Nesse ponto, passamos a entender a relação entre a atividade/inatividade física *versus* o possível aparecimento de uma neoplasia. É substancial o número de evidências sustentando o efeito preventivo da atividade física em diferentes tipos de câncer, principalmente o câncer de endométrio, colo, próstata e mama[18,33,34,45,48,50]. São diversos os mecanismos que podem explicar essa ação preventiva. Em mulheres na pós-menopausa, por exemplo, o câncer de mama é o tipo mais prevalente em todo o mundo[41,44] e a prática de atividade física é altamente recomendada para a sua prevenção[45]. Sabe-se que os níveis elevados do índice de massa corpórea (IMC) e do hormônio estrona produzido a partir da androstenediona são fatores de risco para o câncer de mama. Em contrapartida, os estudos epidemiológicos demonstram que a prática regular de atividade física apresenta uma relação inversa com esses dois fatores. Assim, o mecanismo mais provável pelo qual a prática regular de atividade física diminui o risco de câncer de mama é indireto, alterando o IMC e os níveis de estrona[34].

A ação preventiva da prática regular de atividade física, incluindo o TFA, não é observada exclusivamente em neoplasias de mama. O câncer de colo (segmento do intestino grosso) também foi muito estudado e apresenta uma menor incidência em indivíduos ativos. Segundo os dados atualizados do NIC (pesquisa realizada em julho de 2015), são mais de cinquenta trabalhos científicos originais explorando essa associação. Estima-se que o engajamento em atividades físicas aeróbias reduzam de 30 a 40% as chances de desenvolver um tumor nessa região, cabendo destacar que essa estimativa se sustenta mesmo quando comparados os indivíduos fisicamente ativos com pessoas sedentárias que apresentam o mesmo IMC. Quando pesquisamos os casos clínicos mais graves dessa neoplasia, a associação passa a ser ainda mais forte. Em outras palavras, as chances de um indivíduo que praticou atividade física regular durante toda a sua vida apresentar uma grave neoplasia de colo é muito baixa[48].

Mais de vinte estudos exploraram associações entre a atividade física e o surgimento de neoplasias no sistema respiratório. Em um estudo de meta-análise (técnica estatística desenvolvida para integrar os resultados de diferentes estudos) que considerou doze estudos independentes e alguns de casos de pacientes de câncer de pulmão, a prática de atividade física também apresentou estreita associação com os casos de câncer[50].

Além dos estudos citados, a literatura científica apresenta uma série de outras evidências indicando uma ação preventiva da prática regular de atividade física em outros tipos de câncer. Mais impactante ainda, Friedenreich et al.[18] demonstraram que entre 9 e 19% de todas as neoplasias são atribuídas diretamente à inatividade física no continente europeu[18]. Cabe salientar que antes que conclusões céticas sejam tomadas baseadas apenas nesses estudos, é necessário lembrar-se do papel do *background* genético discutido anteriormente. Em suma, o engajamento da população em programas de atividade física não vai extinguir o câncer, porém, pode reduzir muito a sua prevalência.

Segundo o Centers for Disease Control and Prevention (CDC), recomenda-se que adultos realizem pelo menos 30 minutos de atividade física em intensidade moderada por dia em pelo menos cinco dias na semana ou pelo menos 20 minutos de atividades vigorosas por pelo menos três dias na semana[33]. Observe que essas são as recomendações mínimas e de prescrição populacional, sendo que programas de treinamento físico supervisionado por um profissional são altamente recomendados. Além disso, observe que o CDC considera como atividade vigorosa os exercícios físicos cíclicos de predominância aeróbia, como correr, nadar ou pedalar. Por fim, cabe salientar que essas recomendações do CDC são relativamente antigas, não acompanhando o atual estado da arte. Portanto, baseados nas evidências atuais, cabe-nos recomendar a realização do TFA para a prevenção do câncer, independentemente do protocolo específico que será utilizado.

APTIDÃO AERÓBIA COMO MARCADOR PROGNÓSTICO EM PACIENTES COM CÂNCER

Achados clínicos indicam que pacientes com câncer apresentam um consumo máximo de oxigênio ($\dot{V}O_2$máx) reduzido, estando diretamente relacionado com um pior prognóstico dos pacientes[11,25,27]. Como previamente mencionado no primeiro capítulo desse módulo, "Introdução ao atual estado da arte", o $\dot{V}O_2$máx é geralmente utilizado como principal indicador da aptidão aeróbia na área da saúde. Portanto, essa redução é um forte indicativo de disfunção no metabolismo aeróbio em pacientes com câncer. Isso acontece porque os pacientes estão sujeitos a uma série de perturbações diretas e indiretas nos sistemas cardiovascular, respiratório e muscular esquelético[27].

Cramer et al.[11] avaliaram o $\dot{V}O_2$máx e outras variáveis associadas em três diferentes populações, a saber: a) 50 pacientes com câncer de colo, b) 51 pacientes com insuficiência cardíaca (proveniente de diferentes etiologias) sem câncer e c) 51 sujeitos controle saudáveis pareados pela idade. Pacientes com câncer de colo apresentaram valores inferiores (~23%) quando comparados aos sujeitos saudáveis; e superiores (~17%) quando comparados aos pacientes com insuficiência cardíaca. Portanto, esse estudo sugere que pacientes com câncer de colo apresentam uma clara redução na aptidão aeróbia, mas que não chega a ser tão severa como em pacientes com insuficiência cardíaca. Dentre outras variáveis mensuradas nesse estudo, foram identificados como alteradas e associadas ao menor $\dot{V}O_2$máx: 1) a hemoglobina, 2) a massa magra, 3) a frequência cardíaca máxima durante o exercício progressivo até a exaustão, 4) a variabilidade da frequência cardíaca e 5) os níveis de *endothelium derived C-terminal-pro-endothelin-1*, um biomarcador sanguíneo[11,27].

Em outro estudo, Jones et al.[25] avaliaram o $\dot{V}O_2$máx em pacientes com câncer de mama e sua significância prognóstica em mulheres que apresentaram metástase. As pacientes que não apresentavam focos de metástase foram avaliadas antes, durante e após a terapia de primeira escolha. As pacientes que apresentavam um quadro de metástase foram avaliadas durante a terapia de primeira escolha para esse quadro. As pacientes sem metástase apresentaram uma redução no $\dot{V}O_2$máx ao longo do tempo e as pacientes com metástase apresentaram valores muito inferiores. Esses valores baixos de $\dot{V}O_2$máx apresentaram uma correlação inversa com a sobrevida das pacientes, indicando que o $\dot{V}O_2$máx é um bom preditor de mortalidade nessa população[25]. Contudo, a literatura ainda carece de estudos que comprovem uma relação de causa-efeito entre a disfunção do metabolismo aeróbio e o prognóstico de pacientes com câncer.

O TFA COMO TRATAMENTO COADJUVANTE PARA O CÂNCER

Além da ação preventiva do TFA, é importante destacar o seu potencial no combate ao câncer já estabelecido (ação terapêutica). Estudos em modelos animais indicam que o crescimento tumoral pode ser suprimido pelo TFA. Já em humanos, os estudos realizados nas últimas décadas demonstram que o TFA promove principalmente uma melhora na capacidade física e na qualidade de vida de pacientes oncológicos. Assim, o NCI e o American College of Sports Medicine (ACSM), além de diversas outras associações e grupos, sugerem uma importante ação coadjuvante do TFA no tratamento do câncer, principalmente atenuando a fadiga e a perda de função muscular nos pacientes.

A seguir, sumarizamos alguns dos principais estudos conduzidos em modelos animais ou humanos sobre essa temática. Em conjunto, essas evidências acumuladas indicam que o TFA deve ser uma conduta essencial nos cuidados paliativos de um paciente oncológico.

Estudos em modelos animais

Um dos estudos pioneiros envolvendo o TFA e um modelo experimental de câncer foi conduzido por Deuster et al.[14]. Nesse estudo, os pesquisadores utilizaram ratos da linhagem Sprague-Dawley e submeteram os animais a um protocolo de TFA em intensidade moderada realizado em esteira rolante por um período de sete semanas. Após a terceira semana de TFA, os animais foram inoculados com células tumorais do carcinoma Walker 256 na região subcutânea. O TFA foi capaz de retardar o crescimento tumoral nos estágios mais iniciais de sua progressão. Além disso, o TFA atenuou a perda de peso e do conteúdo proteico observada na musculatura esquelética desses animais em resposta à progressão tumoral. Embora os resultados fossem promissores, os autores alertaram que, nos estágios mais avançados do câncer, o TFA acabou por acelerar o estágio catabólico dos animais, sugerindo que novos estudos seriam necessários para entender melhor os benefícios e os possíveis efeitos adversos do TFA em pacientes com câncer[14].

Após a condução desse estudo pioneiro[14], diversos outros trabalhos demonstraram benefícios do TFA em diferentes modelos experimentais de câncer. Em suma, o atual estado da arte com modelos experimentais de câncer indica que o TFA pode atenuar a progressão tumoral. No mesmo modelo experimental utilizado por Deuster et al.[14], por exemplo, Bacurau et al.[4] demonstraram que o TFA em intensidade moderada foi capaz de melhorar o fornecimento de substratos para o sistema imune e aumentar a sobrevida dos animais com o tumor inoculado[5]. Mais recentemente, os estudos conduzidos por Lira et al.[28,29] vão ao encontro desses achados, demonstrando que o TFA em intensidade moderada reduz o tamanho do tumor em ratos inoculados com o tumor Walker 256[28,29]. Outros estudos foram sumarizados na Tabela 28.3.

Considerando a severidade e a rápida progressão da doença, estratégias capazes de otimizar os benefícios do TFA são de grande relevância. Portanto, é possível especular que diferentes intensidades de treinamento físico poderiam resultar em adaptações distintas. Se observarmos mais atentamente o estudo de Bacurau et al.[4], por exemplo, notamos que o TFA contínuo em alta intensidade (85% do $\dot{V}O_2$máx), realizado 5 vezes/semana durante 30 minutos/dia, também exerceu um papel positivo no sistema imune, foi efetivo em aumen-

Tabela 28.3 Sumário de estudos que avaliaram os efeitos do TFA em modelos animais de câncer.

Estudo	Modelo de câncer	Tipo de TFA	Principais achados
Andrianopoulos et al. (1987) *Anticancer Res*[2]	Ratos injetados com o carcinogênico DMH.	Até 38 semanas de exposição à roda de atividade física espontânea.	A exposição à roda de atividade física espontânea diminuiu a incidência de tumor no colo dos animais.
Reddy et al. (1988) *Cancer Res*[37]	Ratos F344 injetados com o carcinogênico AOM.	Exposição à roda de atividade física espontânea.	A exposição à roda de atividade física espontânea diminuiu a incidência de tumores no colo dos animais.
Roebuck et al. (1990) *Cancer Res*[38]	Ratos Lewis e F344 injetados com o carcinogênico Azaserine.	8 semanas de exposição à roda de atividade física espontânea.	A exposição à roda de atividade física espontânea atenuou o crescimento tumoral no pâncreas.
Thorling et al. (1994) *Nutr Cancer*[43]	Ratos F344 expostos ao carcinogênico azoxymethane.	38 semanas de TFA em intensidade baixa/moderada realizado em esteira.	Animais submetidos ao TFA apresentaram menores chances de desenvolverem tumor em comparação ao grupo sedentário.
Graven-Giles et al. (1994) *Cancer Res*[12]	Ratos Lewis injetados com o carcinogênico Azaserine.	Até 18 semanas de TFA em baixa intensidade realizado em esteira.	O TFA reduziu ou promoveu o desenvolvimento tumoral no pâncreas dependendo do estágio da vida do animal que foi aplicado.
Colbert et al. (2000) *Med Sci Sports Exerc*[10]	Camundongos ApcMin/+.	7 semanas de TFA em intensidade moderada realizado em esteira.	Não foram observadas diferenças no número de pólipos após o TFA.

(continua)

Tabela 28.3 Sumário de estudos que avaliaram os efeitos do TFA em modelos animais de câncer. *(continuação)*

Estudo	Modelo de câncer	Tipo de TFA	Principais achados
Mehl et al. (2005) *J Appl Physiol*[32]	Camundongos machos e fêmeas ApcMin/+.	9 semanas de TFA em intensidade moderada realizado em esteira ou exposição à roda de atividade física espontânea.	TFA em esteira diminuiu o número e o tamanho dos pólipos no colo em camundongos machos. O mesmo não foi observado para fêmeas. A exposição à roda de atividades não apresentou efeitos no número ou tamanho dos pólipos.
Fuku et al. (2007) *Med Sci Sports Exerc*[19]	Ratos machos Fischer 344 injetados com o carcinogênico DMH.	4 semanas de TFA em intensidade baixa/moderada realizado em esteira.	TFA apresentou efeito inibitório na primeira fase da indução do câncer no colo.
Bacurau et al. (2007) *Exp Biol Med*[4]	Ratos inoculados com células tumorais da linhagem Walker 256 na região subcutânea.	Até 8 semanas de TFA em alta intensidade realizado em esteira.	O TFA em alta intensidade aumentou a sobrevida, diminuiu o crescimento tumoral e alterou a oferta de substratos para as células do sistema imune.
Demarzo et al. (2007) *Med Sci Sports Exerc*[13]	Ratos machos Wistar injetados com o carcinogênico DMH.	8 semanas de TFA em meio aquático.	TFA diminui a proliferação de células epiteliais e a expressão de COX-2 no colo dos animais.
Ju et al. (2008) *BMC Cancer*[26]	Camundongos machos e fêmeas ApcMin/+.	Até 16 semanas de exposição à roda de atividade física espontânea.	Grupo exposto à roda de atividade espontânea diminuiu o número de pequenos tumores.
Lunz et al. (2008) *Braz J Med Biol Res*[31]	Ratos machos Wistar injetados com o carcinogênico DMH.	35 semanas de TFA em meio aquático.	TFA diminuiu o número de focos de criptas aberrantes (lesões na mucosa).

(continua)

Tabela 28.3 Sumário de estudos que avaliaram os efeitos do TFA em modelos animais de câncer. *(continuação)*

Estudo	Modelo de câncer	Tipo de TFA	Principais achados
Padovani et al. (2009) *Cancer Prev Res*[36]	Camundongos C57BL/6 fêmeas	Até 6 semanas de exposição à roda de atividades física espontânea.	Animais expostos à roda de atividade física espontânea apresentaram menor expressão gênica de genes relacionados ao câncer de mama.
Aoi et al. (2010) *Biochem Biophys Res Commun*[3]	Camundongos balb/c injetados com o carcinogênico AOM.	6 semanas de TFA em intensidade moderada realizado em esteira.	TFA diminuiu o número de focos de criptas aberrantes (lesões na mucosa) e a expressão gênica de INOS no colo dos animais.
Basterfield et al. (2010) *Br J Nutr*[7]	Camundongos Min/+	Até 12 semanas de TFA em intensidade moderada realizado em esteira.	TFA diminuiu o número de tumores maiores no colo.
Baltgalvis et al. (2010) *Cancer Prev Res*[6]	Camundongos ApcMin/+	6 semanas de TFA em intensidade moderada realizado em esteira.	TFA diminuiu o número de pólipos intestinais. Entretanto, o TFA associado à dieta hiperlipídica não apresentou tal diminuição.

DMH: 1,2-dimethylhydrazine; AOM: azoxymethan; ApcMin/+: modelo genético que desenvolve câncer de colo.

tar expressivamente a sobrevida dos animais e diminuiu a porcentagem entre a massa do tumor e a massa corporal após 15 dias de inoculação. O mais interessante nesse trabalho é que a alta intensidade no protocolo de TFA foi segura e eficaz em melhorar a função imunológica, avaliada por diversos parâmetros como o metabolismo da glicose e da glutamina em linfócitos e macrófagos[4]. Embora promissores, exercícios físicos em intensidades mais elevadas poderiam ser vistos como uma barreira na prática clínica. Entretanto, um modelo de treinamento intervalado (períodos de exercício físico realizados em alta intensidade intercalados por períodos de exercício em intensidade moderada ao logo da sessão de treino) parece ser bem tolerado em doenças crônicas não transmissíveis[24,27,47] e, portanto, surge como uma alternativa para aumentar a intensidade dos exercícios físicos em curtos períodos de tempo, sendo pertinente especular que isso refletiria em um aumento da adesão dos pacientes e com impacto mais pronunciado na aptidão física dos mesmos. Além disso, estudos recentes demonstram resultados superiores do TFA intervalado em alta intensidade quando comparado com o TFA contínuo em intensidade moderada em sujeitos saudáveis ou com acometimentos cardiovasculares[47]. Nosso grupo avaliou um protocolo de TFA em alta intensidade no músculo esquelético de ratos com infarto do miocárdio e disfunção ventricular grave. Os resultados demonstraram maior distância total percorrida associada a um maior $\dot{V}O_2$máx em teste de esforço nos ratos infartados submetidos ao TFA em alta intensidade quando comparados com ratos infartados submetidos ao TFA contínuo em intensidade moderada[17]. Com base nesses resultados, atualmente nosso grupo está estudando os efeitos do TFA intervalado em alta intensidade sobre diferentes modelos experimentais de câncer, incluindo o Walker 256. A conclusão desse estudo resultará em resultados pré-clínicos que auxiliarão a iniciar (ou não) um estudo com pacientes envolvendo o TFA intervalado em alta intensidade.

Estudos com humanos

Historicamente, oncologistas recomendavam que pacientes com câncer repousassem e evitassem qualquer tipo de atividade física. Essa conduta acontecia principalmente pela falta de conhecimento e o medo de possíveis efeitos adversos da atividade física. Contudo, uma série de evidências vem mudando essa recomendação. Diversos estudos têm demonstrado a importância do TFA como tratamento coadjuvante para pacientes com câncer, principalmente melhorando a aptidão aeróbia, a função muscular e a qualidade de vida dos pacientes. De forma mais ampla, isso acontece por causa de uma ação homeostática, regulando a produção de energia, o fluxo sanguíneo e a utilização de substratos[17].

Mulheres que foram diagnosticadas com câncer de mama e praticavam atividade física em intensidade moderada (3 a 5 horas semanais de caminhada) apresentaram uma maior sobrevida quando comparadas a mulheres sedentárias, sendo esse benefício ainda mais pronunciado nos casos em que o tumor era responsivo ao tratamento hormonal[23]. Homens com câncer de próstata avançado recebendo terapia de supressão androgênica apresentaram uma série de melhoras após uma intervenção que incluía o TFA (associado ao treinamento de força) quando comparados a homens com câncer de próstata sedentários recebendo o mesmo tratamento de supressão androgênica. Entre as melhoras observadas, destacam-se uma maior tolerância ao esforço físico e uma redução da fadiga. Essas mudanças foram observadas mesmo não sendo alterados os marcadores séricos do câncer de próstata[8,20]. Ao encontro desses achados, estudos observaram que o exercício aeróbio em indivíduos com câncer de mama e próstata apresentaram melhoras na qualidade do sono e na qualidade de vida, novamente reduzindo os sintomas de fadiga[39,42].

Além dessa ação coadjuvante do TFA no combate à progressão do câncer e dos sintomas associados, cabe destacar o seu papel atenuador dos efeitos adversos da quimioterapia. Há quase 20 anos, Dimeo et al.[15] estudaram os efeitos de sessões de exercício físico aeróbio logo após as sessões com altas dosagens de quimioterapia em pacientes com diversos tipos de câncer. A prática dessas sessões de exercício físico aeróbio provocou uma diminuição nos efeitos colaterais ocasionados pela quimioterapia, como a diminuição do tempo de neutropenia, da trombopenia, da intensidade da diarreia e da intensidade da dor, além de uma diminuição do tempo de hospitalização[15]. Portanto, além dos benefícios crônicos ocasionados pelo TFA, esses efeitos agudos de uma única sessão de exercício associada ao tratamento de primeira escolha como a quimioterapia estão sendo amplamente considerados e estudados. Caso a sua eficácia e segurança seja comprovada, espera-se que ao final dessa década seja uma conduta de primeira escolha para diferentes pacientes com câncer.

Uma prescrição populacional do ACSM sugere 150 minutos de atividade física aeróbia em intensidade moderada ou 75 minutos de atividade em intensidade vigorosa por semana associado à prática de treinamento de força e de flexibilidade. Conforme o paciente responda adequadamente a essa prescrição, é altamente sugerido que haja a progressão do treinamento em diferentes variáveis, tais como a frequência, a duração e a intensidade de cada sessão. Ainda que o protocolo ideal de TFA tenha sido pouco explorado em pacientes oncológicos, as evidências apresentadas aqui são suficientes para que a recomendação geral seja alterada da expressão "fique de repouso e evite atividades físicas" para "evite a inatividade, mesmo que haja dificuldades para sua prática". Diante dessa nova tendência de recomendação, algumas precauções e condutas devem ser respeitadas com o intuito de manter a segurança do TFA.

TFA: PRECAUÇÕES PARA PRESCRIÇÃO EM PACIENTES ONCOLÓGICOS

O tratamento de primeira escolha para o câncer depende do tipo e do estágio do tumor. Os tratamentos mais comuns envolvem cirurgias, quimioterapia, radioterapia, terapia hormonal e/ou a combinação de duas ou mais dessas abordagens. Os pacientes que estiverem sob o efeito de qualquer um desses tratamentos necessitam de atenção especial. Isso não significa que o paciente deva deixar de se exercitar, mas que, muitas vezes, haverá contraindicações que irão requerer modificações específicas no regime do treinamento físico para que a segurança de cada sessão seja contemplada[40]. O ACSM apresenta algumas recomendações gerais que devem, em linhas gerais, ser seguidas para prescrição do TFA em pacientes oncológicos, são elas:

- Obter aprovação de seu oncologista antes de iniciar um programa de exercícios.
- Monitorar os sinais vitais antes, durante e após a prática do exercício, tais como a temperatura corporal, a frequência cardíaca, a pressão arterial e a frequência respiratória.
- Exercitar-se com a supervisão de um profissional do exercício físico, por exemplo, um Bacharel em Educação Física. Quando exercícios previamente prescritos forem realizados sem a supervisão de um profissional, procurar se exercitar com um amigo ou cuidador.
- Evitar se exercitar em locais públicos nos quais aumente o risco de exposição a vírus e infecções bacterianas. Um exemplo seria uma piscina frequentada por muitos usuários.
- Evitar exercícios em meio aquático durante o tratamento de radioterapia em razão do risco de queimaduras.
- Parar o exercício imediatamente e entrar em contato com o oncologista se apresentar algum dos seguintes sintomas: 1) desorientação, tonturas, visão turva ou desmaios, 2) início de náusea ou vômito, 3) falta de ar, 4) alteração irregular nos batimentos cardíacos, palpitações ou dor no peito, 5) dores na perna, nos ossos ou nas articulações não causadas por lesão ortopédica aguda ou crônica e 6) cãibras musculares ou início súbito de fraqueza muscular e/ou fadiga.

Diversos fatores tornarão imprudente a prática do TFA sem a supervisão. Caso haja a suspeita de algum desses fatores, o médico deve ser procurado imediatamente. Em muitos casos, o TFA poderá ser realizado em ambiente hospitalar dependendo da avaliação médica. Dentre esses fatores, destacam-se:

- Anemia: baixo número de células vermelhas no sangue. Nesse caso, a correção da anemia antes da prática é mandatória.
- Neutropenia: baixo número de células brancas no sangue. Nesse caso, o principal sintoma observado é febre. Assim, o exercício deve ser evitado se a temperatura corporal estiver acima de >38 °C.
- Trombocitopenia: baixa contagem de plaquetas. Nesse caso é necessário evitar esportes de contato ou atividade com risco de queda, cortes ou lesões.
- Sintomas como vômito, diarreia, tornozelo inchado, rápida perda/ganho de peso ou falta de ar. Qualquer um desses sintomas ou similares devem ser reportados ao médico antes de continuar a prescrição do TFA.

CONSIDERAÇÕES FINAIS

O avanço da ciência e da tecnologia aumentou muito a expectativa de vida de um paciente oncológico. Entretanto, ainda estamos tratando de um problema de saúde pública alarmante para os próximos anos. Além disso, nem sempre esse aumento na longevidade vem acompanhado de um aumento na qualidade de vida, uma vez que o câncer e seu tratamento resultam em uma série de comorbidades. Nesse sentido, achados clínicos indicam que pacientes com câncer apresentam menor $\dot{V}O_2$máx, estando diretamente relacionado com um pior prognóstico.

Em contrapartida, além da ação preventiva do TFA, é importante destacar o seu potencial no combate ao câncer já estabelecido. Diversos estudos têm demonstrado a importância do TFA como tratamento coadjuvante para pacientes com câncer, principalmente melhorando a aptidão aeróbia, a função muscular e a qualidade de vida desses pacientes. Uma prescrição mais geral sugere 150 minutos de atividade física aeróbia em intensidade moderada ou 75 minutos de atividade em intensidade vigorosa por semana. Conforme o paciente responda adequadamente a essa prescrição, é altamente sugerido que haja a progressão do TFA.

REFERÊNCIAS BIBLIOGRÁFICAS

1. Alves CR, Da Cunha TF, Da Paixão NA, Brum PC. Aerobic exercise training as therapy for cardiac and cancer cachexia. Life Sci. 2015;125:9-14.
2. Andrianopoulos G, Nelson RL, Bombeck CT, Souza G. The influence of physical activity in 1,2 dimethylhydrazine induced colon carcinogenesis in the rat. Anticancer Res. 1987;7(4B):849-52.
3. Aoi W, Naito Y, Takagi T, Kokura S, Mizushima K, Takanami Y, et al. Regular exercise reduces colon tumorigenesis associated with suppression of iNOS. Biochem Biophysic Res Com. 2010;399(1):14-9.
4. Bacurau AV, Belmonte MA, Navarro F, Moraes MR, Pontes FL Jr, Pesquero JL, et al. Effect of a high-intensity exercise training on the metabolism and function of macrophages and lymphocytes of walker 256 tumor bearing rats. Exper Biol Med (Maywood). 2007;232(10):1289-99.
5. Bacurau RF, Belmonte MA, Seelaender MC, Costa Rosa LF. Effect of a moderate intensity exercise training protocol on the metabolism of macrophages and lymphocytes of tumour-bearing rats. Cell Biochem Func. 2000;18(4):249-8.
6. Baltgalvis KA, Berger FG, Peña MM, Davis JM, Carson JA. The interaction of a high-fat diet and regular moderate intensity exercise on intestinal polyp development in Apc Min/+ mice. Cancer Prev Res (Phila). 2009;2(7):641-9.
7. Basterfield L, Mathers JC. Intestinal tumours, colonic butyrate and sleep in exercised Min mice. Br J Nutrit. 2010;104(3):355-63.
8. Bourke L, Doll H, Crank H, Daley A, Rosario D, Saxton JM. Lifestyle intervention in men with advanced prostate cancer receiving androgen suppression therapy: a feasibility study. Cancer Epidemiol Bio Prev. 2011;20(4):647-57.
9. Chammas R, Silva DCP, Wainstein AJA, Abdallah KA. Imunologia clínica das neoplasias. In: Voltarelli JC, Donadi EA, De Carvalho IF, Arruda LK, Louzada Jr P, Sarti W. Imunologia clínica na prática médica. São Paulo: Atheneu, 2009. p. 447-60.
10. Colbert LH, Davis JM, Essig DA, Ghaffar A, Mayer EP. Exercise and tumor development in a mouse predisposed to multiple intestinal adenomas. Med Sci Sports Exerc. 2000;32(10):1704-8.
11. Cramer L, Hildebrandt B, Kung T, Wichmann K, Springer J, Doehner W, et al. Cardiovascular function and predictors of exercise capacity in patients with colorectal cancer. J Am Coll Cardiol. 2014;64(13):1310-9.

12. Craven-Giles T, Tagliaferro AR, Ronan AM, Baumgartner KJ, Roebuck BD. Dietary modulation of pancreatic carcinogenesis: calories and energy expernditure. Cancer Res. 1994;54(7 Suppl.):1964s-1968s.
13. Demarzo MM, Martins LV, Fernandes CR, Herrero FA, Perez SE, Turatti A, et al. Exercise reduces inflammation and cell proliferation in rat colon carcinogenesis. Med Sci Sports Exerc. 2008;40(4):618-21.
14. Deuster PA, Morrison SD, Ahrens RA. Endurance exercise modifies cachexia of tumor growth in rats. Med Sci Sports Exerc. 1985;17(3):385-92.
15. Dimeo F, Fetscher S, Lange W, Mertelsmann R, Keul J. Effects of aerobic exercise on the physical performance and incidence of treatment-related complications after high-dose chemotherapy. Blood. 1997;90(9):3390-4.
16. Doll R, Hill AB. Smoking and carcinoma of the lung: preliminary report. Br Med J. 1950;2(4582):739-48.
17. Egan B, Zierath JR. Exercise metabolism and the molecular regulation of skeletal muscle adaptation. Cell Metabol. 2013;17(2):162-84.
18. Friedenreich CM, Neilson HK, Lynch BM. State of the epidemiological evidence on physical activity and cancer prevention. Eur J Cancer. 2010;46(14):2593-2560.
19. Fuku N, Ochiai M, Terada S, Fujimoto E, Nakagama H, Tabata I. Effect of running training on DMH-induced aberrant crypt foci in rat colon. Med Sci Sports Exerc. 2007;39(1):70-4.
20. Galvão DA, Taaffe DR, Spry N, Joseph D, Newton RU. Combined resistance and aerobic exercise program reverses muscle loss in men undergoing androgen suppression therapy for prostate cancer without bone metastases: a randomized controlled trial. J Clin Oncol. 2010;28(2):340-7.
21. Hanahan D, Weinberg RA. Hallmarks of cancer: the next generation. Cell. 2011;144(5):646-74.
22. Hanahan D, Weinberg RA. The hallmarks of cancer. Cell. 2000;100(1):57-70.
23. Holmes MD, Chen WY, Feskanich D, Kroenke CH, Colditz GA. Physical activity and survival after breast cancer diagnosis. J Am Med Assoc. 2005;293(20):2479-86.
24. Hwang CL, Wu YT, Chou CH. Effect of aerobic interval training on exercise capacity and metabolic risk factors in people with cardiometabolic disorders: a meta-analysis. J Card Rehab Prev. 2011;31(6):378-85.
25. Jones LW, Courneya KS, Mackey JR, Muss HB, Pituskin EN, Scott JM, et al. Cardiopulmonary function and age-relates decline across the breast cancer survivorship continuum. J Clin Oncol. 2012;30(20):2530-7.

26. Ju J, Nolan B, Cheh M, Bose M, Lin Y, Wagner GC, et al. Voluntary exercise inhibits intestinal tumorigenesis in Apc(Min/+) mice and azoxymethane/dextran sulfate sodium-treated mice. BMC Cancer. 2008;8:316.
27. Koelwyn GJ, Jones LW, Moslehi J. Unravelling the causes of reduced peak oxygen consumption in patients with cancer: complex, timely, and necessary. J Am Coll Cardiol. 2014;64(13):1320-2.
28. Lira FS, Tavares FL, Yamashita AS, Koyama CH, Alves MJ, Caperuto EC, et al. Effect of endurance training upon lipid metabolism in the liver of cachectic tumour-bearing rats. Cell Biochem Func. 2008;26(6):701-8.
29. Lira FS, Yamashita A, Carnevali LC Jr, Gonçalves DC, Lima WP, Rosa JC, et al. Exercise training reduces PGE2 levels and induces recovery from steatosis in tumor-bearing rats. Horm Metabol Res. 2010;42(13):944-9.
30. Lopes-Ramos C, Koyama FC, Habr-Gama A, Salim AC, Bettoni F, Asprino PF, et al. Comprehensive evaluation of the effectiveness of gene expression signatures to predict complete response to neoadjuvant chemoradiotherapy and guide surgical intervention in rectal cancer. Cancer Genet. 2015;208(6):319-26.
31. Lunz W, Peluzio MC, Dias CM, Moreira AP, Natali AJ. Long-term aerobic swimming training by rats reduces the number of aberrant crypt foci in 1,2-dimethylhydrazine-induced colon cancer. B J Med Biol Res. 2008;41(11):1000-4.
32. Mehl KA, Davis JM, Berger FG, Carson JA. Myofiber degeneration/regeneration is induced in the cachectic ApcMin/+ mouse. J Appl Physiol. 2005;99(6):2379-8.
33. National Center for Chronic Disease Prevention and Health Promotion and Centers for Disease Control and Prevention (1996). Physical activity and health: a report of the surgeon general. Disponível em: http://www.cdc.gov/nccdphp/sgr/sgr.htm. Acessado em: 26 jun. 2009.
34. Neilson HK, Friedenreich CM, Brockton NT, Millikan RC. Physical activity and postmenopausal breast cancer: proposed biologic mechanisms and areas for future research. Cancer Epidemiol Biom Prev. 2009;18(1):11-27.
35. Onuchic AC, Chammas R. Câncer e o microambiente tumoral. Rev Med São Paulo. 2010;89(1):21-31.
36. Padovani M, Lavigne JA, Chandramouli GV, Perkins SN, Barrett JC, Hursting SD, et al. Distinct effects of calorie restriction and exercise on mammary gland gene expression in C57BL/6 mice. Cancer Prev Res (Phila). 2009;2(12):1076-87.
37. Reddy BS, Sugie S, Lowenfels A. Effect of voluntary exercise on azoxymethane--induced colon carcinogenesis in male F344 rats. Cancer Res. 1988;48(24 Pt 1):7079-81.

38. Roebuck BD, Mccaffrey J, Baumgartner KJ. Protective effects of voluntary exercise during the postinitiation phase of pancreatic carcinogenesis in the rat. Cancer Res. 1990;50(21):6811-6.
39. Schmidt T, Weisser B, Jonat W, Baumann FT, Mundhenke C. Gentle strength training in rehabilitation of breast cancer patients compared to conventional therapy. Anticancer Res. 2012;32(8):3229-33.
40. Schmitz KH, Courneya KS, Matthews C, Demark-Wahnefried W, Galvão DA, Pinto BM, et al. American College of Sports Medicine roundtable on exercise guidelines for cancer survivors. Med Sci Sports Exerc. 2010;42(7):1409-26.
41. Siegel RL, Miller KD, Jemal A. Cancer statistics, 2015. CA Cancer J Clin. 2015;65(1):5-29.
42. Sprod LK, Palesh OG, Janelsins MC, Peppone LJ, Heckler CE, Adams MJ, et al. Exercise, sleep quality, and mediators of sleep in breast and prostate cancer patients receiving radiation therapy. Com Oncol. 2010;7(10):463-71.
43. Thorling EB, Jacobsen NO, Overvad K. The effect of treadmill exercise on azoxymethane-induced intestinal neoplasia in the male Fischer rat on two different high-fat diets. Nut Cancer. 1994;22(1):31-41.
44. Torre LA, Bray F, Siegel RL, Ferlay J, Lortet-Tieulent J, Jemal A. Global cancer statistics, 2012. CA Cancer J Clin. 2015;65(2):87-108.
45. Vogel VG. Breast cancer prevention: a review of current evidence. CA Cancer J Clin. 2000;50(3):156-70.
46. Wang Z, Gerstein M, Snyder M. RNA-Seq: a revolutionary tool for transcriptomics. Nature Rev Gen. 2009;10(1):57-63.
47. Wisløff U, Støylen A, Loennechen JP, Bruvold M, Rognmo Ø, Haram PM, et al. Superior cardiovascular effect of aerobic interval training versus moderate continuous training in heart failure patients: a randomized study. Circulation. 2007;115(24):3086-94.
48. Wolin KY, Yan Y, Colditz GA. Physical activity and risk of colon adenoma: a meta-analysis. Br J Cancer. 2011;104(5):882-5.
49. Wünsch Filho V, Mirra AP, López RVM, Antunes LF. Tabagismo e câncer no Brasil: evidências e perspectivas. Rev Bras Epidemiol. 2010;13(2):175-87.
50. Zhong S, Ma T, Chen L, Chen W, LV M, Zhang X, et al. Physical activity and risk of lung cancer: a meta-analysis. Clin J Sport Med, 2015, in press.

29 Caquexia do câncer: um novo desafio para o treinamento aeróbio

Christiano Robles Rodrigues Alves
Patricia Chakur Brum

INTRODUÇÃO

No capítulo anterior, destacou-se uma série de benefícios do treinamento físico aeróbio (TFA) em pacientes com diferentes tipos de câncer. Esses benefícios não se limitam apenas à sua prevenção, mas também se estendem ao tratamento da doença já estabelecida. No entanto, a maioria dos estudos discutidos até aqui avaliaram o papel coadjuvante do TFA em pacientes com o estado estável da doença. É bem estabelecido que os estados mais avançados do câncer resultem em severas comorbidades, das quais se destaca a caquexia (do grego κακος, "ruim", e εξις, "condição"). Como será visto adiante, a caquexia é uma síndrome multifatorial que piora muito o prognóstico do paciente e a sua resposta aos tratamentos farmacológicos.

Este capítulo tem como objetivo central descrever os mecanismos envolvidos na progressão da caquexia do câncer e o racional teórico pelo qual o TFA poderia ser utilizado para o seu tratamento. Reforçamos que, embora seja constantemente indicado para pacientes com câncer, ainda pouco se sabe sobre os efeitos do TFA em pacientes com caquexia induzida pelo câncer, sendo qualquer conclusão apenas especulativa. Em contrapartida, esperamos que ao final dessa década perguntas essenciais possam ser respondidas em virtude da ampla investigação científica que está sendo realizada atualmente, tais como: 1) pacientes em estados mais avançados de caquexia são capazes de se exercitar?, 2) o TFA atenua o quadro de caquexia durante a progressão do câncer? e 3) a associação do TFA ao tratamento de primeira escolha, como a quimioterapia e a radioterapia, é eficaz e segura?

CAQUEXIA DO CÂNCER

Cerca de 80% dos pacientes com câncer em estados avançados apresentam caquexia, sendo que mais de 25% das mortes advindas do câncer são consequência direta da caquexia[30]. A caquexia está diretamente relacionada a uma redução da tolerância ao esforço físico, a uma redução da tolerância aos tratamentos do câncer e a uma menor sobrevida dos pacientes[3,24].

Diante desse quadro, alguns dos principais pesquisadores da área se reuniram recentemente para propor uma clara definição dos parâmetros que devem ser considerados no diagnóstico e as possibilidades de tratamento existentes para a caquexia induzida pelo câncer[13]. Cabe ressaltar que a Associação Brasileira de Cuidados Paliativos (2011) adotou os mesmos critérios para a população brasileira. Esse consenso define a caquexia como uma síndrome multifatorial caracterizada pela perda de massa da musculatura esquelética (com ou sem perda de massa gorda) que não pode ser revertida por suporte nutricional convencional e que resulta na progressiva incapacidade funcional. Mais especificamente, a severidade dessa síndrome apresenta três estágios. No primeiro estágio (pré-caquexia), a variável clínica mais notória é uma perda de massa corporal (de até 5%) por causa de fatores como anorexia e resistência à insulina. O segundo estágio (caquexia) é caracterizado por pacientes com câncer que apresentam perda de massa corporal superior a 5% nos últimos seis meses (com ausência de restrição alimentar), ou perda de massa corporal acima de 2% associada a um índice de massa corpórea (IMC) inferior a 20, ou perda de massa corporal acima de 2% associada à sarcopenia. Cabe salientar que diversos fatores são determinantes para o paciente evoluir ou não da pré-caquexia para a caquexia, por exemplo, o tipo e a localização do tumor, o tipo de tratamento aplicado e a resposta inflamatória do organismo.

Por fim, o terceiro estágio (caquexia refratária) é consequência do câncer muito avançado, no qual os pacientes não respondem aos tratamentos e, portanto, está associado a um catabolismo exacerbado do organismo e uma expectativa de vida inferior a três meses[13]. A Figura 29.1 ilustra a progressão da caquexia.

Embora a perda de massa gorda também possa contribuir para a redução da massa corporal em pacientes caquéticos, a perda de massa muscular (atrofia muscular) é o principal fator responsável pela intolerância aos esforços físicos do cotidiano, contribuindo para redução da qualidade de vida e, em última instância, para a redução da sobrevida. A atrofia muscular nos pacientes caquéticos é progressiva, podendo chegar a uma perda de até 75% da massa muscular e, consequentemente, fadiga extrema e imobilidade[1,30]. Cabe ressaltar que a atrofia muscular é resultado de um desbalanço no *turnover* proteico em virtude da exacerbada ativação de sistemas proteolíticos, como o sistema lisossomal/autofágico (autofagia) e o sistema ubiquitina-proteassoma (SUP), associadas à redução de vias de síntese proteica, como a IGF1/AKT/mTOR (*insulin-like growth factor 1/Protein kinase B/mammalian target of rapamycin*), na musculatura esquelética[20,25]. São diversos os mediadores envolvidos na hiperativação desses sistemas proteolíticos ou na inibição de vias de síntese proteica, caracterizando a caquexia como uma síndrome multifatorial[12].

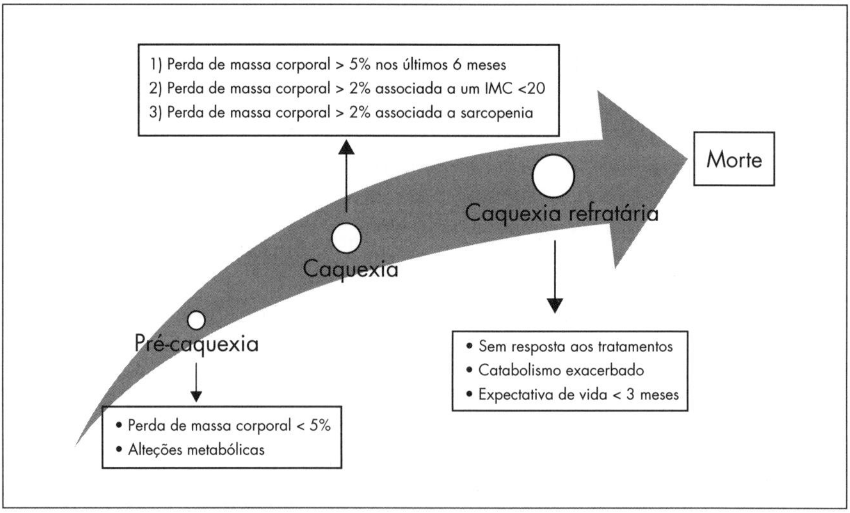

Figura 29.1 Indicativos clínicos da progressão da caquexia do câncer segundo o último consenso publicado no *Lancet Oncology* em 2011[13].

Dentre esses mediadores, destacam-se a anorexia, a resistência à insulina, o estresse oxidativo exacerbado, o aumento da produção de proteínas da família *transforming growth factor beta* (TGF beta) (p. ex.: Miostatina e Activina A), o hipogonadismo, a hiperativação adrenérgica e, principalmente, a inflamação sistêmica[2,4,12,18,30,34]. De fato, citocinas pró-inflamatórias como o *tumor necrosis factor alpha* (TNF-alfa) e seu análogo *TNF-related weak inducer of apoptosis* (TWEK), a interleucina-6 (IL-6) e a interleucina-1 beta (IL-1beta) podem ser secretadas por componentes do sistema imune e pelo tecido adiposo em resposta à presença do tumor[2,12,24]. Além disso, a secreção de outros fatores específicos do tumor como o *proteolysis-inducing factor* (PIF)[31] também deve ser considerada. Em suma, esses mediadores podem ativar fatores de transcrição na musculatura esquelética, a saber: *nuclear factor kappa B* (NFkB), *Forkhead box O3a* (FOXO3a), *Signal transducer and activator of transcription 3* (STAT3) e *Activator protein 1* (AP-1); ou inibir o *peroxisome proliferator-activated receptor gamma co-activator-1alfa* (PGC-1alfa), um cofator de transcrição envolvido na biogênese mitocondrial[12,23,30,33].

A caquexia é um cenário pouco atrativo para a aplicação de tratamentos farmacológicos, uma vez que afeta diretamente a responsividade ao agente quimioterápico. Cabe ressaltar que, além da atrofia muscular, esses diversos mediadores mencionados anteriormente também podem resultar em uma disfunção do metabolismo energético muscular por causa de um menor conteúdo mitocondrial e/ou menor capacidade de fosforilação oxidativa das mitocôndrias[14]. Em contrapartida, o organismo encontra-se com o metabolismo exacerbado associado à demanda competitiva no suprimento de substratos energéticos para o organismo e o tumor. Considerando-se que o tumor utiliza predominantemente a via glicolítica mesmo em situações cuja oferta de oxigênio é adequada, este produz lactato em excesso, que será metabolizado pelo fígado para ressintetizar glicose (p. ex., ciclo de Cori). Assim, a glicose será ofertada para o crescimento e desenvolvimento do tumor. Em relação ao músculo esquelético, a constante e exacerbada degradação proteica oferece aminoácidos para o fígado que também pode ressintetizar a glicose a ser transportada ao tumor[29].

Além disso, um dos importantes mecanismos associados ao estado hipermetabólico na caquexia induzida pelo câncer é a maior expressão de proteínas mitocondriais desacopladoras (*uncoupling proteins*, UCP)[12]. De fato, no músculo esquelético, os níveis de mRNA da UCP-3 estão elevados em pacientes com caquexia induzida pelo câncer quando comparados a pacientes saudáveis ou pacientes com câncer que não apresentam caquexia[6]. Como resultado direto dessa disfunção mitocondrial, o músculo esquelético passa a produzir mais espécies reativas de oxigênio (ERO) levando a um quadro de estresse oxidativo exacerbado[10]. O estresse oxidativo, por sua vez, pode sinalizar (diretamente ou via inflamação) a ativação das vias proteolíticas, como o SUP[26], caracterizando um ciclo vicioso. A Figura 29.2 facilita o entendimento da integração dos mediadores mencionados nesta seção.

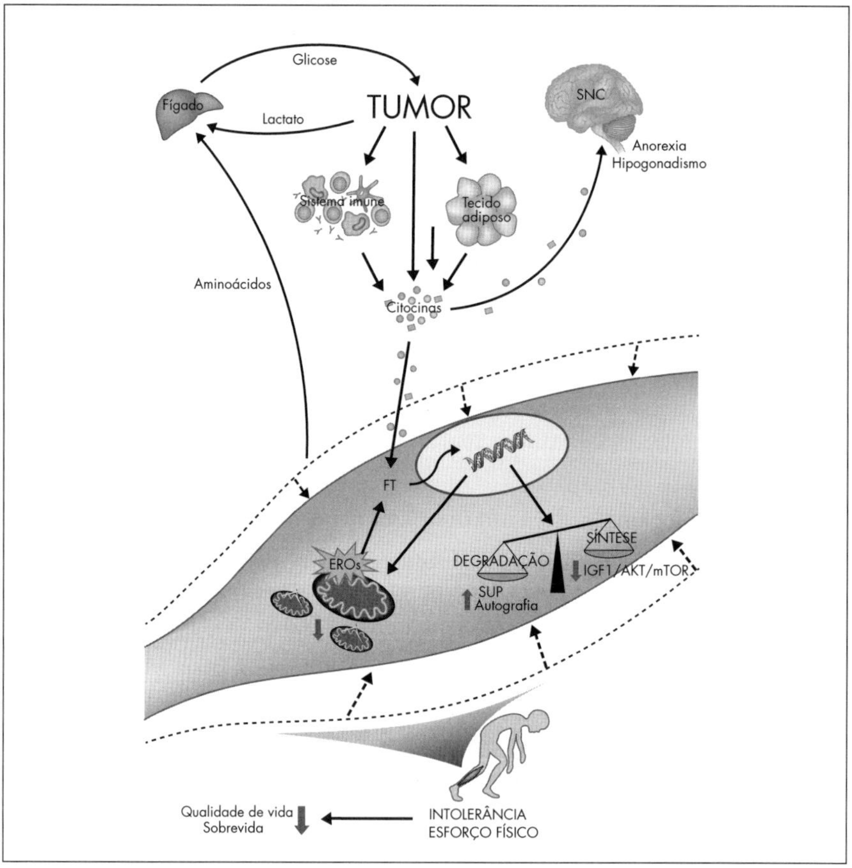

Figura 29.2 Ilustração dos mediadores envolvidos na atrofia e na disfunção do metabolismo energético na caquexia induzida pelo câncer.
SNC: sistema nervoso central; SUP: sistema ubiquitina proteassoma; ERO: espécies reativas de oxigênio; FT: fatores de transcrição.

TURNOVER PROTEICO NA CAQUEXIA INDUZIDA PELO CÂNCER

Quando a taxa de degradação é superior à de síntese proteica, o organismo apresenta um desbalanço no *turnover* proteico. No caso da caquexia induzida pelo câncer, isso parece ocorrer por dois processos: 1) diminuição da síntese ou 2) aumento da degradação proteica. O estudo de Smith e Tisdale[27] foi o primeiro a demonstrar que a síntese proteica encontra-se diminuída no músculo esquelético em modelo animal de câncer. Os autores utilizaram o método de incorporação de fenilalanina ao músculo gastrocnêmio para avaliar a taxa de síntese em camundongos com caquexia induzida pelo adenocarcinoma MAC-16. Uma diminuição de 60% foi observada na taxa de síntese proteica nos animais que apresentaram perda de peso superior a 15%[27]. Posteriormente, outros estudos comprovaram essa redução, cabendo destacar que a taxa de diminuição da síntese pode variar dependendo de cada modelo experimental ou de cada paciente e do estágio da caquexia. Nesse contexto, grande atenção é dada à via de síntese IGF1/AKT/mTOR que está diminuída em diversas doenças sistêmicas, incluindo a caquexia induzida pelo câncer[18,25].

Quanto à degradação proteica, embora ela seja essencial para a manutenção da proteostase em doenças crônicas não transmissíveis, a degradação exacerbada piora o prognóstico do paciente. Dois principais sistemas proteolíticos parecem estar envolvidos em condições de atrofia muscular, a saber: o SUP e o sistema lisossomal/autofágico. Cabe ressaltar que grande atenção é dada ao SUP, uma vez que estudos com ratos e humanos demonstraram que esse sistema é responsável por mais de 80% da degradação de proteínas intracelulares. Dentre as inúmeras funções que o SUP exerce no organismo, pode-se destacar a degradação de proteínas miofibrilares e proteínas mal enoveladas ou com a função biológica comprometida. Contudo, sua alta atividade em estados catabólicos, como o câncer, parece ser um dos principais responsáveis por desencadear a atrofia muscular. O SUP é um sistema altamente complexo, realizando um processo de marcação e degradação de proteínas-alvo. Algumas enzimas apresentam funções fundamentais na operacionalização desse sistema. Como ilustrado na Figura 29.2, as enzimas conhecidas como E1 ativam a ubiquitina utilizando a energia liberada pela hidrólise de uma molécula de adenosina trifosfato (ATP). Em seguida, as E2 conjugam as ubiquitinas em cadeias de poliubiquitinas. Posteriormente, as E3 (proteína ligase) ligam as cadeias de poliubiquitinas conjugadas à proteína-alvo. Finalmente, o proteassoma reconhece essa proteína marcada e a degrada em pequenos peptídeos[15,20,21]. Cabe destacar que o entendimento de como funciona o SUP culminuou no Prêmio Nobel de Química de 2004 para os pesquisadores Hershko, Rose e Ciechanover.

Diante desse quadro, o termo "atrogenes" foi cunhado para a identificação coletiva de genes que codificam a marcação, para a subsequente degradação de proteínas miofibrilares pelo complexo enzimático proteassoma[20]. Os principais "atrogenes" expressos no músculo esquelético são a *Atrogin-1* (também conhecida como *Muscle Atrophy F-box*) e a *MuRF1* (*muscle Ring finger protein*), duas E3 *ligases* que exercem função essencial na degradação das proteínas musculares[5,11]. Após o processo de marcação das proteínas-alvo, o proteassoma 26S degrada-as em peptídeos à partir do reconhecimento da cauda de poliubiquitinas pela porção 19S e degradação propriamente dita pelo centro catalítico, a porção 20S[20].

Lecker et al.[20] ainda demonstraram que a atrofia muscular induzida por diferentes modelos de doenças crônico degenerativas, incluindo o câncer, apresenta uma maior expressão de atrogenes envolvidos diretamente no sistema lisossomal/autofágico, a saber: *MAP1LC3B*, *GABARAPL1*, *BNIP3* e *CTSL1*. Diferente do SUP, não havia muito interesse em avaliar a contribuição da proteólise lisossomal em quadros de atrofia até pouco tempo atrás, uma vez que este é responsável pela degradação de apenas uma pequena parte das proteínas musculares. Entretanto, estudos recentes demonstraram que o funcionamento adequado desse sistema é essencial para a manutenção do metabolismo muscular que, consequentemente, afeta a proteostase muscular. De fato, em diversos estados catabólicos ocorre, por exemplo, um aumento da expressão gênica de *CTSL1*, o qual codifica a Catepsina L, uma importante protease lisossomal na musculatura esquelética[11,20].

Como exposto anteriormente, a hiperativação do SUP e do sistema lisossomal/autofágico resulta no estado catabólico observado na caquexia. Entre os fatores que participam da hiperativação desse sistema, destacamos a disfunção metabólica que será descrita a seguir.

METABOLISMO ENERGÉTICO NA CAQUEXIA INDUZIDA PELO CÂNCER

É bem estabelecido que diversas funções celulares são mantidas pela energia química gerada na hidrólise de ATP, sendo a capacidade de ressintetizar moléculas de ATP fundamental para manter as funções celulares do músculo esquelético. As fibras musculares podem sintetizar moléculas de ATP pelo metabolismo aeróbio (oxidativo) ou anaeróbio. Enquanto a síntese pelo metabolismo anaeróbio, seja pela degradação da fosforilcreatina ou do glicogênio muscular, é essencial para atividades de alta intensidade e curta duração, a síntese pelo metabolismo aeróbio é essencial nas atividades do cotidiano ou durante a realização de esforços físicos de longa duração. A mitocôndria é a organela central do metabolismo oxidativo, sendo essencial para os processos de beta-oxidação, o Ciclo de Krebs e a fosforilação oxidativa[22].

Nesse contexto, a disfunção mitocondrial tem sido reportada em diversas doenças sistêmicas envolvidas no processo de atrofia muscular, incluindo a caquexia induzida pelo câncer[7,14,32]. Recentemente, Fermoselle et al.[14] demonstraram um menor consumo de oxigênio e uma menor atividade dos complexos I, II e IV da cadeia de transporte de elétrons mitocondrial nos músculos gastrocnêmio e diafragma em camundongos com caquexia induzida pelo inóculo das células tumorais LP07 nos pulmões[14]. Além disso, Tzika et al.[32] submeteram camundongos C57B1/6 com carcinoma pulmonar de Lewis a um ensaio *in vivo* de fósforo 31 ressonância magnética nuclear para avaliar a taxa de síntese de ATP e do fluxo do ciclo de Krebs. Os pesquisadores também avaliaram a morfologia mitocondrial no músculo gastrocnêmio desses animais por microscopia eletrônica. Os resultados demonstraram menor taxa de síntese de ATP e menor fluxo do ciclo de Krebs associados a uma menor densidade e maior índice de desacoplamento mitocondrial[32]. No mesmo modelo experimental, Constantinou et al.[7] também observaram menor taxa de síntese de ATP associada a diferenças na expressão de genes mitocondriais no músculo gastrocnêmio, incluindo um aumento da UCP-3, quando comparados a camundongos saudáveis[7]. Corroborando esses achados em modelo animal, os níveis de mRNA da UCP-3 (mas não da UCP-2) estavam elevados no músculo esquelético em pacientes com caquexia induzida pelo câncer gastrintestinal quando comparados a pacientes saudáveis ou pacientes com câncer que não apresentavam caquexia[6].

Como resultado direto dessa disfunção mitocondrial, o músculo esquelético passa a produzir mais ERO, o que desencadeia um quadro de estresse oxidativo exacerbado afetando a homeostase redox[10]. As ERO são capazes de oxidar componentes celulares essenciais como as proteínas, os nucleotídeos, os lipídios e os ácidos graxos poli-insaturados. Diante do exposto, Der-Torossian et al.[10] realizaram análise metobolômica no músculo gastrocnêmio de camundongos com caquexia induzida pelo carcinoma de colo C26. Foram identificados 234 metabólitos no músculo desses animais, sendo 42 extremamente alterados nos animais com caquexia. Dentre esses metabólitos, destacam-se marcadores de desbalanço redox, como a glutationa, a carnosina e a anserina[10]. Além da disfunção mitocondrial, ratos com caquexia induzida pela inoculação intraperitoneal de células tumorais Yoshida AH-130 apresentam atividade aumentada da xantina oxidase, uma enzima que catalisa a oxidação da hipoxantina em xantina, produzindo ânions superóxido. Quando essa enzima foi inibida, a perda de massa corporal foi atenuada e um pequeno aumento na sobrevida dos animais foi observado[28].

Cabe ressaltar que o estresse oxidativo exacerbado pode contribuir direta ou indiretamente (via inflamação) para a ativação de vias proteolíticas, como o SUP. Dessa forma, evidências indicam que a produção exacerbada de espécies reativas de oxigênio advindas da disfunção mitocondrial (ou outras fontes como a xantina oxidase) pode ativar a proteólise no músculo esquelético de pacientes com caquexia induzida pelo câncer, caracterizando um ciclo vicioso. Atualmente, um ensaio clínico (clinicaltrials.gov/NCT00196885, em fase II de *trial*) está sendo conduzido para avaliar os efeitos da suplementação do antioxidante N-Acetilcisteína (NAC) em pacientes com caquexia induzida pelo câncer, sendo que já é sabido que a suplementação de NAC aumenta o desempenho em testes de força de idosos com sarcopenia[17].

Por fim, sabe-se que fibras musculares com características glicolíticas estão mais sucetíveis a estímulos catabólicos, incluindo na caquexia induzida pelo câncer. Acharyya et al.[1] reportaram em músculos com composição mista de fibras glicolíticas e oxidativas (gastrocnêmio e quadríceps), que as fibras do tipo II (p. ex., que apresentam predominância do metabolismo glicolítico) são as que mais atrofiam em camundongos com câncer de colo C26, sendo observada uma diferença de 40% no diâmetro médio dessas fibras quando comparados a animais saudáveis. Em contrapartida, as fibras do tipo I (p. ex., que apresentam predominância do metabolismo oxidativo) não apresentaram diferenças, sugerindo que o processo de atrofia seja seletivo a fibras com características mais glicolíticas. Nesse estudo, os autores ainda demonstraram que o processo de atrofia está associado a uma distrofia da musculatura esquelética em fibras do tipo II[1]. Portanto, é pertinente especular que fibras com características mais oxidativas apresentam uma maior defesa aos processos catabólicos envolvidos na atrofia e na distrofia muscular, incluindo uma maior defesa antioxidante. Contudo, esse tópico ainda deve ser melhor investigado, principalmente quando levamos em consideração a aplicação de terapias capazes de remodelar o músculo esquelético.

O TFA É UM TRATAMENTO PARA A CAQUEXIA DO CÂNCER?

Tradicionalmente, o controle do desenvolvimento avançado do câncer era considerado a melhor forma de evitar a progressão da doença. Entretanto, diante da ineficácia desses tratamentos (p. ex., quimioterapia, radioterapia e cirurgias) em atenuar a caquexia apresentada por muitos pacientes, novas estratégias terapêuticas passaram a ser essenciais[12]. Nesse sentido, estudos concentraram esforços em alvos terapêuticos que agissem previamente à produção dos mediadores (*upstream*) ou bloqueassem vias catabólicas ou estimulassem vias anabólicas no músculo esquelético (*downstream*). Entretanto, considerando o atual cenário clínico pouco atrativo, estudos em modelos experimentais têm sido conduzidos nos últimos anos com a finalidade de descobrir possíveis novos alvos para o tratamento da caquexia.

Zhou et al.[34], por exemplo, demonstraram que o bloqueio do receptor ActRIIB de hormônios da família TGFbeta, como a miostatina e a activina, reverte a atrofia muscular por meio da normalização da atividade do sistema ubiquina proteassoma e aumenta a sobrevida em camundongos inoculados com células tumorais de colo C26. O mais interessante nesse estudo é que a sobrevida aumentou por causa da preservação da massa muscular e não por um efeito direto no tumor[34]. Paralelamente, Das et al.[8] demonstraram que a deleção de lipases dos adipócitos previne a mobilização exacerbada do tecido adiposo em camundongos inoculados com células tumorais Lewis ou B16. Cabe ressaltar que os autores observaram uma preservação da própria musculatura esquelética em ambos os modelos experimentais, propondo que inibir essas lipases possa ser uma futura terapia para a caquexia do câncer[8]. Mais recentemente, o estudo de Kir et al.[19] identificou a *parathyroid-hormone-related protein* (PTHrP) como um importante mediador da atrofia muscular no modelo de camundongos inoculados com células tumorais Lewis. Ao inativar essa proteína, os autores observaram uma atenuação da perda da massa e da força da musculatura esquelética. O princípio dessa possível terapia é que a PTHrP medeia o gasto de energia exacerbado comumente observado mesmo no estado basal em pacientes com câncer[19].

Considerando esses achados em conjunto, fica evidente o interesse da comunidade científica em encontrar alvos terapêuticos para a caquexia do câncer. Embora esses resultados sejam promissores, nenhum tratamento que bloqueie ou ative uma via específica seria capaz de reverter totalmente a caquexia, uma vez que esta síndrome é multifatorial. De fato, a monoterapia farmacológica com este fim fracassou em pacientes por diversas vezes. Assim, diferentes autores enfatizam que o tratamento dessa síndrome deve ser multimodal, envolvendo combinações que incluem as estratégias farmacológicas possíveis, o apoio nutricional e, principalmente, a prática regular de exercício físico, ou seja, o treinamento físico[2,12,29]. Entretanto, os mecanismos envolvidos nos efeitos benéficos do TFA certamente ainda foram pouco explorados na caquexia induzida pelo câncer.

Como pode-se obervar no capítulo anterior, são diversos os benefícios do TFA para diferentes pacientes com câncer. Além disso, os resultados em modelos animais, por exemplo, a inoculação do tumor de Walker 256 em ratos[11], indicam que o TFA é benéfico para o tratamento do câncer. Em adição a esses estudos, resultados preliminares do nosso laboratório demonstram que diversos marcadores de estresse oxidativo estão exacerbados no músculo esquelético em ratos com caquexia induzida pelo inóculo de células tumorais Walker 256 na medula óssea. Esse estresse oxidativo exacerbado contribui para o severo quadro de atrofia muscular observado nos animais. Quando submetidos ao TFA, os animais apresentaram uma prevenção desse quadro como um todo, culminando em uma maior sobrevida. A conclusão desse estudo em nosso laboratório e outros que estão sendo conduzidos por diferentes pesquisadores irão ajudar a entender melhor o papel do TFA sobre a caquexia do câncer.

Apesar de todos os possíveis efeitos benéficos do TFA também para o tratamento da caquexia, como o aumento da capacidade antioxidante e a ação anti-inflamatória sistêmica e local[9,16], algumas considerações importantes devem ser feitas. Recentemente, Wang et al.[33] demonstraram efeitos adversos do aumento do conteúdo mitocondrial no câncer em animais que superexpressam PGC-1alfa (p. ex., cofator de transcrição envolvido na biogênese mitocondrial). Portanto, o aumento da PGC-1alfa não atenuou a atrofia do músculo esquelético e acelerou o crescimento do tumor[33]. Considerando que o TFA também aumenta a expressão de PGC-1alfa, investigar se as adaptações induzidas pelo treinamento físico apresentam efeitos adversos faz-se necessário. Além disso, a provável dificuldade em realizar cada sessão de exercícios durante o programa de treinamento físico, por causa dos altos índices de fadiga induzidos pela caquexia, também deve ser considerada. Dessa forma, embora o racional e a hipótese de que o TFA possa atuar como uma importante estratégia não farmacológica na prevenção da atrofia muscular e disfunção metabólica, os estudos sobre a eficácia e a segurança do TFA sobre a caquexia induzida pelo câncer ainda são poucos e inconclusivos.

CONSIDERAÇÕES FINAIS

O músculo esquelético é um tecido metabolicamente muito ativo e altamente afetado por doenças sistêmicas caracterizadas pela ativação dos sistemas de degradação proteica, como os estados mais avançados de câncer. Portanto, estratégias capazes de combater a progressão do tumor e atenuar a atrofia muscular são de grande relevância clínica. Entre as estratégias não farmacológicas, destaca-se o potencial papel terapêutico do TFA. Neste capítulo, buscou-se explorar os mecanismos envolvidos no processo da caquexia do câncer. Atualmente, esforços estão sendo aplicados por diferentes grupos de pesquisa para entender se o TFA poderia atuar nesses mecanismos. A conclusão desses estudos permitirá esclarecer se o TFA é seguro e eficaz para pacientes com caquexia advinda do câncer. Por ora, a caquexia do câncer permanece como um grande desafio para o TFA.

REFERÊNCIAS BIBLIOGRÁFICAS

1. Acharyya S, Butchbach ME, Sahenk Z, Wang H, Saji M, Carathers M, et al. Dystrophin glycoprotein complex dysfunction: a regulatory link between muscular dystrophy and cancer cachexia. Cancer Cell. 2005;8(5):421-32.
2. Argilés JM, Busquets S, Stemmler B, López-Soriano FJ. Cancer cachexia: understanding the molecular basis. Nature Rev Cancer. 2014;14(11):754-62.
3. Bachmann J, Heiligensetzer M, Krakowski-Roosen H, Buchler MW, Friess H, Martignoni ME. Cachexia worsens prognosis in patients with resectable pancreatic cancer. J Gastroint Surgery. 2008;12(7):1193-201.
4. Baracos VE, Reiman T, Mourtzakis M, Gioulbasanis I, Antoun S. Body composition in patients with non-small cell lung cancer: a contemporary view of cancer cachexia with the use of computed tomography image analysis. Am J Clin Nutrit. 2010;91(4):1133S-1137S.
5. Bodine SC, Latres E, Baumhueter S, Lai VK, Nunez L, Clarke BA, et al. Identification of ubiquitin ligases required for skeletal muscle atrophy. Science. 2001;294(5547):1704-8.

6. Collins P, Bing C, Mcculloch P, Williams G. Muscle UCP-3 mRNA levels are elevated in weight loss associated with gastrointestinal adenocarcinoma in humans. Br J Cancer. 2002;86(3):372-5.
7. Constantinou C, Fontes de Oliveira CC, Mintzopoulos D, Busquets S, HE J, Kesarwani M, et al. Nuclear magnetic resonance in conjunction with functional genomics suggests mitochondrial dysfunction in a murine model of cancer cachexia. Int J Mol Med. 2011;27(1):15-24.
8. Das SK, Eder S, Schauer S, Diwoky C, Temmel H, Guertl B, et al. Adipose triglyceride lipase contributes to cancer-associated cachexia. Science. 2011;333(6039):233-8.
9. Demarzo MM, Martins LV, Fernandes CR, Herrero FA, Perez SE, Turatti A, et al. Exercise reduces inflammation and cell proliferation in rat colon carcinogenesis. Med Sci Sports Exerc. 2008;40(4):618-21.
10. Der-Torossian H, Wysong A, Shadfar S, Willis MS, Mcdunn J, Couch ME. Metabolic derangements in the gastrocnemius and the effect of Compound A therapy in a murine model of cancer cachexia. J Cachexia, Sarcop Muscle. 2013;4(2):145-55.
11. Deval C, Mordier S, Obled C, Bechet D, Combaret L, Attaix D, et al. Identification of cathepsin L as a differentially expressed message associated with skeletal muscle wasting. Biochem J. 2001;360(Pt 1):143-50.
12. Fearon KC, Glass DJ, Guttridge DC. Cancer cachexia: mediators, signaling, and metabolic pathways. Cell Metabol. 2012;16(2):153-66.
13. Fearon KC, Strasser F, Anker SD, Bosaeus I, Bruera E, Fainsinger RL, et al. Definition and classification of cancer cachexia: an international consensus. Lancet Oncol. 2011;12(5):489-95.
14. Fermoselle C, García-Arumí E, Puig-Vilanova E, Andreu AL, Urtreger AJ, De Kier Joffé ED, et al. Mitochondrial dysfunction and therapeutic approaches in respiratory and limb muscles of cancer cachectic mice. Exper Physiol. 2013;98(9):1349-65.
15. Glickman MH, Ciechanover A. The ubiquitin-proteasome proteolytic pathway: destruction for the sake of construction. Physiol Rev. 2002;82(2):373-428.
16. Gould DW, Lahart I, Carmichael AR, Koutedakis Y, Metsios GS. Cancer cachexia prevention via physical exercise: molecular mechanisms. J Cachexia Sarcop Muscle. 2013;4(2):111-24.
17. Hauer K, Hildebrandt W, Sehl Y, Edler L, Oster P, Droge W. Improvement in muscular performance and decrease in tumor necrosis factor level in old age after antioxidant treatment. J Mol Med. 2003;81(2):118-25.

18. Johns N, Stephens NA, Fearon KC. Muscle wasting in cancer. Int J Biochem Cell Biol. 2013;45(10):2215-29.
19. Kir S, White J, Kleiner S, Kazak L, Cohen P, Baracos VE, et al. Tumour-derived PTH-related protein triggers adipose tissue browning and cancer cachexia. Nature. 2014;513(7516):100-4.
20. Lecker SH, Jagoe RT, Gilbert A, Gomes M, Baracos V, Bailev J, et al. Multiple types of skeletal muscle atrophy involve a common program of changes in gene expression. Faseb J. 2004;18(1):39-51.
21. Lecker SH, Solomon V, Mitch WE, Goldberg AL. Muscle protein breakdown and the critical role of the ubiquitin-proteasome pathway in normal and disease states. J Nutrit. 1999;129(1S):227S-237S.
22. Mitchell P, Moyle J. Chemiosmotic hypothesis of oxidative phosphorylation. Nature. 1967;213(5072):137-9.
23. Moore-Carrasco R, Busquets S, Almendro V, Palanki M, López-Soriano FJ, Argilés JM. The AP-1/NF-kappaB double inhibitor SP100030 can revert muscle wasting during experimental cancer cachexia. Int J Oncol. 2007;30(5):1239-45.
24. Moses AG, Maingay J, Sangster K, Fearon KC, Ross JA. Pro-inflammatory cytokine release by peripheral blood mononuclear cells from patients with advanced pancreatic cancer: relationship to acute phase response and survival. Oncol Reports. 2009;21(4):1091-5.
25. Schiaffino S, Dyar KA, Ciciliot S, Blaauw B, Sandri M. Mechanisms regulating skeletal muscle growth and atrophy. Febs J. 2013;280(17):4294-314.
26. Shang F, Taylor A. Ubiquitin-proteasome pathway and cellular responses to oxidative stress. Free Radical Biol Med. 2011;51(5):5-16.
27. Smith KL, Tisdale MJ. Increased protein degradation and decreased protein synthesis in skeletal muscle during cancer cachexia. Br J Cancer. 1993;67(4):680-5.
28. Springer J, Tschirner A, Hartman K, Palus S, Wirth EK, Ruis SB, et al. Inhibition of xanthine oxidase reduces wasting and improves outcome in a rat model of cancer cachexia. Int J Cancer. 2012;131(9):2187-96.
29. Tisdale MJ. Mechanisms of cancer cachexia. Physiol Rev. 2009;89(2):381-410.
30. Tisdale MJ. Reversing cachexia. Cell. 2010;142(4):511-2.
31. Todorov PT, Field WN, Tisdale MJ. Role of a proteolysis-inducing factor (PIF) in cachexia induced by a human melanoma (G361). Br J Cancer. 1999;80(11):1734-7.
32. Tzika AA, Fontes-Oliveira CC, Shestov AA, Constantinou C, Psychogios N, Righi V, et al. Skeletal muscle mitochondrial uncoupling in a murine cancer cachexia model. Int J Oncol. 2013;43(3):886-94.

33. Wang X, Pickrell AM, Zimmers TA, Moraes CT. Increase in muscle mitochondrial biogenesis does not prevent muscle loss but increased tumor size in a mouse model of acute cancer-induced cachexia. PLoS One. 2012;7(3):e33426.
34. Zhou X, Wang JL, Lu J, Song Y, Kwak KS, Jiao Q, et al. Reversal of cancer cachexia and muscle wasting by ActRIIB antagonism leads to prolonged survival. Cell. 2010;142(4):531-43.

PARTE 4

Aspectos nutricionais

30 Carboidratos: manipulação, suplementação e desempenho aeróbio

Thays de Ataide e Silva
Sara Kely Learsi da Silva Santos Alves
Victor José Bastos da Silva
Gustavo Gomes de Araujo

INTRODUÇÃO

Muitos estudos têm relatado a importância do carboidrato dietético como uma fonte de energia para o exercício físico. Um aumento nos estoques de carboidrato promove melhora na *performance* durante exercícios prolongados e com baixa intensidade. Sabe-se que as principais fontes de energia para os exercícios prolongados são os carboidratos e as gorduras. Contudo, tem sido demonstrado que o esforço físico prolongado e a depleção do glicogênio aumentam a contribuição proteica para a demanda energética do exercício, estando a depleção das reservas de carboidratos endógenos frequentemente associada ao desempenho do exercício prejudicado.

Atender às demandas energéticas e de carboidratos da dieta, no que se refere à quantidade e qualidade dos carboidratos ofertados, bem como o período de consumo, é de extrema importância para a recuperação do glicogênio hepático e muscular, a manutenção da glicose sanguínea durante o exercício e evitar a utilização de proteína (aminoácidos) como fonte energética. Para entender melhor a importância dos carboidratos na alimentação e enquanto recurso ergogênico na melhora do desempenho aeróbio, será feita uma breve explicação sobre o tema: o que são os carboidratos, sua classificação e quais são os carboidratos de importância dietética, para então serem abordadas as recomendações quanto à manipulação dietética, à dieta de supercompensação e à suplementação antes, durante e após o exercício aeróbio.

O QUE SÃO CARBOIDRATOS?

Os carboidratos são as biomoléculas mais abundantes na natureza, constituídas principalmente por átomos de carbono, hidrogênio e oxigênio[24], podendo, também, apresentar nitrogênio, fósforo ou enxofre em sua composição. Dentre as funções dos carboidratos, destacam-se: energética, estrutura de parede celular, lubrificante e estrutura de nucleotídeos.

Os carboidratos são divididos em três classes principais, de acordo com o tamanho de sua estrutura: 1) monossacarídeos (2 a 7 átomos de carbono), por exemplo: as hexoses (6 un carbono), glicose, frutose, galactose; 2) oligossacarídeos (2 a 20 monossacarídeos), por exemplo: dissacarídeos (2 un monossacarídeos): sacarose (glicose + frutose), lactose (glicose + galactose), maltose (glicose + glicose), trissacarídeos: rafinose (galactose, frutose e glicose), tetrassacarídeo: estaquiose (2 galactose, 1 glicose e 1 frutose), frutoligossacarídeo (polímeros de frutose + 1 un de glicose) e maltodextrina (polímeros de glicose: 3 a 19 un); e 3) polissacarídeos, por exemplo: celulose (até 15.000 un de glicose) e amido (amilose: 50 a 5.000 un de glicose e amilopectina: até 10^6 un de glicose). A palavra "sacarídeo" é derivada do grego *sakcharon* que significa "açúcar"[24].

CARBOIDRATOS DIETÉTICOS

Os carboidratos representam cerca de 50 a 60% das calorias diárias para os seres humanos. Dentre os carboidratos descritos anteriormente, os monossacarídeos: glicose, frutose e galactose; os oligossacarídeos: sacarose, lactose, maltose e maltodextrina; e os polissacarídeos: amido, possuem representativa importância dietética, e entram no cômputo calórico da dieta.

Os polissacarídeos celulose, por serem indigeríveis, não oferecem contribuição energética, porém, possuem um importante papel na dieta enquanto fibra alimentar. As fibras alimentares podem ser: 1) solúveis (pectinas, gomas, mucilagens e algumas hemiceluloses), retardam o esvaziamento gástrico e o tempo do trânsito intestinal, diminuem a absorção de glicose e colesterol ou 2) insolúveis (celulose e algumas hemicelulose), não se dissolvem na água, aumentam o bolo fecal, aceleram o tempo de trânsito intestinal, melhorando a constipação intestinal. Os frutoligossacarídeos (FOS) são prebióticos, que, assim como as fibras, por não sofrerem hidrólise ou absorção no intestino delgado, estimulam, seletivamente, o crescimento e/ou atividade de uma ou um número limitado de bactérias no colo, alterando a microflora colônica para uma microflora bacteriana saudável, induzindo efeitos favoráveis à saúde.

No organismo humano após uma refeição contendo uma variedade de alimentos, os principais produtos da digestão de carboidratos são a glicose e, em menor quantidade, a frutose e a galactose, proveniente dos produtos lácteos. Essas substâncias são absorvidas no sangue e transportadas até o fígado, onde a galactose é convertida a glicose, já a frutose pode ser utilizada como substrato para a glicólise no músculo, fígado e tecido adiposo. Assim, temos a glicose como fonte primária de energia para o músculo em exercício. O nome Glicose veio do grego *glykys* (γλυκυς), que significa "doce", mais o sufixo -ose, explicado anteriormente, que indica açúcar.

A velocidade de digestão e absorção dos carboidratos pode ser conferida pela complexidade de sua estrutura molecular se simples (monossacarídeos e dissacarídeos) ou complexos (demais oligossacarídeos e polissacarídeos) e por outros fatores, tais como: a presença de fibras ou outras substâncias, como proteínas e gorduras, e a forma de preparo do alimento. A resposta glicêmica que os carboidratos promovem em relação à resposta observada após o consumo de um alimento referência (pão branco ou glicose) é chamada de índice glicêmico (IG). O índice glicêmico dos alimentos é uma importante variável a ser considerada na decisão do planejamento alimentar, tendo em vista sua repercussão na resposta glicêmica, consequentemente nos níveis de insulina (hormônio anabólico que promove a captação de glicose pelas células; exerce papel importante no armazenamento do excesso de carboidratos sob a forma de glicogênio, e o que não pode ser armazenado de tal forma é convertido em gordura; no caso das proteínas promove o aumento da captação de aminoácidos pelas células bem como sua conversão em proteínas, além de inibir o catabolismo proteico). É importante ressaltar que, na prática, a carga glicêmica torna-se mais viável uma vez que utiliza um sistema de gradação do conteúdo de carboidrato por porções de alimentos, baseando-se no índice glicêmico e no tamanho da porção (Tabela 30.1).

Tabela 30.1 Classificação do índice glicêmico e carga glicêmica dos alimentos.

	Índice glicêmico	Carga glicêmica
Alto	≥70	≥20
Médio	56 a 69	11 a 19
Baixo	≤55	≤10

Fonte: adaptada da Tabela Internacional de Índice Glicêmico (Foster et al.[10])

MANIPULAÇÃO DE CARBOIDRATOS E DESEMPENHO AERÓBIO

Os benefícios de uma dieta com alto teor de carboidratos em preparação para exercícios prolongados têm sido extensivamente documentados. Atletas de esportes predominantemente aeróbios, em especial os de ultrarresistência, podem encontrar problemas em equilibrar o consumo e a demanda energética, o que, em muitos casos, pode torná-los mais atentos com a quantidade de alimentos ingeridos do que com a qualidade daquilo que se consome. Desse modo, um acompanhamento nutricional direcionado torna-se necessário, tendo em vista uma melhor utilização dos recursos e estratégias nutricionais disponíveis para o objetivo esportivo.

Uma alimentação adequada pode favorecer o desempenho esportivo, retardando o aparecimento da fadiga, permitindo que o atleta treine por mais tempo ou que se recupere melhor entre os treinos, além disso, pode auxiliar no controle de possíveis lesões ou ajudar na recuperação destas, aumentar os depósitos de energia para a competição e, desse modo, ajudar no estado geral de saúde do atleta. As principais fontes de energia para os exercícios prolongados são os carboidratos e as gorduras. Contudo, tem sido demonstrado que o esforço físico prolongado e a depleção do glicogênio aumentam a contribuição proteica à demanda energética do exercício, estando a depleção das reservas de carboidratos endógenos frequentemente associada ao desempenho do exercício prejudicado.

Como visto, o glicogênio é uma macromolécula composta por milhares de unidades de glicose que armazena energia para os animais, podendo o corpo humano conter de 375 a 475 g, dos quais: cerca de 325 g estão na forma de glicogênio muscular, 90 a 110 g como glicogênio hepático e 5 g como glicose sanguínea. Com a depleção do glicogênio muscular e hepático, a energia necessária para realizar o exercício provém de outros nutrientes, principalmente das proteínas.

Assim, partindo do pressuposto de que a habilidade de sustentar exercícios prolongados é fortemente dependente do conteúdo de glicogênio muscular e hepático, cuidados relacionados ao consumo de carboidratos, quantidade e qualidade dos carboidratos ofertados, bem como o período de consumo, é de extrema importância, tendo em vista a recuperação do glicogênio hepático, a manutenção da glicose sanguínea durante o exercício, a recuperação do glicogênio muscular após o exercício e a redução da utilização de proteína (aminoácidos) como fonte de energia, evitando a perda de massa muscular (Tabela 30.2).

Tabela 30.2 Recomendações nutricionais de carboidratos.

Atletas	60 a 70% do VCT Otimizar a recuperação muscular: 5 a 8 g/kg/dia Atividades de longa duração e/ou treinos intensos: 10 g/kg/dia
Indivíduos ativos	55 a 60% do VCT

VCT: Valor calórico total da dieta.
Fonte: Sociedade Brasileira de Medicina do Esporte[25].

Exemplo prático
Para um gasto calórico total do dia de 5.000 kcal, teremos:
Atleta: 70% em CHO = 3.500 kcal
Ativo: 60% em CHO = 3.000 kcal

Interessante: o custo energético de uma prova de ultrarresistência (Super e Ultra-Maratonas, Ironman Triathlon, provas que duram mais de 24 h, como o Ultraman Triathlon, e provas de ciclismo que chegam a durar até 30 dias, como o Tour de France) pode variar de 5.000 a 18.000 kcal/dia. Em virtude do grande gasto energético durante as competições e rotinas de treinamento, recomenda-se que a dieta possua 70% ou mais, ou de 7 a 10 g/kg/dia de carboidratos, principalmente na semana anterior à competição. Ingerir a quantidade suficiente de carboidratos para reposição dos estoques de glicogênio durante o período de competições que duram vários dias requer superar algumas dificuldades em virtude de alguns fatores como curto período entre um estágio e outro da competição, redução do apetite associada ao esforço excessivo e desconforto causado pela distensão estomacal, devendo-se, portanto, dividir o grande volume de alimento em várias refeições[9].

De maneira geral, a manipulação de carboidratos tem sido usada 1 a 3 dias antes da competição, minutos a horas antes (15 min a 4 h), durante o exercício (em intervalos de 15 a 20 min) e após o exercício (30 min, 1 h ou horas depois) (Tabela 30.3).

Tabela 30.3 Exemplos de refeições antes, durante e após o exercício físico.

Antes do exercício físico
3 a 4 h antes Pães, batata assada, cereal matinal com leite semidesnatado, iogurte semidesnatado, sanduíches com carne magra ou queijo magro, espaguete com molho de tomate.
2 a 3 h antes Pães diversos com limitadas quantidades de manteiga, margarina ou queijo cremoso, ou iogurte semidesnatado, aveia, panquecas, ou barra comercial para esportista.
1 hora antes (elevar os níveis de glicose sanguínea – qualquer IG) 1 copo de suco + 2 fatias de pão de forma + 1 colher de sopa de geleia ou queijo branco.
30 min antes (elevar os níveis de glicose sanguínea; evitar alto IG – hipoglicemia de rebote) 1 vitamina de fruta com leite desnatado + 1 colher de sopa de mel ou 1 barra de cereal.
15 min antes (elevar os níveis de glicose sanguínea – qualquer IG) 1 copo de suco de frutas ou 1 fruta.
OBS.: Pode ser oferecida proteína (de boa digestão), porém, não é imprescindível. Frutas, pães, cereais, queijos e leite com pouca gordura para facilitar a digestão. E respeitar os hábitos alimentares do indivíduo.
Durante o exercício físico
Fornecer carboidratos: a partir de 1 h de exercício para elevar a glicose sanguínea e poupar os estoques de glicogênio hepático (alto IG).
A cada 15 a 20 min 1 xícara de solução com 6 a 8% de carboidrato.
OBS.: A apresentação pode ser na forma líquida, gel ou sólida (depende da situação de treino, da disponibilidade e facilidade de ingerir o carboidrato).
Após o exercício físico
Fornecer carboidratos e proteínas:
Primeiros 30 min imprescindível oferecer carboidratos de alto IG para iniciar a recuperação do glicogênio muscular (1 a 1,5 g/kg). 1 suco de laranja ou Maltodextrina.
Até 1 hora oferecer carboidratos com proteínas (20 g + 10 g), favorece a regeneração dos tecidos musculares. 1 vitamina de fruta com leite desnatado + 1 sanduíche de pão com requeijão light ou queijo branco + 1 fruta com mel.
Horas depois oferecer todos os nutrientes de forma equilibrada, sempre se preocupando com a ingestão de carboidratos para a recuperação do glicogênio muscular (média de 600 g).
OBS.: Respeitar os hábitos alimentares do indivíduo.

Interessante: Recomenda-se que a dieta pré-competição possua alto teor de carboidratos, não seja gordurosa, tenha fácil digestão e que respeite a preferência alimentar do indivíduo. Refeições de 3,5 a 4 h antes devem conter no máximo 25% kcal de gordura e, quanto mais próximo ao evento, reduzir para <25% kcal. Exercitar-se com estômago cheio pode causar indigestão, náusea e vômitos, assim, optar por alimentos de fácil digestão.

DIETA DE SUPERCOMPENSAÇÃO

O método "clássico" de supercompensação de carboidratos consiste em depletar primeiro o glicogênio tecidual, com um exercício prolongado em ritmo estável acompanhado de uma dieta hipoglicídica (baixa em carboidrato) e, em seguida, adotar uma dieta hiperglicídica (alta em carboidrato) com uma carga de treinamento bem leve para o armazenamento de glicogênio em concentrações superiores do que normalmente se teria capacidade de armazenar apenas com uma dieta rica em carboidratos[4]. Assim, os estoques de glicogênio muscular podem até dobrar e prolongar expressivamente o tempo de exercício até a exaustão.

A supercompensação pode ser benéfica para indivíduos que realizam atividades com mais de 90 a 120 min[19], em virtude da depleção do glicogênio muscular, no entanto, em períodos menores, ela não é necessária, pois seus efeitos aparecem após 60 min de exercício. A sobrecarga de glicogênio pode armazenar até 4 a 5 g de glicogênio para cada 100 g de músculo em contraste ao seu valor normal de aproximadamente 1,7 g[26]. Os estoques de glicogênio muscular, em uma pessoa fisicamente ativa com consumo alimentar adequado é de aproximadamente 125 mmol/kg de músculo e, após um período de supercompensação, pode chegar a mais de 200 mmol/kg de músculo[9].

Músculos depletados tornam-se proporcionalmente supersaturados em resposta à alta ingestão de carboidratos (500 a 600 g/dia) pelo indivíduo[19]. Parece que 25 g de carboidratos/h ou 600 g/dia são suficientes para uma máxima ressíntese de glicogênio. O índice glicêmico do alimento e o tipo de carboidrato utilizado (simples – monossacarídeo, dissacarídeo ou complexo – oligossacarídeo, polissacarídeo) são importantes variáveis que precisam ser levadas em consideração. Isso porque o aumento da glicose sanguínea após o término do exercício é acentuado quando são ingeridos alimentos de alto índice glicêmico para reposição de carboidratos, coincidindo com o pico de insulina após 120 min do fim do exercício[20], assim propõe-se que um maior nível de insulina poderia aumentar a síntese de glicogênio muscular.

Atrelado a essa manobra alimentar ocorre um maior armazenamento de água pelo organismo, pois, a cada grama de carboidrato, são armazenados 3 g de água, o que pode ser indesejado para alguns atletas por causa do aumento de peso corporal. Por outro lado, esse acúmulo de água pode ser útil na prevenção da desidratação em eventos de *endurance*[9].

SUPLEMENTAÇÃO DE CARBOIDRATO E DESEMPENHO AERÓBIO

A suplementação com carboidrato é uma estratégia nutricional bastante empregada pelos treinadores e nutricionistas esportivos, por ser útil em três situações: 1) antes do exercício, por meio de dieta e/ou suplementação crônica ou aguda, com o objetivo de disponibilizar maior quantidade de carboidrato para o esforço; 2) durante o exercício, para manutenção da glicemia; e 3) após o exercício, objetivando restaurar os estoques de glicogênio muscular e hepático em maior velocidade e, consequentemente, melhorar o desempenho aeróbio.

Apesar de ser descrito na literatura que em um exercício predominantemente aeróbio ocorre um aumento na oxidação das gorduras para fornecimento de energia, os carboidratos continuam apresentando grande importância para o prolongamento do esforço. Em uma situação de baixa concentração de carboidrato, haverá uma diminuição da glicólise e, consequentemente, uma menor produção de piruvato. O piruvato, por sua vez, é importante para o suprimento dos intermediários do Ciclo de Krebs, sendo precursor do oxaloacetato e malato, permitindo que o ciclo continue em atividade acelerada e gere ATP. Se houver diminuição na concentração de carboidrato, haverá menor fornecimento de energia para glicólise e produção de piruvato e, dessa forma, diminuição na atividade do Ciclo de Krebs, tendo como resultado final uma menor taxa de produção aeróbia de ATP e diminuição do desempenho causado pela fadiga. Com base nessas premissas, a suplementação com carboidrato em exercícios de longa duração tem sido utilizada, apresentando benefícios para o desempenho dos sujeitos em vários estudos.

Algumas perguntas têm norteado as investigações acerca da suplementação com carboidrato como: 1) Qual o momento ideal para suplementar: antes, durante ou após o exercício? 2) Qual o tipo de carboidrato indicado para administrar: de alto, médio ou baixo índice glicêmico; carboidrato sólido ou carboidrato líquido? 3) Qual a concentração ótima para melhor desempenho no exercício aeróbio? Várias pesquisas têm sido realizadas no intuito de compreender tais questionamentos e oferecer um melhor direcionamento aos atletas e treinadores. A seguir, foram reunidos alguns resultados referentes às dúvidas mais frequentes sobre suplementação de carboidrato e exercício aeróbio.

Suplementação antes do exercício aeróbio

A prática da suplementação prévia com carboidrato está fundamentada na correlação positiva entre as concentrações prévias de glicogênio muscular e o tempo de exaustão[3]. Provavelmente, o primeiro estudo a descrever os efeitos da ingestão prévia de glicose foi de Ove Boje, em 1940[5]. Nesse trabalho, observou-se que, quando a glicose era ingerida antes do exercício, a glicemia era diminuída durante a atividade. Em outro estudo, ao fornecer 200 g de carboidrato, 50 min antes do exercício com 4 h de duração a 30% do VO_2máx, observaram que: 1) as concentrações de glicose e insulina estavam elevadas no início do exercício, 2) a captação de glicose pelos músculos ativos foi 40 a 100% maior quando a glicose foi ingerida antes do exercício e 3) o glicerol estava em menor concentração, sugerindo a supressão da lipólise e metabolismo da gordura[1]. O desempenho também apresentou prejuízos quando a ingestão de carboidrato ocorria antes do exercício, estes resultados foram encontrados primeiramente por Foster et al.[11], e tornou-se a base da recomendação mundial de que, antes do exercício, o carboidrato deve ser evitado. Alguns anos mais tarde, essa sugestão foi reforçada, enfatizando que ingerir carboidrato na hora que antecede o exercício seria prejudicial ao desempenho, por causar uma hipoglicemia acentuada, posteriormente conhecida como "hipoglicemia de rebote" ou "hipoglicemia reativa"[19].

Dessa forma, por muito tempo acreditou-se que a ingestão prévia de carboidrato deveria ser evitada, no entanto, ao longo dos anos, os resultados dos estudos têm sido controversos. O efeito da ingestão de carboidrato prévio ao exercício como causadora da hipoglicemia é explicado da seguinte forma: quando os carboidratos são ingeridos, a concentração de glicose na corrente sanguínea se eleva e, consequentemente, ocorre uma maior produção de insulina, que é um hormônio polipeptídico anabólico produzido pelas células-beta do pâncreas, com síntese ativada pelo aumento dos níveis circulantes de glicose (Figura 30.1).

Uma vez em alta concentração na corrente sanguínea, a insulina se liga a um receptor específico de membrana, denominado receptor de insulina (IR). Após a ativação do IR, há uma fosforilação em tirosina de diversos substratos

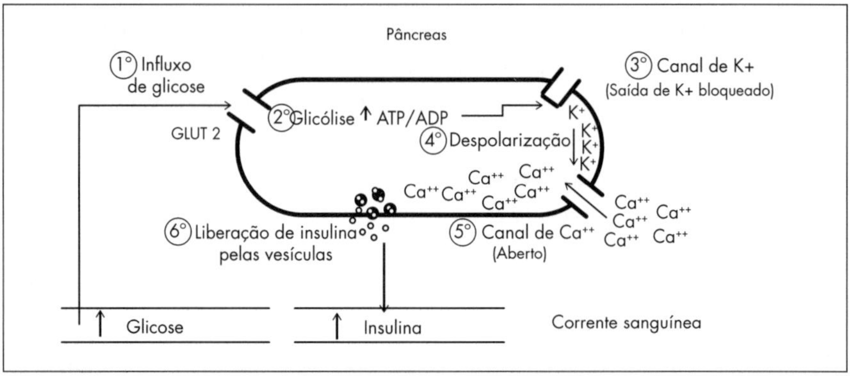

Figura 30.1 Representação do mecanismo de liberação da insulina pelo pâncreas provocado pelo aumento da glicemia.

(IRS-1 e IRS-2), que permite a ativação da proteína fosfatidilinositol 3-quinase (PI3q). Consequentemente, a PI3q contribui para a ativação da proteína quinase B (Akt), que atua ativando a enzima quinase ativada por mitógeno (AMPK), e isso permite a translocação da proteína transportadora de glicose (GLUT-4) para a membrana da célula muscular. Dessa forma, a insulina facilita o processo de captação periférica da glicose e possivelmente colabora com o surgimento de eventos como hipoglicemia durante o exercício (Figura 30.2).

Ao ingerir carboidrato, a resposta da insulina ocorre quase que instantaneamente e alcança um pico entre 20 e 40 min de exercício. Esta ação, além

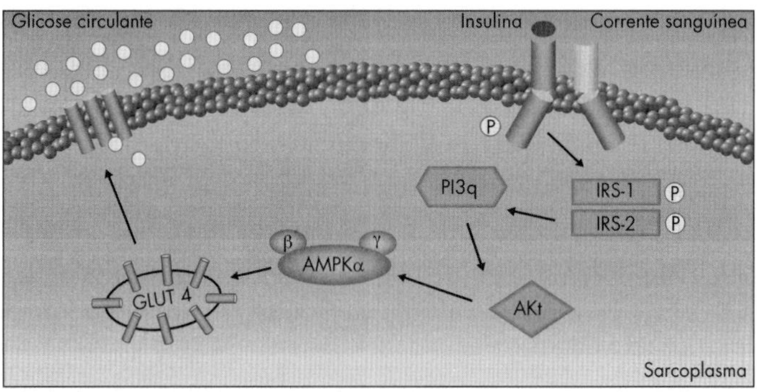

Figura 30.2 Sinalização da insulina na captação de glicose. A insulina se liga ao seu receptor de membrana e permite uma cascata de reações que desencadeiam na translocação do GLUT4 para a membrana da célula muscular, permitindo a entrada da glicose circulante, que será posteriormente usada como fonte de energia para o exercício.

de ser mais acelerada (5 a 10 min), quando o carboidrato simples e de alto índice glicêmico (IG) é administrado, também apresenta uma rápida taxa de desaparecimento (~15 min)[17], provocando a ocorrência da hipoglicemia de rebote, ou apenas os seus sintomas: palidez, suores, tremores das mãos, palpitações, pulso rápido, fome intensa, confusão mental, raciocínio lento, bocejos repetidos, expressão apática, irritabilidade, teimosia, perda parcial da fala e dos movimentos ativos, podendo ocorrer desmaios, convulsões e até coma. Por essas razões, Foster et al.[11] afirmaram que o desempenho aeróbio estaria sendo comprometido, quando o carboidrato é ingerido previamente ao esforço.

No entanto, o fenômeno da hipoglicemia reativa não ocorreu em todos os sujeitos que ingeriram carboidrato previamente[16]. Dessa forma, foi sugerido que algumas pessoas tenham uma maior sensibilidade à insulina, e sejam mais suscetíveis a ocorrências de hipoglicemia de rebote, o que seria esclarecedor para entender o porquê de o fenômeno ocorrer em alguns casos. Quando a glicemia foi mantida entre 4 e 5 mmol/L, os sujeitos foram capazes de melhorar o tempo de exaustão em até 1 h em um exercício a 70 a 72% VO_2máx[7], e talvez essa seja a glicemia ideal para que exercícios de longa duração sejam realizados de forma segura. No entanto, em sua revisão, Jeukendrup e Killer[17] analisaram os sujeitos do estudo de Moseley et al.[22], que apresentaram hipoglicemia reativa durante o exercício, após ingerir carboidrato 15, 45 e 75 min antes do exercício. Curiosamente, eles observaram que os sujeitos que desenvolviam hipoglicemia eram sempre os mesmos. Outro dado interessante relatado foi que alguns sujeitos apresentaram hipoglicemia (3,5 mmol/l), no entanto, não sentiram qualquer sintoma, enquanto outros não apresentavam valores hipoglicêmicos (3,7 a 4,6 mmol/L), mas apresentaram os sintomas relatados anteriormente.

Também existem controvérsias em relação à melhor estratégia de tempo prévio ao exercício para a suplementação com carboidrato. Foram comparadas as concentrações de glicose, insulina após a ingestão de 75 g de glicose nos tempos 15, 45, 75 min antes do exercício. Observou-se que a concentração de glicose era significativamente maior imediatamente antes do exercício, quando foi ingerido glicose 15 min antes da atividade, em comparação com 45 e 75 min. A concentração de insulina também foi maior nessa condição em comparação à condição de 45 min. A menor concentração de insulina ocorreu quando os atletas ingeriram glicose 75 min antes do exercício. Curiosamente, essas alterações desapareceram aos 10 min de exercício[22]. Dessa forma, parece que as evidências existentes não são suficientes para provar que o carboidrato deve ser evitado antes do exercício por prejudicar o desempenho aeróbio.

A suplementação com carboidrato imediatamente antes do exercício (5 a 10 min antes) reduz a possibilidade de ocorrência da hipoglicemia, pois quando o exercício é iniciado, a insulina ainda não estará em seu pico de concentração e, após o início da atividade, ela terá sua ação inibida pelas catecolaminas. Tal estratégia está geralmente associada à ingestão de carboidrato durante o esforço, minimizando o risco de hipoglicemia de rebote. No entanto, de forma geral, é recomendado que a suplementação prévia com carboidrato seja realizada cerca de 3 a 4 h antes do exercício. O carboidrato de baixo IG ingerido 3 h antes do exercício potencializou o desempenho, melhorando tanto o tempo até a exaustão na corrida[30] quanto os resultados em testes contrarrelógio[29]. A suplementação entre 3 e 4 h prévias ao exercício é baseada na hipótese de que haveria tempo disponível para que os níveis glicêmicos e insulinêmicos pudessem ser normalizados pelo processo de digestão, assim como uma diminuição na atenuação da oxidação de ácidos graxos livres, que normalmente ocorre após a ingestão de carboidratos, principalmente de alto índice glicêmico. Além disso, provavelmente a disponibilidade de carboidratos seria mais prolongada durante o exercício[7]. Por essas razões, o tempo que antecede a suplementação, assim como o tipo de carboidrato administrado pré-exercício, é um fator que não pode ser desprezado.

A quantidade ótima de carboidrato para suplementar um atleta também provoca algumas dúvidas. Será que ingerir altas quantidades de carboidrato vai permitir uma maior disponibilidade de energia e, consequentemente, melhorar o desempenho? Pouco carboidrato seria suficiente? A ingestão seria proporcional à duração da tarefa? Possivelmente o volume de carboidrato utilizada não afeta de forma significativa o desempenho aeróbio. Foi observado que, suplementando os indivíduos 45 a 60 min antes do exercício com diferentes porções de carboidrato – 25 g, 75 g e 125 g[16] –, a mesma concentração de glicose era observada. Mesmo com elevação nos níveis de insulina no início do exercício, quando maiores volumes de carboidrato eram ingeridas, o nível de glicose sanguínea diminuiu de forma semelhante nas condições analisadas. Dessa forma, parece que a quantidade de carboidrato administrado previamente não interfere de forma direta no desempenho.

Acredita-se que a ingestão de alimentos sólidos antes do exercício seja mais benéfica para o desempenho em relação aos líquidos, porque disponibiliza glicose no sangue por mais tempo. No entanto, foi observado que o desempenho ou a síntese de glicogênio muscular não foram alterados quando comparada à ingestão de alimentos sólidos e líquidos[23]. Foi recomendado pelo American College of Sport Medicine[1], que a ingestão de carboidratos sólidos deva alcançar aproximadamente 200 a 300 g de carboidrato e ser realizada entre 3 e 4 h prévias ao exercício aeróbio, para melhor esvaziamento gástrico.

Interessante: As bebidas isotônicas, que são repositores hidrolíticos formulados a partir da concentração de eletrólitos e carboidratos, estão associadas ao aumento da velocidade de absorção de carboidrato, pois são facilmente absorvidas pelas células epiteliais da borda em escova do intestino. O processo de absorção da glicose é facilitado pela presença de sódio (Na^+), que, por sua vez, estimula a entrada de glicose no intestino, contribuindo para posterior distribuição de energia na corrente sanguínea. O Na^+ é um eletrólito geralmente útil para atletas com grandes perdas de suor, por isso as bebidas esportivas que contêm sódio (0,5 a 0,7 g/L), potássio (0,8 a 2,0 g/L) e carboidratos são indicadas em provas de longa duração. Recomenda-se que, pelo menos 4 h antes do exercício, sejam administradas cerca de 5 a 7 mL/kg de água ou uma bebida isotônica. Esse tempo seria suficiente para otimizar a hidratação e para permitir a excreção de excessos de líquido, como a urina, antes do exercício ser iniciado.

Em resumo, parece que não há dados suficientes para sugerir que determinado tipo de carboidrato aumente ou diminua o desempenho mais do que outro. Observamos que os carboidratos de alto, moderado e baixo IG são úteis para melhoria do desempenho, assim como os carboidratos sólidos, líquidos e em gel. O tempo de administração e a quantidade utilizada também não apresentam uma opção em especial. Portanto, tomando como base o bom senso e a experiência dos treinadores e atletas, sugerimos que o carboidrato não seja evitado antes do exercício. Recomendamos que essa suplementação seja com qualquer forma de carboidrato, ou seja, o tipo de carboidrato que o atleta melhor se adapte durante as sessões de treinamento, contanto que a sua concentração não ultrapasse 8%, porque concentrações acima deste percentual acarretariam alto volume gástrico, provocando diminuição na velocidade de absorção de carboidrato pelo intestino e, consequentemente, menor distribuição de energia para o exercício aeróbio. A suplementação prévia de carboidrato deve ser individualizada, para considerar os possíveis desconfortos intestinais, e as preferências individuais de cada atleta.

Suplementação durante o exercício aeróbio

Embora a combinação de glicogenólise hepática e gliconeogênese possa sustentar o exercício por um período prolongado, um fornecimento exógeno de CHO pode exercer um efeito ergogênico possibilitando uma maior disponibilidade de glicose circulante, melhorando a manutenção das taxas de oxidação de CHO e o desempenho. Como a princípio, para exercícios intensos com duração aproximada de 1 h, a oxidação de glicose exógena não se mostrou relevante, os efeitos ergogênicos da ingestão de CHO durante o exercício são indicados para provas com duração aproximada de 2 h[7].

Entretanto, seguindo as investigações do efeito da ingestão de CHO durante o desempenho, foi verificada melhora no rendimento em exercícios mais intensos (>75% do VO_2máx) e mais curtos (~ 1 h)[18]. Os mecanismos envolvidos nesses tipos de provas são completamente diferentes do citado anteriormente. Além disso, não foram encontradas hipoglicemia e depleção significativa do glicogênio muscular após períodos curtos (<1 h) de exercício intenso (>70% do consumo máximo de oxigênio)[14].

Durante o ciclismo, já é bem consolidado que a degradação do glicogênio muscular não é afetada. No entanto, há sugestões de que a ingestão de CHO reduza a quebra de glicogênio muscular durante provas de corrida, em especial, nas fibras do tipo I. Embora o mecanismo pelo qual ocorre a melhora no desempenho possa não ser necessariamente o mesmo, a oxidação de CHO exógenos parece ser semelhante tanto para o ciclismo quanto para a corrida, o que sugere que, para ambas as provas, as recomendações sejam as mesmas.

Em exercícios prolongados, o metabolismo de lipídios é predominante sobre os outros nutrientes, sendo tal predominância muito importante, já que os lipídios armazenados no organismo na forma de triacilglicerol representam o principal estoque de energia disponível. A geração de energia por essa via se dá inicialmente pela geração de coprodutos pelo ciclo tricarboxílico ou Ciclo de Krebs que, em seguida, participam da betaoxidação. Contudo, a ausência de glicose pode ser um fator limitante, visto a necessidade da conversão de piruvato em oxaloacetato para este participar do Ciclo de Krebs e, consequentemente, formar energia.

Considerando os diferentes tipos e quantidades de CHO ingeridos durante o exercício, o ACSM recomenda que os atletas devam ingerir entre 30 e 60 g/h de CHO durante o exercício ou 0,7 g/kg/h com o intuito de melhorar seu desempenho em exercícios prolongados[25]. A oxidação de CHO exógeno é limitada pela absorção intestinal. Acredita-se que a glicose utilize um transportador dependente de sódio para sua absorção, ficando esta via saturada com uma ingestão de CHO de cerca de 60 g/h. Entretanto, quando a glicose é ingerida ao mesmo tempo com outro tipo de CHO (frutose), que utiliza um transportador diferente, as taxas de oxidação podem aumentar cerca de 55% em comparação quando a glicose é ingerida sozinha, parecendo uma boa estratégia para o aumento do desempenho[15], e sendo estimada uma concentração ótima de 78 g/h quando unida a frutose com a glicose. A forma em que o CHO é fornecido durante o exercício (sólido ou líquido) não parece afetar o potencial ergogênico, mas é recomendado que esse CHO seja de alto índice glicêmico, resultando em uma resposta hiperglicêmica de maneira mais rápida.

Vale ressaltar que a simples ingestão de CHO não gera complicações gastrintestinais, mas uma interação complexa de fatores tais como a concentração e o tipo de CHO, a osmolalidade e a acidez da bebida podem estar ligadas aos problemas gastrintestinais[8].

Enxague bucal com carboidrato durante o exercício aeróbio

O enxague bucal com CHO tem sido relatado como um recurso ergogênico para um melhor desempenho durante exercícios de moderada a alta intensidade (>70% do consumo máximo de oxigênio). Há evidências de que as respostas do cérebro ao CHO na boca podem mediar respostas emocionais e comportamentais associadas a estímulos de recompensa por meio de receptores sensoriais localizados na cavidade oral[6]. Além disso, o enxague bucal com CHO tem mostrado melhoria na saída corticomotora atenuando declínios na função motora associados à fadiga[13] (Figura 30.3).

Esses mecanismos sugerem que não seja necessário ingerir grandes quantidades de CHO durante o exercício com duração aproximada de 30 min a 1 h; o enxague bucal com CHO pode ser suficiente para obter um benefício no desempenho. De forma geral, os resultados benéficos do enxague bucal com subsequente descarte são semelhantes ao enxague bucal e subsequente ingestão do CHO, embora, ocasionalmente, os atletas possam se queixar de problemas gastrintestinais quando consomem quantidades maiores.

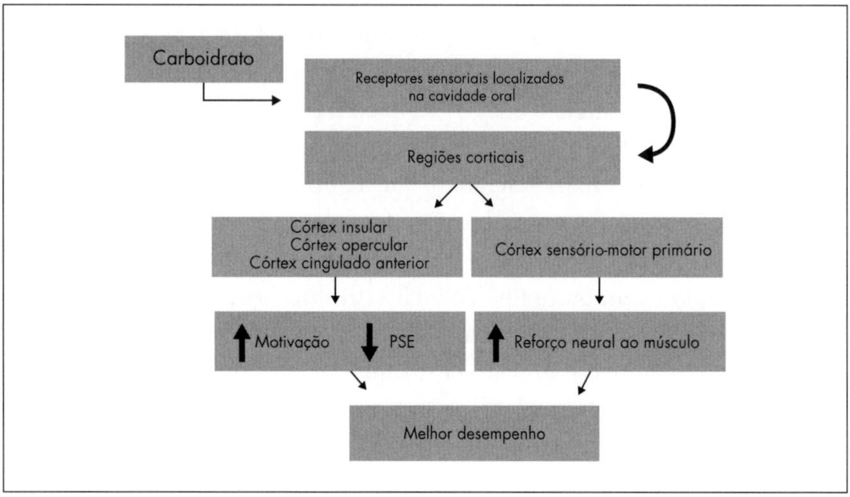

Figura 30.3 Representação esquemática do efeito do enxague bucal no sistema nervoso central.

As recomendações para um efeito benéfico ao desempenho a partir do enxague bucal com CHO é que ele deve ser feito com 6,4% de maltodextrina ou glicose, durante 5 a 10 s no início e a cada 12,5% de prova completa. Entretanto, nem todos mostraram benefício com o enxague bucal com CHO, em que esta pode ser influenciada por fatores externos (ajuste manual de intensidade e temperatura ambiental) e internos (estado nutricional), porém, até o presente momento, nenhum estudo demonstrou efeito negativo quanto ao enxágue bucal com CHO.

Suplementação após o exercício aeróbio

A fadiga durante os exercícios prolongados está associada à depleção do glicogênio muscular, sendo a sua restauração um componente importante na recuperação da capacidade de realizar atividade física[3]. O aumento da captação de glicose imediatamente após o exercício ocorre porque o efeito da contração muscular na captação de glicose ainda está presente; por exemplo, presença de cálcio e a permanência da ativação da AMPK e glicogênio sintase. A captação de glicose pelo músculo durante as contrações não requer a despolarização da membrana, apenas liberação de cálcio. Possivelmente o cálcio aumenta a captação de glicose via ativação de moléculas de sinalização. Uma possibilidade é a cálcio-calmodulina (CaMK).

Tendo em vista a permanência dos efeitos da contração muscular, recomenda-se a ingestão de CHO entre 0 e 120 min e de 1,0 e 1,5 g/kg de peso por hora após o exercício para otimizar a síntese do glicogênio muscular em um curto período (<8 h)[24]. Vale ressaltar que alimentos de alto índice glicêmico são mais promissores na reposição dos estoques de glicogênio nas primeiras horas após o exercício, tendo em vista que a ingestão de uma refeição de alto índice glicêmico resulta em uma resposta hiperglicêmica e hiperinsulinêmica. A maior síntese do glicogênio muscular independe da forma (líquida ou sólida) que o CHO é ingerido, ambos produzem o mesmo efeito após o exercício.

A adição de proteína a uma solução contendo CHO pode resultar em maiores taxas de síntese do glicogênio muscular em comparação com a ingestão isolada de CHO. A ingestão conjunta de CHO e proteína promove um aumento adicional nas concentrações plasmáticas de insulina. A leucina ativa a glutamato desidrogenase nas células beta do pâncreas. Este, posteriormente, leva a um aumento na atividade do ciclo do ácido tricarboxílico e o consumo de oxigênio das células beta do pâncreas, sendo atendido pelo aumento da produção de insulina. As concentrações elevadas de insulina podem levar a um aumento da absorção de glicose e da atividade da enzima glicogênio sintase, principal fator na determinação da taxa de síntese do glicogênio quando o fornecimento de substrato é suficiente[3]. A insulina regula várias funções biológicas no músculo esquelético, sendo a estimulação da captação de glicose pelo músculo esquelético um dos mais importantes processos regulados pela insulina. Como visto anteriormente, a insulina estimula a captação de glicose para o músculo esquelético por meio de um aumento da translocação do GLUT4 a partir de vesículas de armazenamento intracelular para a membrana plasmática.

CONSIDERAÇÕES FINAIS

Em resumo, observamos que os CHO são úteis para melhoria do desempenho, entretanto, sua utilização deve ser individualizada, além de levar em consideração a duração e a intensidade do exercício. Portanto, concluímos que: 1) o CHO não deve ser arbitrariamente evitado antes do exercício, e 2) um fornecimento de CHO exógeno durante o exercício pode exercer um efeito ergogênico por possibilitar maior disponibilidade de glicose circulante e melhorar a manutenção das taxas de oxidação de CHO, resultando em melhorias no desempenho em provas com duração de 2 h ou mais. Além disso, 3) em provas mais curtas, a utilização do enxágue bucal durante o exercício proporciona também melhores resultados, e 4) a ingestão de CHO após o exercício é capaz de restaurar os estoques de glicogênio muscular e hepático em maior velocidade. Desse modo, a utilização de CHO parece ser uma estratégia útil para melhorar o desempenho em provas com características aeróbias.

REFERÊNCIAS BIBLIOGRÁFICAS

1. [ACSM] American College of Sports Medicine. Position of the American Dietetic Association, Dietitians of Canada, and the American College of Sports Medicine: nutrition and athletic performance. ACSM J. 2009; 41(3):709-31.
2. Ahlborg G, Felig P. Substrate utilization during prolonged exercise preceded by ingestion of glucose. Am J Physiol. 1977;233:188-94.
3. Bak JF, Møller N, Schmitz O, Richter EA, Pedersen O. Effects of hyperinsulinemia and hyperglycemia on insulin receptor function and glycogen synthase activation in skeletal muscle of normal man. Metabolism. 1991;40(8):830-5.
4. Bergström J, Hermansen L, Hultman E, Saltin B. Diet, muscle glycogen and physical performance. Acta Physiol Scand. 1967;71(2):140-50.
5. Boje O. Arbeits hypoglykämie nach glucose eingabe. Skand Arch Physiol. 1940;83:30-312.
6. Chambers ES, Bridge MW, Jones DA. Carbohydrate sensing in the human mouth: effects on exercise performance and brain activity. J Physiol. 2009;578(8):1779-94.
7. Coyle EF, Coggan AR, Hemmert MK, Ivy JL. Muscle glycogen utilization during prolonged strenuous exercise when fed carbohydrate. Appl Physiol. 1986;61:165-72.
8. De Oliveira EP, Burini RC, Jeukendrup A. Gastrointestinal complaints during exercise: prevalence, etiology, and nutritional recommendations. Sports Med. 2014;44:79-85.
9. Ferreira AMD, Ribeiro BG, Soares EA. Consumo de carboidratos e lipídios no desempenho em exercícios de ultra-resistência. Rev Bras Med Esporte. 2001;17(2):67-74.
10. Foster C, Costill DL, Fink WJ. Effects of preexercise feedings on endurance performance. Med Sci Sports Exerc. 1979;11:1-5.
11. Foster-Powell K, Holt SH, Brand-Miller JC. International table of glycemic index and glycemic load values: 2002. Am J Clin Nutr. 2002;76(1):5-56.

12. Gant N, Stinear CM, Byblow WD. Carbohydrate in the mouth immediately facilitates motor output. Brain Res. 2010;1350:151-8.
13. Hawley JA, Palmer GS, Noakes TD. Effects of 3 days of carbohydrate supplementation on muscle glycogen content and utilisation during a 1-h cycling performance. Eur J Appl Physiol Occup Physiol. 1997;75(5):407-12.
14. Jentjens RL, Moseley L, Waring RH et al. Oxidation of combined ingestion of glucose and fructose during exercise. J Appl Physiol. 2004;96:1277-84.
15. Jentjens RL, Cale C, Gutch C, Jeukendrup AE. Effects of pre-exercise ingestion of differing amounts of carbohydrate on subsequent metabolism and cycling performance. Eur J Appl Physiol. 2003;88:444-52.
16. Jeukendrup AE, Killer SC. The myths surrounding pre-exercise carbohydrate feeding. Ann Nutr Metab. 2010;2:18-25.
17. Jeukendrup A, Brouns F, Wagenmakers AJ, Saris WH. Carbohydrate-electrolyte feedings improve 1 h time trial cycling performance. Int J Sports Med. 1997;18(2):125-9.
18. Koivisto VA, Karonen SL, Nikkila EA. Carbohydrate ingestion before exercise: comparison of glucose, fructose, and sweet placebo. J Appl Physiol. 1981;51:783-7.
19. Lima HM, Barcelos MFP, Sousa RV, Morais AR. Influência das formas de carboidratos no treinamento físico e na supercompensação glicogênica de ratos. Ciênc Agrotec. 2003;27(3):605-17.
20. Lima-Silva AE, Fernandes TC, De-Oliveira FR, Nakamura FY, Gevaerd MS. Metabolismo do glicogênio muscular durante o exercício físico: mecanismos de regulação. Rev Nutr. 2007;20(4):417-29.
21. Moseley L, Lancaster GI, Jeukendrup AE. Effects of timing of pre-exercise ingestion of carbohydrate on subsequent metabolism and cycling performance. Eur J Appl Physiol. 2003;88:453-8.
22. Neufer PD, Costill DL, Flynn MG, Kirwan JP, Mitchell JB, Houmard J. Improvements in exercise performance: effects of carbohydrate feedings and diet. J Appl Physiol. 1987;62:983-8.
23. Nelson DL, Cox MM. Princípios de bioquímica de Lehninger. 5.ed. Porto Alegre: Artmed; 2011.
24. Rodriguez NR, Di Marco NM, Langley S. American College of Sports Medicine position stand. Nutrition and athletic performance. Med Sci Sports Exerc. 2009;41:709-31.

25. Sociedade Brasileira de Medicina do Esporte. Modificações dietéticas, reposição hídrica, suplementos alimentares e drogas: comprovação de ação ergogênica e potenciais riscos para a saúde. Rev Bras Med Esporte. 2009;15(Suppl 3):3-12.
26. Tarnopolsky MA, Atkinson SA, Phillips SM, Macdougall JD. Carbohydrate loading and metabolism during exercise in men and women. J Appl Physiol. 1995;78(4):1360-8.
27. Wong S, Siu PM, Lok A, Chen YJ, Morris J, Lam CW. Effect of the glycemic index of preexercise carbohydrate meals on running performance. Eur J Sport Sci. 2008;8:23-33.
28. Wu CL, Williams C. A low glycemic index meal before exercise improves endurance running capacity in men. Int J Sport Nutr Exerc Metab. 2006;16:510-27.

31 Treinamento com baixo conteúdo de glicogênio muscular

Victor Souza

INTRODUÇÃO

O papel da disponibilidade de substrato energético para a promoção de adaptações ao exercício tem sido uma importante área para pesquisas dentro da fisiologia do exercício. Acredita-se que a disponibilidade de carboidratos como substrato para o metabolismo muscular e suporte ao sistema nervoso central seja um fator crítico no desempenho de exercícios prolongados submáximos (>90 min) ou intermitente de alta intensidade[15]. Consequentemente, uma variedade de esportes é amplamente dependente de carboidratos como combustível, incluindo aqueles de *endurance* conduzidos em uma zona entre o segundo limiar metabólico e o consumo máximo de oxigênio (VO_2máx), e jogadores de esportes coletivos que realizam repetidas ações de exercícios de alta intensidade intercaladas por breves pausas[6]. Entretanto, é importante notar que o estoque total de carboidratos é limitado, sendo com frequência substancialmente menor que os requerimentos de energia para várias sessões de treinamento e competições realizadas por esses atletas.

Dessa forma, os nutricionistas esportivos promovem uma variedade de estratégias no intuito de aumentar a disponibilidade desse substrato para uma sessão de treino, onde tem sido amplamente demonstrado na literatura que um aporte de carboidratos alguns dias antes da prova (3 a 5 dias) ocasiona uma supercompensação do glicogênio muscular, bem como a ingestão de carboidratos durante a prova aumenta o desempenho[18,22,25]. De maneira análoga, acredita-se que a maior ingestão de carboidratos durante os treinamentos permitirá ao atleta treinar em maior intensidade e maior volume e, assim, obter respostas de maior magnitude ao treinamento. Entretanto, esse argumento não pode ser considerado uma questão duradouramente resolvida, pois não se está completamente elucidado se o que inicia as adaptações ao treinamento é a ausência ou o excesso de substrato disponível[8].

O treinamento de *endurance* induz a diversas adaptações que levam ao aumento do desempenho, tais como o aumento do VO_2máx e o prolongamento do tempo de exaustão para uma determinada carga de trabalho, sendo essas adaptações relacionadas parcialmente a fatores intramusculares[31]. A diversidade de adaptações que ocorrem com o treinamento incluem um aumento no número de capilares[2], um aumento do volume e densidade mitocondrial com a elevação da atividade de enzima como a 3-hidroxiacil-CoA desidrogenase (HAD) e citrato sintase (CS)[13,16], um aumento na concentração de proteínas transportadoras[19] e um aumento na ocorrência de fibras do tipo IIA em decorrência das fibras do tipo IIX[3]. Consequentemente, a habilidade de metabolizar predominantemente gordura é aumentada[13], o que pouparia glicogênio muscular para uma mesma carga de trabalho absoluta.

Interessantemente, ao observar essas adaptações ao treinamento em uma visão mais molecular, é possível observar que essas adaptações são consequência da acumulação de proteínas específicas, onde a expressão gênica que permite a alteração nas concentrações dessas proteínas é essencial para o início das adaptações[14]. Adicionalmente, tem sido demonstrado que a concentração de glicogênio muscular é um fator determinante para a transcrição de alguns genes. Realizar exercício com uma reduzida concentração de glicogênio muscular resulta em elevada transcrição de interleucina-6[23], piruvato desidrogenase quinase 4[11] e hexoquinase[29] quando comparado às situações onde as concentrações de glicogênio muscular são elevadas ou normais antes do início do exercício. O mecanismo para explicar o papel do glicogênio muscular na transcrição gênica pode ser explicado pelo fato de que diversos fatores de transcrição incluem domínios ligados ao glicogênio. Quando o glicogênio muscular está baixo, esses fatores são liberados e se tornam livres para se associar com diferentes proteínas alvos[4,10,30]. Portanto, recentes evidências científicas sugerem que o treinamento de *endurance* realizado com reduzido conteúdo de glicogênio muscular poderá promover um aumento na magnitude das respostas adaptativas ao treinamento em comparação com situações em que o conteúdo de glicogênio muscular esteja normal ou elevado.

MANEIRAS DE INDUZIR A REDUÇÃO DO CONTEÚDO DE GLICOGÊNIO MUSCULAR

Existe um grande número de estratégias para reduzir a disponibilidade de carboidratos para o ambiente de treinamento, e deve-se salientar que essas estratégias nem sempre derivam de uma dieta com baixo conteúdo de carboidratos por si só, nem restringem a disponibilidade de carboidratos para todas as sessões de treinamento[6]. É importante salientar que, em diversos estudos, essas estratégias podem ser realizadas de maneira combinada. A dieta com baixa redução de carboidratos realizada cronicamente proporciona a redução da disponibilidade de carboidratos no músculo (carboidratos advindos de fontes endógenas e, principalmente, fontes exógenas) para todas as sessões de treinamento[6].

Por sua vez, a realização de dois protocolos de treinamento no mesmo dia, com demasiada proximidade entre as sessões, promove uma baixa disponibilidade de carboidratos endógenos (p. ex., glicogênio muscular) por meio da limitada duração e baixo consumo de carboidratos no curto período de recuperação após a primeira sessão de treinamento[6]. Essa estratégia reduz a disponibilidade de carboidratos endógenos e exógenos para o músculo durante a segunda sessão de treinamento. A realização de uma sessão de treinamento após uma noite em jejum acarreta a redução da disponibilidade de carboidratos exógenos para o músculo durante a sessão de treino específica. Adicionalmente, essa estratégia promove uma redução na disponibilidade de carboidratos endógenos caso haja uma inadequada restauração dos estoques de glicogênio muscular em dias anteriores ao treinamento[6].

A utilização da estratégia de reter a ingestão de carboidratos durante as primeiras horas de recuperação poderia promover uma inadequada disponibilidade de combustível para a sessão específica de treinamento, contudo, amplificaria as vias de sinalização celular após o exercício por causa do tempo curto de baixa disponibilidade de carboidratos[6]. Adicionalmente, essa estratégia poderia interferir no reabastecimento para as sessões de treinamentos subsequentes se o consumo de carboidratos fosse reduzido ao invés de apenas adiado. Assim, essa retenção no consumo de carboidratos imediatamente após o exercício limitaria a taxa de síntese de glicogênio muscular[21]. Similarmente, o retardo no consumo de carboidratos poderia reduzir o potencial de armazenamento de glicogênio entre duas sessões (período de recuperação menor que 8 horas), independentemente da concentração de carboidratos consumidos[6].

ADAPTAÇÕES CRÔNICAS AO TREINAMENTO COM REDUZIDO CONTEÚDO DE GLICOGÊNIO MUSCULAR

A redução na disponibilidade de carboidratos altera dramaticamente o metabolismo. A redução no conteúdo de glicogênio muscular com o exercício ocorre concomitantemente com o aumento da oxidação de ácidos graxos, sugerindo que o baixo conteúdo de glicogênio leve à mudança da utilização de carboidratos para a utilização de ácidos graxos[28]. Adicionalmente, a redução no conteúdo de glicogênio muscular pode estar diretamente envolvida em adaptações celulares ao treinamento pelo controle de vias de sinalização dentro do músculo ativo.

O recente interesse em se estudar os efeitos da redução do conteúdo de glicogênio muscular iniciou-se após o estudo de Hansen et al.[14]. Nesse estudo, sete homens não treinados realizaram um programa de dez semanas de treinamento com exercícios de extensão de joelho (*leg-kicking*). Dentro desse programa de treinamentos, o sujeito realizou com cada perna o mesmo trabalho muscular (5 h/semana), contudo elas receberam uma diferente programação diária: uma foi treinada duas vezes no mesmo dia (*low-leg*), enquanto a perna contralateral foi treinada diariamente (*high-leg*). O consumo de uma dieta rica em carboidrato (~ 8 g/kg/dia) permitiu que a perna *high* tivesse uma completa recuperação do glicogênio muscular a cada dia, enquanto a perna *low* iniciasse a segunda sessão com os estoques de glicogênio muscular deletados (~ 40% reduzido). Comparado com a perna *high*, a perna que treinou duas vezes no mesmo dia teve um aumento mais pronunciado no conteúdo de glicogênio muscular de repouso (quando o treinamento e a dieta são organizados para promover o reabastecimento energético), na atividade das enzimas CS e HAD, e nas concentrações plasmáticas de catecolaminas. Adicionalmente, embora a potência máxima tenha sido similar entre ambas as pernas, o tempo de exaustão para exercício a 90% da potência máxima de uma perna foi aumentado em quase 100% no caso da perna *low*.

Entretanto, apesar de apresentar resultados instigantes, uma variedade de questões não permitiu que os cientistas fossem categóricos em recomendar o treinamento com reduzido conteúdo de glicogênio muscular para atletas de *endurance*[20,28,35]. Primeiramente, os sujeitos da investigação de Hansen et al.[14] eram indivíduos não treinados e, portanto, não se sabia se a realização de treinamento com baixo conteúdo de glicogênio muscular iria causar aumento nas adaptações e no desempenho de atletas. Segundo, os participantes do referido estudo realizaram uma quantidade fixa de trabalho em cada sessão de treino, embora uma condição de alto conteúdo de glicogênio muscular permitisse exercitar-se mais e/ou em intensidades mais elevadas. Terceiro, o modo de treinamento realizado (*leg-kicking* com apenas uma única perna) tem pouca semelhança com o modo de treinamento realizado pela maioria dos atletas durante as competições, ou seja, o tipo de treino não condiz com uma situação competitiva no mundo real. Finalmente, diversos autores sugerem que esse calendário de treinamento com reduzido conteúdo de glicogênio muscular realizado cronicamente pudesse induzir a uma situação de *overtraining*, lesões e redução na capacidade de treinamento de atletas de alto rendimento[20,28,35].

Objetivando a extrapolação desses achados para uma situação mais real, Yeo et al.[35] e Hulston et al.[20] propuseram um modelo similar de treinamento usando ciclistas e triatletas altamente treinados e exercício com maior massa muscular envolvida. Nesses estudos, os atletas foram divididos em dois grupos e cada grupo realizou dezoito sessões de treinamento em um período de três semanas. O grupo controle (*high*) treinou 6 dias/semana, durante três semanas, alternando entre 100 minutos de treinamento aeróbio em carga constante (~ 70% VO_{2pico}) em um dia e treinamento intervalado de alta intensidade no outro (8 séries de 5 min de esforço máximo com 1 min de recuperação entre as séries). Durante as 24 horas de recuperação entre as sessões de treino, o grupo *high* recebeu uma dieta visando reestabelecer os estoques de glicogênio muscular. Em contraste, o grupo experimental (*low*) treinou duas vezes no mesmo dia, realizando o treino aeróbio pela manhã, seguido de 2 horas de recuperação e, logo depois, realizaram o treinamento intervalado de alta intensidade. Similarmente ao estudo de Hansen et al[14], o treinamento com reduzido conteúdo de glicogênio muscular apresentou aumento de maior magnitude na atividade das enzimas CS, HAD e citocromo c oxidase subunidade IV (COX IV), além de uma tendência de aumento da atividade da enzima FAT/CD36 quando comparado ao treinamento com conteúdo de glicogênio muscular normal. Adicionalmente, após o treinamento com baixo conteúdo de glicogênio muscular, houve uma significativa diminuição na taxa de oxidação de carboidratos e aumento na oxidação de lipídios, principalmente em virtude de um aumento na taxa de oxidação de triglicerídeos intramuscular durante 60 min de exercício de carga constante (70% VO_2máx). Entretanto, apesar do aumento no desempenho em uma prova contrarrelógio de 60 minutos, não foram encontradas diferenças significativas na magnitude de aumento entre os grupos.

Conjuntamente, essas evidências permitem afirmar que as sessões de treinamento realizadas com reduzida concentração de glicogênio muscular podem aumentar a magnitude de adaptações metabólicas associadas ao treinamento, mesmo em indivíduos altamente treinados[6,28]. Contudo, cabe ressaltar que, nesses estudos, apesar das elevadas respostas adaptativas ao treinamento, a intensidade da segunda sessão de treinamento realizada com conteúdo de glicogênio muscular baixo foi significativamente reduzida em comparação com o treinamento com estoques de glicogênio muscular normais[20,35]. Adicionalmente, os protocolos que induziram a depleção do conteúdo de glicogênio muscular foram realizados preferencialmente duas horas antes da segunda sessão de treino, o que pode ser apontado como uma deficiência metodológica, pois também não se permite isolar se as respostas produzidas na segunda sessão de treino ocorrem como efeito da redução no conteúdo do GM ou da realização de duas sessões de treino com demasiada proximidade.

É curioso que aumentos metabólicos não sejam traduzidos em melhora no desempenho. Razões para essa aparente discrepância incluem: a brevidade dos períodos de estudo, a possibilidade que o desempenho não seja direta ou quantitativamente relacionados aos marcadores que tenham sido mensurados, a falha na mensuração de outros marcadores contraprodutivos, ou ainda, a comum falha dos cientistas esportivos em focar em adaptações musculares e ignorar as contribuições do sistema nervoso central para o desempenho[6].

TREINAMENTO COM REDUZIDO CONTEÚDO DE GLICOGÊNIO MUSCULAR: POSSÍVEIS MECANISMOS

A redução no conteúdo de glicogênio muscular provocado pelo exercício ocorre concomitantemente com o aumento da oxidação de ácidos graxos, sugerindo que a redução do glicogênio muscular seja diretamente responsável pela alteração do metabolismo corporal, passando da oxidação de carboidratos para a oxidação de lipídios. Adicionalmente, a redução do conteúdo de glicogênio muscular está diretamente relacionada a adaptações celulares ao treinamento.

A manipulação dos estoques de glicogênio muscular cria um número de alterações que, juntas, provavelmente suportam o aumento das respostas adaptativas ao treinamento. Essas alterações incluem alterações na atividade do sistema nervoso simpático, como ocasionado pelo aumento da concentração plasmática de catecolaminas[14], mudanças na atividade de proteínas que contêm domínios ligados ao glicogênio, tal qual as enzimas CS e HAD[14,20,35], e alterações no metabolismo de carboidratos e lipídios[20,35]. Coletivamente, esses resultados indicam que o exercício de alta intensidade realizado com reduzido conteúdo de glicogênio muscular aumenta a capacidade de oxidação de ácidos graxos em relação ao treinamento com níveis normais de glicogênio muscular[28].

Os componentes-chave para esse paradigma são o coativador da transcrição gênica PGC-1alfa, a proteína quinase ativada pelo AMP (AMPK) e o receptor ativado pelo proliferador peroxisomo α e δ (PPARalfa e PPARgama). O PGC-1alfa é um coativador dos fatores de transcrição envolvidos na biogênese mitocondrial e metabolismo de lipídios. O AMPK é ativado pelo estresse metabólico, e agudamente controla a taxa de metabolismo de lipídios por meio da regulação de malonil-CoA e, em longo prazo, altera a transcrição de genes envolvidos na biogênese mitocondrial e metabolismo lipídico. As PPAR são fatores de transcrição ativados pelos ácidos graxos que, com a PGC-1alfa, controla a expressão de enzimas do metabolismo de ácidos graxos.

O exercício realizado com reduzido conteúdo de glicogênio muscular é percebido pelo corpo como um grande agente estressor, resultando na elevação dos níveis de catecolaminas (adrenalina e noradrenalina) circulantes, que podem afetar as respostas adaptativas ao treinamento de duas maneiras[28]. Primeiro, catecolaminas afetam as respostas adaptativas por meio da fosforilação e ativação da proteína ligada à resposta do AMPc (CREB). O exercício então aumenta o estado de ativação da CREB tanto nos músculos ativos quanto nos demais músculos por causa da elevada atividade do sistema nervoso simpático[33]. Um dos alvos da CREB é a PGC-1alfa[1]. Dessa forma, as catecolaminas atuam por meio de receptores beta-adrenérgicos, podendo ter um papel significativo no aumento da oxidação de ácidos graxos, seguido do treinamento de *endurance* em estado de glicogênio depletado. A segunda maneira pela qual as catecolaminas alteram as repostas adaptativas ao treinamento é por alterações no metabolismo de lipídios pela ativação da lipase sensível ao hormônio (HSL) que é fosforilada por meio da proteína quinase A (PKA). O aumento da atividade da HSL proporciona um aumento da lipólise no músculo e no tecido adiposo, havendo assim uma maior disponibilidade de ácidos graxos livres para o músculo durante o exercício, resultando no aumento da oxidação de ácidos graxos para a geração de energia e consequente aumento da atividade das PPAR, que são fatores de transcrição ativados pela ligação com ácidos graxos. No músculo, as PPAR alfa e gama, juntamente com a PGC-1alfa, ligam-se aos promotores de enzimas-chave do metabolismo de lipídios, incluindo carnitina palmitol transferase 1 (CPT1), a enzima translocadora de ácidos graxos (FAT/CD36) e a própria HSL[28].

O exercício de *endurance* de alta intensidade aumenta a atividade da alfa2-AMPK, tanto basal quanto pós-exercício, em situações nas quais o conteúdo de glicogênio muscular está reduzido[34]. Adicionalmente, a translocação nuclear de alfa2-AMPK tem sido sugerida como um importante fator de regulação de dois importantes fatores de transcrição: MEF2 (*myocite-enhance fator* 2) e NRF1 (*nuclear respiratory fator 1*). Ambos possuem papel relevante no controle de uma variedade de genes para tipo de fibra, metabolismo de carboidratos e biogênese mitocondrial[24]. Entretanto, Hulston et al.[20] demonstraram que o aumento induzido pelo treinamento na proteína GLUT4 foi atenuado quando o treinamento ocorreu com reduzido conteúdo de glicogênio muscular, sugerindo que a AMPK sozinha não tenha efeito no treinamento com conteúdo de glicogênio muscular reduzido.

O estudo farmacológico de Narkar et al.[26] pode ajudar a esclarecer como o treinamento com reduzido conteúdo de glicogênio muscular pode afetar enzimas do metabolismo lipídico. Esses autores sugerem que treinando ratos na esteira com adicional ingestão de GW1516, uma droga que ativa a PPARgama, resultou no aumento na capacidade de utilizar lipídios como combustível, por meio do aumento da CPT1, FAT/CD36 e lipase lipoproteica. Interessantemente, quando este composto GW foi ingerido sozinho, ou seja, sem a realização do exercício, não houve efeito no metabolismo lipídico. Por outro lado, quando o composto GW foi ingerido com Aicar, uma droga que ativa a AMPK, os autores observaram um aumento da atividade de enzimas do metabolismo lipídico. Os autores também observaram uma direta interação entre alfa2-AMPK e PPARgama, além de que a atividade da AMPK e PPAR poderia ser aumentada pela PGC-1alfa. Coletivamente, esses resultados sugerem que a PPARgama interaja com a AMPK e PGC-1alfa para aumentar a atividade de enzimas do metabolismo lipídico[28].

Em síntese, os possíveis mecanismos que explicariam as adaptações musculares induzidas pelo treinamento com reduzido conteúdo de glicogênio muscular são: 1) o exercício com reduzido conteúdo de glicogênio muscular aumenta a concentração de catecolaminas circulantes; 2) as catecolaminas levam a aumento na transcrição de PGC-1alfa, resultando no aumento da concentração de PGC-1alfa em sua forma mais ativa dentro do músculo; 3) as catecolaminas levam a um aumento na quebra de triglicerídeos a ácidos graxos livres, resultando em um aumento da concentração de ácidos graxos livres no plasma; 4) esse aumento da concentração de ácidos graxos livres e da quebra de triglicerídeos intramuscular resulta em aumento do consumo e oxidação de ácidos graxos; 5) esse aumento no consumo e oxidação de ácidos graxos resulta em aumento da ativação das PPARalfa e –gama; 6) o exercício de alta intensidade em estado de glicogênio muscular depletado aumenta a atividade da AMPK; 7) juntos, esse aumento da PGC-1alfa, PPAR e AMPK promove o aumento da expressão de genes ligados ao metabolismo lipídico; 8) quando cronicamente, esses resultados levam ao aumento da capacidade de se utilizar gordura como fonte de energia em exercícios submáximos, poupando glicogênio muscular, e potencialmente elevando a capacidade de exercício (Figura 31.1).

APLICAÇÕES PRÁTICAS: "TREINAR BAIXO, COMPETIR ALTO"

Claramente, as adaptações musculares alcançadas pelo treinamento são uma importante parte da melhora do desempenho atlético. Entretanto, mudanças na fisiologia muscular ou marcadores do metabolismo celular não são, por si, facilitadores do desempenho. Portanto, não é surpreendente que os benefícios do treino com reduzido conteúdo do glicogênio muscular tenham gerado excitação dentro da comunidade esportiva. Infelizmente, há evidências de não entendimento dos princípios e da prática do treinamento *low* por parte dos atletas, treinadores e até mesmo cientistas esportivos[28].

Contudo, parece haver um mal entendimento da ideia do estudo proposto por Hansen et al.[14], em que a implementação de uma dieta com restrição de carboidratos não é feita pela exposição de um ambiente com baixo conteúdo de carboidratos em todas as sessões de treino. De fato, o protocolo adotado por

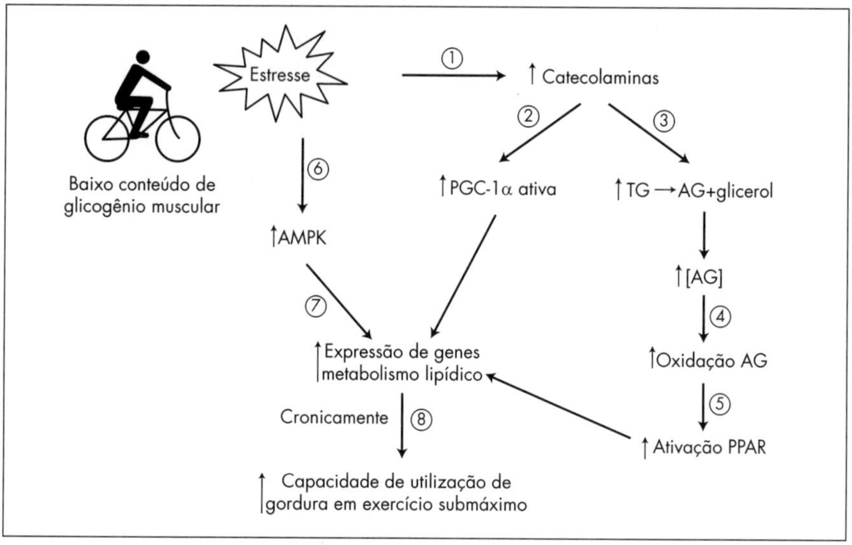

Figura 31.1 Mecanismos das adaptações musculares induzidas pelo treinamento com reduzido conteúdo de glicogênio muscular. 1) O exercício aumenta a concentração de catecolaminas circulantes; 2) as catecolaminas aumentam a concentração de PGC-1α em sua forma mais ativa dentro do músculo; 3) as catecolaminas levam a um aumento da concentração de AG livres no plasma; 4) o aumento da concentração de AG livres resulta em aumento da oxidação de AG; 5) esse aumento na oxidação de AG resulta em aumento da ativação das PPAR; 6) o exercício de alta intensidade em estado de glicogênio muscular depletado aumenta a atividade da AMPK; 7) juntos, esse aumento da PGC-1alfa, PPAR e AMPK promove o aumento da expressão de genes ligados ao metabolismo lipídico; 8) quando cronicamente, esses resultados levam ao aumento da capacidade de se utilizar gordura em exercícios submáximos. TG: triglicerídeos; AG: ácidos graxos.

Hansen et al.[14] e pelos demais estudos que o seguiram[20,35] têm envolvido os programas de treinamento com duas sessões de treino no mesmo dia, sendo a segunda sessão realizada no mesmo dia, poucas horas após a primeira, assegurando um reabastecimento mínimo de glicogênio muscular durante o período de recuperação. A segunda sessão de treino é iniciada com aproximadamente 40% menos de glicogênio muscular[14,35]. Entretanto, após esta sessão, há a ingestão de uma dieta com alto conteúdo de carboidratos com o intuito de obter uma supercompensação do glicogênio muscular e os atletas iniciarem a sessão de depleção seguinte com os estoques de glicogênio muscular já reestabelecidos.

Outros estudos têm usado diferentes protocolos para se induzir a redução do conteúdo de glicogênio antes do início da segunda sessão de treino.

Por exemplo, a realização do exercício após uma noite de jejum; a ingestão de água durante períodos de treinos prolongados; períodos livres de carboidratos nas horas após o exercício; ou, ainda, o consumo de carboidratos abaixo do idealizado para determinada carga de treino[6]. Interessantemente, o exercício em estado de jejum prolongado tem sido utilizado para promover diferentes respostas de sinalização celular ao exercício realizado com o consumo de carboidratos antes e durante a sessão[7]. Conjuntamente, essas informações suportam o protocolo descrito "treinar baixo, competir alto" – em que o treinamento realizado com baixa disponibilidade de glicogênio muscular aumentaria as respostas adaptativas ao treinamento, enquanto que competindo em alta disponibilidade de combustível poderia haver um aumento no desempenho[6].

Portanto, o modelo de treinamento com reduzido conteúdo de glicogênio muscular pode ser uma estratégia importante para manutenção da saúde, por exemplo, para indivíduos que apresentam síndrome metabólica, pois treinar com baixo conteúdo de glicogênio muscular poderia ser uma alternativa para aumentar a oxidação de lipídios e, consequentemente, reduzir os riscos ligados à obesidade. Adicionalmente, treinar com reduzidas concentrações de glicogênio muscular durante a pré-temporada pode ser uma alternativa para atletas gerarem maiores adaptações nesse período específico do calendário de treinamento e formar a base para o período competitivo.

Entretanto, a possibilidade de que protocolos de treinamento com reduzido conteúdo de glicogênio muscular possam reduzir a capacidade de treinar em altas intensidades requer atenção. Muitos técnicos descrevem programas de treinamento em quais os atletas são requeridos a trabalhar em intensidades específicas acima dos seus "*pacing* de prova", onde o sucesso de muitos esportes é definido pela velocidade do *sprint* final. Intuitivamente, sacrificando a capacidade de treinar em altas intensidades deveria ser feita com cautela por parte dos treinadores até que mais evidências possam ser mostradas de que esse tipo de estratégia não prejudica o desempenho[28].

Adicionalmente, lacunas metodológicas podem estar interferindo nessa não transferência do aumento das adaptações para o aumento no desempenho. Alguns protocolos[14,20,35] que induziram a depleção do conteúdo de glicogênio muscular foram realizados preferencialmente duas horas antes da segunda sessão de treino, o que pode ser apontado como uma deficiência metodológica, pois também não se permite isolar se as respostas produzidas na segunda sessão de treino ocorrerem como efeito da redução no conteúdo do glicogênio muscular ou da realização de duas sessões de treino com demasiada proximidade. Portanto, futuras investigações são requeridas para determinar se esse aumento das adaptações do treinamento é resultado direto do treino com baixa disponibilidade de glicogênio muscular ou simplesmente o efeito de treinar duas vezes no mesmo dia.

Muito embora a discussão dos efeitos crônicos do treinamento com reduzido conteúdo de glicogênio muscular esteja focada nos benefícios, é importante considerar os efeitos colaterais dessa estratégia[28]. Existe a possibilidade de que essa alta regulação da utilização de lipídios durante o exercício esteja associada à desregulação da utilização de carboidratos. De fato, em adaptações, a dieta hiperlipídica para aumentar a carga de carboidratos durante eventos de *endurance*, poupando glicogênio muscular durante o exercício, aparece agora como resultado do uso inapropriado de glicogênio muscular por causa da redução da atividade da enzima piruvato desidrogenase (PDH), ocasionando a diminuição da entrada de carboidratos no Ciclo de Krebs[32]. Essa falha na oxidação de carboidratos pode impedir a sustentação de altas intensidades durante eventos de *endurance*[17]. Adicionalmente, a magnitude das respostas de hormônios do estresse (adrenalina e cortisol) e citosinas (IL-6, IL-1ra e IL-10) são significantemente maiores quando indivíduos realizam cronicamente treinamento com reduzido conteúdo de glicogênio do que em situações em que o conteúdo de glicogênio muscular é normal, tendo sido especulado que os atletas que treinam cronicamente com essa deficiência de carboidratos estão se colocando em risco pelo efeito imunossupressor do cortisol, incluindo a supressão da produção de anticorpos, proliferação de linfócitos e a morte natural de células com atividades citotóxicas[12]. Ademais, a redução crônica do conteúdo de glicogênio pode causar sintomas como sonolência, função perceptiva e cognitiva prejudicada e transtorno de afetividade, que são considerados sintomas da fadiga do sistema nervoso central[9]. Finalmente, o efeito de se treinar repetidamente com reduzido conteúdo de glicogênio muscular pode aumentar o risco de doenças[12], lesões[5] e *overtraining*[27], que também precisam ser considerados.

CONSIDERAÇÕES FINAIS

Em síntese, recentes evidências permitem afirmar que as sessões de treinamento realizadas com reduzida concentração de glicogênio muscular aumentam a magnitude de adaptações metabólicas associadas ao treinamento, tanto em indivíduos não treinados quanto altamente treinados. Por outro lado, essas elevadas adaptações não são traduzidas em melhora no desempenho. A possibilidade de que protocolos de treinamento com reduzido conteúdo de glicogênio muscular possam reduzir a capacidade de treinar em altas intensidades também requer atenção por parte dos atletas e treinadores, para que os possíveis efeitos colaterais dessa estratégia possam ser minimizados.

Adicionalmente, os protocolos que induziram a depleção do conteúdo de glicogênio muscular foram realizados preferencialmente duas horas antes da segunda sessão de treino, o que pode ser apontado como uma deficiência metodológica, pois também não se permite isolar se as respostas produzidas na segunda sessão de treino ocorrerem como efeito da redução no conteúdo do GM ou da realização de duas sessões de treino muito próximas. Portanto, futuras pesquisas são necessárias para elucidar os mecanismos responsáveis por essas adaptações ao treinamento com reduzido conteúdo de glicogênio muscular e determinar se essas adaptações ao treinamento são resultado direto do treinamento com baixa disponibilidade de glicogênio muscular, ou simplesmente o efeito de treinar duas vezes no mesmo dia.

REFERÊNCIAS BIBLIOGRÁFICAS

1. Akimoto T, Sorg BS, Yan Z. Real-time imaging of peroxisome proliferator-activated receptor-gamma coactivator-1alpha promoter activity in skeletal muscles of living mice. Am J Physiol Cell Physiol. 2004;287(3):C790-6.
2. Andersen P, Henriksson J. Capillary supply of the quadríceps femoris muscle of man: adaptive response to exercise. J Physiol. 1977;270(3):677-90.
3. Andersen P, Henriksson J. Training induced changes in the subgroups of human type II skeletal muscle fibres. Acta Physiol Scand. 1977;99(1):123-5.
4. Armstrong CG, Browne GJ, Cohen P, Cohen PT. PPP1R6, a novel member of the family of glycogen-targetting subunits of protein phosphatase 1. Febs Lett. 1997;418(1-2):210-4.
5. Brouns F, Saris WH, Ten Hoor F. Nutrition as a factor in the prevention of injuries in recreational and competitive downhill skiing. J Sports Med. 1986;26(1):85-91.
6. Burke LM. Fueling strategies to optimize performance: training high or training low? Scand J Med Sci Sports. 2010;20(suppl 2):48-58.
7. Civitarese AE, Hesselink MK, Russell AP, Ravussin E, Schrauwen P. Glucose ingestion during exercise blunts exercise-induced gene expression of skeletal muscle fat oxidative genes. Am J Physiol Endocrinol Metab. 2005(6);289:E1023-9.

8. Coyle EF. Physical activity as a metabolic stressor. Am J Clin Nutr. 2000;72(2 Suppl):512S-20S.
9. Davis JM, Alderson NL, Welsh RS. Serotonine and central nervous system fatigue: nutritional considerations. Am J Clin Nutr. 2000;72(suppl):573S-8S.
10. Doherty MJ, Moorhead G, Morrice N, Cohen P, Cohen PT. Amino acid sequence and expression of the hepatic glycogen-binding (GL)-subunit of protein phosphatase-1. Febs Lett. 1995;375(3):294-8.
11. Furuyama T, Kitayama K, Yamashita H, Mori N. Forkhead transcription factor FOXO1 (FKHR)-dependent induction of PDK4 gene expression in skeletal muscle during energy deprivation. Biochem J. 2003;375(Pt 2):365-71.
12. Gleeson M, Nieman DC, Pedersen BK. Exercise, nutrition and immune function. J Sports Sci. 2004;22(1):115-22.
13. Gollnick PD, Saltin B. Significance of skeletal muscle oxidative enzyme enhancement with endurance training. Clin Physiol. 1982;2(1):1-12.
14. Hansen AK, Fischer CP, Plomgaard P, Andersen JL, Saltin B, Pedersen BK. Skeletal muscle adaptation: training twice every second day *vs.* training once daily. J Appl Physiol. 2005;98(1):93-9.
15. Hargreaves M. Metabolic responses to carbohydrate ingestion: effect on exercise performance. In: Lamb DR, Murray R. (Eds.) Perspectives in exercise science and sports medicine. The metabolic basis of performance in exercise and sport. Traverse City: Cooper Publishing Company; 1999. p. 93-124.
16. Hargreaves M. Skeletal muscle metabolism during exercise in humans. Clin Exp Pharmacol Physiol. 2000;27(3):225-8.
17. Havemann L, West SJ, Goedecke JH, Macdonald IA, ST Clair Gibson A, Noakes TD, et al. Fat adaptation followed by carbohydrate loading compromises high--intensity sprint performance. J Appl Physiol. 2006;100(1):194-202.
18. Helge JW, Kiens B. Muscle enzyme activity in humans: role of substrate availability and training. Am J Physiol. 1997;272(5Pt 2):R1620-4.
19. Holloszy JO, Booth FW. Biochemical adaptations to endurance exercise in muscle. Annu Rev Physiol. 1976;38:273-91.
20. Hulston CJ, Venables MC, Mann CH, Martin C, Philp A, Baar K, et al. Training with low muscle glycogen enhances fat metabolism in well-trained cyclists. Med Sci Sports Exerc. 2010;42(11):2046-55.
21. Hultman E, Bergstrom J. Muscle glycogen synthesis in relation to diet studied in normal subjects. Acta Med Scand. 1967;182(1):109-17.

22. Karlsson J, Saltin B. Diet, muscle glycogen, and endurance performance. J Appl Physiol. 1971;31(2):203-6.
23. Keller C, Steensberg A, Pilegaard H, Osada T, Saltin B, Pedersen BK, et al. Transcriptional activation of the IL-6 gene in human contracting skeletal muscle: influence of muscle glycogen content. Faseb J. 2001;15(14):2748-50.
24. Mcgee SL, Sparling D, Olson AL, Hargreaves M. Exercise increases MEF2- and GEF DNA binding activity in human skeletal muscle. Faseb J. 2006;20(2):348-9.
25. Mitchell JB, Costill DL, Houmard JA, Flynn MG, Fink WJ, Beltz JD. Influence of carbohydrate ingestion on counterregulatory hormones during prolonged exercise. Int J Sports Med. 1990;11(1):33-6.
26. Narkar VA, Downes M, Yu RT, Embler E, Wang YX, Banayo E, et al. AMPK and PPARdelta agonists are exercise mimetics. Cell. 2008;134(3):405-15.
27. Petibois C, Cazorla G, Poortmans JR, Déléris G. Biochemical aspects of overtraining in endurance sports: the metabolism alteration process syndrome. Sports Med. 2003;33(2):83-94.
28. Philp A, Burke LM, Baar K. Altering endogenous carbohydrate availability to support training adaptations. Nestle Nutr Inst Workshop Ser. 2011;69:19-31. Discussion 31-7.
29. Pilegaard H, Keller C, Steensberg A, Helge JW, Pedersen BK, Saltin B et al. Influence of pre-exercise muscle glycogen content on exercise-induced transcriptional regulation of metabolic genes. J Physiol. 2002;541(Pt 1):261–71.
30. Printen JA, Brady MJ, Saltiel AR. PTG, a protein phosphatase 1-binding protein with a role in glycogen metabolism. Science. 1997;275(5305):1475-8.
31. Saltin B, Rowell LB. Functional adaptations to physical activity and inactivity. Fed Proc. 1980;39(5):1506-13.
32. Stellingwerff T, Spriet LL, Watt MJ, Kimber NE, Hargreaves M, Hawley JA et al. Decreased PDH activation and glycogenolysis during exercise following fat adaptation with carbohydrate restoration. Am J Physiol Endocrinol Metab. 2006;290(2):E380-8.
33. Widegren U, Jiang XJ, Krook A, Chibalin AV, Bjornholm M, Tally M, et al. Divergent effects of exercise on metabolic and mitogenic signaling pathways in human skeletal muscle. Faseb J. 1998;12(13):1379-89.
34. Wojtaszewski JF, Macdonald C, Nielsen JN, Hellsten Y, Hardie DG, Kemp BE, et al. Regulation of 5'AMP-activated protein kinase activity and substrate utilization in exercising human skeletal muscle. Am J Physiol Endocrinol Metab. 2003;284(4):E813-22.

35. Yeo WK, Paton CD, Garnham AP, Burke LM, Carey A, Hawley JA. Skeletal muscle adaptation and performance responses to once a day versus twice every second day endurance training regimens. J Appl Physiol. 2008;105(5):1519-26.

32 Suplementação de cafeína e desempenho aeróbio

Ralmony de Alcantara Santos
Marcos David da Silva Cavalcante

INTRODUÇÃO

A cafeína é um alcaloide, identificado pela fórmula estrutural: 1, 3, 7-trimetilxantina (C8H10N4O2), possuindo uma massa molecular de 194, sendo derivada da xantina, bem como a teofilina (1, 3-dimetilxantina), teobromina (3, 7-dimetilxantina) e a paraxantina (1, 7-dimetilxantina) (Figura 32.1). A paraxantina tem maior representação metabólica em humanos, ocupando 84% em relação às demais, seguido da teofilina e logo a teobromina[1]. Elas se diferenciam pela potência de suas ações farmacológicas sobre o sistema nervoso central (SNC).

Alguns achados sugerem que a cafeína seja uma substância capaz de excitar e restaurar as funções cerebrais e bulbares sem, contudo, ser considerada uma droga terapêutica, o que a torna comumente utilizada e livremente comercializada, além de apresentar uma baixa capacidade de indução à dependência[20]. Esse alcaloide pode ser encontrado em alguns produtos consumidos

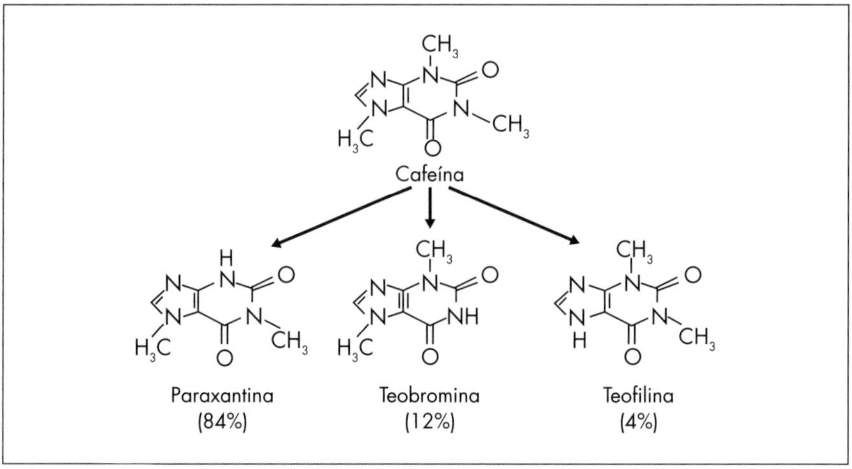

Figura 32.1 Estrutura química da cafeína e das metilxantinas.
Fonte: Sinclair e Geiger[20].

no cotidiano, tais como: chocolate, café, guaraná, mate e refrigerantes que contêm cola[13,22]. A Tabela 32.1 apresenta a quantidade de cafeína presente em alguns alimentos e bebidas populares consumidos diariamente[21].

De acordo com achados do estudo de Sinclair e Geiger[20] e van Nieuwenhoven et al.[28], a cafeína é absorvida rapidamente no trato digestório após administração oral. No entanto, ela parece não afetar as funções gastrintestinais quando ingerida de forma conjugada a diferentes soluções líquidas, como o carboidrato e a água. A cafeína pode alcançar seu pico de concentração máxima no sangue entre 15 e 120 minutos após a sua ingestão[20]. A administração dessa substância pode ser feita de diversas formas, dentre elas: oral, intraperitoneal, intramuscular e por supositórios[20,29]. Contudo, sua ação pode atingir todos os tecidos, pois seu transporte é realizado através da corrente sanguínea. A sua meia-vida é de 4 a 6 horas. A cafeína é degradada no fígado e excretada pela urina[23].

No início da década de 1980, a utilização indiscriminada de cafeína por parte de atletas com o intuito de melhorar o desempenho físico fez com que ela fosse incluída na lista de substâncias proibidas pelo Comitê Olímpico Internacional (COI)[20,23]. Contudo, por causa da dificuldade de evitar o consumo de cafeína por atletas, visto que essa substância encontra-se presente em diversos alimentos, bebidas e medicamentos, a agência mundial antidoping

Tabela 32.1 Concentração de cafeína em alimentos populares, bebidas, refrigerantes e energéticos.

CAFEÍNA EM ALIMENTOS E BEBIDAS	
	Doses
Café (xícara de 150 mL)	**mg**
De máquina	110 a 150
De coador	64 a 124
Instantâneo	40 a 108
Descafeinado	2 a 5
Instantâneo descafeinado	2
Chá (granel ou saquinhos)	**mg**
Infusão de 1 min	9 a 33
Infusão de 3 min	20 a 46
Infusão de 5 min	20 a 50
Produtos com chá	**mg**
Chá instantâneo (xícara de 150 mL)	12 a 28
Chá gelado (xícara de 350 mL)	22 a 36
Chocolate	**mg**
Feito a partir de mistura	6
Chocolate ao leite (28 g)	6
Chocolate de confeiteiro (28 g)	35
Refrigerantes	**mg/350 mL**
Coca-cola®	46
Diet Coke®	46
Pepsi Cola®	38,4
Diet Pepsi®	36
Pepsi Light®	36
Melo Yello®	36
Energéticos	**mg/250 mL**
Flash Power®	80
Flying Horse®	80
Dynamite®	80
Red Bull®	80
On Line®	80
Blue Energy Xtreme®	80

Fonte: Slavin e Joensen[21].

(Wada) adicionou a cafeína à lista de substâncias monitoradas no ano de 2004, com concentração urinária permitida de, no máximo, 12 μg/mL. Entretanto, uma série de estudos foi publicada demonstrando que o limite tolerável estipulado não era atingido mesmo após a ingestão de altas doses de cafeína (~8 mg/kg de peso corporal). Além disso, a ingestão de doses menores de cafeína (~5 mg/kg de peso corporal) era suficiente para melhorar o desempenho físico sem, contudo, ultrapassar o valor limítrofe para caso positivo de doping[20,23].

Dessa forma, este capítulo enfatiza os efeitos da ingestão de cafeína no desempenho aeróbio, destacando os tópicos relevantes acerca da história do consumo e uso habitual de cafeína, a utilização da suplementação no esporte, os mecanismos de ação e os efeitos desta suplementação no desempenho aeróbio.

HISTÓRICO DO CONSUMO DE CAFEÍNA

De acordo Hullemann e Metz[14], a utilização da cafeína no mundo esportivo tornou-se evidente a partir da metade do século XIX, mais especificamente na primeira edição da "corrida de seis dias", em 1879, quando os participantes de diversas nacionalidades utilizaram-se de diversos produtos estimulantes dentre os quais compostos à base desta substância, a fim de suportar o grande esforço requerido. Embora os mecanismos explicando o efeito positivo da cafeína sobre o desempenho não tenham sido claramente reconhecidos até 1981, ano em que os receptores de adenosina foram correlacionados com as propriedades estimulantes da cafeína e de seus análogos[7]. A cafeína é provavelmente uma das substâncias psicoativas mais usadas do mundo, afetando inúmeras estruturas psicológicas, incluindo resistência física, humor, sono e dor[12].

INGESTÃO DE CAFEÍNA NO ESPORTE

Em um estudo realizado por Desbrow e Leveritt[8], foi evidenciado que cerca de 90% dos competidores do campeonato mundial de triátlon (*ironman*) admitiram ter utilizado cafeína antes ou durante a competição. Esses dados estão de acordo com achados de um estudo mais recente, em que Chester e Wojek[5] constataram que houve um aumento de 20,6% no uso da cafeína entre os ciclistas (n = 287) após a retirada da cafeína da lista de substâncias proibidas em janeiro de 2004 pela Wada. Em conjunto, esses estudos demonstram que o uso da cafeína é bastante comum entre os atletas de modalidades esportivas predominantemente aeróbias e seu uso tem crescido ao longo dos anos.

A cafeína é conhecida por "competir" com a adenosina pela ligação com seu respectivo receptor, o que caracteriza uma ação antagonista da cafeína sobre os receptores de adenosina[12]. Por sua vez, os receptores de adenosina estão presentes em diversos locais do corpo humano, como tecido adiposo, músculo cardíaco, músculo esquelético, cérebro, músculo liso e medula adrenal[26]. Desse modo, a cafeína pode agir em diferentes locais do corpo humano (Figura 32.2).

Pela sua facilidade em atravessar a barreira hematoencefálica, a cafeína teria uma ação direta bloqueando os receptores de adenosina presentes no SNC, o que reduziria a percepção subjetiva do esforço e a percepção de dor durante o exercício. No entanto, os mecanismos envolvidos na atuação da cafeína sobre o SNC ainda não estão completamente estabelecidos, em virtude das dificuldades técnicas principalmente em estudos envolvendo humanos. Vale a pena destacar que uma menor percepção de esforço/dor favorece o desempenho por causa da maior tolerância dos atletas a maiores intensidades de esforço físico. Em um estudo de meta-análise realizado por Doherty e Smith[10], foi constatado, após análise de 21 estudos, que a cafeína diminuiu

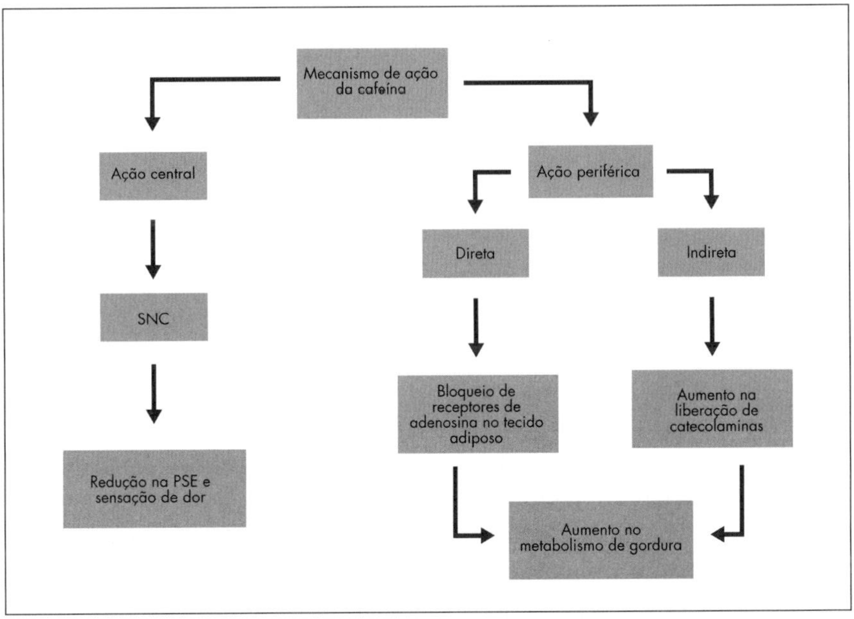

Figura 32.2 Mecanismos de ação da cafeína em exercícios aeróbios.
SNC: sistema nervoso central; PSE: percepção subjetiva de esforço.

em aproximadamente 5,6% a percepção subjetiva do esforço dos sujeitos quando comparado à ingestão de placebo.

Outro mecanismo de ação da cafeína relacionado ao desempenho em exercícios aeróbios é a sua capacidade de facilitar a utilização de gordura como energia durante o exercício. De acordo com esse mecanismo, a ingestão de cafeína promoveria um aumento no metabolismo de gordura por meio de uma ação direta ou indireta sobre o tecido adiposo. A ação direta ocorreria por meio do bloqueio dos receptores de adenosina localizados no tecido adiposo, resultando na liberação de uma maior quantidade de ácidos graxos livres e disponibilizando-os para serem utilizados como fonte energética durante o exercício[26]. A ação indireta aconteceria por meio de uma maior liberação das catecolaminas, em especial a epinefrina, conhecidas por estimular a lipólise (degradação de lipídios), mobilizando ácidos graxos livres[16]. Em conjunto, a ação da cafeína sobre os ácidos graxos livres e a lipólise resultaria em menor utilização de glicogênio muscular (carboidrato armazenado no músculo) e, consequentemente, na melhora do desempenho em exercícios aeróbios[11]. Embora estudos tenham suportado a hipótese de que a ingestão de cafeína promove um aumento no metabolismo de gordura e uma redução na utilização de glicogênio muscular, recentemente essa hipótese tem sido contestada[13].

No âmbito esportivo, recursos ergogênicos referem-se à qualquer substância ou técnica capaz de melhorar o desempenho esportivo[27]. A grande maioria dos estudos investigando os efeitos da ingestão de cafeína sobre o desempenho esportivo utiliza modalidades de longa duração como corrida, ciclismo e esqui *cross-country*, que são eventos com predominância do sistema energético aeróbio. Os primeiros relatos na literatura sugerindo que a cafeína teria um efeito ergogênico em humanos foram apresentados à comunidade científica por meio de um estudo publicado em 1907 por Rivers e Webber[17]. Nesse estudo, foi evidenciado que, após a ingestão de cafeína, a capacidade de trabalho muscular era aumentada. Posteriormente, na década de 1970, uma série de estudos[6,11,15] conduzidos pelo grupo de pesquisa liderado pelo professor David Costill, também utilizando humanos, confirmou os achados de Rivers e Webber[17], demonstrando que doses moderadas (~5 mg/kg de peso corporal) de cafeína promovem um aumento na capacidade de se exercitar. O primeiro estudo dessa série foi conduzido por Costill et al. em 1978, e os autores constataram que o tempo para exaustão durante ciclismo realizado em uma intensidade correspondente a 80% do consumo máximo de oxigênio (VO_2máx) foi significativamente maior 1 hora após o consumo de cafeína (330 mg) quando comparado com placebo.

Embora os primeiros estudos tenham investigado os efeitos ergogênicos da ingestão de cafeína utilizando o tempo para exaustão em exercícios de carga constante como uma medida de desempenho, esse não é um cenário real de competição. Durante a grande maioria das competições, principalmente em esportes cíclicos, os atletas têm como objetivo percorrer uma determinada distância no menor tempo possível. Nesse sentido, os pesquisadores passaram a investigar em laboratório os efeitos da cafeína sobre o desempenho utilizando protocolos que se assemelham às competições. A grande maioria desses estudos tem demonstrado que a ingestão aguda de cafeína promove uma melhora de desempenho em exercícios aeróbios de curta, média e longa distância nas mais diversas modalidades esportivas como ciclismo, corrida, remo e esqui *cross-country*[3,4,18,19,24].

Uma pergunta recorrente é se o uso habitual da cafeína pode prejudicar os seus efeitos ergogênicos. A ingestão regular de cafeína parece promover um aumento nos números de receptores de adenosina no organismo[16]. Sendo assim, poderíamos concluir que o uso habitual de cafeína aumentaria a tolerância aos seus efeitos ergogênicos, sendo necessária a utilização de doses maiores com o tempo. Porém, apesar de escassos, a maioria dos achados de estudos encontrados na literatura aponta em outra direção. Wiles et al.[30] não encontraram relação entre os hábitos de uso da cafeína com o desempenho em corrida de 1.500 m. Tarnopolsky e Cupido[25] também não encontraram diferenças no desenvolvimento de força entre indivíduos habituados e não habituados ao uso de cafeína. Da mesma forma, Dodd et al.[9] não encontraram diferença no tempo para exaustão entre indivíduos habituados e não habituados durante o teste incremental máximo. Juntos esses estudos sugerem que os efeitos ergogênicos da cafeína ocorram independentemente de o indivíduo ser habituado ou não ao uso da cafeína. Por outro lado, Bell et al.[2] demonstraram que indivíduos não habituados à cafeína apresentaram maior efeito ergogênico da cafeína em comparação com os habituados.

CONSIDERAÇÕES FINAIS

A busca por métodos capazes de melhorar o desempenho esportivo tem aumentado cada vez mais ao longo dos anos. A cafeína é considerada uma das substâncias mais utilizadas no mundo esportivo a fim de se obter melhoras no desempenho. Embora os mecanismos responsáveis pela ação da cafeína em exercícios predominantemente aeróbio não estejam completamente elucidados, a melhora do desempenho aeróbio após sua ingestão está bem estabelecida na literatura.

REFERÊNCIAS BIBLIOGRÁFICAS

1. Altermann AM, Dias CS, Luiz MV, Navarro F. A influência da cafeína como recurso ergogênico no exercício físico: sua ação e efeitos colaterais. Rev Bras Nut Esp. 2008;2(10):225-39.
2. Bell DG, Mclellan TM. Exercise endurance 1, 3, and 6 h after caffeine ingestion in caffeine users and nonusers. J Appl Physiol. 2002;93(4):1227-34.
3. Bridge CA, Jones MA. The effect of caffeine ingestion on 8 km run performance in a field setting. J Sports Sci. 2006;24(4):433-9.
4. Bruce CR, Anderson ME, Fraser SF, Stepto NK, Klein R, Hopkins WG, et al. Enhancement of 2000-m rowing performance after caffeine ingestion. Med Sci Sports Exerc. 2000;32(11):1958-63.
5. Chester N, Wojek N. Caffeine consumption amongst British athletes following changes to the 2004 Wada prohibited list. Int J Sports Med. 2008;29(6):524-8.
6. Costill DL, Dalsky GP, Fink WJ. Effects of caffeine ingestion on metabolism and exercise performance. Med Sci Sports Exerc. 1978;10(3):155-8.
7. Daly JW. Caffeine analogs: biomedical impact. Cell Mol Life Sci. 2007;64(16):2153-69.
8. Desbrow B, Leveritt M. Awareness and use of caffeine by athletes competing at the 2005 Ironman Triathlon World Championships. Int J Sport Nut Exerc Metabol. 2006;16(5):545-58.
9. Dodd SL, Brooks E, Powers SK, Tulley R. The effects of caffeine on graded exercise performance in caffeine naive versus habituated subjects. Eur J Appl Physiol. 1991;62(6):424-9.
10. Doherty M, Smith PM. Effects of caffeine ingestion on rating of perceived exertion during and after exercise: a meta-analysis. Scand J Med Sci Sports. 2005;15(2):69-78.
11. Essig D, Costill DL, Van Handel PJ. Effects of caffeine ingestion on utilization of muscle glycogen and lipid during leg ergometer cycling. Int J Sports Med. 1980;1(2):86-90.

12. Fredholm BB, Battig K, Holmén J, Nehlig A, Zvartau EE. Actions of caffeine in the brain with special reference to factors that contribute to its widespread use. Pharmacol Rev. 1999;51(1):83-133.
13. Graham TE. Caffeine and exercise: metabolism, endurance and performance. Sports Med. 2001;31(11):785-807.
14. Hullemann KD, Metz J. Doping. In: Medicina esportiva: clínica e prática. São Paulo: Edusp; 1982. p. 213-35.
15. Ivy JL, Costill DL, Fink WJ, Lower RW. Influence of caffeine and carbohydrate feedings on endurance performance. Med Sci Sports Exerc. 1979;11(1):6-11.
16. Paluska SA. Caffeine and exercise. Cur Sports Med Reports. 2003;2(4):213-9.
17. Rivers WH, Webber HN. The action of caffeine on the capacity for muscular work. J Physiol. 1907;36(1):33-47.
18. Santos RA, Kiss MA, Silva-Cavalcante MD, Correia-Oliveira CR, Bertuzzi R, Bishop DJ, et al. Caffeine alters anaerobic distribution and pacing during a 4000-m cycling time trial. PLoS One. 2013;8(9):e75399.
19. Silva-Cavalcante MD, Correia-Oliveira CR, Santos RA, Lopes-Silva JP, Lima HM, Bertuzzi R, et al. Caffeine increases anaerobic work and restores cycling performance following a protocol designed to lower endogenous carbohydrate availability. PLoS One. 2013;8(8):e72025.
20. Sinclair CJD, Geiger JD. Caffeine use in sport: a pharmacological review. J Sports Med Phys Fitness. 2000;40(1):71-9.
21. Slavin N, Joensen HK. Caffeine and sport performance. Phys Sports Med. 1995;13:191-3.
22. Spriet LL, Gibala MJ. Nutritional strategies to influence adaptations to training. Sports Sci. 2004;22(1):127-47.
23. Spriet LL. Caffeine and performance. Int J Sports Nutrit. 1995;5:84-99.
24. Stadheim HK, Kvamme B, Olsen R, Drevon CA, Ivy JL, Jensen J. Caffeine increases performance in cross-country double-poling time trial exercise. Med Sci Sports Exerc. 2013;45(11):2175-83.
25. Tarnopolsky MA, Cupido C. Caffeine potentiates low frequency skeletal muscle force in habitual and nonhabitual caffeine consumers. J Appl Physiol. 2000;89(5):1719-24.
26. Tarnopolsky MA. Caffeine and creatine use in sport. Annals Nutrit Metabol. 2010;57(suppl 2):1-8.
27. Thein LA, Thein JM, Landry GL. Ergogenic aids. Phys Ther. 1995;75(5):426-39.

28. Van Nieuwenhoven MA, Brummer PJM, Brouns F. Gastrointestinal function during exercise: comparison of water, sport drink, and sports drink with caffeine. J Appl Physiol. 2000;89(3):1079-85.
29. Wang Y, Lau CE. Caffeine has similar pharmacokinetics and behavioral effects via the i.p. and p.o. routes of administration. Pharmacol Biochem Behavior. 1998;60(1):271-8.
30. Wiles JD, Bird SR, Hopkins J, Riley M. Effect of caffeinated coffee on running speed, respiratory factors, blood lactate and perceived exertion during 1500-m treadmill running. Br J Sports Med. 1992;26(2):116-20.

33 Suplementação com bicarbonato de sódio e desempenho aeróbio

Leandro Camati Felippe

INTRODUÇÃO

Com o objetivo de aumentar o desempenho em diversas modalidades esportivas, treinadores, nutricionistas e cientistas do esporte têm utilizados inúmeros tipos de suplementos no intuito de retardar o processo de fadiga muscular aguda (FMA). A FMA é um fenômeno multifatorial e complexo, sendo, portanto, um fator limitante do rendimento atlético[9]. Nesse sentido, a utilização de alguns recursos nutricionais com intuito de retardar a FMA tem se mostrado eficiente, aumentando as capacidades de contrair o músculo e de realizar trabalho[21].

Durante o exercício de alta e moderada intensidade, a grande demanda de ATP e, consequentemente, a grande utilização dos substratos energéticos causam o acúmulo de subprodutos que podem diminuir a atividade enzimática intracelular, além de inibirem a ligação actina-miosina. Dentre esses metabólitos, os íons de hidrogênio (H^+) são relatados na literatura como um dos principais causadores de fadiga muscular. O aumento da concentração de íons H^+ diminui o pH intramuscular, resultando em queda da atividade de enzimas importantes para a produção de ATP. Achados prévios têm constatado diminuição na atividade das enzimas glicogênio fosforilase (GF) e fosfofrutoquinase (PFK) em condições de acidose metabólica, o que implica, respectivamente, diminuição na taxa de degradação de glicogênio muscular e taxa de glicólise para a produção de ATP[9].

Além dos efeitos nas enzimas glicolíticas, a acidose inibe o próprio mecanismo contrátil actina-miosina, por meio da sua influência sobre íons importantes nesse processo. Nessas condições, o cálcio (Ca^{2+}) liberado durante a contração muscular não consegue retornar para o retículo sarcoplasmático, pois para que isso ocorra é necessário ATP, já que, em situação de acidose, com consequente diminuição na produção de ATP, ocorre uma queda na reabsorção do Ca^{2+} (Figura 33.1). Segundo Chin e Allen[6], mesmo que dificilmente os níveis de ATP diminuam mais do que 30 a 50% dos valores de repouso, na célula como um todo, as concentrações de glicogênio e ATP próximas ao retículo sarcoplasmático podem ter uma diminuição muito mais drástica. Em altas contrações no sarcoplasma, o Ca^{2+} tende a ligar-se ao fosfato inorgânico (Pi), diminuindo ainda mais a quantidade de Ca^{2+} livre para a con-

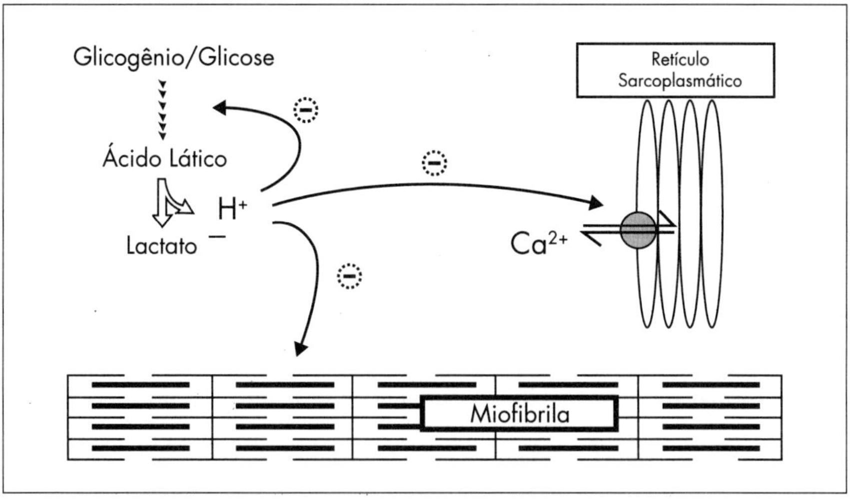

Figura 33.1 Produção de íons H^+ pela via da glicólise anaeróbia, e seu efeito sobre a glicólise, disponibilidade do cálcio e contração muscular.

tração muscular. Assim como acontece com o Ca^{2+}, o potássio (K^+) também sofre forte influência da queda de pH, diminuindo o seu retorno para dentro do meio intramuscular, implicando queda do potencial de ação da célula muscular. Isso porque o retorno do K^+ também depende da bomba Na^+-K^+-ATPase dependente de ATP[1].

Nesse sentido, o uso substâncias alcalinas podem ser eficientes na redução da fadiga muscular, especialmente em exercícios de alta intensidade, em que a produção de íons H^+ e a consequente queda do pH são fatores determinantes para a fadiga. Em especial, o bicarbonato de sódio ($NaHCO_3$) tem se mostrado o suplemento mais eficiente no tamponamento dos íons H^+.[4]

MECANISMO DE AÇÃO DO $NAHCO_3$

O bicarbonato (HCO_3^-) presente na corrente sanguínea é um dos principais reguladores da relação ácido-base no organismo. O efluxo de íons H^+ do músculo para o sangue causado pelo aumento na concentração de bicarbonato (HCO_3^-), por meio do consumo de bicarbonato de sódio ($NaHCO_3$), diminui a quantidade de íons H^+ intramuscular e, consequentemente, a FMA[7]. Como a membra intracelular é impermeável ao HCO_3^-,[7] o controle do pH se dá pelo efluxo dos íons H^+ do músculo para o sangue. O aumento da contração de íons H^+ dentro do músculo durante o exercício e a diminuição desses íons no sangue com o consumo de $NaHCO_3$ desencadeiam a difusão (efluxo) de íons H^+ do músculo. Os íons H^+ reagem com HCO_3^-, formando H_2CO_3 (ácido carbônico), que, por sua vez, se dissocia em H_2O e CO_2, como exemplificado na equação abaixo:

$$H^+ + HCO_3^- \leftrightarrow H_2CO_3^- \leftrightarrow H_2O + CO_2$$

Alguns estudos têm constatado aumento significativo no HCO_3^- plasmático em torno de aproximadamente 5,5 a 6,5 $mmol \cdot L^{-1}$ de sangue, seguido pelo aumento do pH (~0,6), com o consumo de 0,3 a 0,4 g de $NaHCO_3$ por quilograma de peso corporal[4,14]. Além disso, Sthephens et al.[27] também observaram que, paralelamente à redução da concentração dos íons H^+ extracelular, ocorreu também a queda desse íon dentro da célula muscular. Isso indica que, apesar de a membrana intracelular ser impermeável ao HCO_3^-, o aumento plasmático dessa substância é altamente eficaz no efluxo dos íons H^+, e na manutenção do pH intracelular.

O aumento da modulação iônica com o consumo do $NaHCO_3$ e o consequente aumento do pH é outro aspecto interessante constatado em alguns estudos[26,28]. A queda dos íons H^+ intracelular e o aumento do pH com o consumo de $NaHCO_3$ parecem melhorar o retorno do potássio (K^+) para o interior da fibra muscular, provavelmente pelo aumento da atividade da bomba Na^+-K^+-ATPase, mantendo a excitabilidade celular[1,26,28].

CONSUMO DO $NAHCO_3$ E EXERCÍCIOS AERÓBIOS

Grande parte dos estudos com $NaHCO_3$ foram conduzidos com exercícios de alta intensidade e curta duração, em virtude da grande produção de íons H^+ em atividades com essas características. No entanto, outros trabalhos constaram que a suplementação com $NaHCO_3$ também pode melhorar o desempenho em exercícios com predominância aeróbia realizadas em várias intensidades[3,20]. Em um desses estudos, McNaughton et al.[20] observaram que ciclistas treinados obtiveram um maior trabalho total (KJ) e maior potência média em teste de uma hora em cicloergômetro após o consumo de 300 mg/kg de $NaHCO_3$. Da mesma forma, Muller et al.[23] constataram que, após o consumo de 0,3 g/kg de $NaHCO_3$, ciclistas treinados conseguiram se manter em exercício por mais tempo (23%). Apesar desses resultados, ainda não está totalmente esclarecido de que forma o consumo de $NaHCO_3$ pode melhorar o desempenho em exercícios de longa duração, mas alguns aspectos fisiológicos têm sido observados. Um desses aspectos é a influência direta ou indireta do tamponamento dos íons H^+ na cinética do VO_2 e na dissociação do O_2 da hemoglobina[2,31].

Como vimos anteriormente, o efluxo de íons H^+ tende a aumentar as concentrações de CO_2 no sangue (reação apresentada no tópico Mecanismo de ação do $NaHCO_3$), o que facilitaria a liberação de O_2 da hemoglobina, aumentando a sua captação pelo tecido muscular. Nos pulmões, ocorre justamente ao contrário, pois o aumento na concentração de CO_2 no sangue facilita a sua liberação alveolar, aumentando a afinidade da hemoglobina com O_2. Esses dois fenômenos são conhecidos como efeito Bohr e Haldane, respectivamente[29,31]. Dessa forma, o consumo de $NaHCO_3$ facilitaria a captação de O_2 e a sua liberação para o músculo.

Além disso, o aumento do pH com o consumo de $NaHCO_3$ pode resultar em uma aceleração da fase 2 da cinética *on* do VO_2 em exercício aeróbio com intensidade acima de 85% do VO_2máx[11,31]. A fase 2 da cinética *on* do VO_2, que ocorre no primeiro minuto do exercício, reflete a adequação muscular à carga imposta pelo exercício. Desta forma, a aceleração da fase 2 da cinética *on* indica que a utilização de O_2 pelo músculo foi mais rápida logo no início do exercício, diminuindo o tempo para que ocorra o estado estável do VO_2, o que teoricamente indicaria uma melhor capacidade oxidativa muscular[11,31].

Além da influência sobre a cinética *on*, a suplementação com $NaHCO_3$ pode diminuir a amplitude do componente lento do VO_2. Berger et al.[2] observaram uma diminuição de 19%, enquanto que Forbes et al.[10] relatam uma queda de 40% no componente lento do VO_2 após o consumo de $NaHCO_3$. Vale destacar que os sujeitos, o tipo de exercício e a intensidade, bem como a quantidade de $NaHCO_3$ consumidas, foram bastante semelhantes nos três estudos. A causa mais provável para o surgimento do componente lento do VO_2 é o aumento do recrutamento das fibras de contração rápida (tipo 2) em decorrência da diminuição da eficiência das fibras do tipo 1. Durante o exercício com carga constante de moderada e alta intensidade, as fibras do tipo 1 gradativamente vão perdendo a sua eficiência e, para manter a intensidade do exercício, as fibras de contração rápida (tipo 2) são gradativamente recrutadas[24]. Como sabemos, as fibras de contração rápida são menos eficientes na utilização de O_2 do que as fibras de contração lenta, então, para a mesma quantidade de O_2 consumido, menos ATP é gerado pelas fibras do tipo 2. Além disso, o aumento do recrutamento das fibras do tipo 2 está intimamente ligado com a produção de íons H^+ e a queda do pH, resultando em queda na eficiência de contração. Dessa forma, tanto a aceleração da cinética *on* quanto uma menor amplitude do componente lento relatado com o consumo de $NaHCO_3$ indicam uma melhor utilização do O_2 pelos músculos durante o exercício e um retardo na produção de metabólitos que podem induzir à fadiga muscular[2].

Outra explicação para aumento da capacidade oxidativa é que o tamponamento dos íons H^+ pode afetar diretamente a mitocôndria, já que a queda do pH causado em exercícios intensos afeta negativamente a atividade mitocondrial, causando diminuição na capacidade oxidativa muscular[16,18]. Além disso, a consequente diminuição dos íons H^+ intracelular com o consumo de $NaHCO_3$ causa o aumento da concentração de ADP, já que para a fosforilação do ADP em ATP é consumido um íon H^+. Esse aumento do ADP intracelular estimula a fosforilação oxidativa e a utilização de O_2 pela mitocôndria, diminuído o tempo para alcançar estado estável no consumo de O_2, refletindo em maior eficiência no consumo de O_2 no início do exercício[11,31].

Com relação ao aumento na capacidade glicolítica e da fosforilação oxidativa, Hollidge-Horvat et al.[14] realizaram um estudo com resultados interessantes. Nesse estudo foi realizado um protocolo de exercício constante com intensidades de 30, 60 e 75% do VO_2máx, com duração de 15 min em cada intensidade, após o consumo de $NaHCO_3$ ou placebo. Durante o intervalo de 15 min entre as intensidades, foram coletadas amostras sanguínea e do tecido muscular. Os resultados encontrados mostram que a 60% do VO_2máx houve maior utilização do glicogênio muscular, maior atividade da enzima piruvato desidrogenase e menor concentração de lactato intramuscular com a suplementação com $NaHCO_3$ em comparação com a condição placebo. Já a 75% do VO_2máx, também houve maior utilização do glicogênio muscular, porém não houve diferença na atividade da piruvato desidrogenase e, consequentemente, houve maior concentração de lactato com o consumo de $NaHCO_3$ em comparação com a condição placebo. A maior atividade na piruvato desidrogenase em 60% do VO_2máx e a menor concentração de lactato sanguíneo em comparação com a situação placebo indicam que, nessa intensidade, houve uma maior atividade oxidativa com o consumo de $NaHCO_3$, o que não ocorreu a 75% do VO_2máx. Esses resultados reforçam que, em intensidades relativamente baixas, o consumo de $NaHCO_3$ pode melhorar o desempenho por meio do aumento da capacidade oxidativa muscular[14].

Apesar de existirem evidências de que a suplementação com $NaHCO_3$ possa melhorar a performance em exercícios predominantemente aeróbios, com intensidade abaixo da potência crítica (acima de 40 min de duração), o exato mecanismo de ação do $NaHCO_3$ quanto ao consumo de O_2 ainda necessita de mais esclarecimentos. Os poucos estudos nessa temática talvez sejam explicados pelo fato de a acidose metabólica não ser o principal limitante do desempenho em exercícios dessa intensidade[23]. Segundo Mueller et al.[23], exercícios aeróbios acima da potência crítica parecem sofrer uma maior influência da indução à alcalose. No estudo de Higgins et al.[12], por exemplo, a suplementação com $NaHCO_3$ aumentou em 17% o tempo de exaustão em exercício em ciclo ergômetro a 100% da potência máxima. Da mesma forma, Bird et al.[3] observaram que após a suplementação com 300 mg de $NaHCO_3$ corredores de média e longa distância levaram um menor tempo para percorrer um percurso de 1.500 m. Da mesma forma, estudos realizados com remadores de elite constataram aumento da performance em teste de contrarrelógio de 3.000 m[17] e 2.000 m[13] realizados em ergômetro especificamente desenvolvido para o remo. Interessante observar no trabalho de Hobson et al.[13] é que a diferença entre a performance da condição placebo e $NaHCO_3$ foi aumentando a partir dos 1.000 m finais, quando a acidose teoricamente seria mais acentuada.

Em exercícios acima da potência crítica e com duração entre 2 e 6 min, como os citados anteriormente, a alta demanda da glicólise anaeróbia e, consequentemente, a queda do pH intramuscular podem ser um dos principais limitadores do desempenho, sendo assim o maior tamponamento exercido pelo aumento de HCO_3^- sanguíneo pode ser uma estratégia interessante.

Diversas formas de consumo vêm sendo relatadas na literatura, e algumas delas podem ocasionar desconfortos gastrintestinais (GI) e diminuir o poder ergogênico da substância[4]. Com o objetivo de verificar a melhor forma de consumo do $NaHCO_3$, Carr et al.[5] realizaram um estudo testando nove formas diferentes de consumo (em todos os protocolos foi consumido 0,3 g/kg), com variação na quantidade de água ingerida (7 ou 14 mL/kg de peso corporal), na combinação com citrato de sódio ou lanche contendo 1,5 g de carboidrato (CHO) por quilograma de peso corporal, tempo de ingestão diferentes (15 ou 30 min de intervalo) e formas diferentes de suplementação (cápsula ou solução). Os autores constataram que o maior desconforto GI ocorreu 90 min após a suplementação de $NaHCO_3$ ingerido em dose única, dissolvido em baixo volume de água (7 mL/kg de peso corporal). O menor desconforto GI foi relatado com a ingestão de $NaHCO_3$ em cápsulas a cada 15 min (três doses), consumido com 7 mL/kg corporal de água, com o consumo prévio de um lanche com CHO. Além disso, a suplementação com o lanche de CHO resultou em valores mais elevados de HCO_3^- e pH sanguíneo. Apesar dos resultados observados, o estudo não avaliou o desempenho e, desse modo, não podemos saber se o desconforto GI ocorrido seria suficiente para afetar negativamente o desempenho desses sujeitos.

A quantidade de $NaHCO_3$ consumida também parece ter grande impacto sobre o distúrbio GI. McNaughton[19], ao comparar o efeito de diferentes doses de $NaHCO_3$ (100, 200, 300, 400 e 500 mg), observou que, com o consumo de 300 mg, os atletas obtiveram maior potência de pico e trabalho total em teste em bicicleta ergométrica, além de menor distúrbio GI comparados a doses mais alta. Além disso, grande parte dos estudos tem observado efeito benéfico sobre o desempenho e menores desconfortos GI em doses que variam de 0,3 a 0,4 g/kg de peso corporal. De fato, a concentração de HCO_3 e o valor do pH sanguíneo pouco diferem quando consumido 0,3 ou 0,4 g/kg de $NaHCO_3$, e doses acima dessas parecem não influenciar significativamente o desempenho, além de aumentar a possibilidade de distúrbios GI[5].

O tempo de consumo antes do início do exercício também é um fator importante a ser considerado. Os diversos protocolos de suplementação utilizados dificultam os resultados principalmente quanto ao tempo que o HCO_3^- atinge o pico na corrente sanguínea, bem como seu tempo de meia-vida. Basicamente, a suplementação com $NaHCO_3$ pode ser realizada de duas formas: aguda (momentos antes do exercício) ou crônica (suplementação durante alguns dias antes do exercício ou da prova). No que se refere à suplementação aguda, há uma grande variedade metodológica quanto ao tempo de consumo antes do exercício. No estudo de Hunter et al.[15], a suplementação foi realizada em uma única dose 3 h antes do teste, e mesmo assim os valores de HCO_3^- e pH foram significativamente maiores do que na situação placebo, além de haver aumento na performance. Em outro estudo, Carr et al.[5] observaram que o pico de HCO_3^- e pH no sangue ocorreu 60 min após o consumo em dose única de $NaHCO_3$, e se manteve no mesmo patamar até 120 min. Após esse período, o HCO_3^- sanguíneo sofre uma leve queda até 180 min. Ao mesmo tempo que ocorre o pico HCO_3^-, há também um desaparecimento dos íons H^+ do sangue, indicando uma capacidade máxima de tamponamento atingida nesse período[25]. Em relação ao exercício de longa duração, a suplementação com 300 mg/kg de $NaHCO_3$ ofertada em dose única, resultou em um pico de pH sanguíneo a 90 min após o consumo. Além disso, o pH se manteve mais alto por mais 50 min durante um exercício de 60 min em cicloergômetro, o que possibilitou um maior trabalho total na condição $NaHCO_3$.[20]

A suplementação crônica não tem resultado em maiores valores de HCO_3^- e pH em relação à aguda. Mueller et al.[23] suplementaram 8 ciclistas treinados durante 5 dias com 0,5 g/kg divididos em 2 ou 3 doses/dia, e constataram que os valores de HCO_3^- e pH não mudaram do primeiro para o quinto dia. Da mesma forma, outros estudos não observaram mudanças significativas com a suplementação crônica, e apontam para uma saturação sanguínea do HCO_3^-, além de não resultar em aumento do desempenho em comparação ao consumo agudo[8,22]. Apesar de Thomas et al.[30] observarem um aumento no conteúdo de MCT4 (transportador de monocarbóxicos – responsável por 80% do efluxo de íons H^+) em ratos submetidos a cinco dias de treinamento intenso e suplementação crônica de $NaHCO_3$, parece que essas alterações não surtem efeito no desempenho de humanos adultos saudáveis.

CONSIDERAÇÕES FINAIS

Com base nos trabalhos científicos revisados, é plausível pressupor que o consumo agudo de $NaHCO_3$ aumenta consideravelmente a concentração de HCO_3^- e pH sanguíneo, ocasionando um maior efluxo dos íons H^+ do meio intramuscular para o sangue. O maior pH com o consumo de $NaHCO_3$ pode melhorar o desempenho em exercícios predominantemente aeróbios, principalmente aqueles realizados em intensidade acima da potência crítica. O desconforto GI observado em alguns estudos pode ser explicado pela forma de consumo dessa substância e, por essa razão, devem ser observadas a melhor quantidade e forma de consumo do $NaHCO_3$.

REFERÊNCIAS BIBLIOGRÁFICAS

1. Allen DG. Skeletal muscle function: role of ionic changes in fatigue, damage and disease. Clin Exp Pharmacol Physiol. 2004;31(8):485-93.
2. Berger NJA, Mcnaughton LR, Keatley S, Wilkerson DP, Jones AM. Sodium bicarbonate ingestion alters the slow but not the fast phase of VO_2 kinetics. Med Sci Sports Exerc. 2006;38:1909-17.
3. Bird SR, Wiles J, Robbins J. The effect of sodium bicarbonate ingestion on 1500-m racing time. J Sports Sci. 1995;13(5):399-403.
4. Carr AJ, Gore CG, Dawson B. Induced alkalosis and caffeine supplementation: effects on 2,000-m rowing performance. Int J Sport Nutr Exerc Metab. 2011;21:357-64.
5. Carr AJ, Slater GJ, Gore CJ, Dawson B, Burke LM. Effect of sodium bicarbonate on [HCO_3^-], pH, and gastrointestinal symptoms. Int J Sport Nutr Exerc Metabol. 2011;21:189-94.
6. Chin ER, Allen DG. The contribution of pH-dependent mechanisms to fatigue at different intensities in mammalian single muscle fibres. J Physiol. 1990;512(3):831-40.
7. Costill DL, Verstappen F, Kuipers H, Janssen E, Fink W. Acid base balance during repeated bouts of exercise: influence of HCO_3. Int J Sports Med. 1984;5:228-31.
8. Driller MW, Gregory JR, Williams AD, Fell JW. The effects of chronic sodium bicarbonate ingestion and interval training in highly trained rowers. Int J Sport Nutr Exerc Metab. 2013;23(1):40-7.
9. Fitts RH. Cellular mechanisms of fatigue muscle. Physiol Rev. 1994;74:49-93.

10. Forbes SC, Raymer GH, Kowalchuk JM, Marsh GD. $NaHCO_3$-induced alkalosis reduces the phosphocreatine slow component during heavy-intensity forearm exercise. J Appl Physiol (1985). 2005;99(5):1668-75.
11. Grassi B, Poole DC, Richardson RS, Knight DR, Erickson BK, Wagner PD. Muscle O2 uptake in human: implications for metabolic control. J Appl Physiol. 1996;80:988-98.
12. Higgins MF, James RS, Price MJ. The effects of sodium bicarbonate (NaHCO3) ingestion on high intensity cycling capacity. J Sports Sci. 2013;31(9):972-81.
13. Hobson RM, Harris RC, Martin D, Smith P, Macklin B, Eiliott-Saie KJ et al. Effect of sodium bicarbonate supplementation on 2000-m rowing performance. Int J Sports Physiol Perform. 2014;9:139-44.
14. Hollidge-Horvat MG, Parolin ML, Wong D, Jones NL, Heigjenhauser GJ. Effect of induced metabolic alkalosis on human skeletal muscle metabolism during exercise. Am J Physiol. 2000;278:316-29.
15. Hunter AM, De Vito G, Bolger C, Mullany H, Galloway SDR. The effect of induced alkalosis and submaximal cycling on neuromuscular response during sustained isometric contraction. J Sports Sci. 2009;27(12):1261-69.
16. Jubrias SA, Crowther GJ, Shankland EG, Gronka RK, Conley KE. Acidosis inhibits oxidative phosphorylation in contracting human skeletal muscle in vivo. J Physiol. 2003;533(2):589-99.
17. Kilding AE, Overtron C, Gleave J. Effects of caffeine, sodium bicarbonate and their combined ingestion on high-intensity cycling performance. Int J Sport Nutr Exerc Metabol. 2012;22:175-83.
18. Korzeniewski B, Zoladz JA. Influence of rapid changes in cytosolic pH on oxidative phosphorylation in skeletal muscle: theoretical studies. Biochem J. 2002;365(1):249-58.
19. Mcnaughton LR. Bicarbonate ingestion: effects of dosage on 60 s cycle ergometry. J Sports Sci. 1992;10:415-23.
20. Mcnaughton LR, Backx K, Palmer G, Strange N. Effects of chronic bicarbonate ingestion on the performance of high-intensity work. Eur J Appl Physiol. 1999;80:333-6.
21. Mcnaughton LR, Siegler J, Midgley A. Ergogenic effects of sodium bicarbonate. Curr Sports Med Rep. 2008;7:230-6.
22. Mcnaughton LR, Thompson D. Acute versus chronic sodium bicarbonate ingestion and anaerobic work and power output. J Sports Med Phys Fitness. 2001;41(4):456-62.

23. Mueller SM, Gehrig SM, Frese S, Wagner CA, Boutellier U, Toigo M. Multiday acute sodium bicarbonate intake improve endurance capacity and reduces acidosis in men. J Int Soc Sports Nutrit. 2013;26(10):10-6.
24. Poole DC, Barstow TJ, Gaesser GA, Willis WT, Whipp BJ. VO_2 slow component: physiological and functional significance. Med Sci Sports Exerc. 1994;26:11:1354-8.
25. Renfree A. The Time Course for changes in plasma [H^+] after sodium bicarbonate ingestion. Int J Sports Physiol Perform. 2007;2:323-6.
26. Sostaric SM, Skinner SL, Brown MJ, Sangkabutra T, Medved I, Medley T et al. Alkalosis increases muscle K^+ release, but lowers plasma [K^+] and delays fatigue during dynamic forearm exercise. J Physiol. 2006;570:185-205.
27. Stephens TJ, Mckenna MJ, Canny BJ, Snow RJ, Mcconell GK. Effect of sodium bicarbonate on muscle metabolism during intense endurance cycling. Med Sci Sports Exerc. 2002;34:614-21.
28. Street D, Nielsen JJ, Bangsbo J, Juel C. Metabolic alkalosis reduces exercise-induced acidosis and potassium accumulation in human skeletal muscle interstitium. J Physiol. 2005;15;566(Pt 2):481-9.
29. Stringer W, Wasserman K, Casaburi R, Porszasz J, Machara K, French W. Lactic acidosis as a facilitator of oxyhemoglobin dissociation during exercise. J Appl Physiol. 1994;76:1462-7.
30. Thomas C, Bishop D, Moore-Morris T, Mercier J. Effect of high-intensity training on MCT1, MCT4, and NBC expression in rat skeletal muscle: influence of chronic metabolic alkalosis. Am J Physiol Endocrinol Metab. 2007;293:E916-E922.
31. Zoladz JA, Szkutnik Z, Duda K, Majerczak J, Korzeniewski B. Preexercise metabolic alkalosis induced via bicarbonate ingestion accelerates VO_2 kinetics at the onset of a high-power-output exercise in humans. J Appl Physiol. 2005;98:895-904.

34 Suplementação de creatina e aptidão aeróbia

Kleiner Nemezio

INTRODUÇÃO

Antes mesmo de ter o seu efeito ergogênico cientificamente testado, a creatina começou a ser utilizada por fisiculturistas depois que se percebeu que o seu consumo parecia ajudar no ganho de massa muscular. Porém, foi a partir de 1992 que o seu efeito começou a ser estudado, após um grupo de pesquisadores do Reino Unido, liderados pelo professor Roger Harris, verificarem que o consumo de creatina aumentava o conteúdo intramuscular deste composto[9]. A partir de então, diversos cientistas do esporte procuraram avaliar a eficácia da suplementação de creatina em melhorar o desempenho em exercícios de diversos tipos e intensidades[2]. Ultimamente, esse suplemento também tem sido testado no tratamento de doenças relacionadas ao catabolismo muscular (perda de massa muscular), perda de massa óssea e desordens neuropáticas periféricas[7].

Após vinte anos de pesquisa, está bem estabelecido que, no âmbito do exercício físico, a suplementação de creatina acrescenta vantagens sobre o desempenho em exercícios de alta intensidade, mais notavelmente naqueles que envolvem esforços intensos e curtos, de cerca de 30 s[2]. O seu uso também é bastante difundido entre praticantes do treinamento de força, dado o notável ganho de volume muscular proporcionado pelo seu consumo. O modo de consumo mais comum é constituído por uma fase denominada *loading* ou supercompensação, em que uma dose padrão de 20 g de creatina é consumida diariamente por um período de 3 a 5 dias. Essas doses, entretanto, devem ser divididas em porções de 5 g a serem ingeridas em intervalo de 3 a 4 h ao longo do dia. Com o auxílio de técnicas de biopsia muscular e ressonância magnética por espectroscopia de próton (P-MRS), foi possível verificar que esse protocolo de consumo é suficiente para promover um aumento de 10 a 20% do conteúdo muscular de creatina livre e fosforilada, a fosforilcreatina[15,17].

Nesse sentido, é possível notar que o uso da suplementação de creatina acrescenta vantagens àqueles exercícios de predominância anaeróbia, mas é necessário esclarecer que, apesar de existirem modos distintos de transferência de energia (aeróbio, anaeróbio lático e anaeróbio alático), esses três sistemas estão inter-relacionados, ou seja, há uma corresponsabilidade entre eles. Para fins didáticos, entretanto, costumamos tratar esses sistemas separadamente. Neste capítulo, não será diferente, mas antes de se perguntar por que abordar suplementação de creatina quando o foco se trata de aptidão aeróbia, é importante deixar claro que os sistemas aeróbio e anaeróbio alático estão intimamente relacionados. Desse modo, nos próximos tópicos, iremos abordar o metabolismo anaeróbio alático, explicar sua relação com o sistema aeróbio e como a suplementação de creatina pode afetar algumas variáveis fisiológicas relacionadas à aptidão aeróbia, bem como o desempenho em exercícios de predominância aeróbia.

METABOLISMO ANAERÓBIO ALÁTICO

A creatina desempenha um importante papel na transferência de energia metabólica, não só nos tecidos musculares, como também nas células nervosas. Ela pode ser sintetizada endogenamente por meio do fígado, pâncreas e rins ou ser adquirida pela alimentação[19]. Boa parte do conteúdo armazenado nas células musculares provém da alimentação (consumo de carnes e peixes). Uma vez ingerida ou sintetizada, a creatina é armazenada e pode ser mantida em sua forma livre (Cr) ou fosforilada (PCr), a qual denominamos fosforilcreatina[6].

O sistema anaeróbio alático, também denominado sistema "ATP-CP" ou dos "fosfagênios", é o que confere maior potência metabólica, porém, menor capacidade entre os três (aeróbio, anaeróbio lático e anaeróbio alático). Em atividades que exigem força máxima, o sistema ATP-CP é o principal fornecedor de energia para a contração muscular, dada a disponibilidade imediata da PCr. Essa disponibilidade, entretanto, é bastante limitada, atingindo níveis críticos após alguns segundos exercendo força máxima. Essa limitação explica por que não conseguimos manter um esforço máximo por pouco mais de alguns segundos. A Figura 34.1 ilustra de maneira didática a reação que permite a síntese de ATP pela PCr.

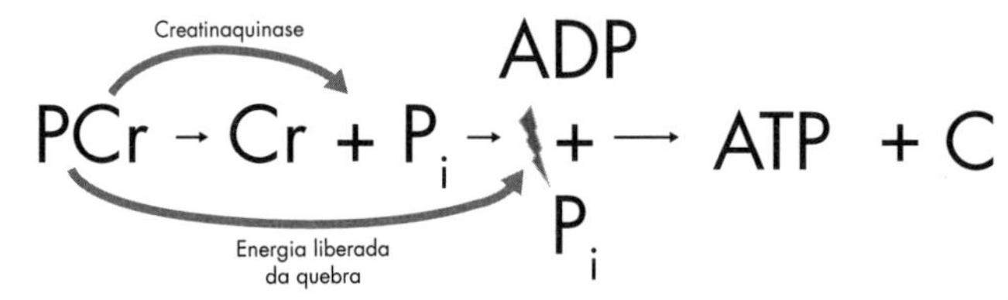

Figura 34.1 A fosforilcreatina (PCr), por meio de reação catalisada pela enzina creatina quinase, é clivada resultando em uma molécula livre de creatina (Cr) e um fosfato inorgânico (Pi). A energia liberada desta clivagem é, por sua vez, utilizada para unir o Pi a uma molécula de adenosina difosfato (ADP), gerando uma molécula de adenosina trifosfato (ATP).

METABOLISMOS AERÓBIO E ANAERÓBIO ALÁTICO: MECANISMO DE LANÇADEIRA DE CREATINA

Observando um gráfico gerado a partir de um teste ergoespirométrico, é notável que logo na fase inicial do exercício há um rápido aumento do consumo de oxigênio, o qual tende a se estabilizar ou aumentar de maneira mais lenta após cerca de 2 minutos de exercício realizado em intensidade submáxima. Não obstante, quanto maior a intensidade do exercício, mais rápido será este aumento do consumo[1]. Portanto, dado que, no início da contração muscular, a energia imediatamente fornecida provém do sistema ATP-CP, por que o consumo de oxigênio aumenta praticamente de maneira imediata e proporcional à intensidade dessa contração? A resposta pode estar no chamado mecanismo de Lançadeira de Creatina. Para entender tal mecanismo, primeiramente devemos considerar a existência de duas isoformas da enzima creatinaquinase: 1) isoforma mitocontrial (mCQ), que habita a região entre a membrana interna e externa da mitocôndria; 2) isoforma extramitocondrial (eCQ), presente no citoplasma da célula[16,19]. De maneira sucinta, a isoforma mCQ atua na ressíntese de PCr, reagindo à creatina livre e ao ATP produzido na mitocôndria; ao passo que a isoforma eCQ reage a esta fosforilcreatina no local de utilização (pontes cruzadas), liberando a energia necessária para ressintetizar o ATP. Na Figura 34.2 é possível conferir o passo-a-passo do mecanismo de Lançadeira de Creatina:

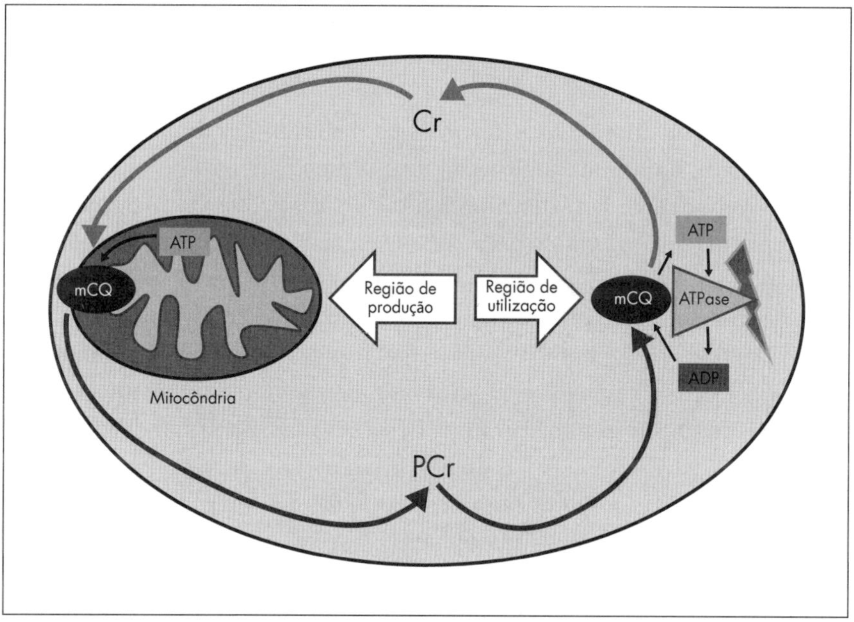

Figura 34.2 Mecanismo de Lançadeira de Creatina. A Creatina livre presente no citoplasma da célula muscular atravessa a membrana extra-mitocondrial e reage ao ATP sintetizado de maneira aeróbia na mitocôndria. Essa reação é catalisada pela isoforma mitocondrial da creatinaquinase (mCQ), resultando na fosforilação da Creatina, gerando fosforilcreatina (PCr). A PCr, por sua vez, é carreada até a região de utilização para refosforilar o ADP resultante da quebra da ação da enzina ATPase ao ATP. A isoforma extramitocondrial da creatinaquinase (eCQ) cliva a ligação PCr, resultando em um fosfato inorgânico, que é reintegrado ao ADP (ressintetizando em ATP), enquanto a Cr livre é carreada novamente à mitocôndria para ser refosforilada.

Fonte: adaptada de Wallimann, Tokarska-Schlattne e Schlattne[20].

SUPLEMENTAÇÃO DE CREATINA: EFEITOS SOBRE A CINÉTICA DO VO_2

Há alguns anos, diversos pesquisadores têm se empenhado em estudar os chamados parâmetros da cinética do VO_2[14]. Como destacado no Capítulo 9, basicamente esses parâmetros refletem o comportamento do VO_2 em diferentes intensidades de exercício e em indivíduos com níveis diferentes de aptidão física, a saber: atletas, pessoas fisicamente ativas, sedentários e pessoas acometidas por disfunção cardiorrespiratória ou qualquer condição clínica que interfira na dinâmica do sistema cardiorrespiratório. A intensidade dos exercícios aplicados para a avaliação dos parâmetros cinéticos do VO_2 costumam ser divididas em domínios, sendo eles: 1) *domínio moderado*, quando a intensidade do exercício não ultrapassa o primeiro limiar metabólico; 2) *domínio pesado*, quando a intensidade está entre o primeiro e o segundo limiares metabólicos; 3) *domínio muito pesado*, quando a intensidade está acima do segundo limiar metabólico e abaixo de VO_2máx; e 4) *domínio severo*, quando a intensidade está acima do O_2máx[5,11,14].

Sabemos que durante o exercício físico realizado nos domínios pesado e muito pesado, há um aumento extra do VO_2 logo após a fase rápida, denominado componente lento da cinética do VO_2. Os fatores desencadeantes do componente lento, apesar dos avanços na ciência, ainda não estão totalmente elucidados. As explicações mais aceitas para o seu desenvolvimento podem estar potencialmente relacionadas à dinâmica de recrutamento das fibras musculares do tipo I e tipo II[11]. A principal hipótese considera que, à medida que o exercício se desenvolve, ocorre um progressivo recrutamento de fibras do tipo II, conforme as fibras primeiramente ativadas vão entrando em estado de fadiga. Uma vez que as fibras do tipo II necessitam de um aporte maior de ATP para produzir tensão na mesma intensidade das fibras do tipo I, ou seja, são menos eficientes[3,18], consequentemente haverá uma necessidade cada vez maior de O_2 para que o indivíduo mantenha a intensidade do exercício.

O aumento do conteúdo muscular de creatina por meio da suplementação, por sua vez, parece influenciar de modo a reduzir o componente lento[12], porém, isso ainda foi pouco estudado e os mecanismos pelos quais ocorre também não estão esclarecidos. Mas, partindo do pressuposto de que o desenvolvimento do componente lento estaria ligado à eficiência das fibras musculares recrutadas, é provável que esta redução após a suplementação de creatina esteja relacionada a melhora da eficiência. Esta seria consequência do suposto aumento da osmolaridade à água, provocado pela elevação do conteúdo muscular de creatina. Assim, haveria maior sensibilidade das proteínas contráteis (actina e miosina) ao Ca^{2+}, atrasando a perda de força contrátil em função da redução da liberação de Ca^{2+} pelo retículo sarcoplasmático[10,13]. A Figura 34.3 apresenta o gráfico adaptado de uma pesquisa que verificou o efeito da suplementação de creatina sobre o componente lento do VO_2 em exercício realizado em intensidade moderada (abaixo do primeiro limiar metabólico) e em intensidade muito pesada (acima do segundo limiar metabólico). Em intensidades moderadas, o VO_2 tende a se estabilizar após alguns minutos. Quando a intensidade é elevada acima do segundo limiar, surge o componente lento. Note que, após a suplementação de creatina, há uma pequena redução da amplitude deste componente, provavelmente ligada ao aumento da eficiência proporcionada pela suplementação de creatina.

Até aqui destacamos o comportamento cinético do VO_2, com e sem suplementação de Cr, em exercícios realizados nas intensidades do domínio moderado, pesado e muito pesado. Em exercícios realizados no domínio severo, ou seja, em intensidades acima da máxima atingida em um teste incremental

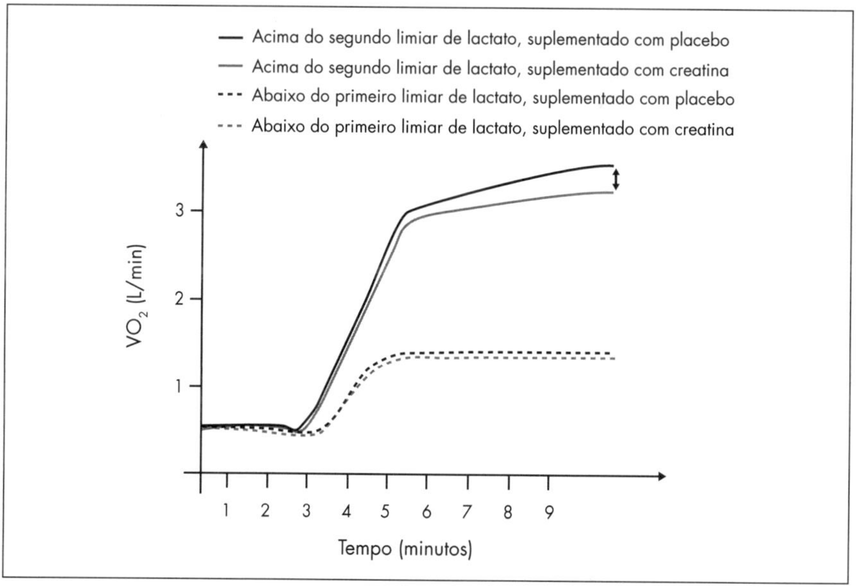

Figura 34.3 Efeito da suplementação de creatina sobre o componente lento do VO_2 em intensidade abaixo do primeiro limiar de lactato (linhas pontilhadas) e acima do segundo limiar de lactato (linhas contínuas).
Fonte: adaptada de Jones et al.[12].

até a exaustão, o comportamento da cinética do VO_2 é diferente em relação aos outros domínios. As principais diferenças são o não surgimento da fase II e a característica curva do componente lento que, até então, aparentava não existir nestas intensidades.

Uma vez que o componente lento não é aparente nessa intensidade, alguns pesquisadores achavam que, por causa da fadiga precoce e consequente interrupção do exercício, não haveria tempo hábil para o surgimento do componente lento[14]. Entretanto, partindo da lógica de que o componente lento se dá, provavelmente, por uma maior ativação das fibras musculares do tipo II, que são menos eficientes, é possível que, em intensidades supramáximas (domínio severo), ocorra uma antecipação do componente lento para os instantes iniciais do exercício, praticamente simultâneo à fase rápida. Isso seria consequência de uma ativação antecipada das fibras do tipo II.

Em um estudo recente realizado pelo nosso grupo de pesquisa[4], a hipótese de antecipação do componente lento em exercício supramáximo foi demonstrada após submeter ciclistas amadores a cinco dias de suplementação de creatina (em doses de 20 g/dia). Na ocasião, os ciclistas participaram de uma simulação de prova contrarrelógio de 1 km, comumente realizada em pistas indoor e concluída em cerca de 1 min. Por se tratar de um percurso curto, os atletas costumam iniciar a prova impondo o máximo possível de potência, de modo a vencer a inércia inicial e concluir o trecho no menor tempo possível. Portanto, trata-se de um exercício realizado no domínio severo, ou seja, em uma intensidade acima daquela atingida em um teste incremental máximo.

Mas, a partir desse estudo, como foi possível verificar que há uma antecipação do componente lento em atividades realizadas no domínio severo? Na Figura 34.3, foi apresentado um gráfico adaptado de um estudo no qual foi observada uma redução do componente lento após suplementar os participantes com Cr. Portanto, se realmente ocorre uma antecipação do componente lento em exercícios realizados no domínio severo, poderíamos atestar isso a partir do nosso estudo com ciclistas amadores. De fato, é possível verificar que, após a suplementação de Cr, houve uma redução do VO_2 nos instantes iniciais (Figura 34.4). Considerando a hipótese de antecipação do componente lento como consequência da ativação precoce de fibras musculares do tipo II, é possível que o aumento da eficiência dessas fibras promovido pela suplementação de Cr tenha provocado a redução do consumo de O_2, assim como aconteceu no estudo ilustrado na Figura 34.3.

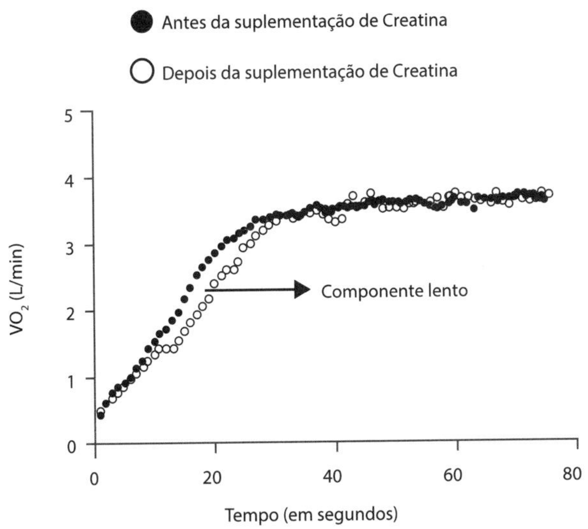

Figura 34.4 Comportamento do VO_2 durante a simulação de um teste contrarrelógio de 1 km. Note que, após a suplementação, há uma redução do VO_2 nos segundos iniciais, coincidindo com a fase rápida. Em exercícios supramáximo, é provável que haja ativação antecipada das fibras do tipo II, o que também anteciparia o componente lento. Isso explica a redução do consumo nos instantes iniciais após a suplementação de Cr.
Fonte: adaptada de De Andrade Nemezio, et al.[4]

Uma importante diferença do nosso estudo em relação aos outros que procuraram avaliar os efeitos da suplementação de Cr sobre a cinética do VO_2 foi o fato de utilizarmos uma simulação de competição. Nos gráficos mostrados nos exemplos, temos o comportamento do VO_2 durante experimentos denominados como *teste de carga constante*, isto é, os exercícios são realizados em carga fixa. Em um teste de carga constante realizado em esteira rolante, por exemplo, o indivíduo que o executa corre em uma velocidade constante por um determinado tempo. Em uma competição real, entretanto, é comum haver uma variação de velocidade em momentos diferentes da prova (ver Capítulo 6). Um exemplo é o *Sprint* final que costumamos ver em maratonistas altamente treinados.

Portanto, as informações que apresentamos sugerem que, de fato, há uma íntima relação entre os sistemas oxidativo e ATP-CP no processo de produção de energia para a contração muscular. Esta relação, entretanto, é mais evidente em exercícios de alta intensidade (domínios muito pesado e severo). A suplementação de Cr, por sua vez, parece beneficiar este processo no sentido de melhorar a eficiência das fibras musculares do tipo II em relação ao uso de O_2 para a produção de força contrátil, mas é pouco provável que isso se reflita em melhoria de desempenho em atividades de longa duração.

SUPLEMENTAÇÃO DE CREATINA E DESEMPENHO AERÓBIO

Como já foi mencionado no decorrer deste capítulo, a suplementação de creatina é comprovadamente eficaz no sentido de melhorar o desempenho em exercícios de alta intensidade e curta duração. Em termos fisiológicos, é bastante provável que sua utilização possa elevar a eficiência das fibras musculares do tipo II, hipótese levantada a partir da suposta redução do componente lento após a suplementação, como visto no tópico anterior. Uma revisão de literatura publicada em 2003 já demonstrava indícios relacionados a uma possível ineficácia da suplementação de Cr sobre o desempenho em atividades de longa duração, ou seja, predominantemente aeróbias[2]. Na Tabela 34.1, fica claro que quanto maior a duração do exercício e, consequentemente, menor a intensidade, menos evidentes são os efeitos da suplementação de creatina.

Em nossa pesquisa recente, citada no tópico anterior, a suplementação de Cr, apesar de alterar a dinâmica da cinética do VO_2 nos instantes iniciais do contrarrelógio de 1 km, não promoveu melhoria de desempenho para os atletas. Por se tratar de um teste com duração média de 1 minuto e meio (90 s), nosso estudo representa mais uma evidência de que a suplementação de Cr parece não acrescentar vantagens significativas, em termos de desempenho, para atividades com duração média acima de 1 min. Além disso, deve-se destacar que ganho de massa corporal causado pela sua utilização pode, logicamente, elevar o custo energético para atividades que envolvam o deslocamento da própria massa corporal, como na corrida.

CONSIDERAÇÕES FINAIS

Dos variados tipos de suplementos alimentares disponíveis no mercado, a Cr é um dos poucos que figura na categoria dos que realmente "cumprem o que prometem". A depender do perfil nutricional, características morfológicas e outras ainda desconhecidas e pouco exploradas, a suplementação de creatina pode acrescentar vantagens no sentido de elevar a capacidade anaeróbia e

Tabela 34.1 Efeito da suplementação sobre o desempenho em exercícios específicos em função da intensidade.

Exercício	Efeito da suplementação de creatina
Sistema ATP-CP duração ≤30 segundos	
Ergômetro de braço	Sem efeito
Cicloergômetro	Melhora
Produção torque isocinético	Melhora
Produção de força isométrica	Melhora
Força isotônica	Melhora
Salto	Melhora
Sprint – corrida	Melhora
Velocidade – patins	Melhora
Natação	Melhora
Sistema glicolítico/duração 30 a 150 segundos	
Cicloergômetro	Melhora
Produção de torque isocinético	Sem efeito
Produção de força isométrica	Melhora
Força isotônica	Melhora
Salto	Sem efeito
Caiaque	Sem efeito
Sprint – corrida	Sem efeito
Natação	Sem efeito
Sistema oxidativo/duração >150 segundos	
Cicloergômetro	Melhora
Produção de torque isocinético	Sem efeito
Força isotônica	Sem efeito
Caiaque	Sem efeito
Sprint – corrida	Sem efeito
Natação	Sem efeito / Piora
Remo	Sem efeito

Fonte: adaptado de Gualano et al.[8], baseado em Branch[2].

promover ganhos significativos de desempenho. Neste capítulo, discutiu-se uma possível aplicação da suplementação de creatina na maximização da aptidão aeróbia, ou seja, aquelas de longa duração. Entretanto, foi visto que, apesar da relação de dependência entre os sistemas oxidativo e ATP-CP, a suplementação de creatina parece acrescentar mais vantagens apenas àqueles exercícios de alta intensidade e curta duração (até aproximadamente 30 s). Em exercícios de longa duração, as evidências apontam para um efeito neutro ou até mesmo ergolítico (reduz o desempenho). O ganho de massa muscular concomitante à suplementação de creatina tem sido apontado como o provável motivo causador da perda de desempenho em atividades que exigem o deslocamento do peso corporal, como a corrida, por exemplo. Fica claro, portanto, que, para atividades predominantemente aeróbias de longa duração, o uso da creatina como recurso ergogênico necessita de mais investigações que comprovem a sua importância, sobretudo, para o desempenho esportivo.

REFERÊNCIAS BIBLIOGRÁFICAS

1. Bishop D, Bonetti D, Dawson B. The influence of pacing strategy on VO2 and supramaximal kayak performance. Med Sci Sports Exerc. 2002:1041-7.
2. Branch JD. Effect of creatine supplementation on body composition and performance: a meta-analysis. Int J Sport Nutrit Exerc Metabol. 2003:198-226.
3. Coyle EF, Sidossis LS, Horowitz LS, Beltz JD. Cycling efficiency is related to the percentage of type I muscle fibers. Med Sci Sports Exerc. 1992;24:782-8.
4. De Andrade Nemezio KM, Bertuzzi R, Correia-Oliveira CR, Gualano B, Bishop DJ, Lima-Silva AE. Effect of Creatine Loading on Oxygen Uptake during a 1-km Cycling Time Trial. Med Sci Sports Exerc. 2015;47(12):2660-8.
5. Gaesser GA, Poole DC. The slow component of oxygen uptake kinetics in humans. Exerc Sport Sci Rev. 1996;24:35-71.
6. Greenhalff P. Creatine and its application as an ergogenic aid. Int J Sport Nutrit. 1995;5:S100-S10.
7. Gualano B, Artioli GG, Pootmans JR, Lancha Junior AH. Exploring the therapeutic role of creatine supplementation. Amino Acids. 2010;38(1):31-44.
8. Gualano B, Roschel H, Lancha Junior AH, Brightbill CE, Rawson ES. In: Sickness and in health: the widespread application of creatine supplementation. Amino Acids. 2012:519-29.
9. Harris RC, Soderlund K, Hultman E. Elevation of creatine in resting and exercised muscle of normal subjects by creatine supplementation. Clin Sci. 1992;83(3):367-74.
10. Head SI, Greenaway B, Chan S. Incubating isolated mouse EDL muscles with creatine improves force production and twitch kinetics in fatigue due to reduction in ionic strength. 2011;6(8):e22742.

11. Jones AM, Grassi B, Christensen PM, Krustrup P, Bangsbo J, Poole DC. Slow component of VO2 kinetics: mechanistic bases and practical applications. Med Sci Sports Exerc. 2011;43(11):2046-62.
12. Jones AM, Helen C, Pringle JS, Campbell IT. Effect of creatine supplementation on oxygen uptake kinetics during submaximal cycle exercise. J Appl Physiol. 2002;92(6):2571-7.
13. Murphy RM, Stephenson DG, Lamb GD. Effect of creatine on contractile force and sensitivity in mechanically skinned single fibers from rat skeletal muscle. Am J Appl Physiol. 2004;287(6):C1589-C95.
14. Ozyener F, Rossiter HB, Ward SA, Whipp BJ. Influence of exercise intensity on the on- and off-transient kinetics of pulmonary oxygen uptake in humans. J Physiol. 2001;533(Pt 3):891-902.
15. Romer LM, Barrington JP, Jeukendrup AE. Effects of oral creatine supplementation on high intensity, intermittent exercise performance in competitive squash players. Int J Sports Med. 2001:546-52.
16. Schlattner U, Tokarska-Schlattner M, Wallmann T. Molecular structure and function of mitochondrial creatine kinases. Creatine kinase —biochemistry, physiology, structure and function. Nova York: Nova Science Publishers; 2006. p. 195-264.
17. Snow RJ, McKenna MJ, Selig SE, Kemp J, Stathis CG, Zhao S. Effect of creatine supplementation on sprint exercise, performance and muscle metabolism. J Appl Physiol. 1998;84(5):1667-73.
18. Stienen GJ, Kiers JL, Bottinelli R, Reggiani C. Myofibrillar ATPase activity in skinned human skeletal muscle fibres: fibre type and temperature dependence. J Physiol. 1996;493:299-307.
19. Wallimann T, Tokarska-Schlattner M, Neumann D, Epand RM, Epand RF, Andres RH, et al. The phospho-creatine circuit: molecular and cellular physiology of creatine kinases, sensitivity to free radicals and enhancement by creatine supplementation. Molecular systems bioenergetics: energy for. Weinheim: Wiley; 2007. p. 195-264.
20. Wallimann T, Tokarska-Schlattner M, Schlattner U. The creatine kinase system and pleiotropic effects of creatine. Amino Acids. 2011;40(5):1271-96.

35 Suplementação de nitrato e aptidão aeróbia

Thaysa Ghiarone

INTRODUÇÃO

O Nitrato (NO_3^-) inorgânico era conhecido de forma predominante como uma molécula indesejada na dieta, com potenciais efeitos nocivos ou produto inerte do metabolismo do óxido nítrico (NO). No entanto, durante a última década, a literatura tem demonstrado que o nitrato é reciclado no sangue e tecidos para agir como substrato alternativo na produção de NO[19]. O NO age de acordo com sua concentração, reatividade química, proximidade das células-alvo e a forma como essas células são programadas para responder, sem precisar de receptor específico. Dessa forma, atua como uma molécula sinalizadora na regulação de muitas funções corporais, tais como: contratilidade muscular, metabolismo energético, respiração mitocondrial, inibição da agregação plaquetária, pressão e fluxo sanguíneo[7].

Atualmente, acredita-se que duas vias regulam a produção de NO no organismo humano, a saber: 1) a via principal, onde o NO é produto da oxidação da L-arginina, em uma reação catalisada pela classe de enzimas óxido nítrico sintases (NOS); 2) a via alternativa, onde parte do nitrato ingerido é absorvido na circulação, o qual é posteriormente secretado na saliva pelas glândulas salivares e reduzido a nitrito (NO_2^-) na cavidade oral. Esse nitrito salivar é deglutido e posteriormente convertido a NO por uma variedade de enzimas no sangue e tecidos. O NO produzido a partir da suplementação de nitrato age sobre a mitocôndria, promovendo efeitos importantes no consumo de oxigênio durante o exercício físico. Tem sido demonstrado que a suplementação dietética com nitrato acarreta aumento no tempo de exaustão durante exercícios de alta intensidade, melhora no desempenho em exercícios contrarrelógio e produz uma redução significativa no consumo de oxigênio pulmonar em intensidades submáximas.

Nesse sentido, este capítulo apresenta as principais vias de obtenção do NO, sua ação metabólica e o uso da suplementação de nitrato, enquanto precursor do NO, sobre o desempenho esportivo em exercício aeróbio.

VIAS DE OBTENÇÃO

L-Arginina

Nessa via, o NO é produto da oxidação da L-arginina, em uma reação catalisada pela classe de enzimas NOS. Essa reação é dividida em dois estágios. No primeiro, há conversão de L-arginina em N-Hidroxilarginina e, no segundo, há formação de L-Citrulina e NO. Ambas são reações de oxidação e necessitam de O_2 e nicotinamida adenina dinucleótido fosfato (NADPH) para captar os elétrons, sendo dois elétrons na primeira reação e três NAPH na segunda (Figura 35.1).

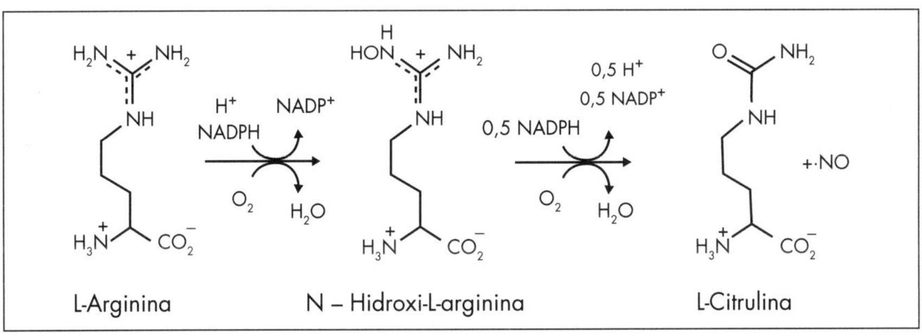

Figura 35.1 Reações de formação de NOS a partir da L-Arginina.

Em todo o corpo, diferentes tipos de células são capazes de sintetizar o NO por meio de hemoproteínas da família citocromo P450, as NOS. Atualmente foram identificadas três isoformas de NOS, que utilizam L-arginina como substrato e O_2 como cossubstrato, sendo duas constitutivas e uma induzível: 1) tipo I, NOS neuronal (nNOS) constitutiva; 2) tipo II, NOS induzível (iNOS) e 3) Tipo III, NOS endotelial (eNOS) constitutiva. As isoformas nNOS e eNOS são constitutivas e possuem atividade regulada pela Ca^{2+}/calmodulina intracelular, enquanto a iNOS é induzível e ativada por diferentes citocinas, produzindo maiores quantidades de NO e está presente em muitas células envolvidas na imunidade e inflamação.

A L-citrulina, por sua vez, pode ser reciclada em arginina por meio da ação combinada da arginino-succinato sintase (ASS) e arginino-succinato liase (ASL) em quase todos os tipos de células e em diferentes graus (Figura 35.2). Portanto, arginina e citrulina auxiliam a síntese de NO em uma variedade de tecidos[1,23].

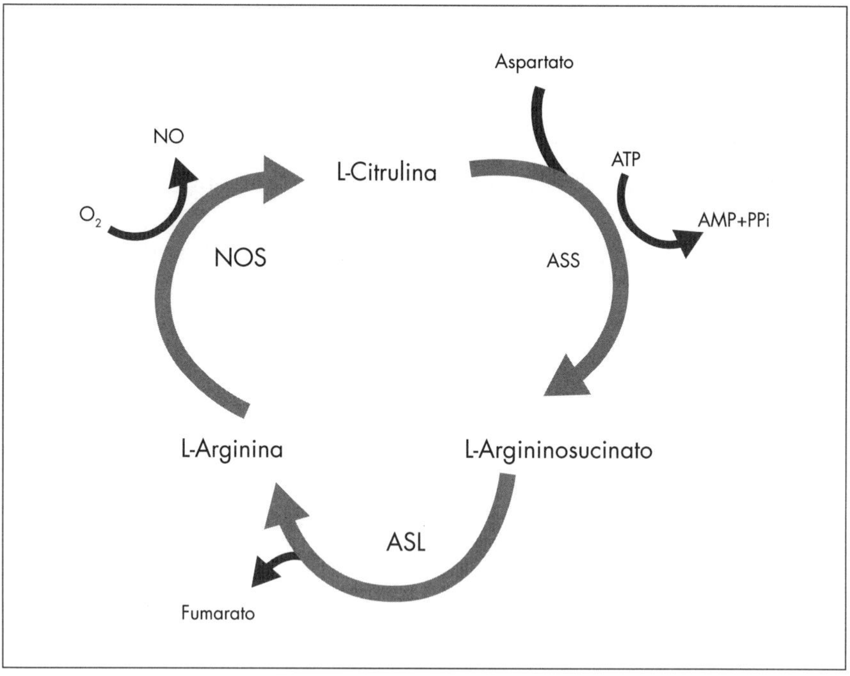

Figura 35.2 Reciclagem da L-Arginina.
NOS: óxido nítrico sintase; ASS: arginino-succinato sintase; ASL: arginino-succinato liase.

Nitrato

A via alternativa para obtenção de NO utiliza o nitrato (NO_3^-), em particular do exógeno, que, após a ingestão, é completamente absorvido para a corrente sanguínea pelo trato gastrintestinal superior, onde se mistura com nitrato sintetizado endogenamente. Após a ingestão, o nitrato plasmático atinge concentração 16 vezes maior que seus níveis basais, com pico sendo alcançado por volta de 1,5 h e meia-vida plasmática de ~ 8 h[29]. Aproximadamente 25% do nitrato presente no plasma é secretado na saliva pelas glândulas salivares[18]. O nitrato é então reduzido a nitrito (NO_2^-) por bactérias anaeróbias facultativas presentes na cavidade oral, que utilizam nitrato como aceptor final de elétrons para gerar ATP em condições de baixa oxigenação[8]. Essa redução é muito eficaz e converte aproximadamente 100% do nitrato. Após a deglutição, o meio ácido do estômago converte o nitrito em NO e outros óxidos de nitrogênio por meio de reações não enzimáticas. Contudo, uma parte substancial segue para a corrente sanguínea, onde o pico de nitrito é atingido 2 a 3 h após ingestão do nitrato[29]. Posteriormente, uma variedade de enzimas no sangue e tecidos pode

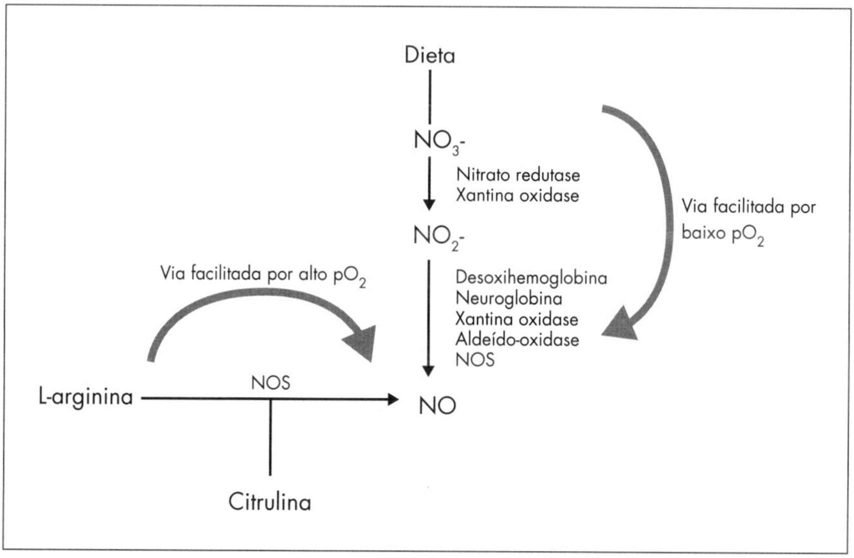

Figura 35.3 Vias de obtenção do NO, destacando a via do nitrato ingerido. Esse processo Nitrato-Nitrito-NO, que é facilitado em condições de baixa disponibilidade de oxigênio e pH, é mais eficiente que a via principal da L-arginina na produção de NO durante o exercício físico, em que o músculo esquelético pode apresentar sinais de baixa pressão de O_2.[25]
NOS: óxido nítrico sintase; NO_3^-: nitrato; NO_2^-: nitrito; pO_2: pressão parcial de oxigênio.

reduzir nitrito em NO, por exemplo, os componentes da cadeia respiratória nas mitocôndrias, que agem como carreadores de elétrons[7].

AÇÃO METABÓLICA

Várias são as funções moduladas pelo NO que interferem nas respostas fisiológicas durante o exercício, dentre elas, destacam-se: vasodilatação, e consequente aumento de fluxo sanguíneo, aumento da captação da glicose pelo músculo esquelético, redução na relação ATP/força muscular, melhora na fosforilação oxidativa e diminuição do consumo de oxigênio[1,15,22].

No sistema cardiovascular, após ser liberado pelo endotélio, o NO pode ligar-se ao grupo heme da guanilato ciclase solúvel (sGC) produzindo Guanosina Monofosfato Cíclico (cGMP), que, por sua vez, ativa a proteína quinase G dependente de cGMP (cGK). Essa via sGC/cGMP/cGK[11] diminui a concentração de cálcio intracelular, que leva a um relaxamento do músculo liso vascular e a um aumento no fluxo sanguíneo tecidual. Essa regulação sistêmica é demonstrada pelo rápido aumento da pressão arterial e o consumo de oxigênio nos tecidos quando a produção endógena de NO está bloqueada[26]. Esse efeito vasodilatador parece ser mantido por estímulos físicos do fluxo pulsátil e força de cisalhamento nas células endoteliais vasculares.

No músculo esquelético (Figura 35.4), o NO modula o metabolismo de carboidratos por mediar aumento na captação da glicose pela via sGC/cGMP/cGK[20]. Durante a contração, a concentração de cGMP aumenta, e isso não ocorre após inibição de NOS[17], indicando uma relação direta com NO. Dessa forma, um aumento de NO e sGC aumenta a formação de cGMP e captação de glicose, enquanto a inibição de sGC promove a redução na captação de glicose[13]. Por outro lado, esses efeitos são controversos, onde NO pode ativar essa captação por via independente da sGC /cGMP/cGK[22]. São cogitados mecanismos relacionados com modificações pós-translacionais de proteínas por meio de S-nitrosilação, S-glutathionylation e nitração de tirosina.

Embora o mecanismo completo da relação entre NO e músculo esquelético seja discutível, um número de diferentes investigadores notou que o NO desempenha papel na modulação da função contrátil[14]. No músculo cardíaco, o NO reduz a atividade da Ca^{2+} ATPase. Contudo, sua atuação é mais complexa em relação ao receptor de rianodina (canal de liberação de Ca^{2+}), em que é influenciado pela concentração de NO, potencial membrana e o grau de ativação do canal realizando tanto ativação quanto inativação.

Existem também evidências que o NO diminui a velocidade de desacoplamento das pontes cruzadas. Isso reduz o custo de ATP na produção de força muscular durante o exercício[1], melhorando assim a eficiência metabólica[5]. Além disso, o NO pode reduzir a hidrólise de ATP para mesma carga de trabalho, fato que leva a menor degradação de fosfocreatina (PCr) e menor acúmulo de ADP e Pi. Esses resultados atenuam o estímulo para fosforilação oxidativa e o consumo de oxigênio (VO_2)[1].

No que se refere à mitocôndria, o NO e seus derivados inibem a respiração[4]. Em concentrações nanomolares, o NO, competindo com O_2, inibe reversivelmente o citocromo c oxidase. Altas concentrações de NO levam à produção de peroxinitrito que, por sua vez, inibe complexo I e II na cadeia transportadora de elétrons. Graças a esses efeitos, há um aumento na eficiência da fosforilação oxidativa confirmada por Clerc et al.[6], que encontrou uma restrição cinética do citocromo c oxidase maior que a diminuição da síntese de ATP.

Ainda, o NO pode melhorar a eficiência da fosforilação oxidativa reduzindo a expressão de proteínas de desacoplamento e o "deslizamento" das bombas de prótons mitocondriais[6]. Contudo, outro estudo sugere que essa

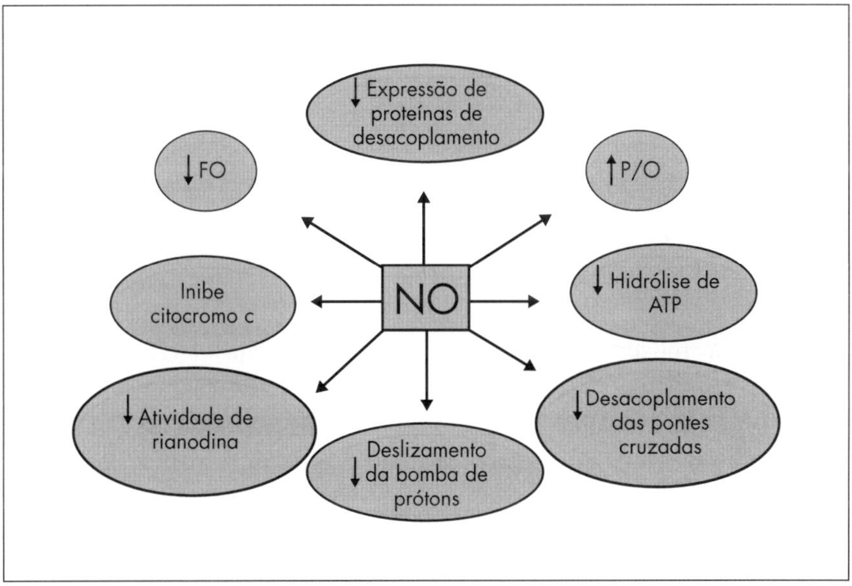

Figura 35.4 Possíveis efeitos do óxido nítrico no músculo esquelético.
FO: Fosforilação oxidativa; P/O: Relação fosfato/oxigênio.

resposta provenha do aumento da relação fosfato/oxigênio, que corresponde a uma maior quantidade de ATP produzida por oxigênio consumido[15].

SUPLEMENTAÇÃO DE NITRATO E DESEMPENHO

O NO, por ser um radical livre de meia-vida curta, é controlado de forma indireta, por meio de suplementos que podem ser administrados tanto em forma de sal (nitrato de sódio – $NaNO_3$ ou nitrato de potássio – KNO_3), quanto pela ingestão de alimentos ricos em nitrato, como o suco de beterraba. Vários pesquisadores têm investigado se a oferta de nitrato afeta parâmetros metabólicos e/ou circulatórios durante o exercício em seres humanos[1,16].

Mediante os diferentes efeitos promovidos pelo NO, o primeiro a avaliar seu papel durante o exercício físico foi Larsen em 2007. Nesse estudo, nove ciclistas consumiram 0,1 mmol/kg de massa corporal de $NaNO_3$ ou placebo durante 3 dias antes de realizar testes submáximos e máximos. Essa suplementação elevou os níveis plasmáticos de nitrato, reduziu a pressão sanguínea e custo de oxigênio do exercício sem alterar as concentrações sanguíneas de lactato, o que sugere maior eficiência do metabolismo oxidativo muscular. Bescos, em 2011, ao realizar o mesmo procedimento de suplementação de $NaNO_3$, encontrou diminuição no consumo de oxigênio em teste incremental.

Da mesma forma, estudos também analisaram o suco de beterraba em diferentes modalidades de exercícios, em que a ingestão por 6 dias também reduziu o consumo de oxigênio em exercício submáximo além de reduzir o tempo de prova em teste contrarrelógio de 10 km[5]. Esse mesmo efeito se repetiu em estudo realizado após suplementação aguda com suco de beterraba em contrarrelógio de 4 e 16,1 km. O efeito ergogênico também foi testado após 6 dias de ingestão de 0,5 L de suco de beterraba em repetições de 500 m em remo ergômetro. Os autores concluíram que a suplementação com suco de beterraba trouxe vantagens no tempo de prova em relação ao placebo. Ainda, após suplementação aguda de nitrato, houve redução no consumo de oxigênio após teste submáximo realizado em caiaque ergômetro. Por último, corrida em diferentes intensidades e protocolos de suplementação também encontraram efeitos positivos, assim como indivíduos submetidos ao Teste Yo-Yo aumentaram em 4,2% a distância percorrida.

Assim, a ingestão de nitrato foi avaliada em diversas modalidades de exercício aeróbio, como ciclismo, corrida, remo e canoagem, melhorando a eficiência dos indivíduos, principalmente por redução no consumo de oxigênio. Por outro lado, alguns estudos não apresentaram melhora significativa no consumo de oxigênio e no desempenho, principalmente quando utilizando indivíduos altamente treinados[30]. Talvez isso seja explicado pelo fato de que indivíduos aerobiamente treinados apresentam maior nível basal de nitrato e nitrito que seus homólogos destreinados[2], existindo uma provável relação com a maior atividade da NOS encontrada em sujeitos treinados[28]. Além disso, fatores relacionados a esse grupo de indivíduos, como maior vascularização muscular e maior presença de fibras musculares do tipo I, podem reduzir o estímulo da via nitrato-nitrito-NO[9].

A ingestão oral de nitrato de sódio durante 2 a 3 dias mostrou redução no consumo de oxigênio pulmonar (VO_2) durante exercício submáximo[16]. Da mesma forma, a ingestão de 0,5 L de suco de beterraba por dia durante 6 dias reduz o VO_2 durante o exercício submáximo. Muitos estudos encontraram redução similar no VO_2 em exercício submáximo evidente após a ingestão aguda (2,5 h) de única dose de 0,5 L de suco de beterraba que persiste por 15 dias de suplementação. Dessa forma, o nitrato surge com potencial efeito ergogênico, promovendo elevação nos tempos de exaustão em cicloergômetro em diferentes domínios metabólicos ou redução no tempo de prova em teste contrarrelógio (4, 10 e 16,1 km). Além disso, reduz o consumo de oxigênio de pico em teste incremental em cicloergômetro de braço e perna, e o consumo de oxigênio durante caminhada, corrida, ciclismo e canoagem.

SEGURANÇA

Existe um princípio básico em farmacologia em que qualquer produto químico que tenha efeito benéfico, em algumas circunstâncias, tem efeitos indesejáveis. O nitrato era considerado uma molécula com efeitos associados ao câncer e meta-hemoglobinemia, fato que resultou em controle de seus níveis na água em países da Europa e EUA, e motivou a OMS em 1984 a limitar as concentrações em 50 mg/L. Por outro lado, em 2003, membros da OMS em conjunto com a FAO[27] declararam que os estudos epidemiológicos foram inconsistentes em demonstrar maior risco de câncer e que esses resultados, associados a avaliações anteriores do comitê, não fornecem evidências de que o nitrato é cancerígeno para seres humanos. Ainda, estudos indicam que dietas com elevado teor de nitrato são protetores contra alguns tipos de câncer, particularmente câncer gástrico[21].

RECOMENDAÇÃO

Como relatado anteriormente, a maior parte dos estudos realiza suplementação com $NaNO_3$ ou suco de beterraba. Quando na forma de sal, deve ser dissolvido em água e $NaNO_3$ é mais utilizado, com concentrações variando de 0,033 a 0,1 mmol/kg de peso corporal[15,16]. Porém, muitos estudos realizaram suplementação por ingestão de suco de beterraba, neste caso, a concentração varia entre 4,1 e 16 mmol de nitrato (NO_3)[5,31]. Essas bebidas são ingeridas de 0,07 a 0,5 L[24,30] administradas de forma aguda (2,5 h antes do exercício)[12] e crônica (15 dias), em que a maior parte dos estudos suplementa durante 6 dias[3].

O nitrato está presente em grande quantidade em vegetais de folhas verdes, raízes, além de outras frutas e vegetais. Alimentos como alface, beterraba, rúcula e espinafre contêm alto conteúdo de nitrato (>250 mg/100 g de peso fresco), sendo o suco concentrado de beterraba amplamente utilizado. Essas informações são conhecidas há muito tempo e fornecem suporte teórico para dieta DASH (Dietary Aproaches to Stop Hipertension), que é indicada para reduzir a pressão arterial em hipertensos[10].

CONSIDERAÇÕES FINAIS

Evidências indicam que o nitrato, precursor de NO, representa uma abordagem promissora para melhorar a resposta fisiológica ao exercício, como eficiência muscular e oxigenação, resultando em potencial efeito ergogênico. Investigações devem ser mantidas para esclarecer se a eficácia de nitrato depende de fatores como idade, estado de saúde e nível de treinamento.

REFERÊNCIAS BIBLIOGRÁFICAS

1. Bailey SJ, Fulford J, Vanhatalo A, Winyard PG, Blackwell JR, DiMenna FJ, et al. Dietary nitrate supplementation enhances muscle contractile efficiency during knee--extensor exercise in humans. J Appl Physiol. 2010;109(1):135-48.
2. Bescos R, Rodríguez FA, Iglesias X, Ferrer MD, Iborra E, Pons A. Acute administration of inorganic nitrate reduces VO(2peak) in endurance athletes. Med Sci Sports Exerc. 2011;43(10):1979-86.
3. Breese BCMA, McNarry MA, Marwood S, Blackwell JR, Bailey SJ, Jones AM. Beetroot juice supplementation speeds O2 uptake kinetics and improves exercise tolerance during severe-intensity exercise initiated from an elevated metabolic rate. Am J Physiol Regul Integr Comp Physiol. 2013;305(12):R1441-50.
4. Brown GC, Cooper CE. Nanomolar concentrations of nitric oxide reversibly inhibit synaptosomal respiration by competing with oxygen at cytochrome oxidase. FEBS Lett 356(2-3):295-8.

5. Cermak NM, Gibala MJ, van Loon LJ. Nitrate supplementation's improvement of 10-km time-trial performance in trained cyclists. Int J Sport Nutr Exerc Metab. 2012;22(1):64-71.
6. Clerc PM, Rigoulet M, Leverve X, Fontaine E. Nitric oxide increases oxidative phosphorylation efficiency. J Bioenerg Biomembr. 2007;39(2):158-66.
7. Cooper CE, Giulivi C. Nitric oxide regulation of mitochondrial oxygen consumption II: Molecular mechanism and tissue physiology. Am J Physiol Cell Physiol. 2007;292(6):C1993-2003.
8. Duncan CH, Dougall H, Johnston P, Green S, Brogan R, Leifert C, et al. Chemical generation of nitric oxide in the mouth from the enterosalivary circulation of dietary nitrate. Nat Med. 1995;1(6):546-51.
9. Hernández A, Schiffer TA, Ivarsson N, Cheng AJ, Bruton JD, Lundberg JO, Weitzberg E, Westerblad H. Dietary nitrate increases tetanic [$Ca2^+$]i and contractile force in mouse fast-twitch muscle. J Physiol. 2012;590(15):3575-83.
10. Hord NG, Tang Y, Bryan NS. Food sources of nitrates and nitrites: the physiologic context for potential health benefits. Am J Clin Nutr. 2009;90(1):1-10.
11. Ignarro LJ, Adams JB, Horwitz PM, Wood KS. Activation of soluble guanylate cyclase by NO-hemoproteins involves NO-heme exchange. Comparison of heme-containing and heme-deficient enzyme forms. J Biol Chem. 1986;261(11):4997-5002.
12. Kelly J, Fulford J, Vanhatalo A, Blackwell JK, French O, Bailey SJ, et al. Effects of short-term dietary nitrate supplementation on blood pressure, O2 uptake kinetics, and muscle and cognitive function in older adults. Am J Physiol Regul Integr Comp Physiol. 2013;304(2):R73-83.
13. Kingwell BA, Formosa M, Muhlmann M, Bradley SJ, McConell GK. Nitric oxide synthase inhibition reduces glucose uptake during exercise in individuals with type 2 diabetes more than in control subjects. Diabetes. 2002;51(8):2572-80.
14. Kobzik L, Reid MB, Bredt DS, Stamler JS. Nitric oxide in skeletal muscle. Nature. 1994;372(6506):546-8.
15. Larsen FJ, Schiffer TA, Borniguel S, Sahlin K, Ekblom B, Lundberg JO, et al. Dietary inorganic nitrate improves mitochondrial efficiency in humans. Cell Metab. 2011;13(2):149-59.
16. Larsen FJ, Weitzberg E, Lundberg JO, Ekblom B. Effects of dietary nitrate on oxygen cost during exercise. Acta Physiol (Oxf). 2007;191(1):59-66.
17. Lau KS, Grange RW, Isotani E, Sarelius IH, Kamm KE, Huang PL, et al. nNOS and eNOS modulate cGMP formation and vascular response in contracting fast-twitch skeletal muscle. Physiol Genomics. 2000;2(1):21-7.

18. Lundberg JO, Govoni M. Inorganic nitrate is a possible source for systemic generation of nitric oxide. Free Radic Biol Med. 2004;37(3):395-400.
19. Lundberg JO, Weitzberg E, Gladwin MT. The nitrate-nitrite-nitric oxide pathway in physiology and therapeutics. Nat Rev Drug Discov. 2008;7(2):156-67.
20. Martin E, Young BL. Fuel oxidation in skeletal muscle is increased by nitric oxide/cGMP – evidence for involvement of cGMP-dependent protein kinase. FEBS Letters. 1998;424(1-2):79-83.
21. McKnight GM, Duncan CW, Leifert C, Golden MH. Dietary nitrate in man: friend or foe? Br J Nutr. 1999;81(5):349-58.
22. Merry TL, Lynch GS, McConell GK. Downstream mechanisms of nitric oxide-mediated skeletal muscle glucose uptake during contraction. Am J Physiol Regul Integr Comp Physiol. 2010;299(6):R1656-1665.
23. Mori M, Gotoh T. Regulation of nitric oxide production by arginine metabolic enzymes. Biochem Biophys Res Commun. 2000;275(3):715-9.
24. Muggeridge DJ, Howe CC, Spendiff O, Pedlar C, James PE, Easton C. The effects of a single dose of concentrated beetroot juice on performance in trained flatwater kayakers. Int J Sport Nutr Exerc Metab. 2013;23(5):498-506.
25. Richardson RS, Noyszewski EA, Kendrick KF, Leigh JS, Wagner PD. Myoglobin O2 desaturation during exercise. Evidence of limited O2 transport. J Clin Invest. 1995;96(4):1916-26.
26. Shen W, Tian R, Saupe KW, Spindler M, Ingwall JS. Endogenous nitric oxide enhances coupling between O2 consumption and ATP synthesis in guinea pig hearts. Am J Physiol Heart Circ Physiol. 2001;281(2):H838-846.
27. Speijers G, Brandt P.A. v.d. Nitrate. Joint FAO/WHO. Geneva; 2003.
28. Wadley GD, Choate J, McConell GK. NOS isoform-specific regulation of basal but not exercise-induced mitochondrial biogenesis in mouse skeletal muscle. J Physiol. 2007;585(Pt 1):253-62.
29. Webb AJ, Patel N, Loukogeorgakis S, Okorie M, Aboud Z, Misra S, et al. Acute blood pressure lowering, vasoprotective, and antiplatelet properties of dietary nitrate via bioconversion to nitrite. Hypertension. 2008;51(3):784-90.
30. Wilkerson DP, Hayward GM, Bailey SJ, Vanhatalo A, Blackwell JR, Jones AM. Influence of acute dietary nitrate supplementation on 50 mile time trial performance in well-trained cyclists. Eur J Appl Physiol. 2012;112(12):4127-34.
31. Wylie LJ, Kelly J, Bailey SJ, Blackwell JR, Skiba PF, Winyard PG, et al. Beetroot juice and exercise: pharmacodynamic and dose-response relationships. J Appl Physiol. 2013;115(3):325-36.

Índice remissivo

H

I

L

M

N

O

P